十三五
规划教材

"十三五"高等教育医药院校规划教材/多媒体融合创新教材

供护理、助产、相关医学技术类等专业使用

中医护理学

ZHONGYI HULIXUE

主编◎黄　涛

U0339692

郑州大学出版社

郑　州

图书在版编目(CIP)数据

中医护理学/黄涛主编. —郑州:郑州大学出版社,
2017.12(2020.9 重印)
ISBN 978-7-5645-4376-1

Ⅰ.①中… Ⅱ.①黄… Ⅲ.①中医学-护理学
Ⅳ.①R248

中国版本图书馆 CIP 数据核字（2017）第 129363 号

郑州大学出版社出版发行

郑州市大学路 40 号   邮政编码:450052

出版人:孙保营   发行电话:0371-66966070

全国新华书店经销

新乡市豫北印务有限公司印制

开本:889 mm×1 194 mm   1/16

印张:21.75

字数:528 千字

版次:2017 年 12 月第 1 版   印次:2020 年 9 月第 3 次印刷

书号:ISBN 978-7-5645-4376-1   定价:43.00 元

作者名单

主　编　黄　涛
副主编　毋雪梅　李　洹
编　委　（按姓氏笔画排序）
　　　　丁　玉　王荣荣　毋雪梅
　　　　李　洹　钟　远　黄　涛

"十三五"高等教育医药院校规划教材／多媒体融合创新教材

建设单位

（以单位名称首字拼音排序）

安徽医科大学	济宁医学院
安徽中医药大学	嘉应学院
蚌埠医学院	井冈山大学
承德医学院	九江学院
大理学院	南华大学
赣南医学院	平顶山学院
广东医科大学	山西医科大学
广州医科大学	陕西中医药大学
贵阳中医学院	邵阳学院
贵州医科大学	泰山医学院
桂林医学院	西安医学院
河南大学	新乡医学院
河南大学民生学院	新乡医学院三全学院
河南广播电视大学	徐州医科大学
河南科技大学	许昌学院医学院
河南理工大学	延安大学
河南中医药大学	延边大学
湖南医药学院	右江民族医学院
黄河科技学院	郑州大学
江汉大学	郑州工业应用技术学院
吉林医药学院	

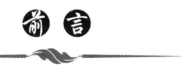

前　言

　　中医护理是祖国医学的重要组成部分，虽然传统中医学医护界定并不明确，但其理论和方法蕴藏在中医药理论体系之中。近年来，伴随医学发展趋势及护理工作独立性的要求，护理学迅速发展成一门独立学科，中医护理的概念和轮廓日益突出。护理学专业学生迫切需要中医护理学相关的理论丰富其知识结构，在工作中能够运用简、便、验、廉的中医护理技术。

　　本教材按中医护理基础理论、中医护理评估、中医护理诊断、中医护理计划、中医护理实施、中医临床护理、中医护理评价、中医护理文件书写等方面内容进行设计，内容全面、简明、实用，注重"三基"，如一般护理、用药护理、针灸护理、推拿护理等。在"以人为本""统筹协调"理念的指导下，临床护理部分选择中医优势疗效的病种，阐述中医整体护理、辨证护理和护理程序，使学生熟悉中医护理的特点，掌握使用中医护理技能护理常见病、多发病的方法。对重要知识点插入"案例""思考"等加以引导、提示，便于读者理解和重视。部分内容以小字号编排，供选修，既查阅方便又不失其内容的系统性与完整性。

　　本教材编写作者均为长期从事中医护理教育的优秀专家，但仍难免有不足甚或错误，真诚期冀各院校师生多提宝贵意见，以便修订再版。

编者

2017 年 6 月

目 录

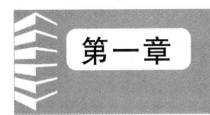

第一章

绪 论

中医护理学是祖国医学的重要组成部分,它是在中医药学理论的指导下,应用其特有的护理技术,结合现代护理学预防、保健、康复、医疗等新理论、新技能,对患者及老、弱、幼、残人群加以照料,并进行生理-心理-社会的多元化护理,以保障人民健康为主要目的,研究探讨中医护理理论和中医护理技术的一门应用性学科。其内容十分丰富,包括中医护理的基础理论和护理技术。《素问·脏气法时论》云:"病在肝……禁当风","病在心……禁温食热衣"。明代刘纯根据《黄帝内经》结合多年实践创立"三分治,七分养"的理论,可见自古以来护理在医疗领域的重要性。我国劳动人民对长期以来与疾病做斗争的过程进行经验总结,形成了有着独特护理理论和护理技术的中医护理学,因此,中医护理学是一门既古老又年轻的学科,作为中国传统医学的重要组成部分,其发展始终与中医学的发展休戚相关,不仅为我国人民的健康事业和世界医学的发展做出了巨大贡献,并且深刻地影响和促进了中国传统文化的发展。

中医护理学的内容十分丰富,涉及基础理论与临床护理实践等方面。基础理论包括中医护理基础理论、辨证施护的基础理论以及中药与方剂知识等。临床护理实践包括中医护理基本知识、中医护理的基本技能以及临床病证的辨证护理。

中医护理学的理论基础是以阴阳五行学说为认识论和方法论,以整体观为主导思想,以脏腑经络的生理病理为临床基础,以正邪论为疾病病因和发病机制的临床认识,以辨证施护为临床护理的核心。中医护理方法是以辨证施护理论为指导,临床通过望、闻、问、切收集患者资料,判断疾病证候属性,有针对性地采取护理措施。

第一节　中医护理学简史

中医护理学同中医学一样有着悠久的历史,自从有了人类,有了疾病,就有了医和护,医护是同源的,所以护理实践与人类社会发展紧紧相连,护理学是在人类祖先自我防护本能的基础上,通过长期的抗病害斗争和劳动实践而逐渐发展起来的。中医学强调"三分治,七分养",其中"七分养"的实践就是护理,中医护理学的实质就是研究这"七分养"的科学内涵。随着祖国医学突飞猛进的发展,中医护理学也在不断地总结、研究与发展,并逐渐走向成熟。中医护理学的形成大致经历以下三个阶段。

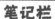

一、起源阶段(原始社会—夏至春秋时期)

原始社会时期人类为了生存,在与大自然的拼争中,必然会遭到外界的伤害。为了保护自己,他们学会了用草茎、泥土、树叶对伤口进行涂裹包扎,这是最早的外科包扎止血法;对四肢的跌仆损伤部位进行抚摸揉按,起到消肿散瘀止痛作用,形成了最原始的按摩术。为了避免暴雨雷击及野兽的袭击,他们过着"穴巢而居"的生活;为了防寒避邪用兽皮或树皮作衣;他们定居下来后,通过对动植物的长期观察和尝试,认识了更多的动植物,懂得了哪些动植物食后可充饥或治病,哪些会致病或中毒等。例如,《史记·补三皇本记》说:"神农氏以赭鞭鞭草木,始尝百草,始有医药。"《淮南子·修务训》:"神农……尝百草之滋味,水泉之甘苦,令民知所避就。当此之时,一日而遇七十毒。"这样便出现了药物的内服、外敷,以及动物的内脏、骨骼、甲壳的运用。中医护理技术方面在《史记·扁鹊仓公列传》和《五十二病方》分别记载了热熨和针刺,这些都是最早的中医护理技术之一。

夏至春秋时期是我国奴隶社会时期,随着经济思想和科学文化的发展,这一时期的医药卫生也有了很大的变化。医学逐渐摆脱了宗教的羁绊,开始走独立发展的道路。例如,医学分科、专职医生的出现、最早的医学制度建立等。又如早期病因学说及疾病诊疗的产生,为医学理论的形成做了准备。这一时期有关医学知识的记载已包含有护理的内容。例如,在卫生保健方面,《诗经》指出要"予发曲局、薄言归沐""洒扫穹窒""洒扫庭内"等;《礼记》中指出"鸡初鸣、咸盥漱",还规定了"五日则燂汤清浴,三日具沐","头有疡则沐,身有疡则沐"。《周礼》亦有卫生保健制度方面的记载。在饮食护理方面,在周朝的医事制度中就有了食医,《周礼》中说,"食医掌和王之六食、六饮、六膳、百馐、百酱、八珍之齐。凡仓齐视春时,羹齐视夏时,酱齐视秋时,饮齐视冬时。春多酸、夏多苦,秋多辛,冬多咸,调以滑甘",详细地指出了饮食护理和食品卫生。在传染病的预防方面《周礼》还指出,"四时皆有疠疾:春时有痟首疾,夏时有痒疥疾,秋时有疟寒疾,冬时有嗽上气疾"。在改变气候、调节室温方面,如《左传》提到的"藏水"、《周礼》所提出的"变火"等也属于目前的护理学范畴。

二、形成阶段(战国至东汉—清朝时期)

(一)战国至东汉时期

战国至东汉时期,科学文化发展迅速。这一时期社会经济、科学文化的发展为医学理论体系的逐步形成奠定了基础,大量的中医护理内容散见于各种医学著作中,为中医护理学的形成奠定了基础。

1.《黄帝内经》与中医护理学基础　《黄帝内经》(简称《内经》)是我国现存最早、最完整的一部医学古籍,包括《素问》和《灵枢》两部分。该书的基本观点主要有整体观、阴阳平衡观、邪正斗争观、重视预防观。该书同时也论述中医护理学各个方面,包括饮食起居调理、心理养生护理、部分疾病护理、用药护理及部分护理技术等。尤其是《内经》的正邪学说,比19世纪英国的南丁格尔提出的学说要早两千多年。南丁格尔指出:"只有患者的自身能力才能治愈伤病……""在任何情况下,护理都是帮助患者,使他处于最佳状态,以便他的自身能力去更好地治疗他的疾病"。这两种学说是一致的。《内经》奠定了中医护理学基础，主要从下列几方面体现：

（1）天人合一学说与生活护理　天人合一学说指导生活护理。《灵枢·五癃津液别篇》说："天暑衣厚则腠理开，故汗出……天寒则腠理闭，气涩不行，水下留于膀胱，则为溺为气。"指出夏天腠理开泄，汗出而保持正常的体温，适应于外界的天暑地热；冬天腠理闭密，保津蓄温，适应于外界的天寒地冻。《素问·移情变气论》说："动作以避寒，阴居以避暑。"在寒冷的季节，参加适当的活动，机体就能产生热量；在暑热的季节，在阴凉处休息，具有避暑的作用。

《素问·生气通天论》说："故阳气者，一日而主外，平旦人气生，日中而阳气隆，日西而阳气已虚，气门乃闭。"说明机体一天之中的不同生理情况。《灵枢·顺气一日分为四时》说："朝则人气始生，病气衰，故旦慧；日中人气长，长则胜邪，故安；夕则人气始衰，邪气始生，故加；夜半人气入脏，邪气独居于身，故甚也。"说明了机体一天之中的不同病理情况。这与现代医学的医生早晚查房、护士为患者做晨间护理及晚间护理的道理是一样的。

《素问·上古天真论》说："其知道者，法于阴阳，和于术数，饮食有节，起居有常，不妄作劳，故能形与神俱，而尽终其天年。"指出懂得养生和护理知识的，取法于天时、地理、气候、环境等变化来调节自己的生活，懂得饮食有节、作息有常规等护理常规，就能使形体和精神健旺。

（2）《内经》与饮食护理　《内经》曰："胃阳弱而百病生，脾阴足而万邪息。"在饮食方面指出："毒药攻邪，五谷为养，五果为助，五畜为益，五菜为充，气味合而服之，以补益精气。"在疾病饮食宜忌中亦做了较详细的论述，如"脾病者，宜食秔米饭、牛肉、枣、葵；心病者，宜食麦、羊肉、杏、薤；肾病者宜食大豆黄卷、猪肉、粟、藿；肝病者，宜食麻、犬肉、李、韭；肺病者，宜食黄黍、鸡肉、桃、葱"，"肝病禁辛、心病禁咸、脾病禁酸、肾病禁甘、肺病禁苦"。"病在脾……禁温食饱食，湿地濡衣"，"病在肺……禁寒饮食寒衣"等。对于消渴病的饮食护理提出"热中消中不可服高粱、芳草、石药"。

（3）《内经》与情志护理　《内经》在情志护理上已予以高度重视，认为这关系到疾病的发展、预后。如《素问·汤液醪醴论》提出："精神不进，志意不治，故病不可愈。"《灵枢·师传》指出："未有逆而能治之也，夫惟顺而已矣。顺者，非独阴阳脉论气之逆服也，百姓人民皆欲顺其志也。"强调了应了解患者的心理状态，尽量顺从患者意愿。顺从患者之所愿以取得患者的合作，是施行各种治疗护理的前提。但对娇恣纵欲不遵守疾病的禁忌的患者，《内经》提出"禁之则逆其志，顺之则加其病"，此时应"告之以其败，语之以其善，导之以其所便，开之以其所苦"。这种开导教育的方法，对现代护理学的心理护理仍有深远的影响。

（4）《内经》与病情观察　《内经》的脏腑学说指导着中医护理的病情观察，《素问·玉机真藏论》关于脏腑与脏腑之间的关系有较详细的叙述。例如，临床护理中在病情观察时如患者见头晕目眩、手足发麻是心血不足，不能制约肝阳所致，正所谓"肝受气于心"；又如病人出现水肿与脾脏关系密切，患者出现巩膜黄染与肝胆关系密切。这些都说明了脏腑与全身组织器官之间的关系，对指导病情观察有重要意义。

（5）《内经》与护理诊疗技术　《内经》的经络学说指导中医护理技术。《内经》指出，必须精通经络学说，才能进行治疗及护理。《内经》中记载的中医护理技术很多，如针灸、推拿、刮痧、敷贴、热熨等。《素问·异法方宜论》中曾经讲到各种护理诊疗技术,如九针、灸焫、导引、按摩等。九针又发展成为目前的毫针、三棱针、梅花针及外科手术用具。从广义的角度来说,《内经》的九针是目前应用的各种注射针的雏形。经络学说与现代护理技术的注射法相结合即为现在的水针疗法。《内经》的"熨法",以后逐渐发展为药熨、汤熨、针熨、酒熨、铁熨、土熨等。热敷分为干热敷和湿热敷,干热敷与现代科学技术相结合,发展为日光浴、光疗、电疗、磁疗及激光点穴等。这些都是根据经络系统的原理发展而来的。又如《灵枢·痈疽第八十一》较详细地记载有关药物熏蒸的护理方法,与现代较先进的蒸汽治疗机、熏洗治疗机的原理是一致的。

2.《伤寒杂病论》与中医护理学基础　张仲景的《伤寒杂病论》是我国最有影响的一部临床医学巨著,包括《伤寒论》和《金匮要略》两部分。它在《内经》理论指导下,总结了东汉以前众多医家的临床经验,提出了系统的理、法、方、药的辨证论治原则。它不仅奠定了中医辨证论治的理论体系,也为临床辨证施护开了先河,为中医护理技术增添了许多新的内容。

(1)首创药物灌肠法　《伤寒论·阳明篇》中记载了对津枯肠燥、大便秘结者用蜜煎导而通之,或用猪胆汁灌肠以排出宿粪。以后逐渐发展成目前各种灌肠法。

(2)开展复苏术　在《金匮要略·杂疗方》中,详细记载了人工呼吸、体外心脏按压抢救自缢、溺死病人的具体操作过程,从而成为世界上最早开展急诊复苏护理的典范。如对自缢者,应"徐徐抱解,不得截绳,中下安被卧;一人以脚踏其肩,年少挽其发,常弦弦勿纵之;一人以手按据胸上,数动之;一人摩捋臂胫屈伸之;若已僵,但渐渐强屈之,并按其腹;如此一炊顷,气从口出,呼吸眼开,而犹引按莫置,亦勿苦劳之"。这与现代急救技术的人工呼吸法相似。

(3)确立了辨证施护原则,为后世中医护理学的发展奠定了基础　如《金匮要略》中指出,治疗肠痈的病人要求服用大黄牡丹汤时宜顿服(即将中药一次性较快服完);《伤寒论》中桂枝汤的用法从煎煮、服药方法、服药后注意事项、观察服药后的反应、服药后的处理方法及饮食宜忌均有详细的记载,如服药后应"……啜热稀粥一升余,以助药力",并不应"温覆令一时许,遍身微似有汗者益佳"等,还指出服桂枝汤治疗期间,"禁生冷、黏滑、肉面、五辛、酒酪、臭恶等物"。《伤寒论》对用药时间也有严格要求:"凡作汤药,不可避晨夜……若或差迟,病即传变。虽欲除治,必难为力。"这与现代护理学的用药查对时间是相一致的。在《伤寒杂病论》中,不但有丸、散、膏、丹等服药的护理,还记载了各种与护理有关的护治一体的护理疗法,如治百合病的洗身法,治狐惑病的熏洗法、烟熏法,治咽痛的含咽法。含咽法是后世发展为各种雾化吸入疗法的雏形。还有坐浴法、外掺法、灌耳法、吹鼻法等外用药护理。张仲景提出的汗、吐、下、和、温、清、补、消八法的护理,也是辨证施护的重要内容。

(4)强调饮食护理中的禁忌原则　《金匮要略》在饮食护理上已有专篇论述。如对禽兽鱼虫及果实菜谷的禁忌,指出了脏病食忌、四时食忌、冷热食忌、妊娠食忌及合食禁忌等。明确指出了饮食也应辨证。所谓"所食之味,有与病相宜,有与身为害,若得宜则益体,害则成疾"。在饮食卫生中,已明确告诫"秽饭、馁肉、臭鱼,食之皆伤人","梅多食,坏人齿","猪肉落水浮者,不可食","肉中有米点者,不可食"等。在当时,为预防"病从口入",有如此严格的饮食卫生要求实属难得。

(5)发明药物舌下含服。

3.后汉名医华佗与中医护理　后汉杰出的医师华佗,以发明麻醉术而闻名于世。

他首创剖腹术,有完整的手术及护理方法,但可惜未能流传于世。在施行其他手术过程中指导弟子或家属做了大量的护理工作;在养生健身方面,他认为体育锻炼可以帮助消化、疏通气血、增强体质、减少疾病。他倡导的"五禽戏",在古代导引方法的基础上模仿虎、鹿、猿、熊、鸟五种动物的姿态动作,把医疗、护理、体育三位一体,从而创立了世界最早的外科护理及康复护理。

魏晋南北朝时期虽经历了长期的分裂和频繁的战争,但文化科学技术却有长足的进步。这一时期的医学,王叔和的《脉经》诞生,深入阐明了脉理,将脉、证、护相结合,把脉象归纳为24种。分析了各种杂病及妇女、小儿的脉证,同时改进了寸、关、尺的诊脉方法,为中医护理观察病情提供了可靠的依据。这一时期又是中医护理理论与专科护理开始全面发展时期。

(二)隋唐五代时期

隋唐五代时期,是封建社会的繁荣阶段,这时隋唐统治者直接参与医学专业的领导和组织,采取了一些促进医学发展的重大政策和措施。临床医学专科化的发展,使中医护理学得到进一步的充实和提高,总结了许多专科护理的经验。

1. 巢元方的《诸病源候论》与中医护理　《诸病源候论》虽是阐述病源的专著,但对中医护理学的各种疾病的护理,尤其是病情观察有很大的发展与补充,如对中风、淋证等。对温热病的病情观察记录也较详细,如"凡皮肤热甚,脉盛躁者,病温也。其脉盛而滑者,汗且出了"。提倡以脉象来观察病情,认为脉直疾、脉疾而细、脉束喋喋等都是病情恶化的表现。对外科肠吻合术后患者的饮食护理,就指出"当作研末粥饮之,二十余日,稍作强糜食之,百日后乃可进饭耳。饱食者,令人肠痛决漏"。对妇产科的患者,强调妊娠期间,应该注意饮食起居与精神调养,如在"妇人杂病诸候"中介绍:乳痈多因婴儿吮吸不力,使乳汁郁滞所致,护理时可用"手助捻去其汁,并令旁人助嘶引"以使郁积的乳汁排出,而使乳痈消散。这一护理方法一直沿用到现在。该书还发展和补充养生的护理技术,如虚劳者可用呼吸法、健身法、搂肚法等增强自身体质。

2. 孙思邈的《千金方》与中医护理　唐代孙思邈的《千金方》包括《千金要方》和《千金翼方》两部分。是以"人命至重,有贵千金,一方济之,德逾于此"而有此书名。该书更详细地论述了临床各科的护理、食疗及养生等内容。主要表现在下列几个方面:

(1)妇产科护理方面　孙氏对妇人怀孕养胎、分娩乃至产褥期的护理,都做了详细的叙述。如对妊娠妇女应"居处简静……"在胎教方面指出应禁酒及冰浆;在临产护理时,不能让不洁者进产房,更指出"产妇第一不得匆匆忙忙,旁人极须稳审,皆不得预缓预急之忧,忧悒则难产";对产后护理指出"妇人产后百日已来,极须殷勤",不要"纵心犯触及便行房"等。这些护理方法对现代妇科护理仍有实践意义。

(2)婴幼儿护理保健方面　孙氏收集和总结唐代以前对小儿保健防病的经验,为儿科临证护理做出巨大的贡献。他指出:"天和暖无风之时,令母将儿于日中嬉戏。数令见风日,则血凝气刚,肌肉牢密,堪耐风寒,不致疾病;若常藏在帏帐之中,垂衣温暖,譬犹阴地之草木,不见风日,软脆不堪风寒也。"对初生婴儿他还指出:"先以绵裹指,拭儿口中及舌上青泥恶血……若不急拭,啼声一发,即入腹成百病也。"小儿沐浴后,腋窝和阴部要扑上细粉,保持干燥,以防湿疹。在母乳喂养方面,有更丰富完整的护理内容,首先要求对喂奶的次数和量有一定的限制;乳母在喂奶时,先要把宿乳挤掉;强调乳母的饮食、精神状态、健康状况与婴儿的身心发育关系密切,故在乳母的选择上,指出狐臭、瘿瘤、疥疮、耳聋、鼻渊、癫痫等患者皆不宜。随着初生儿年龄的增长,强调要适当增加辅助食品等。以上充分体现了孙氏对小儿护理的重视。

(3)饮食护理方面　书中有大量的专门论述,他主张"先饥而食,先渴而饮,食欲数而少,不欲顿而多","淡食,食当熟嚼,使米脂入腹、使酒脂入肠。人之当食,须去烦恼","勿食生菜、生米,勿饮浊酒","勿食生肉","一切肉惟须煮烂"。在饮食与药疗选择上,强调"须先洞晓病源,知其所犯,以食治之,食疗不愈,然后命药",把饮食疗法放在药疗之上。该书在各种疾病的诊疗中,既有药疗方,又有食疗方,如食动物肝脏治疗夜盲症,用谷白皮煎汤煮粥或食牛羊乳防治脚气病,食羊靥、鹿靥治疗甲状腺肿大,都是被现代科学证实有效正确的临床经验。

(4)预防养生保健方面　他的"预防为主"的思想不仅表现在饮食护理方面,还在起居、衣着等方面做了具体指导。例如,"每食讫以手摩面与腹,令津液流通","食毕当行步踌躇,则食易消",若"饮食即卧,乃生百病","湿衣及汗衣皆不可久着","饥忌浴,饱忌沐","浴沐后不得触风冷",等等。他还主张"凡衣服、巾、栉、枕、镜不宜与人同之"。对老年人的护理与养生,也有较详细的论述,所谓"人年五十以上,阳气日衰,损之日至……情性变异,食欲无味,寝处不安"。在护理上应"常须慎护其事,每起速称其所须,不得令其意负不快","养老之要,耳无妄言,身无妄动,心无妄念,此皆有益老人也"。这些在今天的长寿养生术中仍有指导意义。他教导人们"常习不睡地","食毕当漱口数过,令人牙齿不败,口香"。这可以说是最早的护齿洁齿及口腔护理的方法之一。

(5)精神调护方面　认为善摄生者,应是"少思、少欲、少念、少事、少语、少笑、少愁、少乐、少喜、少怒、少好、少恶行",要"莫忧思、莫大怒、莫悲愁、莫大惧"等,这为中医护理中的情志护理增添了不少内容。

(6)投药护理方面　极为重视,在《千金要方·卷一》中指出:"病在胸膈以上者,先食而后服药;病在心腹以下者,先服药而后食;病在四肢血脉者,宜空腹而在旦;病在骨髓者,宜饱满而在夜。"此外,还详细指出了特殊药物的饮食宜忌。

(7)中医护理技术方面　首创用细葱管进行导尿,这一方法比1860年法国发明橡皮管导尿术要早1 200多年。同时发展了蜡疗和热熨法。这些都丰富了中医护理技术的内容。

(8)医德方面　有《大医习业》和《大医精诚》两篇专论医德。他强调对患者要不分贫富贵贱,一视同仁;告诫医护人员不可以以医术作为获取钱财的手段;对危急患者要急患者所急,想患者所想,在医疗作风上要有德有体、仪表端庄,有高度的社会责任感,孙氏高尚的医德一直流传后世。

3.其他著作对中医护理的影响　王焘的《外台秘要》是一部综合性的巨著,最突出的贡献是对传染病的论述。如对伤寒、肺结核、疟疾、天花、霍乱等病情观察方面均有较详尽的记载。对传染病的护理提出了禁止带菌人进入产房和"不得令家有死丧或污秽之人来探"等护理探视制度。孟诜的《食疗本草》总结了汉、魏、晋、隋的食物疗法,是我国现存最早的营养学专著,对中医饮食护理的发展起着推动作用。南唐陈士良的《食性本草》中,将食物和药物进行分类,并创立了食医方剂及四时饮食与调养方法,阐述了饮食护理与医疗的重要关系。龚庆宣的《刘涓子鬼遗方》是我国现存最早的一部外科专著,在卷二介绍腹部开放性创伤、肠管脱出、纳入腹腔后的护理中指出,"十日之内不可饱食,频食而宜少,勿使患者惊",强调了饮食护理和精神护理的重要性;在卷四的"黄父痈疽论"说痈疽患者须"绝房室,慎风冷,勿自劳动"。这些均充实了中医外科护理的内容。

(三)金元时期

宋金元时期虽是我国封建社会走向衰落的时期,但科学技术却获得飞速的进步,尤其是发明了活字印刷术,给医学著作的传播、整理、研究创造了条件。当时,医学百家争鸣、百花齐放,各抒医理,其中就有著名的金元四大家。这一时期的医学著述颇丰,如《太平圣惠方》《圣济总录》《太平惠民和剂局方》《开宝本草》《脚气治法总要》《妇人大全良方》等,在中医护理各专科护理方面有了充实而全面的发展,并得到高度的重视。这一时期中医护理的发展主要表现在下列几方面:

1.《太平圣惠方》发展了中药成药的保管法 这对目前现代护理学中的药物保管和使用仍有良好的指导作用。该书还发展了"服饵之法",指出"服饵之法,轻重不同,少长殊途,强羸各异,或宜补宜泻,或可汤可丸,加减不失其宜,药病相投必愈"。该书还提出药性和食气不宜同时使用,以免产生副作用。服药的原则是"食气消即进药,药气散即进食"。对汤药的冷热亦有详细论述,指出"凡服汤,欲得稍热服之则泻消,下若则呕吐不下;若太热则伤人咽喉,务在用意。汤必须澄清,若浊令心闷不解。中间相去,如步行十里久自服;若太促者,前汤未清,后汤未衡,必当吐逆,仍向患者服中药消散后,乃更进服"。还有对饵汤、助药、作息等护理方法也有完整的阐述。

2.《饮膳正要》是当时营养学方面的代表著作 该书提出了养生避忌、妊娠食忌、乳母食忌、饮酒避忌及各种珍奇食品的食谱,记载了大量医疗、保健饮食,包括汤煎、食疗、植物食品等,继承了我国古代食、养、医结合的传统,全面总结并发展了饮食护理中的宝贵经验。该书十分重视饮食卫生的护理要求,提倡先饥后食,勿令食饱;先渴而饮,饮勿令过;不饱食而卧,尤其夜间不可多食;勿食不洁或变质之品;不可大醉;食毕宜用温水漱口,睡前刷牙等。可见这一时期对人体健康、饮食保健的重视。

3.《脾胃论》的产生为辨证施护理论增添新的内容 李东垣创立脾胃学说,高度重视对脾胃的调养和护理,认为"内伤脾胃,百病乃生",发挥了《内经》"有胃气则生,无胃气则死"的观点。李氏非常重视饮食、劳倦、情志三者的护理,指出:"饮食不节则胃病,胃病则气短,精神少,而生大热","形体劳役则脾病,脾病则怠惰嗜卧,四肢不收,大便泄泻","喜怒忧恐,损耗元气,资助心火,火胜则乘其土位,此许以病也"。但在饮食、劳倦、情志三者形成内伤病中,认为情志常起先导作用。在饮食起居也提到:"夜不安寝,衾厚热壅故也,当急去之,仍拭汗;或薄而不安,即加之,睡自稳也。饥而睡不安,则宜少食,饱而睡不安,则少行坐。"该书涉及脾胃护理的还有"用药宜禁论""安养心神调治脾胃论""饮食伤脾胃论"等论述。

4.朱丹溪发展了阴阳学说的具体运用 使中医护理辨证施护的理论体系日趋完整。朱氏认为有情志过极、色欲过度、饮食厚味者,常可引起"阳常有余,阴常不足",所谓"大怒则火起于肝,醉饱则火起于胃,房劳则火起于肾,悲哀动中则火起于肺,心有君火,自焚则死矣"。他把摄护阴精作为防止相火妄动和养生保健的主要原则,他主张:幼年时不宜过于饱暖;青年时不宜早婚,婚后应节制房事;老人饮食尤当谨节等。

在他的《格致余论》中记载一例瘀血痰积的病例,先用情志护理,后用药物治愈。

5.《保生要录》问世 《保生要录》是这一时期较早也较全面的一本生活护理专著。该书在衣着、进食、睡眠等方面均有较详尽的论述:"衣服厚薄欲得随时合度,是以暑时不可全薄,寒时不可极温……衣为汗湿,即时易之。"认为饮食不可强食强饮;不可先进热食而随餐冷物;进食不可太热太冷,太热则伤胃,太冷则伤筋;应避免偏食,偏食能使脏气不均。睡眠时提倡用药枕,盛暑不可露卧。这些对于目前社区保健均有指导作用。

6.陈自明的《妇人大全良方》问世 该书概括了妇产科全貌,分篇论述了妊娠随月数服药及将息法、将护孕妇论、产前将护法、产后将护法及食忌、孕妇药忌等,突出胎教的重要性,内容丰富,是宋代杰出的妇科作品。该书在"将护孕妇论"中告诫人们:"凡妇人妊娠之后以至临月,脏腑壅塞,关节不利,切不可多睡,须时时行步。不宜食黏硬难化之物,不可多饮酒,不可乱服汤药,亦不可妄行针灸。须宽神,减思虑,不得负重台登高涉险。若偶然胎不安腰痛者,须服安胎药一二服,得安即止。"临产"扶上蓐草,切不可坐草早。务要产妇用力,存养调停,亦令坐婆先说谕之。如觉心中烦闷,可取白蜜一匙,用新汲水调下,或觉饥,即吃软饭或粥,少许亦须预备,勿令饥渴,恐产妇无力困乏也。若不饥渴,亦不须强食。大凡生产自有时候,不可强服催产、滑胎等药"。这些护理措施,至今对妇产科护理仍有临床指导意义。

7.东轩居士著《卫济宝书》 《卫济宝书》介绍了"五善七恶"之说,作为医护人员判断外科疾病善恶顺逆的标准。在"打针法"中提出对所制作的刀、钩等外科手术器械要用"桑白皮、紫藤香煮一周时,以紫藤香末藏之",这是世界上对外科手术器械进行煮沸消毒,并用香料药粉做灭菌储藏备用的最早文字记载。远在一千多年以前已有这种灭菌法雏形是十分宝贵的。

8.齐德之著《外科精义》 有"论将护忌慎法"一篇专门论述护理内容的。第一,提出病室环境宜安静,"于患人左右止息烦杂,切忌打触器物……咒骂斗殴。及产妇淫男,体气不洁,带酒腥、鸡犬、乳儿、孳畜禽兽,并须远离"。第二,规定了探视制度,"只合方便省问,不可久坐多言,劳倦患者"。第三,注意情志护理,"勿令于患人左右弹指搓咨,掩泪窃言,感激患者"。第四,强调饮食卫生及营养,"勿食……淹渍臭陈,自死病倒之类"。第五,做好康复护理,如对外科疮疡恢复期护理,"……疮口收敛之际,当忌起立行步,揖待宾客……治宜调节饮食,保摄,以待疮瘢平复,精神如故,气力完全"。第六,指出了护理人员应具备的条件,"夫侍患者,宜须寿近中年,情性沉厚,勤谨耐烦,仁慈智惠"等。尽管这些护理内容带有某些封建色彩,但总的护理观点,从现代护理学的角度来说也是科学实用的。

9.其他著作对中医护理的贡献 如《本草衍义》谈到水肿患者禁食盐,这与现代护理学中对患有高血压、心脏病、肾病等患者应吃无盐或低盐饮食是一致的。阎孝忠在《小儿方论》中具体地叙述了小儿喂养方法。钱仲阳在《小儿药证直诀》中,认为治疗热病儿以"浴体法"为辅助疗法,与现代护理学的温水擦浴极为相似。他还主张小儿有热病时,应注意环境安静,"不欲惊动,弗令旁边多人",并"静以候之"。张子和的《儒门事亲》中对肛肠患者的护理记载有"脱肛,大肠热甚也,用酸浆水煎三五沸,稍热洗涤三五度,次以苦剂坚之,则愈",说明我国很早就有了坐浴疗法。

（四）明代

明代是我国封建经济高度发展和资本主义萌芽的历史时期,科学技术与文化均取得了多方面突出的成就,明代医疗进一步总结并发展了前人关于护理方面的学说。著明医药学家李时珍著有《本草纲目》,这是一部重要的药学巨著,对我国和世界医药做出了杰出的贡献。他不但能诊治疾病,还亲自采药,为患者煎药,甚至给患者喂药,为医护人员树立了一个无私奉献的榜样。

吴有性《瘟疫论》的"戾气"说,是17世纪在传染病因学上的卓越创见,反映了当时防治急性热病的丰富经验和理论知识,在护理方面从"论食""论饮""调理法"三篇专论中,详细论述了瘟疫病的护理措施。如"时疫有首尾能食者,此邪不传胃,切不可绝其饮食,但不宜过食耳"。"首尾后数日微热不思食者,此微邪在胃,正气衰弱,强与之,即为食复。有下后一日便思食,食之有味,当与之,先与米饭一小杯,加至茶瓯,渐进稀粥,不可尽意,饥则再与"。"大渴思饮冰水及冷饮,无论四时,嗜可量与",但"能饮一升,止与半升,宁使少顿再",而对内热烦渴者,应给"梨汁、藕汁、蔗浆、西瓜可备不时之需",用以清热止渴生津。温邪易伤津耗液,温病患者失液如何补充,上述做了详细的描述,这与现代护理学的体液疗法的观点是一致的。这一时期由于传染病的流行,在预防交叉感染、消毒灭菌和预防接种方面有了突破性的进展。如对传染病患者的衣服用蒸汽消毒法处理,对于空气消毒用焚烧檀香、沉香之类的药物,而且还可以驱除室内异味,使空气清香。明万历年间已有不少有关种痘,以预防天花的记载。

陈实功的《外科正宗》对痈疽的病源、诊断、调治以及其他外科疾病的辨证施护的记述,条理清楚,内容翔实。如"疮愈之后,劳役太早,乃小羸症,入房太早,后必损寿,不避风寒,复生流毒","凡病虽在于用药调理,而又要关于杂禁之法,先要洒扫患房洁净……庶防苍蝇蜈蚣之属侵之"等。《普济方·新生将护法》详细地论述了新生儿的护理,如用衣法,对小儿啼哭、大便的观察,哺乳及哺食法,浴儿法等。薛己《口齿类要》论述了口腔护理法。《内科摘要》补充了中医内科护理学的内容。

（五）清代

清代是中国封建社会的最后一个王朝,祖国医学的发展主要表现在新学科温病学说的建立、人体解剖结构和中医外治法的系统发展。鸦片战争后,大量西方医学的涌入,冲击着中国的传统医学,出现中西医汇通派。中医护理虽受到西方护理的冲击,但它还是走进了新阶段,逐渐向独立完整的体系发展。

名医叶天士的《温热论》系统阐明了温病发生、发展的规律,指出了温病卫、气、营、血四个阶段辨证论治和施护的纲领,他总结了温病察舌、验齿、辨斑疹白痦等病情观察的方法,指出了在观察舌象、判断病情、推测预后的同时还应做好口腔护理。这些都为中医护理学的病情观察增添新的内容。叶天士在老人病的防护方面还强调颐养,指出:"寒暄保暖摄生,尤当加意于药饵之先",饮食当"薄味",力戒"酒肉原味","务宜怡悦开怀","戒嗔怒"。

由于清代大疫流行达80余次,因此对疫病的预防,除让健康者预服药物外,已非常重视采取隔离消毒的措施,如《治疫全书》说"毋近患者床榻,染具秽污;毋凭死者尺棺,触其恶臭;毋食病菜;毋拾死人衣物"。温病学说的形成和发展,促进了护理学的降温措施发展,人们尝试用井水、冷水、雪水等进行擦浴,同时也发展和完善了刮痧这一护理诊疗技术。

这一时期的护理专书颇丰,如汪绮石的《理虚元鉴》详细介绍了疗养饮食调护的重要性及四季防病知识,强调要"令其善为调理","樽节其精神,各就性情所失为治";王孟英的《随息居饮食谱》是饮食调养与护理专书;尤乘的《寿世青编》是养生保健专著。亟斋居士的《达生篇》详尽记载了产前、临产、产后护理之法。曾慈山在《养生随笔》中从老年人的生理特点出发,总结出一整套衣、食、住、行的养生方法,浅近而易行,首创了卧、坐、立功的导引法。

钱襄撰著的《侍疾要语》,是现存古代中医文献中,最早较全面论述中医护理的专书,它历述了对患者的精神、生活、饮食、疾病、用药等方面的护理要点。首先,该书强调情志护理对于患者康复的重要作用:"患者性情每与平日迥异,为人子者本以养老为先,而当乘病之时,尤须加意体察,务求转怒为欢,反悲为喜。所爱之人常坐床前,所喜之物恒置枕畔,忧病则须说今日精神胜于昨日,忧贫则须说今年进益好似去年,勿露愁闷之容,常瞒医药之费,诸如此类未可枚举。"这些措施方法用于现代护理心理护理也非常实用。书中还提到采用音乐消除患者烦躁的护理方法:"病时烦躁,急难解释,惟弦索之声可以悦耳,可以引睡,或令盲妇、歌女,轻拨琵琶,浅度一曲,亦驱病之一助也。"在当时这一思想是非常超前的。其次,该书在病室环境的设置、陪护制度、探视制度、患者的卧位、人工喂养疗法及长期卧床的患者预防褥疮的具体措施都有较详细的描述,如"久病消瘦,皮肤或碎,须垫以灯草圈则痛处不着褥席";甚至对患者做大小便的护理,也不忽视:"扶腋上厕,须轻重得宜,太紧必致疼痛,太宽又不着力。冬月马桶口,以布裹棉花套之。"这与现代护理学基础的大部分内容是相一致的。最后,在疾病护理方面,对危重患者的护理,更详细地叙述夜班护理人员的职责:"夜间侍奉者,非特夜不解衣,且亦不可暂时交睫,方能静听声息,知今宵较昨宵是增是减,或亲命使睡,只可虚掩帐子,危坐帐中,闻声即起","大小便须即旁观之……不可稍迟,迟侧大便结者,久而浸而化为溏。小解白者,阅时而变为赤,未可为医者也"。这是现代护理学个案护理的雏形。纵观《侍疾要语》全书,无论从书名,或是就其内容来衡量,在中医护理学史上,它都确为一部言简意赅、切合实用之佳作。

三、发展阶段(近现代时期)

近百年来中医学的发展步履维艰,这时期的中医护理学,运用中医固有的各种护理知识和手段,由医生、徒弟、助手、患者及家属共同承担护理职责。如在精神护理方面,《医药卫生记录·服侍部》认为,患者对世事应淡然处之,不必过于计较,要努力做到逍遥自在,随缘度日,并在精神上善于自我调节、自我解脱,切忌事事烦恼,怨天尤人。在饮食护理方面,对患者的饮食宜忌极为重视,吴尚先于1870年刊行的《理瀹骈文》中说:"饮食治法,如发散用姜、葱、蒜;热用椒、茴;凉用瓜、蔗、梨、藕;补用莲、芡、柿、乌鸡、羊肝,牛乳,以及盐、油、糖、蜜、酒、醋、茶水、糕粥之类,古皆疗疾,特有忌者当慎耳。"明确提出某些疾病对于一些饮食禁忌,理当慎之。在《理瀹骈文·续增略言》里,还专门探讨中风后遗症的护理,如:"中风口眼㖞斜乃经络之病,用生瓜蒌汁和大麦面为饼,炙热熨心头,此治本之法也。"

值得注意的是,随着医护经验的积累,特别是我国外治法专书《理瀹骈文》的问世,创立了十余种中医外治法,不仅满足了当时医疗上"内病治外"的需要,同时也为中医护理提供了许多简便实用的操作技术。如"水肿,捣葱一斤坐身下,水从小便出","治痢用平胃散炒热敷脐上,冷则易之,又治久痢人虚或血崩肿者不要用升药,用补中益气汤坐熏"等。此外还重申瘟疫时证患者,宜分房别舍,健康人不得与之同住,亲朋亦不使入室,只留一二身体壮实者服侍患者,以阻断传染源,控制传染病的蔓延。该书还把个人日常卫生与保健、防病、除疾等联系起来。

我国官办医学教育,一直是延用太医院办学制,在民间则主要表现为师徒授受。鸦片战争以后,清廷一些主张"自强求富"的官员,开办了京师同文馆,可谓近代最早的医学院。名医陈虬在浙江瑞安创办利济医学堂,除学习医籍外,兼课以古今中外一切学术,堪称近代早期较有影响的医学校。戊戌变法后,废除八股取士,建校之风日起,在重庆、广州均有名称不相同的医校成立。虽然办学条件和规模都很有限,但办学思想、经验、学制、教材、考试和实习制度及课程设置等方面,都为日后最终成立中医护校奠定了基础。

近代西方教会在我国设立诊所,继而扩建或兴建医院。处在中西医争论时期的中医界有识之士对此深有感触,他们大胆尝试,艰苦创业,兴办中医院。如江苏孟河医家丁甘仁,在其门生余渭协助下,先后在上海办起了沪南、沪北广益中医院,一边医疗,一边从事临床教学。丁氏另一得意门生秦伯未,创办了中医疗养院,设病床百余张,供中医学生临床实习。再如当时中医界名流李平书,创办了神州医院和上海医院,并在上海南京路兴建了粹华制药厂,可谓数千年来未有之创举。此外,还有神州医院总会创办的沪南神州医院,由朱红寿出任院长的宝山县刘行乡中西普通医院,杨燧熙创办的镇江京江医院和清心医院,以及蔡章创建的江湾医院等,皆可称为中医界兴办医院的先驱。

1840年鸦片战争以后,随着西方列强文化侵略的逐步深入,帝国主义开始在我国各通商口岸和大都市开设医院。最初这些医院里的护士全由外籍人士担任,后来各医院根据需要也招收少量的中国学员,培养她们担任护理工作。这可能是我国最早出现的护士。至20世纪初,各西方国家教会、政府甚至个人在中国设立的医院、护士学校日益增多,在1890—1915年仅教会学校就有23所,另外护士学校、药学校及助产学校36所。其中由各国教会合办的北京协和医科大学(1915年)和齐鲁大学医学院(1916—1917年)所附设的护士学校在全国颇有影响。新中国成立以后,国家高度重视中医药事业,开办中医医院及中医医、药、护高等、中等教育,将我国传统医学写入宪法,掀开了中医护理学发展史上崭新的一页。

虽然历史上有过"侍疾""将护"的名词,但自古以来中医护理工作一直由医生及家属所兼任。这种状态一直延续到近代。新中国成立以后,政府制定了一系列扶持中医政策,使中医事业得到蓬勃发展。各地中医院纷纷建立,并且开始了严格的医护分工,在一些综合性医院的中医病房和各中医院,专业护士已有了专门编制。这些中医护理工作者大部分经过学校教育和各种形式的在职教育,以及临床实践锻炼,他们学习并掌握了中医护理基本知识与技能,成为发展中医护理事业的一支必不可少的专业队伍,其中还涌现出一批既有丰富临床护理经验,又有一定科研能力和管理水平的中医护理技术骨干。

1979年,卫生部颁布了《关于加强护理教育工作的意见》,明确提出了护理学是一门专门的学科,是医学科学的重要组成部分。1984年6月在南京召开了中医护理学

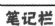

会中医、中西医结合护理学术会议,会上成立了中华护理学会中医、中西医结合护理学术委员会。从此,中医护理学正式成为一门独立的学科。

第二节 中医护理学基本特点

中医理论体系有诸多特点,其中最主要的特点是整体护理、辨证施护和防护结合。

(一)整体护理

整体即统一性、整体性和联系性。整体观念强调在观察、分析、研究和处理问题时,必须注重事物本身所存在的统一性、完整性和联系性。中医理论认为,人体是一个有机的整体,人与自然界息息相关,人体受社会、生存环境影响。人们在观察、分析、认识和处理有关生命、健康和疾病等问题时注重机体自身整体性思想及其与内外环境的统一性和联系性的认识,称为整体观念。它始终贯穿于中医学的生理、病理、诊断、辨证、治疗及养生等各个方面,对中医理论基础与临床实践起着指导作用。整体护理的特色包括以下几个方面:①强调人体是一个有机的整体,人和自然是统一的;②整体护理的原则符合治则的要求,急则护标,缓则护本;③重视情志对疾病的影响,强调情志护理;④重视饮食调理对疾病痊愈的重要性,强调饮食护理。

1. 人体是一个统一的整体 人体的各个部分都是有机联系的。这种相互联系以五脏为中心,通过经络,配合六腑、形体、官窍,即脏-腑-体-窍构成一个小系统,如心-小肠-脉-舌系统,肝-胆-筋-目系统,脾-胃-肌肉、四肢-唇系统,肺-大肠-皮毛-鼻系统,肾-膀胱-骨-耳系统。在生理上,心是"五脏六腑之大主",起着主宰整个生命活动的重要作用。在心的主宰下,脏、腑、形体和官窍共同组成结构严密、分工有序的整体,有条不紊地进行正常的生理活动。在病理上,脏腑功能失常可以通过经络反映于体表、组织、器官,体表、组织、器官有病也可通过经络影响所属的脏腑,脏与脏、脏与腑、腑与腑之间也可通过经络的联系而互相影响。各系统的功能是全身整体功能的一部分,而各系统功能之间又是紧密联系的,彼此以相生相克关系维持动态平衡。精、气、血、津液化生输布运行,滋润濡养机体,通过经络相互联系协调其运动,构成了一个表里相合、上下沟通、密切联系、协调共济、动作有序、高度统一的整体,共同完成人体的生理活动。因此,临床可以通过五官、形体、色脉等外在变化了解体内脏腑病变,从而做出正确的治疗和护理。

2. 人与环境的统一性 人类依靠天地之气和水谷精微而生存,人体与自然界息息相通,密切相关,自然界的运动变化可以直接或间接地影响人体,而机体则相应地产生病理或生理上的反应,即《黄帝内经》所说"人与天地相应也"。这种机体与自然界相统一的"天人相应"观,是中医整体观念的重要组成部分。四时寒热温凉、生长收藏的规律以及地理环境的变迁,都直接或间接、明显或不明显地影响着人体。如《内经》说"一日分为四时,朝则为春,日中为夏,日入为秋,夜半为冬","故阳气者,一日而主外,平旦人气生,日中而阳气隆,日西而阳气已虚,气门乃闭"。即白天阳气趋向于表,有利于脏腑功能活动;夜晚则阳气趋向于里,便于人体睡眠休息。《灵枢·五癃津液别论》说"天暑衣厚则腠理开,故汗出……天寒则腠理闭,气湿不行,水下留于膀胱,则为溺为气"。说明春夏暑热,阳气开泄,腠理疏松,汗多而尿少;秋冬寒凉,阳气收藏,腠理紧闭,汗少而尿多;表现在脉象上则有春弦、夏洪、秋浮、冬沉的不同。《灵枢》指出:"夫百病者,多以旦慧,昼安,夕加,夜甚。"在发病过程中,大多是白天病情较轻,傍晚加重,夜间最甚,表现出"旦慧,昼安,夕加,夜甚"的变化,因此在护理时,要加强对应性的护理,注重"三因"护理原则,即因时、因地、因人制宜。这种机体与环境相统一的"天人相应"观,是中医学的重要理论基础,反映了中医学的医学气象学、医学地理学、时间生物学及宇宙医学的思想。所以因时、因地、因人制宜也就成为中医护理学中必须遵守的原则。

3. 人与社会环境的统一性　人不仅具有自然属性而且具有社会属性,人是社会的组成部分,人能影响社会,社会的变动对人体也发生影响。人生活在不同的社会环境中,社会地位的不同、经济状况的悬殊,可使身心功能产生诸多的差异。社会进步,经济发达,人类赖以生存的物质供给丰富,居住环境日益优雅舒适,更加有利于人体健康。加上医药知识的普及,人类对卫生、预防、保健知识的深入了解,使人类的寿命随着社会的进步而逐步延长。另外,促进社会进步的工业生产带来大气、水质、土壤的污染,机动车辆产生噪声和尾气等,由此引发的疾病也会增加。过度紧张的生活节奏、激烈的社会竞争,给人以心理、精神上的压力,是产生心理及生理异常的重要因素。因此,预防、治疗和护理疾病时,必须充分考虑社会因素对人体身心功能的影响,尽量避免不利的社会因素对人的精神刺激,创造有利的社会环境,获得有力的社会支持,并通过精神护理提高对社会环境的适应能力,维持身心健康,预防疾病的发生,并促进疾病向好的方面转化。

(二)辨证施护

辨证论治是中医学的精华特色,是中医认识疾病和治疗疾病的基本原则,是中医对疾病研究和处理的一种特殊方法。中医把全部临床活动概括为辨证论治,把中医护理技术和方法概括为辨证施护。

任何疾病的发生、发展,总是要通过症状、体征等疾病现象表现出来,人们总是通过疾病的现象去认识疾病的本质。"证"又称"证候",是对机体在疾病发展过程中的某一阶段的病理概括,反映了疾病的病因、病机、病位、病性以及疾病的发展趋势,也反映了机体自身的调节能力及与外界环境的联系。"证"不同于"症状",症状是患者各种具体表现,是疾病现象。同一症状可由不同病因引起,病机往往也不一样,甚至大相径庭,性质也完全有别。而"证"的内涵、外延更广、更深、更全面,它代表疾病本质。症状是疾病的现象,证候是疾病的本质,这是二者的主要区别。辨是审辨、鉴别,是分析与综合的过程。辨证是根据病史、四诊(望、闻、问、切)所收集到的所有资料,通过比较、分析辨清疾病的病因、性质、病位以及正邪之间的关系,概括、判断为何证。施护则是根据辨证的结果,确定相应的护理原则和方法。辨证是实施护理措施的前提和依据,施护是辨证的目的,辨证与施护是护理疾病过程中相互联系、不可分割的两个方面,是理论和实践相结合的体现,是指导临床中医护理工作的基本法则。

辨证施护不同于对症护理,也不同于辨病护理。对症护理是针对疾病的症状采用的一种护理方法,它只能减轻患者一时的痛苦,不能解决其根本原因。辨病护理是在明确疾病的诊断之后,根据疾病确定的护理原则。由于一种疾病的不同阶段可以出现不同的证候,而不同的疾病有时在其发展过程中却可以出现相同的证候,因此,同一疾病由于证候不同治疗也就不同,而不同的疾病只要出现相同的证候,就可以采用相同

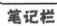

的治疗和护理方法,这就是中医"同病异护"和"异病同护"的意义所在。这种针对疾病发展过程中不同的本质矛盾、不同的状态,用不同的方法进行治疗、护理的思想,是辨证施护的精髓所在。

(三)防护结合

防护即预防与护理。预防是指采取一定的措施,防止疾病的发生和发展。中医学在总结人民与疾病做斗争经验的过程中,已认识到预防疾病的重要性,强调防护结合。早在《黄帝内经》中就有了"治未病"的思想,强调"防患于未然",如《素问·四气调神大论》中说:"不治已病治未病,不治已乱治未乱。"中医的预防思想,主要阐述人体应顺应自然环境,增强体质,预防疾病及病后调理,防病复发,从而延年益寿。这种"防护结合,以防为主"的思想,具有现实指导意义。因此,医护人员应树立"治未病"的思想,运用中医理论,在整体观和辩证观的指导下,注重防护结合,提高预防疾病和促进康复的水平。防护结合包括未病先防和既病防变两个方面。

1.未病先防　未病先防是指在人体未发生疾病之前,采取各种措施,做好预防工作,以防止疾病的发生。这是中医学预防疾病思想最突出的体现。《丹溪心法》云:"是故已病而后治,所以为医家之法;未病而先治,所以明摄生之理。"未病先防旨在提高抗病能力,防止病邪侵袭。

(1)调养身体,提高人体抗病能力

1)调摄精神。精神情志活动是脏腑功能活动的体现。突然强烈的精神刺激,或反复的、持续的刺激,可以使人体气机紊乱,气血阴阳失调而发病,而在疾病过程中,情志变动又能使疾病恶化。因此,调养精神就成为养生的第一要务了。中医摄生十分重视精神调养,要求人们做到"恬淡虚无"。"恬"是安静,"淡"是愉快,"虚"是虚怀若谷,虚己以待物,"无"是没有妄想和贪求,即具有较为高尚的情操,无私寡欲,心情舒畅,精神愉快,则人体的气机调畅,气血和平,正气旺盛,就可以减少疾病的发生。

2)锻炼身体。"生命在于运动",人体通过运动,可使气机调畅,气血流通,关节疏利,增强体质,提高抗病力,不仅可以减少疾病的发生,促进健康长寿,而且对某些慢性病也有一定的治疗作用。

3)生活起居应有规律,要做到以下几点。①饮食有节:中医摄生学要求人们饮食要有节制,不可过饱或过饥,否则"饮食自倍,肠胃乃伤"(《素问·痹论》)。此外,饮食五味不可偏嗜,并应控制肥甘厚味的摄入,以免伤人。②起居有常:起居有常是指起居要有一定的规律。中医非常重视起居作息的规律性,并要求人们要适应时令的变化,安排适宜的作息时间,以达到预防疾病、增进健康和长寿的目的。此外,养生还要注意劳逸结合,适当的体力劳动,可使气血流通,促进身体健康。否则,过劳以耗伤气血,过逸又可使气血阻滞,而发生各种疾病。③适应自然规律:自然界的四时气候变化,必然影响人体,使之发生相应的生理和病理反应。只有掌握其规律,适应其变化,才能避免邪气的侵害,减少疾病的发生。中医学提出了"法于阴阳""和于术数"等摄生原则,以适应自然规律,保障人的健康。"法于阴阳"的"法",即效法之意;"阴阳",指自然界变化的规律。"和于术数"的"和",为调和、协调之意;"术数,修身养性之法"(《类经·摄生类》),即遵循自然界阴阳消长规律而采取适宜的摄生方法。如果不能适应自然界的变化,就会引起疾病的发生,甚至危及生命。

(2)防止病邪的侵袭　病邪是导致疾病发生的重要条件,故未病先防除了增强体质,提高正气的抗邪能力外,还要注意防止病邪的侵害。应讲究卫生,防止环境、水源和食物污染,对六淫、疫疠等应避其毒气。至于外伤和虫、兽伤,则要在日常生活和劳动中,留心防范。《素问·刺法论》中有"小金丹……服十粒,无疫干也"的记载,可见我国很早就已开始用药物预防疾病了。我国在16世纪就发明了人痘接种法预防天花,是人工免疫的先驱,为后世预防接种免疫学的发展开辟了道路。近年来随着中医药的发展,试用中药预防多种疾病收到了很好的效果。如板蓝根、大青叶预防流感、腮腺炎,马齿苋预防菌痢等,都是简便易行、用之有效的方法。

2.既病防变 既病防变,是指疾病既然发生,应力求早诊断、早治疗,以防止疾病的发展与传变。疾病发生后,由于邪正力量的变化,就产生了疾病的变化。疾病可能会出现由浅入深,由轻到重,由单纯到复杂的发展变化。如能在疾病的初期诊治,此时病位较浅,正气未衰,病情多轻而易治。《素问·阴阳应象大论》说:"邪风之至,疾如风雨。故善治者治皮毛,其次治肌肤,其次治筋脉,其次治六腑,其次治五脏。"治五脏者,半死半生也,说明古人早已认识到外邪侵入人体,应及早进行治疗。张仲景的《金匮要略·脏腑经络先后病脉证》指出,对内伤疾病也要重视其传变规律,如"见肝之病,知肝传脾,当先实脾",即对肝病实证的治疗,除治肝本身之外,还要注意调治脾胃,防止肝病传脾,导致脾病。这些均为"既病防变"的预防医学思想,也是中医整体观念的独到之处。

早期诊治病位较浅,病情多轻,正气未衰,病较易治。如不及时诊治,病邪就有可能步步深入,使病情加重。因此,一旦疾病发生应早期诊断、早期治疗,护理人员要密切观察病情变化,给予恰当的护理。控制传变疾病一般都有其一定的传变规律和途径,在实施护理的过程中,要密切观察病情变化,掌握疾病的传变规律,早期诊治与护理,阻截其病传途径,先安未受邪之地。

第三节 中医护理学的认知特色

整体观念决定了中医护理注重从宏观的角度对人体的组织结构、生理功能、病理变化进行观察,进而运用哲学的思维去分析研究所得观察资料,探讨人体自身、人与自然的相互联系,因而中医护理理论的建立常以哲学的思辨为连接纽带。

(一)比较

比较,即考查所研究事物的不同与相同之处。《黄帝内经》中称作"揆度奇恒",即比较鉴别事物的正常与异常。比较法在中医护理中被广泛应用,如在望诊中通过比较鉴别常色与病色,在脉诊中通过比较来区分不同的脉象,在藏象学说中通过比较来说明五脏与六腑功能的异同,在辨证中通过比较来区别病证的寒与热、虚与实、表与里、阴与阳等。

(二)类比

类比,即将两类事物进行比较,依据两者已知的共性来推论它们在另外特性上也是相同的。这是一种由一事物推到另一事物的推理方法,《黄帝内经》中将此称为"援物比类"。如"心者,君主之官,神明出焉","肺者,相辅之官,治节出焉"等,这是以朝廷各级官吏的职能来类比人体五脏六腑的功能;又如"天温地和,则经水安静;天寒地冰,则经水凝泣;天暑地热,则经水沸溢",这是以气候对江河的影响来类比气温对人体经脉气血运行的影响。在治疗学上,"釜底抽薪""增水行舟""提壶揭盖"等治法,都是依据类比方法而制订的。

(三)归纳与演绎

归纳与演绎,是一组互相对立、相反相成的推理形式。这两种推理形式概括了人们认识事物的基本过程,即从个别到一般(归纳),又从一般到个别(演绎)。

1.归纳 即从某类事物的一系列个别事实中概括出该类事物的一般原理和结论。归纳法被广泛地应用于中医药学理论的研究中,使人们在医疗实践中所积累的经验得以不断地升华为系统的理论。如古代医家根据藏血的肝脏、藏精的肾脏都是实质性的器官,由此推出实质性的器官(五脏)的主要功能是"藏精气";反之,传化和传导食物的胃、小肠、大肠等都是空腔性器官,据此推出空腔性器官(六腑)的主要功能是"传化物"。

2.演绎 又称"推演络绎",是由一般性原理推出特殊性结论的推理形式,即以一般的共性结论为论据,来推论个别的尚未被人认知的新事物。如古代哲学中的"精气学说""阴阳学说""五行学说"等理论,被广泛地应用于中医学中,用以说明人体的组织结构、生理功能、病理变化,以及临床诊断、治疗、护理方法等的确立,无一不贯穿着演绎的思维方法。

(四)试探与反证

试探与反证,类似于现代假说方法,二者都是从结果进行反推的思维方法,不同之处是,试探法需要在事先采取一定的措施后再观察结果,而反证法则事先不必采取措施。

1.试探 古代又称为"消息法",对研究对象先做一番考察,尝试性提出初步设想,依据这种设想采取相应措施,然后根据实践的结果再做出适当的调整,完善和修改原设想,以决定下一步措施的一种认知方法。历代医家们常借助试探法来审视病由,如《伤寒论》中的"若不大便六七日,恐有燥屎,欲知之法,少与小承气汤,汤入腹中,转矢气者,此为燥屎也,乃可攻之。若不转矢气者,此但初头硬,后必溏,不可攻之,攻之必胀满,不能食也",就是少用小承气汤来进行试探的例证。

2.反证 是从结果来追溯或推测原因并加以证实的一种逆向认识方法。反证法也被广泛应用于中医学中,许多中医学理论就是应用反证法而获得的。如骨折的患者在服用补肾药物后,能加快其愈合,耳鸣、耳聋患者服用补肾药物后症状逐渐消失,由此反证,骨、耳与肾有着密切联系,所以说"肾开窍于耳"。又如中医探究病因的主要方法——"审证求因"法,就是通过对症状、体征的仔细审辨甄别,从结果出发而追索反证病因。

(五)以表知里

以表知里又称"司外揣内",是通过观察事物的外在表现,来分析判断事物内在状态和变化的一种思维方法。人体是一个内外表里相连的有机整体,相互之间有着密切的联系,"有诸于内,必形诸于外",内在的变化,可以通过某些效应,从外部表现出来,因此通过观察表象,可在一定程度上认识内在的变化机制。中医学中藏象学说就是运用此方法,对外在的生理病理现象进行观察分析,来推知判断内在脏腑的功能变化,如根据"心开窍于舌,其华在面"的理论,推断临床出现舌尖红赤、面红等症状,是心火旺盛的表现。

需要明确的是,中医护理中所应用的思维方法非限于以上几种,其他如综合、分析等亦为常用。不仅如此,几种思维方法的联合应用常常贯穿于中医护理的始终。

第四节　中医护理学的学习方法

中医护理学是中医药学的重要组成部分,伴随着中医药学的日渐复兴,中医护理学逐渐得到了重视和发展。《中国护理事业发展规划纲要》指出:"要大力发展中医护理,提高中医护理水平,发挥中医护理特色和优势,注重中医药技术在护理工作中的应用。要开展中医护理人员的规范化培训……加强中西医护理技术的有机结合,促进中医护理的可持续发展。"中医护理方法和技术是临床护理实践中的重要手段,它具有操作简便、疗效确切、患者易接受、成本低廉等特点。近些年,在各级政府的重视和支持下,中医护理工作得到有效的推动,中医护理技术在临床的应用也越来越广泛,中医护理在疾病治疗、预防、保健和康复中的作用得到了更好的发挥。

中医护理与现代护理在护理理念、护理内容及方法上有许多共同和相似之处。中医护理强调以人为中心的整体护理,不但注重在生理上为患者护理,也注重从心理、社会等方面进行护理,其护理的方法与措施散在于各种医籍中。现代护理的生物-心理-社会模式,就是根据人是一个有机的整体,其疾病的发生发展与生物、心理、社会环境因素不可分割的理论而建立的,要求在护理活动中,以现代护理观为指导,以护理程序为框架,对护理对象实施包括生理、心理、社会、文化、精神等全方位的整体护理。由此可见,中医护理学的整体观念和现代护理的整体护理观念具有相同性和一致性。现代护理注重以防为重,防护结合,而中医早就提出了"不治已病治未病"的思想,强调未病先防、既病防变、防护结合也是中医护理的特点。情志护理是中医护理学的重要内容,这与现代护理的心理护理完全一致。中医护理的内容包括养生保健、情志调养、饮食调理、起居调适及药物调护等,这些都与现代的护理观念相吻合。中医护理和西医护理在理论体系、护理实践等方面相互联系、相互补充、相互渗透、相互完善,使辨病、辨证、辨证护理相结合,取长补短,是中西医结合护理的发展方向。

中医护理学的发展源远流长,其内容丰富,良玉精金。根据我国的国情,继承和发展中医护理学术并吸取现代护理的新理论、新方法,将中医护理与现代护理的理论与方法相互渗透,取长补短,不断总结,加以提高,使中医护理理论更加系统、科学、全面,发展中西医结合护理学术,创造具有中国特色的护理模式,并逐渐走向国际化,这是中国护理事业发展面临的挑战。

（黄河科技学院　黄　涛）

> 1. 中医护理学的思维特点是什么?
> 2. 你将怎样学好中医护理学?

第二章

中医护理基础理论

中医护理基础理论是中医护理的指导依据、施护指南,贯穿整个中医护理流程。

中医学是一个源远流长的学科,有着几千年的历史。中医基础理论的形成十分艰难,它是在积累了数以万年人类智慧与诸多医家经验基础上,经过无数次临床实践检验而形成的,是在实践的基础上形成并得到验证的理论,并在实践中进一步发展与充实。

中医基础理论作为中医护理的指导依据,一直沿用至今。中医基础理论指导下的中医护理特色是整体护理、辨证施护、防护结合。整体护理与中医基础理论中"整体观念"的理论概念是一致的。在护理患者时,均要求注重护理对象的整体性,要考虑季节、气候、昼夜、社会环境、人际关系、情志因素及饮食宜忌对患者的影响,要因时、因地、因人而异,进行全面护理。望、闻、问、切是护理程序的第一步,评估患者。对四诊收集到的资料,结合中医基础理论加以综合分析,辨证病因、病位、病性虚实与邪正关系,从而辨是何种性质的证。辨证的结果是确定实施相应的护理措施,这一过程是对患者提出护理诊断、判定护理计划、实施护理措施的过程。中医预防为主的理论与中医护理中防护结合异曲同工,中医理论提倡预防为主,提出未病先防和既病防变的施护原则。中医理论认为,病之因不外内伤七情,外伤风寒暑湿,或饮食、劳逸所伤。只有保持精充、气足、神旺,才能真正达到不治已病治未病的目的。既病防变是要求护理过程中掌握疾病变化规律,医患双方互相配合,采取有效措施,防止病邪由表入里,使病情加重。

由于历史发展的原因,中医护理学与中医学有着共同的发展史与学术根源,理论体系、学术特点相似,基础理论与临床实践上很难明确区分中医学与中医护理学各自的学术分工与特色。

中医基础理论指导中医护理的实施。中医护理学是与中医基础理论的核心思想"整体观""辨证法""未病先防""既病防变"相结合,开创具有中医特色的以"整体护理""辨证施护""防护结合"为理论指导的包括中药煎服法,情志、饮食宜忌和调护等内容的护理技能。

中医护理学是中医学的重要组成部分。护理学是在人类祖先自我防护本能的基础上,通过长期的抗病、抗害斗争和劳动实践而逐渐形成、发展起来的。中医学历来重视中医护理工作,强调疾病要"三分治,七分养"。随着祖国医学的发展,中医护理学理论也在不断地进行总结、发展,并日趋系统化、具体化,特别是随着中医学临床与教育事业的进步与飞速发展,中医护理学已经成为一门独立学科。

第一节　阴阳学说

　　阴阳学说,是研究阴阳的内涵及其运动变化规律,并用以阐释宇宙间万事万物的发生、发展和变化的一种古代哲学理论。它是中国古代朴素的对立统一理论,是古人用以探求宇宙本质和解释宇宙变化的一种世界观和方法论,属于中国古代唯物论和辩证法范畴。

　　阴阳学说认为:世界是物质的整体,物质世界在阴阳二气的相互作用下滋生、发展和变化。如《素问·阴阳印象大论》说:"阴阳者,天地之道也,万物之纲纪,变化之父母,生杀之本始,神明之府也。"

　　阴阳学说作为中医学特有的思维方法,广泛用来阐释人类生命的起源、人体的生理功能和病理变化,分析、归纳疾病的本质与类型,并指导着疾病的预防、诊断、治疗和护理,是中医学理论体系的重要组成部分,对中医学理论的形成和发展及医疗实践有着深远的影响。

一、阴阳的概念

(一)阴阳的基本概念

　　阴阳,是对自然界相互关联的某些事物或现象对立双方属性的概括。它既可代表两个相互对立的事物,也可代表同一事物内部相互对立的两个方面。

　　阴阳最初的含义十分朴素,是指日光的向背,即向日者为阳,背日者为阴。如《说文》所言:"阴,暗也。水之南,山之北也"。这时期阴阳的含义是原始的、朴素的,并不具备哲学上的含义。随着观察面的扩展,阴阳的朴素含义逐渐得到引申。如向日光处温暖、明亮,背日光处寒冷、晦暗,于是古人就以光明、黑暗、温暖、寒冷分阴阳。如此不断引申的结果,就几乎把自然界所有的事物和现象都划分为阴与阳两个方面。这时的阴阳不再特指日光的向背,而变为一个概括自然界具有对立属性的事物和现象双方的抽象概念。

　　阴阳的理念起源于《易经》,易卦由阴爻和阳爻组成。最早提出阴阳概念者,以现存文献考证出于《国语·周语》。西周末年,人们已用阴阳的矛盾运动来解释节气、地震等自然现象。至春秋时期,哲学进入了快速发展时期,作为哲学理论的阴阳学说也逐渐形成。此时的哲学家不但认识到存在于事物内部的阴阳两方面的运动是事物发生发展变化的根本原因,而且认识到阴阳的相互作用、对立统一、消长转化是事物运动变化的基本规律,医学家开始将阴阳概念应用于医学理论之中。

(二)事物的阴阳属性

　　阴阳,是对自然界一切事物对立统一双方的概括,并不局限于某一特定的事物。既可以标示相互对立的事物或现象,又可以标示同一事物或现象内部对立着的两个方面。一般来说,凡是无形的、明亮的、温暖的、兴奋的、上升的、运动的、外向的事物都属于阳,有形的、晦暗的、寒冷的、抑制的、下降的、相对静止的、内守的都属于阴。以水火而言,"水为阴,火为阳",由于水性寒而润下故属阴,火性热而炎上故属阳。阴阳的医学含义是阴阳与医学相结合的产物,是阴阳在医学领域的延伸,凡人体上部的、外部的、背部的,具有推动、温煦、兴奋等作用的物质和功能,统属于阳;人体下部的、内部的、腹部的,具有凝聚、滋润、抑制等作用的物质和功能,统属于阴。如脏为阴而腑为阳,精为阴而气为阳,等等(表2-1)。

表2-1 事物阴阳属性归类

事物	属性		事物	属性	
	阳	阴		阳	阴
空间(方位)	上	下	湿度	干燥	湿润
	外	内	重量	轻	重
	左	右	性状	清	浊
	南	北	亮度	明亮	晦暗
	天	地	事物运动状态	化气	成形
时间	昼	夜		上升	下降
季节	春夏	秋冬		动	静
湿度	温热	寒凉		兴奋	抑制
				亢进	衰退

事物的阴阳属性,是根据事物或现象不同的运动趋势、不同的功能属性、不同的空间和时间等,通过相互比较而归纳出来的,因此事物的阴阳属性既有绝对性的一面又有相对性的一面。事物阴阳属性的绝对性,主要表现在其属阴或属阳的不可变性,即不可反称性。其相对性有三方面的内容。①阴阳属性相互转化:事物的阴阳属性在一定条件下,阴阳之间可以互相转化,阴可以转化为阳,阳也可以转化为阴;②阴阳之中复有阴阳:属性相反的两种事物或一事物内部相互对立的两个方面可以划分阴阳,而其中的任何一方又可以再分阴阳,即阴中有阳,阳中有阴;③比较对象不同:事物的阴阳属性往往是通过比较而划分的。

二、阴阳学说的基本内容

阴阳学说的基本内容包括阴阳之间的相互关系,以及这种关系在自然界万物的生长、发展和变化中的作用和意义。阴阳之间错综复杂的关系主要表现在阴阳对立制约、阴阳互根互用、阴阳消长平衡、阴阳相互转化四个方面。

(一)阴阳对立制约

阴阳对立,古代思想家称为阴阳相反,即自然界存在的一切事物,客观上都具有相互对立的两个方面,这两个方面的属性是相对的、矛盾的,且任何事物的运动变化无不处于阴阳的对立统一之中,所以,阴阳之间的关系,具有矛盾对立统一之内涵。如上与下、天与地、动与静、升与降等,其中上属阳、下属阴,天为阳、地为阴,动为阳、静为阴,升属阳、降属阴。

阴阳制约，即阴阳双方相互抑制、相互约束，从而表现出错综复杂的动态联系。《类经附翼·医易》中"动极者镇之以静，阴亢者胜之以阳"即是说动与静、阴与阳彼此之间存在着相互制约的关系。实际上阴阳相互制约的过程，也是相互斗争的过程，没有斗争就不能够制约。阴与阳相互制约、相互斗争的结果，取得了统一，亦就是取得了动态平衡。所以，阴阳对立的两个方面，并非平静地、各不相关地共处于一个统一体中，而是处于相互制约、相互斗争、相互调控的运动变化之中。正是阴阳的这种不断对立和制约，才推动着事物的发展和变化，并维持着事物发展的动态平衡。

人体之所以能进行正常的生命活动，正是阴阳两者相互制约、相互斗争，取得统一（动态平衡）的结果。阴阳矛盾是生命现象的主要矛盾，是生命活动的动力，并贯穿于生命过程之始终。就机体的物质结构和功能活动而言，其生命物质为阴（精），其生命功能则为阳（气），其矛盾运动的过程即是阳化气、阴成形，即机体的气化运动过程，而气化的本质，也就是阴精和阳气、化气与成形的矛盾运动，亦即阴阳的对立、制约，进而达到统一的过程。

如果阴阳对立的双方，在其相互制约的过程中，动态平衡遭到破坏，则标志着疾病的产生。阴阳双方任何一方过于强盛，均可抑制对方，致其不足，即《素问·阴阳应象大论》所言"阴胜则阳病，阳胜则阴病"，可称为"制约太过"。阴阳双方任何一方由于过分不足，均可导致对立面的相对亢盛，即通常所说的"阳虚则阴盛""阳虚则寒""阴虚则热"，可称为"制约不及"。这种情况在人的生理、病理过程中是广泛存在的。

（二）阴阳互根互用

阴阳互根互用，是指事物或现象中相互对立的阴阳两个方面，具有相互依存、相互为用的关系，古人称之为阴阳相乘。

阴阳互根，是说明阴和阳任何一方都不能脱离对方而单独存在，且每一方都以另一方作为自己存在的条件或前提。没有阴也无所谓阳，没有阳也无所谓阴。如王冰注《素问·生气通天论》说："阳气根于阴，阴气根于阳，无阴则阳无以生，无阳则阴无以化。"

阴阳互用，是指阴阳在相互依存的基础上，相互资生、促进和相互为用的特点。就自然界而言，天气、地气的升降和云雨的形成，就是阴阳相互资生、相互促进的过程。就人体而言，其相互资生、相互为用的关系，则体现于相对物质之间、相对功能之间，以及物质与功能之间等方面。再如人体的兴奋与抑制、分解与合成的生理活动及代谢过程而言，两者之间亦各自是相互依存、相互维系的，同时亦存在着相互资生、相互为用的关系。

阳依赖于阴而存在，阴也依赖于阳而存在。如果由于某些原因，阴和阳之间的互根关系遭到破坏，就会导致"孤阳不生，孤阴不长"，甚则"阴阳离决，精气乃绝"（《素问·生气通天论》）而死亡。如果人体阴阳之间的互资互用关系失常，就会出现"阳损及阴"或"阴损及阳"的病理变化。

（三）阴阳消长平衡

阴阳消长平衡，是指阴阳双方的数量、比例总是处于不断消减与增长的变化之中。阴阳消长平衡可概括为互为消长、皆消皆长。阴阳消长变化维持在一定范围内，使阴阳处在相对的动态平衡中,实质上是阴阳双方和谐有序的状态,称为"阴阳平衡"或"阴平阳秘",在人体则表现为生命活动的正常状态。如果这种阴阳消长超过一定的限度,阴阳之间不能保持相对平衡,称为"阴阳失调"或"阴阳失衡",在人体则标志为生命活动失常的疾病状态。

阴阳互为消长,是指在阴阳双方彼此对立制约的过程中,阴与阳之间可出现某一方增长而另一方消减,或某一方消减而另一方增长的互为消长的变化。前者称为阳长阴消或阴长阳消,后者称为阳消阴长或阴消阳长。如四时寒暑的正常更替,从冬至经春至夏,阳生而旺,阳制约阴而见阳长阴消;从夏至经秋至冬,阴生而盛,阴制约阳而见阴长阳消。四时气候的变迁,寒暑的更易,反映了阴阳消长的过程,但从一年的总体来说,阴阳还是处于相对的动态平衡状态的。

阴阳皆消皆长,是指在阴阳双方互根互用的过程中,阴与阳之间又会出现某一方增长而另一方亦增长,或某一方消减而另一方亦消减的消长变化。前者称为阴随阳长或阳随阴长,后者称为阴随阳消或阳随阴消。如上述的四季气候变化中,春夏期间,随着气温的逐渐升高而出现降雨增多,随着气候的转凉而雨雪亦少,即为阴随阳长和阴随阳消的正常变化,故《素问·阴阳应象大论》说:"阳生阴长,阳杀阴藏。"

(四)阴阳相互转化

阴阳相互转化,是指阴阳双方在一定条件下各自向其对立面转化。如一年四季的气候变化,属阳的夏天可以转化为属阴的冬天,属阴的冬天又可以转化成属阳的夏天。

阴阳相互转化是阴阳运动的又一基本形式,如果把阴阳消长看成量变过程的话,那么阴阳转化就是量变基础上加质变。《内经》以"重阴必阳,重阳必阴""寒极生热,热极生寒"和"物生谓之化,物极谓之变"来阐释阴阳转化的机制。阴阳相互转化的形式一般有两种,一是渐变,二是突变,都发生了质的变化。阴阳相互转化在疾病发展过程中是常见的,如高热患者,开始表现为面红、咳喘、气粗等,若邪热极盛,耗伤正气,则可出现四肢厥冷、面色苍白、脉微欲绝等一派虚寒证的表现,这是寒证与热证之间的转化,正如《素问·阴阳应象大论》说:"寒极生热,热极生寒。"需要强调的是这种转化必须在一定条件下才可能发生。

三、阴阳学说在中医护理学中的应用

阴阳学说贯穿了中医学理论体系的各个方面,用来说明人体的组织结构、生理功能、病理变化,并指导养生保健以及中医护理临床实践。

1. 说明人体的组织结构　人是一个有机的整体,它的组织结构可以用阴阳两方面来概括说明。人体脏腑组织的阴阳属性,就大体部位来说,上部为阳,下部为阴;体表属阳,体内属阴;外侧属阳,内侧属阴。就体内脏腑来说,六腑属阳,五脏属阴;上部的心肺属于阳,下部的肝肾属于阴。具体到每一脏腑,又有阴阳之分,如心有心阴、心阳,肾有肾阴、肾阳等。总之,人体上下、内外各组织结构之间,以及每一组织结构本身,无不包含着阴阳的对立统一,都可用阴阳来概括说明。

2. 说明人体的生理功能　人体的正常生理功能是阴阳双方保持对立统一的协调关系的结果。如以功能与物质为例,功能属于阳,物质则属于阴,物质与功能的关系就是对立统一关系的体现。人体的生理功能是以物质为基础的,没有物质就无法产生生理功能,而生理功能的结果,又不断促进着物质的新陈代谢,人体功能与物质的关系也就是阴阳相互依存、相互消长的关系。如果阴阳不能相互为用而分离,人的生命也就终止了。

3. 说明人体的病理变化　阴阳是互根、互用、互为制约消长的,阴阳失调则导致疾病的发生。人体的正气和病邪皆可分为阴阳两个方面,病邪有阴阳,人体内部也有阴阳,所以阳邪致病,就会出现阳盛伤阴的热证;阴邪致病,就会出现阴盛伤阳的寒证。阳气虚则不制阴,而出现虚寒证;阴液不足则不制阳,而出现虚热证。由于正邪的抗争,病情的衍变,机体阴阳双方虚损到一定程度,常导致对方的不足,即所谓"阳损及阴""阴损及阳",甚至出现"阴阳两虚"。在某些慢性病的发展过程中,常见由于阳气虚弱而累及阴精的生化不足,或由于阴精的亏损而导致阳气的生化无源的病理变化。

4. 用于疾病的诊断　由于疾病发生发展的机制在于阴阳失调,所以任何疾病尽管其临床表现错综复杂、千变万化,都可用阴阳来加以概括说明。正确的诊断首先要分清阴阳,才能执简驭繁,抓住本质。例如,望诊中色泽鲜明者属阳,晦暗者属阴;闻诊中声音洪亮者属阳,低微断续者属阴;切脉中浮、大、滑、数、实者属阳,沉、小、涩、迟、虚者属阴。

5. 用于疾病的护治　治疗疾病的原则是调整阴阳,促使阴阳恢复平衡。如阳热盛而损及阴液者,可损其有余之阳,用"热者寒之"的治法;若因阴寒盛而损及阳气,则可损其有余之阴,用"寒者热之"的治法。反之,若因阴液不足,不能制阳而致阳亢者,就须补其阴;若因阳气不足,不能制阴而造成阴盛者,就应补其阳,使阴阳恢复新的相对平衡。

6. 指导疾病的预防　中医学说认为,人体内部的阴阳变化如能保持与天地间阴阳变化协调一致,就能够祛病延年。如在春夏季节要保养阳气,秋冬季节需固护阴精,以顺应四时,调节阴阳,此不仅可使人体健康,并可增强预防疾病的能力。相反,如果不能顺应四时,把握阴阳,便会导致疾病的发生。

第二节　五行学说

五行学说,是研究木、火、土、金、水五行的概念、特性、生克制化乘侮规律,并用来解释宇宙间各种事物和现象发生、发展、变化的一种朴素的古代哲学思想。属于中国古代唯物论和辩证法范畴。五行学说认为物质世界是由木、火、土、金、水五种基本要素组成的,五要素之间存在相生、相克、相互制约的关系,通过这种关系,维系和推动着客观世界的生存与发展。

一、五行学说的基本概念和特性

(一)五行学说的基本概念

五行,即指木、火、土、金、水五种物质的运动变化。五行中的"五"是指构成客观世界的五种基本物质,即木、火、土、金、水;"行"是指这五种物质的运动变化。

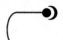

笔记栏

五行最初的含义与"五材"有关,是指木、火、土、金、水五种基本物质或基本元素,木、火、土、金、水这五种物质是人类日常生产和生活中最为常见和不可缺少的基本物质。在《尚书·周书·洪范》中,五行从哲学理念进而有了抽象概括"我闻在昔,鲧堙洪水,汩陈其五行……五行:一曰水,二曰火,三曰木,四曰金,五曰土。水曰润下,火曰炎上,木曰曲直,金曰从革,土爱稼穑。润下作咸,炎上作苦,曲直作酸,从革作辛,稼穑作甘"。这里不仅概括了五行的性质和作用,而且阐释了五行与五味的关系。

中医学把阴阳五行学说应用于医学领域,以五行学说来阐释人体局部与局部、局部与整体、体表与内脏的有机联系以及人体与外在环境的统一。五行学说作为一种思维方法贯穿于中医学理论体系的各个方面,用以说明人体的生理病理,并指导疾病的诊断和治疗,成为中医学理论体系的重要组成部分。

(二)五行学说的基本特性

五行特性,是对木、火、土、金、水五种自然物质的表象及性质的直观抽象而形成的理性概念,是分析、归纳各种事物和现象的属性,研究各类事物内部相互联系的依据。因此,五行的特性,虽然来自木、火、土、金、水五种自然物质,但实际上已经大大超越了这五种具体物质的本身,是这五种物质的抽象,因而具有更广泛更普遍的意义。《尚书·周书·洪范》所说的"水曰润下,火曰炎上,木曰曲直,金曰从革,土爱稼穑"是对五行特性的经典性说明。

"木曰曲直":"曲",屈也;"直",伸也。曲直,即指树木的枝条具有生长、柔和、能屈能伸的特性,引申为凡具有生长、升发、条达、舒畅性质或作用的事物,均归属于木。

"火曰炎上":"炎"具焚烧、热烈之义;"上",指上升。炎上是指火具有温热、升腾、明亮、化物的特性。引申为具有温热、向上等性质或作用的事物均归属于火。

"土爱稼穑":"爱"通"曰","稼"指种植谷物,"穑"指收获谷物。稼穑,泛指人类种植和收获谷物的农事活动,引申为具有生化、承载、受纳性质或作用的事物和现象,均归属于土。

"金曰从革":"从",顺也;"革",即变革。从革,即说明金的产生是通过变革而实现的。金质地沉重,且常用于杀戮,引申为具有收敛、肃杀、下降、清洁等性质或作用的事物,均归属于金。

"水曰润下":"润",即滋润、濡润;"下",指下行,向下。润下乃指水滋润下行的特性,引申为凡具有寒凉、滋润、下行性质或作用的事物,皆归属于水。

从上述五行的特性可以看出,五行学说中的木、火、土、金、水,已经不是这五种具体物质本身,而是五种物质不同属性的概括。

(三)事物和现象的五行分类

古代医家依据五行各自的特性,对人体脏腑、组织、生理、病理现象以及与人类生活有关的自然界事物进行归类,从而构建五行系统。事物和现象五行归类的方法主要采取"取象比类""推演络绎"两种方法。

五行学说以五行特性为依据,将自然界千姿百态、千变万化的各种事物和现象以及人体的生理病理现象,分别归属于木、火、土、金、水五大类,从而将人体的生命活动与自然界的事物或现象联系起来,形成了联系人体内外环境的五行结构系统,用以说明人体以及人与自然环境的统一(表2-2)。

表2-2　事物属性的五行归类

自然界							五行	人体						
五音	五味	五色	五华	五气	五方	五季		五脏	五腑	五官	形体	情志	五声	变动
角	酸	青	生	风	东	春	木	肝	胆	目	筋	怒	呼	握
徵	苦	赤	长	暑	南	夏	火	心	小肠	舌	脉	喜	笑	忧
宫	甘	黄	化	湿	中	长夏	土	脾	胃	口	肉	思	歌	哕
商	辛	白	收	燥	西	秋	金	肺	大肠	鼻	皮	悲	哭	咳
羽	咸	黑	藏	寒	北	冬	水	肾	膀胱	耳	骨	恐	呻	栗

二、五行学说的基本内容

五行学说的基本内容包括五行相生与相克、五行制化与胜复、五行相乘与相侮和五行的母子相及四个方面。

（一）五行相生与相克

1. 五行相生　是指一事物对另一事物具有促进、助长和资生的作用。五行中相生的次序是：木生火，火生土，土生金，金生水，水生木。依次相生，如环无端，生化不息。在五行的相生关系中，任何一行都具有"生我""我生"两方面的关系，生我者为母，我生者为子。所以，五行相生的关系又叫"母子关系"。以水为例：生我者"金"，则金为水之母；我生者"木"，则木为水之子。其他四行以此类推。

2. 五行相克　是指一事物对另一事物的生长和功能具有制约的作用。这种关系就叫作"相克"。五行相克的次序是：木克土，土克水，水克火，火克金，金克木。这种克制关系，也是往复无穷的。五行的相克关系中，任何一行都具有"我克""克我"两方面的关系，我克者为我所胜，克我者为我所不胜。因此，五行的相克关系又称为"所胜"与"所不胜"的关系。以"木"为例：克我者为"金"，我克者为"土"，那么土就是木之"所胜"，金就是木之"所不胜"。其他四行以此类推。

（二）五行制化与胜复

1. 五行制化　是指五行相生与相克关系的结合，即五行之间既相互资生又相互制约，以维持五行之间的协调和稳定。"制化"，即"制则生化"（《素问·六微旨大论》）之义。五行之相生与相克是不可分割的两个方面：没有生，就没有事物的发生与成长；没有克，就没有在协调稳定下的变化与发展。五行的关系实际上就是相互生化、相互制约，也就是制中有化、化中有制，亦制亦化的关系。

五行制化的规律是：五行中一行亢盛时，必然随之有制约，以防止亢而为害。即在相生中有克制，在克制中求发展。具体地说，即：木生火，火生土，而木又克土；火生土，土生金，而火又克金；土生金，金生水，而土又克水；金生水，水生木，而金又克木；水生木，木生火，而水又克火。如此循环往复。

2. 五行胜复　是指五行中某一行过于亢盛，或相对偏盛，则引起其所不胜行（即"复气"）的报复性制约，从而使五行系统复归于协调和稳定。属五行之间按相克规律的自我调节。

五行胜复,源于《黄帝内经》七篇大论的运气学说。胜气的出现,一是由于五行中某一行太过,即绝对偏盛,二是由于五行中某一行不足而致其所不胜行相对偏盛。复气因胜气的出现而产生,即先出现胜气,然后有复气产生,以对胜气进行"报复",使胜气复平。复气即胜气的所不胜行:若胜气为木行,则复气为金行;若胜气为火行,则复气为水;若胜气为土行,则复气为木行;若胜气为金行,则复气为火行;若胜气为水行,则复气为土行。

五行胜复的规律是"有胜则复"。五行中一行亢盛(包括绝对亢盛或相对亢盛),则按相克次序克制,引起其所不胜(即复气)旺盛,以制约该行的亢盛,使之复归于常。以木行亢盛为例:木旺克土引起土衰,土衰则制水不及而致水盛,水盛克火而使火衰,火衰则制金不及而致金旺,金旺则克木,使木行亢盛得以平复。此处木行偏亢为胜气,而金行旺盛为复气,金行旺盛是对木行亢盛的报复。余四行的胜复以此类推。

五行胜复,又称为"子复母仇"。因五行的某一行偏盛,即为胜气;该行的所不胜行,是其复气;而此复气又为其胜气的所胜行之子行。复气之母行受其胜气所害,复气制约胜气,为母复仇,故称"子复母仇"。如上述的木行偏盛为胜气,金行旺盛为复气;木亢乘土,金为土之子,金旺则能克木,使木行之偏盛得以平复,则为子复母仇。

(三)五行相乘与相侮

1. 五行相乘 是指五行中的一行对其所胜行的过度克制和制约,又称"倍克"。五行相乘,实为五行之间过度的相克,故相乘的次序与相克相同,即木乘土,土乘水,水乘火,火乘金,金乘木。

导致五行相克异常而出现相乘的原因一般有三条:①所不胜过于亢盛,因而对其所胜一行的过度制约,使其所胜虚弱。临床常见的剧烈的情绪变化导致脾胃功能失调,一般属此种情况。②所胜一行过于虚弱,使其所不胜行相对亢盛,故所胜行也受到其所不胜行的加倍制约而出现相乘。临床上所见的慢性胃病因情绪变化的发作,多属此种情况。③既有所不胜行的过于亢盛,又有其所胜行的虚弱不足,两者之间的力量的差距拉大,则出现较重的相乘。临床上所见的肝气郁结或亢逆,而脾胃功能早已虚弱不足,则易发生较重的"肝气乘脾"病理变化,患者的病情也较重。

相乘与相克虽然在次序上相同,但本质上是有区别的。相克是正常情况下五行之间的制约关系,相乘则是五行之间的异常制约现象。在人体,相克表示生理现象,相乘表示病理变化。

2. 五行相侮 是指五行中一行对其所不胜的反向制约和克制,又称"反克"。五行相侮实为五行之间的反向克制,故相侮的次序与相克、相乘相反,即木侮金,金侮火,火侮水,水侮土,土侮木。

引起五行相克异常而产生相侮的原因,一般也有三条:①所胜行过于亢盛,不仅不受其所不胜行的制约,反而反向克制其所不胜行,因而出现相侮。临床上常见的"左升太过,右降不及"的肝火犯肺证,即属此种情况。②所不胜行虚弱不足,而其所胜行则相对偏亢,故所不胜行必然受到其所胜行的反向克制而出现相侮。临床所见的慢性肺病(如肺痨)常因情绪剧烈变化而加重或发作,即属此种情况。③既有所胜行的过于亢盛,又有其所不胜行的虚弱不足,两者的力量差距拉大,易出现较为严重的相侮。如既有金行的虚弱不足,又有木行的过于亢盛,两者差距拉大,相侮则较为严重。一般称为"木侮金"。临床所见的既有慢性肺病长期不愈,肺精气已虚,又有较为强烈的情绪刺激,肝气正亢,因而发作为较为深重的病证,一般属于此种情况。

总之,相乘与相侮都属于不正常的相克现象,既有联系,又有区别。两者的区别在于:相乘是按五行相克次序的克制太过,相侮则是与相克次序相反方向的克制异常。两者的联系在于:发生相乘时,有时也可同时出现相侮;发生相侮时,有时也可同时伴有相乘。两者皆用于阐释疾病的病理变化。

三、五行学说在中医护理学中的应用

五行学说是解释各种事物和现象发展变化的一种古代哲学思想,是中医学理论体系的基础,指导着临床诊断治疗和护理实践。

1. 说明人体组织结构　五行学说说明人体组织结构,主要体现在天人相应的整体观与以五脏为中心的系统观等方面。首先,五行学说将自然界的五方、五时、五气、五色等分别归属于五行,认为同一行中的事物之间存在着相互感应的现象,这样把自然界与五脏联系起来,形成了人与天地相应的整体观。其次,五行学说将人体的脏、腑、形、窍等组织结构,分别配属于五行,构成了以五脏为中心的五个生理病理系统。如人体五脏中的肝,在五行属木,与自然界的春季、东方、风气、青色等相通,与人体中的胆、目、筋等相联系。又如人体五脏中的心,在五行属火,与自然界的夏季、南方、暑气、赤色等相通,与人体中的小肠、舌、脉等相联系。

2. 概括生理功能　五行学说概括人体生理功能,主要体现在五脏生理功能特点与五脏之间相互关系等方面。首先,五行学说将人的五脏分别归属于五行,用五行的特性来说明五脏的生理功能特点。如木的特性是生长,肝喜条达舒畅,表现出疏泄的功能特点,故肝属木。其次,五行学说运用五行生克关系说明五脏之间的相互资生关系与相互制约关系,如木生火,肝属木而心属火,肝生心,肝藏血可以济心。又如水克火,肾属水而心属火,肾克心,肾水可上济于心而制约心火。

3. 阐释病理变化　五行学说阐释人体病理变化,主要体现在本脏有病可以传至他脏与他脏有病可以传至本脏。五脏在病理上的相互影响称为传变,传变分为相生关系的传变和相克关系的传变两类。相生关系的传变,又称母子相及,是五行之间相生关系的异常变化。母病及子,是指母脏有病传及子脏,如肾有病传及肝。子病及母,是指子脏有病传及母脏,如心病及肝。相克关系的传变,包括相乘和相侮。太过相乘,指某脏过盛而致其所胜之脏受到过分克制,如木旺乘土。不及相乘,指某脏过弱不能耐受其所不胜之脏的正常克制,从而出现相对克制太过,如土虚木乘。太过相侮,指某脏过于亢盛而导致其所胜无力克制而被反克,如木火刑金。不及相侮,指由于某脏过于虚弱而导致其所胜之脏出现反克,如土虚水侮。

4. 指导疾病诊断　五行学说指导疾病诊断,主要用于确定病位与判断病情的预后。运用五行特性和生克乘侮关系确定五脏病变的部位。根据本脏所主之色、味、脉来诊断本脏主病,如:面见黄色,喜食甘味,脉缓,可诊断为脾病;面见黑色,口味咸,脉沉,可诊断为肾病。根据本脏是否具有他脏所主之色、味、脉来确定本脏兼病,若本来是脾虚的患者,而面见青色,可诊断为土虚木乘。

运用五行的生克关系推测病情的预后。以色诊为例,"主色"是指五脏的本色,"客色"为应时之色。"主色"胜"客色",其病为逆,如肝病色青,不随四季而变者,预后较差;反之,"客色"胜"主色",其病为顺,如肝病色青,但随四季而变者,预后较好。

5.确立护治原则　根据五行相生规律确定的疾病护治基本原则是虚则补其母、实则泻其子。补母,主要用于母子两脏虚弱之证,即通过补母以治疗子脏虚弱之证与母子两脏皆虚之证。泻子,主要用于母子两脏盛实之证,即通过泻子以治疗母脏盛实之证与母子两脏皆实之证。

根据五行相克规律确定的疾病护治基本原则是抑强扶弱。抑强,抑制其强盛一行而使虚弱一行易于恢复。扶弱,扶助其虚弱一行而使其免受乘侮。

6.指导养生保健　五行生克关系,可用于调治由情志所伤导致的各种疾病。由于在生理上人的情志变化有着相互抑制的作用,在临床上可以根据情志的五行属性,运用情志的制约关系来达到治疗和护理的目的,称为"情志相胜法"。如《素问·阴阳应象大论》说:"怒伤肝,悲胜怒……喜伤心,恐胜喜……思伤脾,怒胜思……忧伤肺,喜胜忧……恐伤肾,思胜恐。"此外,五行学说还可用于指导选择脏腑用药和针灸取穴。

五行学说作为中国古代哲学思想,对中医护理学的理论及临床的发展起着积极的促进作用。但由于受到当时生产力发展水平的限制,不可避免地存在一定的局限性。对于五行学说,不能生搬硬套,而应从临床实际出发,灵活应用。

第三节　藏象学说

"藏象"二字,首见于《素问·六节藏象论》。"藏"——藏于体内的脏腑;"象"——征象、形象也,指表现于外的生理、病理现象。明·张介宾《类经·藏象类》注云:"象,形象也。藏居于内,形见于外,故曰藏象。"藏象学说,即是通过对外部征象的观察,来研究人体各个脏腑的生理功能、病理变化及其相互关系的学说,体现了中医学从外知内、以象测脏的思维方法,是临床各科辨证论治的理论基础。

藏象学说的基础是脏腑。脏腑是人体内脏的总称,按照生理功能特点,分为五脏、六腑和奇恒之腑。五脏即心、肝、脾、肺、肾,其特点是能储藏人体生命活动所必需的精、气、血、津液等精微物质;六腑,即胆、胃、小肠、大肠、膀胱、三焦,主管饮食物的受纳、传导、排泄糟粕;奇恒之腑即脑、髓、骨、脉、胆、女子胞,其形态及其生理功能均有异于"六腑",不与水谷直接接触,而是一个相对密闭的组织器官,且具有类似于脏的储藏精气的作用。

藏象学说的形成,主要有四个方面:一是来源于古代的解剖知识。早在原始社会,通过宰杀动物和战争,对内部器官有了了解,如《灵枢·经水》中说:"夫八尺之士,皮肉在此,外可度量切循而得之,其死,可解剖而视之,其脏之坚脆,腑之大小,谷之多少,脉之长短,血之清浊……皆有大数。"二是长期对人体生理、病理现象的观察。如对耳能闻声、目能视物、鼻能嗅气、舌能辨味等生理功能的粗浅认识;若皮肤受凉而感冒,会出现鼻塞、流涕、咳嗽等症状,因而认识到皮毛、鼻窍和肺之间存在着密切联系。三是长期医疗经验的总结。如若患者见纳差、腹胀、便溏、消瘦等症状,常从脾着手治疗而获愈,从而推论出脾主运化、主肌肉的理论。四是古代哲学思想的渗透。藏象理论以精气、阴阳、五行学说为指导,认为人体是通过经络而联系五脏、六腑、五体、五官、五华的完整的功能系统。五大系统之间紧密联系,且受天地四时阴阳及社会因素的影响,从而使人体局部与局部、局部与整体、人体与外界环境成为密切相关的统一体。

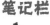
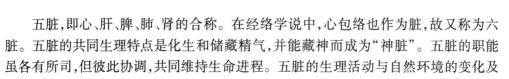

一、五脏

五脏，即心、肝、脾、肺、肾的合称。在经络学说中，心包络也作为脏，故又称为六脏。五脏的共同生理特点是化生和储藏精气，并能藏神而成为"神脏"。五脏的职能虽各有所司，但彼此协调，共同维持生命进程。五脏的生理活动与自然环境的变化及精神情志因素又是密切相关的。

本节主要阐述心、肝、脾、肺、肾五脏的主要生理功能、生理特性，与形体官窍及情志、五液、五时等的关系。

（一）心

心为五脏之一，位于胸中，两肺之间，膈膜之上，外有心包卫护。其形圆而下尖，如未开的莲花。

心的主要生理功能是主血脉，主藏神。由于心的主血脉和主藏神功能起着主宰人体整个生命活动的作用，故称心为"君主之官""生之本""五脏六腑之大主"。心的生理特性是为阳脏而主通明。

心在体合脉，其华在面，在窍为舌，在志为喜，在液为汗。手少阴心经与手太阳小肠经相互属络于心与小肠，相为表里。心在五行属火，为阳中之阳，与自然界夏气相通应。

1. 主血脉　心主血脉，即指心气推动和调控血液在脉管中运行，流注全身，发挥营养和滋润作用。心主血脉包括心主血和主脉两个方面。

（1）主血　心主血的基本内涵，是心气能推动血液运行，以输送营养物质于全身脏腑形体官窍。人体各脏腑器官、四肢百骸、肌肉皮毛以及心脉自身，皆有赖于血液的濡养，才能发挥其正常的生理功能，以维持生命活动。血液的运行与五脏功能密切相关，其中心的搏动泵血作用尤为重要。而心脏的搏动，主要依赖心气的推动和调控作用。心气充沛，心阴与心阳协调，心脏搏动有力，频率适中，节律一致，血液才能正常地输布全身，发挥其濡养作用。若心气不足，心脏搏动无力，或心阴不足，心脏搏动过快而无力，或心阳不足，心脏搏动迟缓而无力，均可导致血液运行失常。

心主血的另一内涵是心有生血的作用，即所谓"奉心化赤"。主要指饮食水谷经脾胃之气的运化，化为水谷之精，水谷之精再化为营气和津液，营气和津液入脉，经心火（即心阳）的作用，化为赤色血液，即《素问·经脉别论》所谓"浊气归心，淫精于脉"。清代唐宗海《血证论》说："火者，心之所主，化生为血液以濡养周身。"可见，心有总司一身血液的运行及生成的作用。若心火虚衰，可致血液化生障碍。

（2）主脉　心主脉，是指心气推动和调控心脏地搏动和脉管地舒缩，使脉道通利，血流通畅。心与脉直接相连，形成一个密闭循环的管道系统。心气充沛，心脏有规律地搏动，脉管有规律地舒缩，血液则被输送到各脏腑形体官窍，发挥濡养作用，以维持人体正常的生命活动。《素问·六节藏象论》所说"心者……其充在血脉"，即是针对心、脉和血液所构成的一个相对独立系统而言。

脉为血之府，是容纳和运输血液的通道。营气与血并行于脉中，故《灵枢·决气》说："壅遏营气，令无所避，是谓脉。"血液能正常运行，发挥其濡养作用，除心气充沛外，还有赖于血液的充盈和脉道的通利。血液是供给人体各脏腑形体官窍营养物质的载体，心血的充盛，使心主血脉的生理功能得以正常发挥。脉道通利，是指脉管富有弹

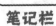
性并畅通无阻。脉管的舒缩与心气的推动和调控作用有关。心阳与心阴协调共济，则脉管舒缩有度，血流通畅，既不过速而致妄行，又不过缓而致瘀滞。如此血液方能在经脉中流行不止，循环往复，人体各脏腑组织器官才能源源不断地获得血液供给的营养。

只有心气充沛，心阴与心阳协调，血液才能在脉管中正常运行，周流不息，营养全身，呈现面色红润光泽、脉象和缓有力等征象。若心气不充或阴阳失调，经脉壅塞不通，舒缩失常，不能正常地输送血液，人体得不到血液濡养，常见心悸怔忡或心胸憋闷疼痛、唇舌青紫、脉细涩或结代等症。

心、脉、血三者密切相连，构成一个血液循环系统。血液在脉中正常运行，必须以心气充沛、血液充盈、脉管通利为基本条件。其中心脏的正常搏动，对血液循环系统生理功能的正常发挥起着主导作用，故说"心主身之血脉"（《素问·痿论》）。

2. 藏神　心藏神，又称主神明或主神志，是指心有统帅全身脏腑、经络、形体、官窍的生理活动和主司精神、意识、思维、情志等心理活动的功能。故《素问·灵兰秘典论》说："心者，君主之官也，神明出焉。"

人体之神，有广义与狭义之分。广义之神，是整个人体生命活动的主宰和总体现；狭义之神，是指人的精神、意识、思维、情感活动及性格倾向等。心所藏之神，既是主宰人体生命活动的广义之神，又包括精神、意识、思维、情志等狭义之神。

人体的脏腑、经络、形体、官窍各有不同的生理功能，但它们都必须在心神的主宰和调节下，分工合作，共同完成整体生命活动。心神正常，则人体各脏腑的功能互相协调，彼此合作，全身安泰。神能驭气控精，调节血液和津液的运行输布，而精藏于五脏之中而为五脏之精，五脏之精所化之气为五脏之气，五脏之气推动和调控五脏的功能。因此，心神通过驾驭协调各脏腑之气以达到调控各脏腑功能之目的。由于心所藏之神有如此重要的作用，故称心为"五脏六腑之大主"（《灵枢·邪客》）。同时，心为神明之脏，主宰精神意识思维及情志活动，如《灵枢·本神》说："所以任物者为之心。"心是可接受外界客观事物并做出反应，进行心理、意识和思维活动的脏器。这一复杂的精神活动实际上是在心神的主导下，由五脏协作共同完成的。由于心为藏神之脏，君主之官，生之本，五脏六腑之大主，故情志所伤，首伤心神，次及相应脏腑，导致脏腑气机紊乱。

心之所以被称为"五脏六腑之大主"，还与其主血脉功能，即生血和运血功能有一定关系。人体各脏腑形体官窍的生理功能，包括神志活动，都离不开血气的充养，而血气通过脉管到达全身各处，是以心脏搏动为动力的。只有心主血脉的功能正常，全身各脏腑形体官窍才能发挥其正常的生理功能，使生命活动得以继续。若心主血脉的功能发生障碍，就可影响到各脏腑形体官窍。一旦心脏搏动停止，全身脏腑形体官窍的功能也即丧失，生命活动也随之结束。

心的主血脉与藏神功能是密切相关的。血是神志活动的物质基础之一，如《灵枢·营卫生会》说："血者，神气也。"心血，即在心脏与血脉中化生和运行的血液。心血充足则能化神养神而使心神灵敏不惑，而心神清明，则能驭气以调控心血的运行，濡养全身脏腑形体官窍及心脉自身。

3. 生理特性　为阳脏而主通明。心位于胸中，在五行属火，为阳中之阳，故称为阳脏，又称火脏。火性光明，烛照万物。心喻为阳脏、火脏，其意义在于说明心以阳气为用，心之阳气有推动心脏搏动，温通全身血脉，兴奋精神，以使生机不息的作用。心主通明，是指心脉以通畅为本，心神以清明为要。心脉畅通，固需心阳的温煦和推动作用,但也须有心阴的凉润和宁静作用。心阳与心阴的作用协调,心脏搏动有力,节律一致,速率适中,脉管舒缩有度,心血才能循脉运行通畅。心神清明,固然需要心阳的鼓动和兴奋作用,但也须有心阴的宁静和抑制作用。心阳能推动和鼓舞人的精神活动,使人精神振奋,神采奕奕,思维敏捷;心阴的宁静作用,能制约和防止精神躁动。心阳与心阴的作用协调,则精神内守,既无亢奋,也无抑郁。因此,古代医家把心喻为人身之"日",如清代高士宗《医学真传·头痛》说:"盖人与天地相合,天有日,人亦有日,君火之阳,日也。"唐宗海《血证论》也说:"心为火脏,烛照万物。"实际是强调心以阳气为用,以及心阳的温通血脉和兴奋精神的作用,并非忽略心阴的作用。若心的阳气不足,失于温煦鼓动,既可导致血液运行迟缓,瘀滞不畅,又可引起精神萎顿,神志恍惚;心阴不足,失于凉润宁静,可致血行加速,精神虚性亢奋。

4.与形、窍、志、液、时的关系

(1)在体合脉,其华在面 心在体合脉,是指全身的血脉统属于心,由心主司(见上)。其华在面,是指心脏精气的盛衰,可从面部的色泽表现出来。"有诸内,必形诸外",内在脏腑精气的盛衰及其功能的强弱,可显露于外在相应的体表组织器官。由于头面部的血脉极其丰富,全身血气皆上注于面,故心的精气盛衰及其生理功能正常与否,可以显露于面部的色泽变化。如《灵枢·邪气脏腑病形》说:"十二经脉,三百六十五络,其血气皆上于面而走空窍。"心气旺盛,血脉充盈,则面部红润光泽。心气不足,可见面色㿠白、晦滞;心血亏虚,则见面色无华;心脉痹阻,则见面色青紫;心火亢盛,则见面色红赤;心阳暴脱,可见面色苍白、晦暗。故《素问·五脏生成》说:"心之合,脉也;其荣,色也。"

(2)在窍为舌 心在窍为舌,又称心开窍于舌,是指心之精气盛衰及其功能常变可从舌的变化得以反映。因而观察舌的变化可以了解心的主血脉及藏神功能是否正常。

舌为心之窍,其理论依据有四:①心与舌体通过经脉相互联系。《灵枢·经脉》说:"手少阴之别……循经入于心中,系舌本。"②心主血脉,而舌体血管丰富,外无表皮覆盖,故舌色能灵敏地反映心主血脉的功能状态。③舌具有感受味觉的功能。心主血脉,心之气血通过经脉上荣于舌,使之发挥鉴别五味的作用。故《灵枢·脉度》说:"心气通于舌,心和则舌能知五味矣。"④舌与言语、声音有关。舌体运动及语言表达功能依赖心神的统领,故《灵枢·五阅五使》说:"舌者,心之官也。"

综上所述,舌与心在生理上密切相关。心的主血、藏神功能正常,则舌体红活荣润,柔软灵活,味觉灵敏,语言流利。若心有病变,亦可从舌上反映出来。如心血不足,则舌淡瘦薄;心火上炎,则舌红生疮;心血瘀阻,则舌质紫暗,或有瘀斑。若心主神志功能失常,则可见舌强、语謇,甚或失语等。

舌本为口中的实体感觉器官,并非为"窍",与耳、目、鼻、口等孔窍性器官不同。心本有窍,《素问·金匮真言论》所谓"南方赤色,入通于心,开窍于耳",是说耳之听声与心神相关。此外,舌通过经络与脾、肝、肾等脏也有联系,与心为五脏六腑之大主之说相合。

(3)在志为喜 心在志为喜,是指心的生理功能与喜志有关。《素问·阴阳应象大论》说:"在脏为心,在志为喜。"喜,一般来说属于对外界刺激产生的良性反应。喜乐愉悦有益于心主血脉的功能,所以《素问·举痛论》说:"喜则气和志达,营卫通利。"但喜乐过度则可使心神受伤,如《灵枢·本神》说:"喜乐者,神惮散而不藏。"从心主神志的功能状况来分析,又有太过与不及的变化。精神亢奋可使人喜笑不休,精神萎靡可使人易于悲哀,如《素问·调经论》说:"神有余则笑不休,神不足则悲。"另外,心为神明之主,不仅喜能伤心,而且五志过极均能损伤心神。所以《灵枢·邪气脏腑病形》说:"愁忧恐惧则伤心。"

(4)在液为汗 汗是五液之一,是津液通过阳气的蒸化后,经汗孔排于体表的液体,如《素问·阴阳别论》说:"阳加于阴谓之汗。"心在液为汗,是指心精、心血为汗液化生之源,《素问·五脏生成》有"五脏化液:心为汗"之说。汗液的生成、排泄与心血、心神的关系十分密切。心主血脉,血液与津液同源互化,血液中的水液渗出脉外则为津液,津液是汗液化生之源。心血充盈,津液充足,汗化有源,既可滋润皮肤,又可排出体内代谢后的废水。汗出过多,津液大伤,必然耗及心精、心血,可见心慌、心悸之症。故又有"血汗同源""汗为心之液"之说。心又藏神,汗液的生成与排泄又受心神的主宰与调节。心神清明,对体内外各种信息反应灵敏,汗液的生成与排泄,就会随体内生理情况和外界气候的变化而有相应的调节,所以情绪紧张、激动、劳动、运动及气候炎热时均可见汗出现象。惊恐伤心神,又可导致大量汗出,故《素问·经脉别论》说:"惊而夺精,汗出于心。"由此可见,心以其主血脉和藏神功能为基础,主司汗液的生成与排泄,从而维持了人体内外环境的协调平衡。又,汗是阳气蒸化津液所致,汗多又可耗散心气或心阳,大汗可致心气、心阳暴脱而出现气脱或亡阳的危候。

(5)与夏气相通应 五脏和自然界的四时阴阳相通应,心主夏。心与夏气相通应,是因为自然界在夏季以炎热为主,在人体则心为火脏而阳气最盛,同气相求,故夏季与心相应。人体的阳气随着自然界阴阳之升降而发生周期性变化。夏季人体阳气隆盛,生机最旺。从五脏来说,心为阳中之阳,属火,故心之阳气在夏季最旺盛。一般说来,心脏疾患,特别是心阳虚衰的患者,其病情往往在夏季缓解,其自觉症状也有所减轻。而阴虚阳盛之体的心脏病和情志病,在夏季又往往加重,即《素问·阴阳应象大论》所说的"阳胜则身热……能冬不能夏"。从预防角度来看,中医养生理论重视根据时令来调摄身心,在夏三月应当"夜卧早起,无厌于日",尽量延长户外活动时间,使人的身心符合阳气隆盛状态,这样可使心的功能达到最大限度的扩展,发挥生命的潜能。从治疗角度看,中医学提出了"冬病夏治"的理论。如阳虚性心脏病在"水旺"的冬季易于发作,而"王气"是不易治疗的,故待到夏季心火之用事,内外阳气隆盛之时给以适当调理,借内外阳气之盛,可收到事半功倍之效。

(6)与五色、五味和表里关系 心在五行属火,五色上属赤色(红色),在五味上对应苦味,其华在面。所以有心病的患者在面相上会出现赤色,可以此来辨证;在经络上与小肠相表里,故心气不足也会影响小肠的消化吸收功能,同样,小肠的病变也会影响心脉。

(二)肝

肝位于腹腔,横膈之下,右胁之内。肝的主要生理功能是主疏泄和藏血。《临证指南医案·肝风》有肝"体阴耳用阳"之说。肝的生理特性是主升、主动,喜调达而恶抑郁,故称之为"刚脏"。《素问·灵兰秘典论》说:"肝者,将军之官,谋虑出焉。"

1.主疏泄 肝主疏泄指肝气具有疏通、条达、升发、畅泄等功能。肝的疏泄功能,主要表现在以下几个方面。①调节气机、畅达情志:人体精神情志活动以五脏的精气和功能活动为基础,机体的活动全赖于气的升、降、出、入运动,而肝具有主升、主动的生理特点,为气机的疏通、畅达提供了条件。②促进脾胃消化:脾胃为后天之本,肝主疏泄是保证脾胃运化功能正常的重要条件。③调节气血、津液的运行：人体的气血相依相随，运行不息，气为血帅，气行则血行、水行，气滞则血瘀、水停。④调节生殖功能：女子的月经和男子的排精与肝疏泄气机的功能密切相关。

2. 主藏血　肝主藏血指肝具有储藏血液、调节血流量及防止出血的功能。肝藏血的生理意义有以下几个方面。①储藏血液：指肝具有储藏一定血液于肝内，以供给机体各部生理活动之需的作用。②调节血流量：指肝脏根据身体的不同生理状态，合理地分配各部位所需血量的多少。③防止出血：指肝气能收摄约束血液，防止血逸脉外，是气的固摄作用在肝脏的体现。

3. 生理特性

（1）肝为刚脏　肝为刚脏，是指肝气主升主动，具有刚强急躁的生理特性而言。肝在五行属木，木性曲直，肝气具有木的冲和条达、伸展、舒畅之能；肝有主疏泄的生理功能，肝气性喜条达而恶抑郁；肝内寄相火，主升主动，皆反映了肝为刚脏的生理特性。肝病常表现为肝气升动太过的病理变化，如肝气上逆、肝火上炎、肝阳上亢和肝风内动等，临床多出现眩晕、面赤、烦躁易怒、筋脉拘挛，甚则抽搐、角弓反张等症状，也反证了肝气的刚强躁急特性。另外，肝为刚脏与肺为娇脏相对而言，肝气主左升，肺气主右降，左升与右降相反相成，刚脏与娇脏刚柔相济。若肝气升动太过，肺气肃降不及，则出现"左升太过，右降不及"的肝火犯肺的病理变化。

（2）肝主升发　肝主升发，是指肝具有升生阳气以启迪诸脏，升发阳气以调畅气机的作用，故又言肝主升生之气。肝在五行属木，通于春气。类比春天树木的生长伸展和生机勃发之性，肝气具有条达疏畅、升发生长和生机盎然的特性。肝气主升发之特性，决定了肝之病变以升泄太过为多见，临床多表现肝阳上亢、肝气上逆的病理变化，故前人有"肝气肝阳常有余"之说。

4. 与形、窍、志、液、时的关系

（1）在体合筋，其华在爪　筋，即筋膜，包括肌腱和韧带，附着于骨而聚于关节，是连接关节、肌肉，主司关节运动的组织。肝主筋，是说全身筋膜的弛张收缩活动与肝有关。中医学认为，人体筋膜的营养来源于肝脏。如《素问》说："食气入胃，散精于肝，淫气于筋。"肝之阴血充足，筋得其养，才能运动灵活而有力，能耐受疲劳，并能较快地解除疲劳，故称肝为"罢极之本"。若肝有病变，肝血不足，筋膜失养，可引起肢体麻木、运动不利、关节活动不灵或肢体屈伸不利、筋脉拘急、手足震颤等症。在热性病中，若邪热劫伤阴津、血液，筋膜失其滋养，则可引起四肢抽搐、角弓反张、颈项强直等，中医学称为"肝风内动"。故《素问》说："诸风掉眩，皆属于肝"，"诸病强直，皆属于风"。正因为风证与肝的关系最为密切，故又有"肝为风木之脏"的说法。

爪，即爪甲，包括指甲和趾甲，乃筋之延续，所以有"爪为筋之余"之说。爪甲亦赖肝血濡养，因而肝之精血的盛衰，可以影响到爪的荣枯。肝血充足，则爪甲坚韧，红润光泽；若肝血不足，则爪甲萎软而薄，枯而色夭，甚则变形、脆裂。

（2）在窍于目　目为眼睛，故又称"睛明"。目的视觉功能，依赖于五脏六腑之精的濡养，但与肝关系最密切。肝的经脉上连目系，肝之精血气循此经脉上注于目，使其发挥视觉作用。如《灵枢·脉度》说："肝气通于目，肝和则目能辨五色矣。"若肝精、肝血不足，则会导致两目干涩、视物不清、目眩、目眶疼痛等症；肝经风热则目赤痒痛；肝风内动则目睛上吊、两目斜视；因情志不畅，致肝气郁结，久而火动痰生，蒙阻清窍，可致二

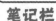
目昏蒙,视物不清。由于肝与目在生理病理上关系密切,临床上凡目疾多以治肝为主。

(3)在志为怒 怒是人在情绪激动时的一种情志变化,由肝之精气所化,故说肝在志为怒。一般来说,怒,在一定限度内的情绪发泄也是一种功能,但大怒或郁怒不解,均可引起肝主疏泄功能丧失,导致各种病变。"怒伤肝",郁怒也伤肝。怒由肝之精气所生,若肝之精血不足,不能涵养怒志,或肝阴不足,肝阳偏亢,则稍有刺激,即易发怒。

(4)在液为泪 肝开窍于目,泪从目出。泪有濡润、保护眼睛的功能。在正常情况下,泪液的分泌,是濡润而不外溢,但在异物侵入目中时,泪液即可大量分泌,起到清洁眼目和排除异物的作用。在病理情况下,可见泪液分泌异常。如肝血不足,泪液分泌减少,常见两目干涩;如风火赤眼,肝经湿热,可见目眵增多、迎风流泪等。此外,在极度悲哀的情况下,泪液的分泌也可大量增加。

(5)与春气相通应 五脏与自然界四时阴阳相通应,肝主春。肝与春气相通应,是因为春季为一年之始,阳气始生,自然界生机勃发,一派欣欣向荣的景象。而在人体之肝则主疏泄,恶抑郁而喜条达,为"阴中之少阳",故肝与春气相通应。如《素问·诊要经终论》曰:"正月二月,天气始方,地气始发,人气在肝。"因此,春季养生,在精神、饮食、起居诸方面,都必须顺应春气的生发和肝气的畅达之性;保持情志舒畅,力戒暴怒忧郁,夜卧早起,免冠披发,松缓衣带,广庭信步,舒展形体。春季天气转暖而风气偏胜,人体之肝气应之而旺,故素体肝气偏旺、肝阳偏亢或脾胃虚弱之人在春季易发病,可见眩晕、烦躁易怒、中风昏厥,或情志抑郁、焦虑,或两胁肋部疼痛、胃脘痞闷、嗳气泛恶、腹痛腹泻等症状。

(三)脾

脾位于腹腔上部,膈膜之下,与胃以膜相连,"形如犬舌,状如鸡冠",与胃、肉、唇、口等构成脾系统。主运化、统血,输布水谷精微,为气血生化之源,人体脏腑百骸皆赖脾以濡养,故有"后天之本"之称。脾气的运动特点是主升举。脾为太阴湿土,又主运化水液,故喜燥恶湿。

脾在体合肌肉而主四肢,其华在唇,在窍为口,在志为思,在液为涎。足太阴脾经与足阳明胃经相互属络于脾与胃,相为表里。脾在五行中属土,为阴中之至阴,与自然界长夏之气相通应。

1.主运化 运,即转运输送;化,即消化吸收。脾主运化,指脾具有将水谷化为精微,并将精微物质转输至全身各脏腑组织的功能。实际上,脾就是对营养物质的消化、吸收和运输的功能:饮食物的消化和营养物质的吸收、转输,是在脾胃、肝胆、大小肠等多个脏腑共同参与下的一个复杂的生理活动,其中脾起主导作用;脾的运化功能主要依赖脾气升清和脾阳温煦的作用。脾的运化功能,统而言之曰运化水谷,分而言之,则包括运化水谷和运化水液两个方面。

(1)运化水谷 水谷,泛指各种饮食物。脾运化水谷,是指脾对饮食物的消化吸收作用。脾运化水谷的过程:一是胃初步腐熟消化的饮食物,经小肠的泌别清浊作用,通过脾的磨谷消食作用使之化为水谷精微(又称水谷精气);二是吸收水谷精微并将其转输至全身;三是将水谷精微上输心肺而化为气血等重要生命物质。概言之,脾主运化水谷,包括了消化水谷、吸收转输精微并将精微转化为气血的重要生理作用。

食物经过消化吸收后,其水谷精微又靠脾的转输和散精作用而上输于肺,由肺脏注入心脉化为气血,再通过经脉输送全身,以营养五脏六腑、四肢百骸,以及皮毛、筋肉等各个组织器官。总之,五脏六腑维持正常生理活动所需要的水谷精微,都有赖于脾的运化作用。饮食水谷是人出生之后维持生命活动所必需的营养物质的主要来源,也是生成气血的物质基础。饮食水谷的运化则是由脾所主,所以说脾为后天之本、气血生化之源。

(2)运化水液 运化水液又称运化水湿,是指脾对水液的吸收和转输,调节人体水液代谢的作用,即脾配合肺、肾、三焦、膀胱等脏腑,调节、维持人体水液代谢平衡的作用。脾主运化水湿是调节人体水液代谢的关键环节。在人体水液代谢过程中,脾在运输水谷精微的同时,还把人体所需要的水液(津液),通过心肺而运送到全身各组织中去,以起到滋养濡润作用,又把各组织器官利用后的水液,及时地转输给肾,通过肾的气化作用形成尿液,送到膀胱,排泄于外,从而维持体内水液代谢的平衡。脾居中焦,为人体气机升降的枢纽,故在人体水液代谢过程中起着重要的枢纽作用。因此,脾运化水湿的功能健旺,既能使体内各组织得到水液的充分濡润,又不致使水湿过多而潴留。反之,如果脾运化水湿的功能失常,必然导致水液在体内的停滞,而产生水湿、痰饮等病理产物,甚则形成水肿。

2.主统血 脾气能够统摄周身血液,使之正常运行而不致溢于血脉之外。脾统血的作用是通过气摄血作用来实现的。脾为气血生化之源,气为血帅,血随气行。脾的运化功能健旺,则气血充盈,气能摄血;气旺则固摄作用亦强,血液也不会逸出脉外而发生出血现象。反之,脾的运化功能减退,化源不足,则气血虚亏,气虚则统摄无权,血离脉道,从而导致出血。由此可见,脾统血,实际上是气对血作用的具体体现,所谓"脾统血者,则血随脾气流行之义也"(《医碥·血》)。但脾之统血与脾阳也有密切关系。"脾统血,血之运行上下,全赖于脾。脾阳虚,则不能统血"(《血证论·脏腑病机论》)。因脾失健运,阳气虚衰,不能统摄血液,血不归经而导致出血者称为脾不统血,临床上表现为皮下出血、便血、尿血、崩漏等,尤以下部出血多见。

脾不仅能够生血,而且能摄血,具有生血统血的双重功能。所以说"脾统血,脾虚则不能摄血;脾化血,脾虚则不能运化,是皆血无所主,因而脱陷妄行"(《金匮翼·卷二》)。

3.生理特性

(1)脾气主升

1)升清:升,指上升和输布;清,指精微物质。脾主升清是指脾具有将水谷精微等营养物质,吸收并上输于心、肺、头、目,再通过心肺的作用化生气血,以营养全身,并维持人体内脏位置相对恒定的作用。这种运化功能的特点是以上升为主,故说"脾气主升"。而上升的主要是精微物质,所以说"脾主升清"。脾之升清,是和胃之降浊相对而言的。脾宜升则健,胃宜降则和。脾气主升与胃气主降形成了升清降浊的一对矛盾,它们既对立又统一,共同完成饮食物之消化吸收和输布。

2)升举内脏:脏腑之间的升降相因、协调平衡是维持人体内脏位置相对恒定的重要因素。脾气之升可以维持内脏位置之恒定而不下垂。脾的升清功能正常,水谷精微等营养物质才能正常吸收和输布,气血充盛,人体的生机益然。同时,脾气升发,又能使机体内脏不致下垂。如脾气不能升清,则水谷不能运化,气血生化无源,可出现神疲乏力、眩晕、泄泻等症状。脾气下陷(又称中气下陷),则可见久泄脱肛甚或内脏下垂等。

（2）喜燥恶湿　脾为太阴湿土之脏，胃为阳明燥土之腑。"太阴湿土，得阳始运；阳明燥土，得阴自安，此脾喜刚燥，胃喜柔润也"（《临证指南医案·卷二》）。脾喜燥恶湿，与胃喜润恶燥相对而言。脾能运化水湿，以调节体内水液代谢的平衡。脾虚不运则最易生湿，而湿邪过胜又最易困脾。"湿喜归脾者，以其同气相感故也"（《临证指南医案·卷二》）。脾主湿而恶湿，因湿邪伤脾，脾失健运而水湿为患者，称为"湿困脾土"，可见头重如裹、脘腹胀闷、口黏不渴等症。若脾气虚弱，健运无权而水湿停聚者，称"脾病生湿"（脾虚生湿），可见肢倦、纳呆、脘腹胀满、痰饮、泄泻、水肿等。总之，脾具有恶湿的特性，并且对于湿邪有特殊的易感性。

据以上两个生理特性，可以推测脾气下陷的病机主要有二：一是脾气虚衰，无力升举，又称中气下陷，当健脾益气治之；二是脾气被湿所困，不得上升反而下陷，治当除湿与健脾兼用。

4.与形、窍、志、液、时的关系

（1）在体合肉，主四肢　脾在体合肉，是指脾气的运化功能与肌肉的壮实及其功能发挥之间有着密切的联系，如张志聪注释《素问·五脏生成》所说："脾主运化水谷之精，以生养肌肉，故主肉。"若脾失运化，精气血津液生化无源，长期必致肌肉瘦削，软弱无力，甚至痿废不用。健脾胃生精气是治疗痿证的基本原则，《素问·痿论》称为"治痿独取阳明"。

四肢又称"四末"。人体的四肢，同样需要脾胃运化的水谷精微及津液的营养和滋润，以维持其正常的生理活动，故称"脾主四肢"。脾气健运，则四肢的营养充足，活动轻劲有力；若脾失健运，传输无力，则四肢的营养缺乏，可见倦怠无力，甚或痿废不用。所以《素问·太阴阳明论》说："四肢皆禀气于胃而不得至经，必因于脾乃得禀也。今脾病不能为胃行其津液，四肢不得禀水谷气，气日以衰，脉道不利，筋骨肌肉皆无气以生，故不用焉。"即是说明四肢的功能正常与否，与脾气的运化和升清功能是否健旺密切相关。

（2）在窍为口，其华在唇　脾开窍于口，是指人的食欲、口味与脾的运化功能密切相关。口腔主接纳和咀嚼食物，食物经咀嚼后，便于胃的受纳和腐熟。脾的经脉"连舌本，散舌下"，舌又主司味觉，所以，食欲和口味都可反映脾的运化功能是否正常。脾气健旺，则食欲旺盛，口味正常，如《灵枢·脉度》说："脾气通于口，脾和则口能知五谷矣。"若脾失健运，湿浊内生，则见食欲不振，口味异常，如口淡乏味、口腻、口甜等。

脾之华在唇，是指口唇的厚度、色泽可以反映脾气功能的盛衰。脾气健旺，气血充足，则口唇厚实、红润光泽；脾失健运，气血衰少，则口唇较薄、淡白不泽。

（3）在志为思　脾在志为思，是指脾的生理功能与思相关。思即思虑，属人体的情志活动或心理活动的一种形式，比思维、思考等概念更广。思虽为脾志，但与心神有关，故有"思出于心，而脾应之"之说。正常思虑，人人皆有，对机体有益，并无不良影响。但思虑过度，或所思不遂，则会影响机体正常的生理活动，引起气机障碍，导致气滞或气结，即所谓"思则气结"。思虑太过，最易妨碍脾气的运化功能，致使脾胃之气结滞，脾气不能升清，胃气不能降浊，因而出现不思饮食、脘腹胀闷、头目眩晕等症，所谓"思伤脾"。

（4）在液为涎　涎为口津，即唾液中较清稀的部分，由脾精、脾气化生并传输布散，故说"脾在液为涎"。涎具有保护口腔黏膜、润泽口腔的作用，在进食时分泌旺盛，以助谷食的咀嚼和消化,故有"涎出于脾而溢于胃"之说。在正常情况下,脾精、脾气充足,涎液化生适量,上行于口而不溢于口外。若脾胃不和,或脾气不摄,则导致涎液化生异常增多,可见口涎自出。若脾精不足,津液不充,或脾气失却推动激发之能,则见涎液分泌量少,口干舌燥。

(5)与长夏之气相通　脾主长夏,脾气旺于"长夏",脾脏的生理功能活动与长夏的阴阳变化相互通应。长夏之季,气候炎热,雨水较多,天阳下迫,地气上腾,湿为热蒸,酝酿生化,万物华实,合于土生万物之象,而人体的脾主运化,化生精气血津液,以奉生身,类于"土爱稼穑"之理,故脾与长夏同气相求而相通应。长夏之湿虽主生化,而湿之太过,反困其脾,使脾运不展。故至夏秋之交,脾弱者易为湿伤,诸多湿病由此而起。又因时逢炎夏,湿与热兼,湿热交相为病,多见身热不扬、肢体困重、脘闷不舒、纳呆泄泻等湿热不解的症状。治疗应因时制宜,除湿而热自退,所谓"湿去热孤"之法。

(四)肺

肺是人体的呼吸器官,位于胸腔,左右各一,覆盖于心之上。肺有分叶,左二右三,共五叶。肺经肺系(指气管、支气管等)与喉、鼻相连,故称喉为肺之门户,鼻为肺之外窍。

肺的主要生理功能是主气司呼吸,主行水,朝百脉,主治节。肺气以宣发肃降为基本运行形式。肺在五脏六腑中位置最高,覆盖诸脏,故有"华盖"之称。肺叶娇嫩,不耐寒热燥湿诸邪之侵;肺又上通鼻窍,外合皮毛,与自然界息息相通,易受外邪侵袭,故有"娇脏"之称。

肺在体合皮,其华在毛,在窍为鼻,在志为悲(忧),在液为涕。手太阴肺经与手阳明大肠经相互属络于肺与大肠,相为表里。肺在五行中属金,为阳中之阴,与自然界秋气相通应。

1. 主气司呼吸　肺主气,首见于《内经》。《素问·五脏生成》说:"诸气者,皆属于肺。"肺主气包括主呼吸之气和主一身之气两个方面。

(1)主呼吸之气　肺主呼吸之气,是指肺是气体交换的场所。如《素问·阴阳应象大论》说:"天气通于肺。"通过肺的呼吸作用,不断吸进清气,排出浊气,吐故纳新,实现机体与外界环境之间的气体交换,以维持人体的生命活动。

肺主呼吸的功能,实际上是肺气的宣发与肃降作用在气体交换过程中的具体表现:肺气宣发,浊气得以呼出;肺气肃降,清气得以吸入。肺气的宣发与肃降作用协调有序,则呼吸均匀通畅。肺气失宣或肺气失降,临床都有呼吸异常的表现,但临床表现有所不同。若是因外感引动内饮,阻塞气道,肺气失宣,则多为胸闷气急或发为哮喘;若是因肝火上炎,耗伤肺阴,肺失肃降,则多致喘咳气逆。

(2)主一身之气　肺主一身之气,是指肺有主司一身之气的生成和运行的作用。故《素问·六节藏象论》说:"肺者,气之本。"

肺主一身之气的生成,体现于宗气的生成。一身之气主要由先天之气和后天之气构成。宗气属后天之气,由肺吸入的自然界清气,与脾胃运化的水谷之精所化生的谷气相结合而生成。宗气在肺中生成,积存于胸中"气海",上走息道出喉咙以促进肺的呼吸,如《灵枢·五味》所说,"其大气抟而不行者,积于胸中,命曰气海,出于肺,循喉咽,故呼则出,吸则入",并能贯注心脉以助心推动血液运行,还可沿三焦下行脐下丹

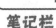

田以资先天元气,故在机体生命活动中占有非常重要的地位。宗气是一身之气的重要组成部分,宗气的生成关系着一身之气的盛衰,因而肺的呼吸功能健全与否,不仅影响着宗气的生成,也影响着一身之气的盛衰。

肺主一身之气的运行,体现于对全身气机的调节作用。肺有节律的呼吸,对全身之气的升降出入运动起着重要的调节作用。肺的呼吸均匀通畅,节律一致,和缓有度,则各脏腑经络之气升降出入运动通畅协调。

肺的呼吸失常,不仅影响宗气的生成及一身之气的生成,导致一身之气不足,即所谓"气虚",出现少气不足以息、声低气怯、肢倦乏力等症,而且影响一身之气的运行,导致各脏腑经络之气的升降出入运动失调。

肺主一身之气和呼吸之气,实际上都基于肺的呼吸功能。肺的呼吸调匀是气的生成和气机调畅的根本条件。如果肺的呼吸功能失常,势必影响一身之气的生成和运行。若肺丧失了呼吸功能,清气不能吸入,浊气不能排出,新陈代谢停止,人的生命活动也就终结了。所以说,肺主一身之气的作用,主要取决于肺的呼吸功能。

2. 主行水 肺主行水,是指肺气的宣发肃降作用推动和调节全身水液的输布和排泄。《素问·经脉别论》将其称作"通调水道"。肺主行水的内涵主要有两个方面:一是通过肺气的宣发作用,将脾气转输至肺的水液和水谷之精中的较轻清部分,向上向外布散,上至头面诸窍,外达全身皮毛肌腠以濡润之;输送到皮毛肌腠的水液在卫气的推动作用下化为汗液,并在卫气的调节作用下有节制地排出体外。二是通过肺气的肃降作用,将脾气转输至肺的水液和水谷精微中的较稠厚部分,向内向下输送到其他脏腑以濡润之,并将脏腑代谢所产生的浊液(废水)下输至肾(或膀胱),成为尿液生成之源。

肺以其气的宣发与肃降作用输布水液,故说"肺主行水"。又因肺为华盖,在五脏六腑中位置最高,参与调节全身的水液代谢,故清代汪昂《医方集解》称"肺为水之上源"。

外邪袭肺,肺失宣发,可致水液向上向外输布失常,出现无汗、全身水肿等症。内伤及肺,肺失肃降,可致水液不能下输其他脏腑,浊液不能下行至肾或膀胱,出现咳逆上气,小便不利或水肿。肺气行水功能失常,导致脾转输到肺的水液不能正常布散,聚而为痰饮水湿;水饮蕴积肺中,阻塞气道,则影响气体交换,一般都有咳喘痰多的表现,甚则不能平卧。病情进一步发展,可致全身水肿,并能影响他脏的功能。临床上对水液输布失常的痰饮、水肿等病症,可用"宣肺利水"和"降气利水"的方法进行治疗。由于水液输布障碍主要是因外邪侵袭而致肺气的宣发作用失常,故临床上多用宣肺利水法来治疗,即《内经》所谓"开鬼门"之法,古人喻之为"提壶揭盖",清代徐大椿《医学源流论》则称之为"开上源以利下流"。

3. 朝百脉,主治节 肺朝百脉,是指全身的血液都通过百脉流经于肺,经肺的呼吸,进行体内外清浊之气的交换,然后再通过肺气宣降作用,将富有清气的血液通过百脉输送到全身。

全身的血脉均统属于心,心气是血液循环运行的基本动力。而血液的运行,又赖于肺气的推动和调节,即肺气具有助心行血的作用。肺通过呼吸运动,调节全身气机,从而促进血液运行。故《素问·平人气象论》说:"人一呼脉再动,一吸脉亦再动。"《难经·一难》说:"人一呼脉行三寸,一吸脉行三寸。"同时,肺吸入的自然界清气与脾胃运化而来的水谷之精所化的谷气相结合,生成宗气,而宗气有"贯心脉"以推动血液运行的作用。肺气充沛,宗气旺盛,气机调畅,则血运正常。若肺气虚弱或壅塞,不能助心行血,则可导致心血运行不畅,甚至血脉瘀滞,出现心悸胸闷、唇青舌紫等症;反之,心气虚衰或心阳不振,心血运行不畅,也能影响肺气的宣通,出现咳嗽、气喘等症。肺主治节,是指肺气具有治理调节肺之呼吸及全身之气、血、水的作用。《素问·灵兰秘典论》说:"肺者,相傅之官,治节出焉。"肺主治节的生理作用主要表现在四个方面:一是调节呼吸运动,肺气的宣发与肃降作用协调,维持通畅均匀的呼吸,使体内外气体得以正常交换;二是调理全身气机,通过呼吸运动,调节一身之气的升降出入,保持全身气机调畅;三是调节血液的运行,通过肺朝百脉和气的升降出入运动,辅佐心脏,推动和调节血液的运行;四是调节津液代谢,通过肺气的宣发与肃降,治理和调节全身水液的输布与排泄。由此可见,肺主治节,是对肺的主要生理功能的高度概括。

4. 生理特性

(1)肺为华盖 华盖,原指古代帝王的车盖,《内经》喻为肺脏。《素问·病能论》说:"肺为脏之盖也。"肺位于胸腔,覆盖于五脏六腑之上,位置最高,因而有"华盖"之称。肺居高位,又能行水,故称之为"水之上源"。肺覆盖于五脏六腑之上,又能宣发卫气于体表,具有保护诸脏免受外邪侵袭的作用,故《素问·痿论》说:"肺者,脏之长也。"《灵枢·九针论》说:"肺者,五脏六腑之盖也。"由于肺位最高,与外界相通,故温邪外侵,首先被犯;肺又外合皮毛,风寒燥湿外袭,皮毛受邪,亦内合于肺。故肺为诸邪易侵之脏。

(2)肺为娇脏 肺为娇脏,是对肺的生理病理特征的概括。生理上,肺脏清虚而娇嫩,吸之则满,呼之则虚,为脏腑之华盖,百脉之所朝会;病理上,外感六淫之邪从皮毛或口鼻而入,常易犯肺而为病;其他脏腑病变,亦常累及于肺。简而言之,肺位最高,邪必先伤;肺为清虚之脏,清轻肃静,不容纤芥,不耐邪气之侵。故无论外感、内伤或其他脏腑病变,皆可病及于肺而发生咳嗽、气喘、咯血、失音、肺痨、肺痿等病症。娇嫩之肺脏一旦被邪侵犯,治疗当以"治上焦如羽,非轻不举"为法则,用药以轻清、宣散为贵,过寒、过热、过润、过燥之剂皆所不宜。

(3)主宣发与肃降 肺主宣发是指肺气具有向上升宣和向外周布散的作用;肺主肃降是指肺气具有向内向下清肃通降的作用。肺的宣发与肃降功能,是由肺气的升降运动来实现的,故称"肺气宣发"和"肺气肃降"。

肺气的宣发作用,能向上向外布散气与津液,主要体现在以下三个方面:一是呼出体内浊气;二是将脾所转输来的津液和部分水谷精微上输头面诸窍,外达于全身皮毛肌腠;三是宣发卫气于皮毛肌腠,以温分肉,充皮肤,肥腠理,司开阖,将代谢后的津液化为汗液,并控制和调节其排泄。如《灵枢·决气》说:"上焦开发,宣五谷味,熏肤,充身,泽毛,若雾露之溉。"《灵枢·痈疽》说:"上焦出气,以温分肉而养骨节,通腠理。"若因外感风寒而致肺失宣发,则致呼吸不畅,胸闷喘咳;卫气被郁遏,腠理闭塞,可致恶寒无汗;津液内停,可变为痰饮,阻塞气道,则见呼吸困难,喘咳不得卧。

肺气的肃降作用,能向内、向下布散气和津液,主要体现在以下三个方面:一是吸入自然界之清气,并将吸入之清气与谷气相融合而成的宗气向下布散至脐下,以资元气;二是将脾转输至肺的津液及部分水谷精微向下、向内布散于其他脏腑以濡润之;三是将脏腑代谢后产生的浊液下输于肾或膀胱,成为尿液生成之源。人体脏腑气机的运动规律,一般是在上者宜降,在下者宜升,肺位胸中,为五脏六腑之华盖,其气以清肃下降为顺。若肺失肃降,则可出现呼吸表浅或短促、咳喘气逆等症。

肺气的宣发和肃降,是相互制约、相互为用的两个方面。宣发与肃降协调,则呼吸均匀通畅,水液得以正常的输布代谢,所谓"水精四布,五经并行"。宣发与肃降失调,则见呼吸失常和水液代谢障碍。一般说来,外邪侵袭,多影响肺气的宣发,导致肺气不宣为主的病变;内伤及肺,多影响肺气的肃降,导致肺失肃降为主的病变。宣发与肃降失常又是相互影响,同时并见的。如外感风寒首先导致肺的宣发功能障碍而出现胸闷鼻塞、恶寒发热、无汗等症,同时也可引起肺的肃降功能失常而伴有咳嗽喘息。

5. 与形、窍、志、液、时的关系

(1)在体合皮,其华在毛　皮毛,包括皮肤、汗腺、毫毛等组织,是一身之表。它们依赖于卫气和津液的温养和润泽,具有防御外邪、调节津液代谢、调节体温和辅助呼吸的作用。肺与皮毛相合,是指肺与皮毛的相互为用关系。

肺对皮毛的作用,主要有二:①肺气宣发,宣散卫气于皮毛,发挥卫气的温分肉、充皮肤、肥腠理、司开阖及防御外邪侵袭的作用;②肺气宣发,输精于皮毛,即将津液和部分水谷之精向上向外布散于全身皮毛肌腠以滋养之,使之红润光泽。若肺精亏、肺气虚,既可致卫表不固而见自汗或易感冒,又可因皮毛失濡而见枯槁不泽。

皮毛对肺的作用,也主要有二:①皮毛能宣散肺气,以调节呼吸。《内经》把汗孔称作"玄府",又叫"气门",是说汗孔不仅是排泄汗液之门户,而且也是随着肺的宣发和肃降进行体内外气体交换的部位。②皮毛受邪,可内合于肺。如寒邪客表,卫气被郁遏,可见恶寒发热、头身疼痛、无汗、脉紧等症,若伴有咳喘等症,则表示病邪已伤及肺脏。故治疗外感表证时,解表与宣肺常同时并用。

(2)在窍为鼻　鼻为呼吸之气出入的通道,与肺直接相连,所以称鼻为肺之窍。鼻为呼吸道之最上端,通过肺系(喉咙、气管等)与肺相连,具有主通气和主嗅觉的功能。鼻的通气和嗅觉功能,都必须依赖肺气的宣发作用。肺气宣畅,则鼻窍通利,呼吸平稳,嗅觉灵敏;肺失宣发,则鼻塞不通,呼吸不利,嗅觉亦差。故曰:"鼻者,肺之官也"(《灵枢·五阅五使》),"肺气通于鼻,肺和则鼻能知臭香矣"(《灵枢·脉度》)。临床上常把鼻的异常变化作为诊断肺病的依据之一,而治疗鼻塞流涕、嗅觉失常等病症,又多用辛散宣肺之法。

(3)在志为忧(悲)　关于肺之志,《内经》有二说:一说肺之志为悲,一说肺之志为忧。但在论及五志相胜时则说"悲胜怒"。悲和忧虽然略有不同,但其对人体生理活动的影响是大致相同的,因而忧和悲同属肺志。悲忧皆为人体正常的情绪变化或情感反应,由肺精、肺气所化生,是肺精、肺气生理功能的表现形式。过度悲哀或过度忧伤,则属不良的情志变化,对人体的影响主要是损伤肺精、肺气,或导致肺气的宣降运动失调。《素问·举痛论》说:"悲则气消。"悲伤过度,可出现呼吸气短等肺气不足的现象。反之,肺精气虚衰或肺气宣降失调时,机体对外来非良性刺激的耐受能力下降,易于产生悲忧的情绪变化。

(4)在液为涕　涕,即鼻涕,为鼻黏膜的分泌液,有润泽鼻窍的作用。鼻涕由肺精所化,由肺气的宣发作用布散于鼻窍,故《素问·宣明五气》说:"五脏化液……肺为涕。"肺精、肺气的作用是否正常,亦能从涕的变化中得以反映。如肺精、肺气充足,则鼻涕润泽鼻窍而不外流。若寒邪袭肺,肺气失宣,肺之精津被寒邪所凝而不化,则鼻流清涕;肺热壅盛,则可见喘咳上气,流涕黄浊;若燥邪犯肺,则又可见鼻干而痛。

(5)与秋气相通应　五脏与自然界四时阴阳相通应,肺主秋。肺与秋同属于五行之金。时令至秋,暑去而凉生,草木皆凋。人体肺脏主清肃下行,为阳中之阴,同气相求,故与秋气相应。秋季之肃杀,是对夏气生长太过的削减;肺气之肃降,是对心火上炎太过的制约。肺与秋气相通,故肺金之气应秋而旺,肺的制约和收敛功能强盛。时至秋日,人体气血运行也随"秋收"之气而衰落,逐渐向"冬藏"过渡。故养生家强调,人气亦当顺应秋气而渐收。如《素问·四气调神大论》云:"秋三月……使志安宁,以缓秋刑;收敛神气,使秋气平;无外其志,使肺气清。此秋气之应,养收之道也。"治疗肺病时,秋季不可过分发散肺气,而应顺其敛降之性。此外,秋季气候多清凉干燥,而肺为清虚之脏,喜润恶燥,故秋季易见肺燥之证,临床常见干咳无痰、口鼻干燥、皮肤干裂等症。

(6)与五色、方位、表里关系　肺在五色上是白色,五行属金,方位在西方,肺部疾病都会引起面色发白。另外,肺与大肠相表里,经络走向下络大肠,所以一般肺部疾病也会引起大肠的表现,如排便的异常。

(五)肾

肾位于腰部,左右各一,腰为肾之府。肾藏有"先天之精",为脏腑阴阳之本,生命之源,故称为"先天之本"。其主要生理功能是藏精,主水,主骨生髓,主纳气,主生长发育与生殖。肾藏精,主蛰,又称为封藏之本。

肾在体合骨,生髓,通脑,其华在发,在窍为耳及二阴,在志为恐,在液为唾。足少阴肾经与足太阳膀胱经相互属络于肾与膀胱,相为表里。肾在五行中属水,为阴中之阴,与自然界冬气相通应。

1.藏精,主生长发育与生殖

(1)藏精　是说肾对精气具有封藏作用。肾所藏的精气包括"先天之精"和"后天之精"。"先天之精",是指禀受于父母的生殖之精,它与生俱来,是构成胚胎发育的原始物质,并具有生殖、繁衍后代的基本功能。"后天之精",则是指维持人体生命活动的营养物质,即出生之后,来源于摄入的饮食物,通过脾胃运化功能而生成的水谷之精气。主要分布于五脏六腑而成为脏腑之精气,以发挥其滋养濡润作用,而脏腑之精气经过代谢平衡后所剩余的部分,则被输注于肾成为肾精的组成部分。"先天之精"与"后天之精"的来源虽然不同,但却同藏于肾,而构成精气。精气是构成人体的基本物质,也是人体生长发育及各种功能活动的物质基础。

(2)主生长发育与生殖　肾主生长发育与生殖,是肾精及其所化肾气的生理作用。人的生、长、壮、老、已的生命过程,与肾中精气的盛衰密切相关,与头发、牙齿关系密切。肾主生殖,一方面肾能藏精,肾精是人体胚胎发育的基本物质,是生命起源的物质基础;另一方面,肾精能化生"天癸"。随"天癸"的发生、发展和衰减,人体的生殖器官和生殖功能出现发育、成熟及衰退的同步变化。从青年期男子出现排精现象,女子月经按时而下,男女性功能初步成熟,并具备一定的生殖能力,到中老年期,生殖能力的逐步丧失,是肾中精气盛衰直接影响人体生殖功能的结果。

2.主水液　主要是指肾脏具有主持和调节人体水液代谢的生理功能。人体水液代谢的调节,虽然与肺、脾、肝、肾等多个脏腑有关,但起主导作用的是肾,肾对水液代谢的调节作用,贯穿在水液代谢过程的始终。

肾主水液功能主要是通过肾的气化作用来实现的。所谓气化,是指肾中阳气的蒸化作用。肾阳蒸化水液,使水能气化,又能使气聚而为水,以利于水液在体内的升降出入、布散排泄,从而使水液代谢维持正常。具体来说,肾主水液的作用主要表现在以下三个方面:

(1)升清降浊　在水液代谢过程中,水液有清浊之分。所谓清者,即指含有营养成分的部分水液;所谓浊者,即指含有各种代谢废物的水液。清者上升,浊者下降,是水液在体内气化的基本规律。水液代谢,首先是通过脾胃的受纳、消化和运化,其精微部分转输于肺,通过宣发肃降,使清者上升,浊者下降归于肾。归于肾的水液虽名为浊,但其中仍含有清的部分,故在肾阳蒸化作用下,浊中之清可进一步蒸腾气化,复上升于肺,再次布散周身,这种生理过程,称为肾的升清功能。而其中的浊中之浊,则注入膀胱为尿,这个生理过程称为肾的降浊功能。因此,在肾的气化作用下,清升浊降,促进着体液的代谢,维持着人体水液代谢的平衡。

(2)司膀胱开合　膀胱的主要功能是储尿、排尿,与肾的气化作用密切相关。储尿要依靠肾气的固摄能力,排尿也要依靠其控制能力,故称此作用为肾司膀胱开合。开,则使尿液顺利排出体外;合,则使水津保留于体内,维持体内水液量的相对恒定。

(3)对肺、脾、肝、三焦等脏腑的功能活动有促进作用　肾阳为一身阳气的根本,是各脏腑功能活动的强大动力,只有在肾中阳气的温煦和蒸化作用下,脾运化水湿,肺通调水道,肝疏泄水液,三焦司水道之决渎,以及上述膀胱适度开合等,方能并行不悖,各守其职,协调一致,维持水液代谢的平衡。若肾有病变,失去主水之功能,往往会影响水液代谢,使之发生紊乱,出现尿少、水肿等病理表现。若肾阳不足,失去温化蒸腾作用,则表现为小便清长或尿量明显增多等症。

3. 主纳气　肾主纳气,是指肾有摄纳肺所吸入的清气、防止呼吸表浅的作用,从而能保证体内外气体的正常交换。人体的呼吸功能,虽为肺所主,但吸入之气必须由肾摄纳,才能使人体的呼吸保持一定的深度。肾的精气充沛,摄纳正常,才能保证呼吸均匀调和。

4. 濡养温煦脏腑　肾中除藏有精气外,还有肾阴、肾阳。肾阴,对机体各组织器官起着滋养和濡润作用;肾阳,对机体各组织器官起着温煦和推动作用。二者之间相互依存,相互制约,维持着脏腑阴阳的相对平衡,是各脏阴阳的根本。肾阴、肾阳又称为元阴和元阳、真阴和真阳。

5. 生理特性　肾的主要生理特性是主蛰守位。主蛰,喻指肾有潜藏、封藏、闭藏之生理特性,是对其藏精功能的高度概括。肾性潜藏,为固摄之本。在五脏之中,肾的位置最下,而在生理功能方面主藏蓄阴精,又主命火。肾精宜藏,最忌耗泄损伤,命火宜潜于水中,不宜升腾。所以,在古代,以潜藏蛰伏之意比喻肾的生理特性。正是肾的封藏固摄作用,使体内精微物质得以保留,元阴元阳得以闭藏,人的生命力才能旺盛,身体才能健康。若肾有病变,使肾的封藏、固摄功能失职,就会引起阴精过度耗损妄泄病症,表现为遗精、带下、滑胎、尿浊、尿甜等。

守位,是指肾中相火(肾阳)涵于肾中,潜藏不露,以发挥其温煦、推动等作用。相火与君火相对而言:君火,即心之阳气,心之生理之火,又称心火;相对于心火,其他脏腑之火皆称为相火,生理状态下是各脏腑的阳气,又称“少火”,病理状态下是各脏腑的亢盛之火,又称“壮火”。相火以其所在脏腑的不同而有不同的称谓:肝之相火称为

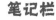

"雷火",肾之相火称为"龙火"。君火与相火的关系是:"君火以明,相火以位"(《素问·天元纪大论》)。即君火在心,主发神明,以明著为要;相火在肝肾,禀命行令,以潜藏守位为要,即所谓"龙潜海底,雷寄泽中"(肝之相火寓于肝阴中,肾之相火藏于肾阴中)。心神清明,机体的生命活动有序稳定,相火自然潜藏守位以发挥其温煦、推动功能;肾阴充足,涵养相火,相火则潜藏于肾中而不上僭。

6. 与形、窍、志、液、时的关系

(1)肾在体合骨,生髓,其华在发 肾主骨生髓的生理功能,实际上是肾精及肾气促进机体生长发育功能的具体体现。肾藏精,精生髓,髓居于骨中称骨髓,骨的生长发育有赖于骨髓的充盈及其所提供的营养。故《素问·六节藏象论》说肾"其充在骨"。只有肾精充足,骨髓生化有源,骨骼得到髓的滋养,才能坚固有力;若肾精不足,骨髓生化无源,不能营养骨骼,便会出现小儿囟门迟闭、骨软无力,以及老年人骨质脆弱、易于骨折等。

髓分骨髓、脊髓和脑髓,皆由肾精化生。肾精的盛衰,不仅影响骨骼的发育,而且也影响脊髓及脑髓的充盈。脊髓上通于脑,脑由髓聚而成,故《灵枢·海论》说:"脑为髓之海。"《素问·五脏生成》说:"诸髓者,皆属于脑。"因此,肾精充足,髓海得养,脑发育健全,则思维敏捷,精力充沛;反之,肾精不足,髓海空虚,脑失所养,则见"脑转耳鸣,胫酸眩冒,目无所见,懈怠安卧"(《灵枢·海论》)。可见,脑的功能虽然总统于心,但与肾亦有密切关系。

齿与骨同出一源,亦由肾精充养,故称"齿为骨之余"。牙齿松动、脱落及小儿齿迟等,多与肾精不足有关。温热病中望齿的润燥和有无光泽,又是判断肾精及津液盛衰的重要标志。

发的生长,赖血以养,故称"发为血之余"。但发的生机根源于肾。肾藏精,精化血,精血旺盛,则毛发粗壮而润泽。由于发为肾之外候,所以发之生长与脱落,润泽与枯槁,常能反映肾精的盛衰。青壮年精血旺盛,发长而润泽;老年人精血衰少,发白而脱落,皆属常理。但临床所见的未老先衰,年少而头发枯萎、早脱早白等,则与肾精不足有关。

(2)在窍为耳及二阴 耳是听觉器官,耳的听觉功能灵敏与否,与肾精、肾气的盛衰密切相关。故《灵枢·脉度》说:"肾气通于耳,肾和则耳能闻五音矣。"因此,只有肾精及肾气充盈,髓海得养,才能听觉灵敏,分辨力高;反之,若肾精及肾气虚衰,则髓海失养,出现听力减退,或见耳鸣,甚则耳聋。人到老年,由于肾精及肾气衰少,则多表现为听力减退。临床常以耳的听觉变化,作为判断肾精及肾气盛衰的重要标志。

二阴,指前阴和后阴。前阴是指排尿和生殖的器官,后阴是指排泄粪便的通道。二阴主司二便。尿液的储藏和排泄虽在膀胱,但尿液的生成及排泄必须依赖于肾气的蒸化和固摄作用协调。肾气之蒸化及固摄作用失常,则可见尿频、遗尿、尿失禁、尿少或尿闭等小便异常的病症。粪便的排泄,本属大肠的传化糟粕功能,但亦与肾气的推动和固摄作用有关。若肾气不足,则推动无力而致气虚便秘,或固摄无权而致大便失禁,久泄滑脱。

前阴是人体的外生殖器,其生殖功能与肾精、肾气的关系密切,故前阴性器官又有"外肾"之称。前阴,在男子是精窍与溺窍合而为一的阴茎,在女子则有阴户、阴道之分,以主月事和生殖。肾精充足,肾气充盛,则精液及时溢泻,男女阴阳合而有子。肾精、肾气的生理功能失常,则可导致人体性器官的发育不良和生殖能力减退,从而导致男子阳痿、早泄、少精、滑精、遗精、精瘀及不育等,女子则见梦交、月经异常及不孕等。

(3)在志为恐 恐,是一种恐惧、害怕的情志活动,与肾的关系密切。恐使精气却而不上行,反而令气下走,使肾气不得正常地布散,所以说"恐伤肾""恐则气下"。

恐与惊相似,都是指处于一种惧怕的心理状态。但两者又有区别:恐为自知而胆怯,乃内生之恐惧;惊为不自知,事出突然而受惊慌乱,乃是外来之惊惧。恐和惊,是人体对外界刺激的生理和心理反应,但过度的惊恐,则损伤脏腑精气,导致脏腑气机逆乱。《素问·举痛论》说:"恐则气下……惊则气乱。"

(4)在液为唾 唾,是唾液中较稠厚的部分,多出于舌下,有润泽口腔、滋润食物及滋养肾精的功能。唾由肾精化生,经肾气的推动作用,沿足少阴肾经,从肾向上经过肝、膈、肺、气管,直达舌下之金津、玉液二穴,分泌而出。故《素问·宣明五气》说:"五脏化液……肾为唾。"由于唾源于肾精,若咽而不吐,则能回滋肾精;若多唾久唾,则能耗伤肾精。故古代养生家主张"吞唾"以养肾精。

唾与涎,虽然都是口腔分泌的液体,但是二者有一定区别。涎为脾精所化,出自两颊,质地较清稀,可自口角流出;唾为肾精所生,出自舌下,质地较稠厚,多从口中唾出。故临床治疗口角流涎多从脾治,唾多频出多从肾治。

(5)与冬气相通应 应五脏与自然界四时阴阳相应,肾主冬。冬季是一年中气候最寒冷的季节,一派霜雪严凝、冰凌凛冽之象。自然界的物类,则静谧闭藏以度冬时。人体中肾为水脏,有润下之性,藏精而为封藏之本。同气相求,故以肾应冬。《素问·诊要经终论》说:"十一月十二月,冰复,地气合,人气在肾。"冬季养生,当早睡晚起,日出而作,以保证充足的睡眠时间,同时食用补阴潜阳的膳食,以利阳气潜藏,阴精积蓄。冬季气候寒冷,水气当旺,若素体阳虚,或久病阳虚,多在阴盛之冬季发病,即所谓"能夏不能冬";若患阳虚性慢性疾病如肺病、心脏病、胃肠病、骨关节病等,则易在冬季寒冷时复发。

二、六腑

六腑,是指人体内胆、胃、大肠、小肠、三焦、膀胱六个脏器的合称。腑,古称府,有库府的意思。六腑的主要生理功能是受纳、腐熟水谷,泌别清浊,传化精华,将糟粕排出体外,而不使之存留。所以六腑以和降通畅为顺。故《素问·五脏别论》说:"六腑者,传化物而不藏,故实而不能满也。"

六腑的生理功能具体为:饮食物入胃,经胃的腐熟,下移小肠,进一步消化,并泌别清浊,吸收其中的精微物质,大肠接受小肠中的食物残渣,吸收其中的水分,其余的糟粕经燥化与传导作用排出体外,成为粪便。在饮食物消化、吸收过程中,胆排泄胆汁入小肠,以助消化。三焦不但是传化的通道,更重要的是主持诸气,推动了传化功能的正常进行。

六腑在生理功能上密切配合,共同完成饮食物的消化、吸收、转输和排泄。在病理变化上相互影响,一腑有病,可影响他腑而致病。如胃有实热,消灼津液,可使大便燥结,大肠传导不利。大肠传导不利可影响胃的受纳,引起纳食不佳、腹胀等。

1.胆 胆附于肝,肝与胆有经脉相络属。胆居六腑之首,又为奇恒之腑。胆的主要生理功能有储存与排泄胆汁、主决断。

(1)储存和排泄胆汁　胆汁源于肝,汇聚于胆。储存于胆内的胆汁,经胆排泄到小肠,以助饮食物的消化。胆的排泄功能是依靠肝的疏泄功能来调节的。如肝的疏泄正常则胆汁排泄通畅,脾胃就能健运。若肝的疏泄失常则胆汁排泄不利,脾胃运化无力,可出现胁下胀痛、食欲减退、腹胀泄泻等症。如胆汁随肝气上逆则可口苦、呕吐黄绿色苦水等症。如胆汁随肝气横逆则外溢于肌肤,出现黄疸。

(2)主决断　胆主决断,是指胆具有判断事物,并做出决定的作用。《素问·灵兰秘典论》曰:"胆者,中正之官,决断出焉。"胆在人体精神意识思维活动中,具有判断事物、做出决定的作用。胆气充足之人,抵御不良精神刺激能力强,精神平复快;胆气虚怯之人则相反,常出现胆怯易惊、善恐、失眠、多梦等精神情志异常的病变。

2.胃　胃位于膈下,上接食管,下通小肠。胃的上口为贲门,下口为幽门。胃分为上、中、下三部分,即上脘、中脘、下脘,因此胃又称胃脘。胃是机体对饮食物进行消化吸收的重要脏器,主受纳、腐熟水谷,主通降,以降为和,称为"太仓""水谷之海""水谷气血之海""五脏之本"等。胃的主要功能为:

(1)主受纳、腐熟水谷　受纳,即接受和容纳;腐熟,是胃将饮食物进行初步消化变成食糜的过程。胃主受纳、腐熟水谷,是指能够容纳由食管下传的食物,并将食物进行初步消化,下传于小肠的功能,故胃有"水谷之海""太仓"之称。胃的受纳、腐熟作用为脾的运化功能提供了物质基础。因此,常把脾胃同称为"后天之本,气血生化之源",把脾胃的功能概括为"胃气"。人体后天营养的来源与"胃气"的强弱有密切的关系,临床上常把"胃气"的强弱作为判断疾病轻重、预后的一个重要依据,治疗上注重"保胃气"。如若胃的受纳、腐熟功能失常,则胃脘胀痛、纳呆厌食、嗳气酸腐、消谷善饥等;胃气大伤,则饮食难进,预后较差,甚则胃气败绝,生命垂危,故有"人有胃气则生,无胃气则死"之说。

(2)主通降　通降是指胃气以通畅下降为顺。饮食物入胃,经胃腐熟后下传小肠进一步消化吸收,清者由脾转输,浊者下传大肠,化为糟粕排出体外,整个过程是靠胃气的"通降"作用来完成的。因此,胃主通降就是指胃能够将食糜下传小肠、大肠,并排出糟粕的过程。

胃主通降就是降浊,降浊是受纳的前提条件。因此,胃失通降,不仅使食欲下降,而且因浊气上逆而发生口臭、脘腹胀满疼痛,或嗳气、呃逆、大便秘结,甚则出现恶心、呕吐等症。

3.大肠　大肠位于腹腔,其上口通过阑门与小肠相连,下端与肛门相接,是一个管道器官,呈回环叠积之状。大肠的主要功能为传化糟粕。

传化,即传导和变化之意。大肠接受小肠下传的食物残渣,并吸收其中多余的水分,使之形成粪便,经肛门排出体外,故称大肠为"传导之官"。大肠的传导变化作用,是胃的降浊功能的延伸,且与脾的升清、肺的宣降,以及肾的气化功能密切相关。大肠传导失司,则可导致排便异常。如大肠湿热,气机阻滞,则腹痛腹泻、里急后重、下痢脓血;若大肠实热,则肠液干枯而便秘;若大肠虚寒,则水谷杂下,肠鸣泄泻。

4.小肠　小肠位于腹中,上端通过幽门与胃相接,下端通过阑门与大肠相连,为中空的管状器官,呈迂曲回环叠积之状。其主要功能为:

(1)主受盛、化物　受盛是接受、容纳之意。一是指小肠接受由胃初步消化的食物,起到容器的作用;二是经胃初步消化的食物,须在小肠内停留一段时间,以便进一步消化吸收。化物,即消化、变化,是指小肠将初步消化的食糜进一步消化吸收,将水谷化为精微。若小肠受盛、化物的功能失调,则可见腹胀、腹痛,或为腹泻、便溏。

(2)泌别清浊 泌,分泌;别,分别;清,指水谷精微;浊,指食物残渣。小肠的这一功能具体表现为两个方面:一是小肠接受来自胃中的饮食物,进一步消化,将其分别为水谷精微和食物残渣两部分,其中清者经脾上输于肺,以营养全身,浊者下传于大肠;二是小肠在吸收水谷精微的同时,也吸收了大量的水液,经气化渗入膀胱,形成尿液,故有"小肠主液"之说。小肠泌别清浊的功能失常,可导致水走肠道,而见大便溏泄、小便短少等症。故临床上常采用"分利法"来治疗泄泻,即所谓"利小便以实大便"。

5.膀胱 膀胱位于小腹中央,被称为"州都之官",为中空的囊状器官,上有输尿管与肾相通,下通过尿道开口于前阴。膀胱的主要功能为储存和排泄尿液。

尿液为津液所化,津液经肾的气化生成尿液,下输于膀胱。尿液储于膀胱一定量后,在肾的司开合作用下,尿液及时排出体外。《素问·灵兰秘典论》说:"膀胱者,州都之官,津液藏焉,气化则能出矣。"所以说,膀胱气化功能的发挥,是以肾的气化作用为生理基础的。肾和膀胱的气化功能失常,膀胱开合失司,则小便不利,或为癃闭,或尿频、尿急、尿痛以及尿失禁等。

6.三焦 三焦是上、中、下三焦的总称,为六腑之一。在人体脏腑中三焦最大,有名无实,有"孤腑"之称。从部位上来划分,膈肌以上为上焦,包括心肺,功能特点是宣发、布散,即心肺输布水谷精微和气血的功能,称"上焦如雾";膈肌以下、脐以上为中焦,包括脾胃,功能特点是"泌糟粕,蒸津液",即脾升胃降的运化功能,称"中焦如沤";脐以下为下焦,包括肝肾,功能特点是排泄糟粕和尿液,即膀胱、大肠等排尿和传导的功能,称"下焦如渎"。三焦与心包相表里。三焦的具体功能为:

(1)主持诸气,总司人体的气化活动 三焦为人体元气通行的道路,元气发源于肾,必须通过三焦输布全身,以发挥其激发、推动各脏腑组织器官功能活动的作用,从而维持人体生命活动的正常进行。元气是组织气化活动的原动力,而三焦通行元气又关系到全身气化功能的正常进行。因此说,三焦"主持诸气,总司人体的气化活动"。

(2)为人体水液运行的道路 是指三焦具有疏通水道,运行水液的作用。人体水液的代谢,虽有赖于各脏腑的共同作用来完成,但又必须以三焦水道的通畅为条件才能正常进行。若三焦水道不利,则肺、脾、肾等调节水液代谢的功能难以发挥。因此,三焦在水液代谢中起着重要的作用。

三、奇恒之腑

奇恒之腑,是脑、髓、骨、脉、胆、女子胞的总称。此六者,地气之所生也,皆藏于阴而象于地,故藏而不泻,名曰"奇恒之腑"。其共同特点是它们同是一类相对密闭的组织器官,却不与水谷直接接触,即似腑非腑;但具有类似于五脏储藏精气的作用,即似脏非脏。奇恒之腑,除胆属六腑外,都没有和五脏的表里配属关系,但有的与八脉相联系。

1.脑 脑居颅内,由髓汇集而成,是人体内髓最集中之处,故名"髓海"。

关于脑的生理作用,古人虽未明确,但已初步认识到以下两点:一是把脑与精神活动联系起来了。如明代李时珍明确提出"脑为元神之府",指出脑是神的发源所在。二是认为脑与听觉、视觉、嗅觉及思维、记忆、言语等功能有关。如早在《内经》就指出

"髓海不足"或"上气不足"皆可出现"脑转耳鸣""目无所见""懈怠安卧"等视觉、听觉及精神状态的病理变化。清代汪昂提出"人之记性,皆在脑中",王清任更明确把思维、记忆及听、视、嗅、言等功能皆归于脑,是中医书籍中言脑功能最全者。中医藏象学说,将脑的生理和病理统归于心而分属于五脏,即:心藏神,主喜;肺藏魄,主悲;脾藏意,主思;肝藏魂,主怒;肾藏志,主恐。其中与心、肝、肾关系更为密切。这是因为心"为君主之官""主神志",为"五脏六腑之大主";而肝主疏泄,调节情志;肾藏精生髓通于脑。正因为脑与五脏有关,故在临床实践中,很多属于脑的证候和治疗,都包括在五脏的辨证论治中。

2.髓　髓是分布于骨腔内的一种膏脂样物质。由于髓所在的部位不同,而名称也不相同,如骨髓、脊髓、脑髓。脊髓与脑髓上下相通,故合称为脑脊髓。髓的生成和先天之精、后天之精有关系。从根本上来说,髓由肾精所化生,即肾藏精,精生髓。另外,饮食物所化生的精微,经过骨孔而补益骨髓,骨髓又不断地补益脑髓。所以,先天之精不足或后天之精失养,都可直接影响到髓的生成。

髓的生理功能,概括起来有三个方面:一是养脑,二是充骨,三是化血。髓补益脑髓,骨髓滋养骨骼,已于肾的功能中述及。关于髓化血,古典医籍中论述较少,但也有初步认识。临床上,对于某些血液系统疾病如再生障碍性贫血,中医学认为其根本在于肾虚,故运用补肾阴、填肾精的方法治疗,可取得一定效果,这也是以精髓化血为理论依据的。

3.骨　一是储藏骨髓。由于骨为髓之府,髓对骨有滋养作用,所以,骨的生长、发育和骨质的坚脆等都与髓的盈亏有关。二是支持形体,保护内脏。骨具有坚刚之性,能支持形体,为人体之支架,使人保持一定的体态。如骨有病变,将影响到人体的活动和体态,可见不能久立、行走振掉等症。骨骼有坚韧性,能防止外力对脏腑的伤害,对内脏有保护作用。

4.脉　即血脉、脉管。它密布全身,无处不在。脉与心、肺两脏的关系较为密切。心与血脉相通,构成一个相对独立的系统。而肺主气,朝百脉,助心行血,故心肺两脏的生理、病理都与血脉的功能有密切关系。

一是气血运行的道路。气血在体内循环贯注,运行不息,是在血脉内流行的。血脉对气血有一定的约束力,使之循着一定的方向,按着一定的轨道而运行。

二是运载水谷精微,以布散全身。水谷精微物质,只有通过血脉才能营运周身,滋养脏腑,维持各脏腑组织器官的正常生理活动。

血脉之所以能输送营养、运行气血,是和心、肝、脾及肺等脏腑功能活动有关的。所以,血脉的病变,实际上是上述脏腑病变的具体反映。若这些脏腑功能失常,则血脉的功能将受到影响,临床上可见到出血、瘀血和脉管变硬或弯曲等病变。

另外,自然界的寒邪侵犯到血脉,可使血脉挛急,因而产生四末不温、肢体疼痛,甚至坏死等病症。

5.胆　见前述。

6.女子胞　女子胞,又称胞宫,即子宫。它位于下腹腔内,与阴道相连,为女性生殖器官。其生理功能,主要有主持月经和孕育胎儿。

(1)主持月经　月经属女性生理特征之一。一般而言,女子从十四岁开始到四十九岁为止的一段时期内,每月都有行经的生理变化,即月事以时下,而行经则属于子宫的生理功能之一。人体的发育随着肾气的盛衰而发生有规律的变化。当肾中精气达到一定水平时，天癸这种物质亦随之产生并达到一定量。在天癸的促进作用下，胞宫发育成熟，月经即应时而至，同时具备生育能力，为孕育胎儿准备了条件。人到老年，由于肾中精气的衰减，子宫的生理功能也随着发生变化，月经逐渐闭止，并失去生殖能力。

另外，月经又和冲脉、任脉二脉有密切关系。这两条经脉属奇经八脉的范围，同起于胞中，与月经来潮有密切关系，所以它们也受天癸这种物质的影响和调节。任脉与足三阴经交会于腹部，能调节全身阴经，故有任为阴脉之海之说。天癸至，则冲任二脉气血流通，并充盛起来，注于胞宫而成为月经。所以有任主胞胎、冲为血海的说法。人到老年，天癸逐渐衰少，冲任二脉的气血也衰少，出现月经不规律，最后停经。

（2）孕育胎儿　一旦女性胞宫发育成熟，则月经规律，就具备了孕育胎儿的能力。如男女两性之精媾合，就能在胞宫中逐渐发育成胎儿，直至十月分娩，而胎儿的营养也要靠胞宫供给。

中医认为，胞宫的生理功能除了和肾、冲任二脉有关外，还和心、肝、脾等脏腑有关。因为月经的来潮和孕育胎儿，都有赖于血液的滋养，而心主血脉，肝藏血，脾统血，肾藏精。所以，只有心、肝、脾、肾四脏的功能正常，胞宫才能保持其生理功能正常。在病理上，当各种原因导致上述脏器、经脉功能异常时，都会影响胞宫的功能，引起月经不调或不孕。

四、脏腑之间的关系

（一）五脏之间的关系

人体是一个有机的整体，构成人体的各脏腑、组织器官的功能活动并不是孤立的，而是整体活动的一个组成部分。五脏不仅有各自的生理功能，相互之间又存在着普遍而复杂的生理联系和病理影响。它们不仅在生理上相互协调，在病理上也常常通过一定的途径或规律相互影响、相互传变。

1. 心与肺　心、肺同居上焦。"诸血者，皆属于心"，"诸气者，皆属于肺"，心主血，肺主气。心与肺是气和血相互依存、相互为用的关系。心主一身之血脉，上朝于肺；肺主一身之气，贯心脉而行血。因此，心主血脉的功能，有赖于肺主气的功能的发挥，而肺气的输布，又离不开心血的运载，以运行周身。

2. 心与脾　心与脾的关系主要表现在血的生成和运行两个方面。心主血而行血，脾化生血液而又摄血。在血液生成方面，心主血脉，血液环流转输脾运化生成的精微物质，维持和促进脾的正常运化；脾主运化为气血生成之源。在血液运行方面，心气推动血液运行不息，脾气固摄血液在脉中而不外逸。

3. 心与肝　心与肝的关系主要表现为血液运行与神志活动方面的相互依存、协同关系。心主血，肝藏血；心主神志，肝主疏泄调节情志。血液运行方面，心行血功能正常，则血液供应充分，肝有所藏；肝藏血充足，使血脉充盈，肝之疏泄功能正常，气机通畅，则能助心行血。情志调节方面，心主神志，肝主疏泄。肝的疏泄功能正常，气血顺畅，心情愉快，有利于心主神志功能的正常发挥，故心肝配合能保持精神情志活动正常。

4.心与肾　心位居于上属阳,五行属火;肾位居于下属阴,五行属水。在正常情况下心火应当降于肾,以助肾阳温肾水,使肾水不寒;而肾水则须上济于心,以资心阴,从而防止心阳过亢。心肾之间这种正常的相互帮助、相互制约的关系,被称为"心肾相交"。

5.肺与脾　肺与脾的密切关系主要表现于气的生成和津液的输布代谢两个方面。肺主气,通调水道;脾主运化,为气血生化之源。①气的生成方面:肺吸入的自然界的清气与脾所化生的水谷精气,是气生成的物质基础。脾化生的水谷精气,有赖于肺的宣发肃降,才能输布全身;而肺的生理活动的发挥,又赖于脾所化生的水谷精气的充养,故称"脾为生气之源,肺为主气之枢"。②水液的输布和排泄方面:肺的宣发肃降和通调水道的作用,有助于脾的运化水液的功能,防止水湿的潴留;脾转输水液于肺,为肺通调水道的功能发挥提供了条件。

6.肺与肝　肺居于上焦,主肃降;肝居于下焦,主升发。肺和肝的关系主要表现在气机升降调节方面的对立制约。生理条件下,肝升肺降,共同调节着气机的升降运动,保持气机调畅,气血运行正常。若肝升太过,或肺降不及,则多致气火上逆,可出现咳逆上气、咯血等表现,称之为"肝火犯肺";反之,燥热伤肺,肺失清肃,也可累及于肝之疏泄,出现咳嗽、胸胁胀满、头晕头痛、面红目赤等症。

7.肺与肾　肺与肾的关系主要表现在水液的代谢和呼吸运动两个方面。肺主呼吸,主宣发肃降,通调水道;肾主水,主纳气。①水液代谢方面:水液通过肺的宣发肃降作用,敷布全身,下降于肾。也就是说,肾主水的功能有赖于肺的宣降和通调水道的功能;而肺的宣发肃降和通调水道功能的正常发挥,又离不开肾的蒸腾气化的作用。只有肺肾功能相互协同,才能为水液正常输布和排泄提供生理保证。②呼吸方面:人体呼吸运动的正常进行需肾的纳气作用的协助,将肺吸入之清气下纳于肾,保持呼吸具有一定的深度,以维持呼吸运动的正常进行,故有"肺为气之主,肾为气之根"之说。

此外,肺肾之阴又是相互资生的,病理情况下又常相互影响。故临床上常见肺肾阴虚之两颧潮红、潮热盗汗、咳嗽咯血、腰酸梦遗的病理表现。

8.肝与脾　肝与脾的关系主要涉及饮食的消化和血液的生成、储藏及运行。肝主藏血,主疏泄;脾主运化,主生血、统血。①消化方面:肝主疏泄,调畅气机,协调脾胃的升降,促进胆汁的分泌和排泄,协助脾胃对饮食物的消化吸收,而脾胃的升降有度,对肝的疏泄功能的发挥亦具有协同的作用。②气血运行方面:脾的运化和生血,有赖于肝之疏泄,而脾气健运,化血有源,摄血有权,肝藏血充足,才能发挥其储存和调节血流量的作用。病理情况下,脾气虚弱,化源不足,或脾不统血,血溢脉外,均可致肝藏血不足,而形成肝脾两虚之证。

9.肝与肾　肝与肾的关系主要是精血互化、阴阳协调、藏泄相济三个方面。肝主疏泄,主藏血;肾主藏精,精能化血;肝属木,肾属水,水能涵木。①精血同源:肝藏血,肾藏精。精和血都来源于水谷精微,且能相互资生,相互转化。肝血的化生,有赖于肾精的滋养,肾精又需要肝血的不断补充,二者之间常常相互转化,故有"精血同源"之说。②阴阳协调:肝属木,肾属水,肾阴可以滋养肝阴,制约肝阳,使肝阳不亢,从而维持肝肾之间的阴阳协调平衡,即"水能涵木"。③藏泄相济:肝主疏泄,肾主封藏,二者之间既相互制约,又相互协同,主要体现在女子月经的来潮和男子排精两个方面。

10.脾与肾　脾主运化,为"后天之本";肾主藏精,主水,为"先天之本"。肾与脾的关系主要体现在先后二天相互资生和水液代谢两个方面。①先后二天相互资生：脾主运化水谷精微，化生气血，为"后天之本"；肾主藏精，促进生长、发育和生殖，为"先天之本"。肾阳温煦脾阳，使脾气健运，生化有源；肾中精气，有赖于脾之运化、化生的水谷精微的充养，才能不断地充盛。即先天温养后天，后天滋养先天，二者之间相互充养，相互促进。②水液代谢方面：脾主运化水液，须赖肾阳温煦气化的作用；肾主水，有赖于脾化湿制水的作用，即"土能制水"。

（二）脏腑之间的关系

脏与腑是阴阳表里配合关系。脏属阴，腑属阳；脏为里，腑为表。一脏一腑，一表一里，一阴一阳，相互配合，组成心与小肠、肺与大肠、脾与胃、肝与胆、肾与膀胱等表里关系。

1. 心与小肠　二者通过手少阴心经及手太阳小肠经互相络属形成表里关系。若心火亢盛下移小肠，可出现尿少、尿黄、尿痛等症；小肠有热，亦可循经上扰于心，使心火亢盛，出现心烦、失眠、舌质红、口舌生疮等病症。

2. 肺与大肠　二者通过手太阴肺经和手阳明大肠经互相络属形成表里关系。肺气肃降与大肠传导功能相辅相成、相互为用。肺气清肃下行可助大肠传导；大肠传导糟粕下行，则有助于肺的肃降和呼吸功能。如果肺失肃降，气不下行，大肠的传导功能受其影响，则会出现便秘或便溏；大肠实热内结，腑气不通，则可影响肺的肃降，出现咳嗽、气喘、胸闷等症。

3. 脾与胃　二者通过足太阴脾经和足阳明胃经互相络属而构成表里关系。脾主运化，胃主受纳；脾气主升，胃气主降；脾属阴喜燥恶湿，胃属阳喜润恶燥。二者一运一纳，一升一降，一燥一润，相互配合，共同完成食物的消化吸收和水谷精微的传输。如果脾虚运化功能不良，胃的受纳和降功能也会受影响，出现食少、恶心、呕吐等症；如果饮食不节、胃失和降，也会影响脾的运化功能，出现腹胀、腹泻等症。

4. 肝与胆　二者通过足少阳胆经与足厥阴肝经互为络属而形成表里关系。肝主疏泄，分泌胆汁，胆附于肝，储藏、排泄胆汁，共同合作使胆汁疏泄到肠道，帮助脾胃消化食物。另外，肝主疏泄，调节精神情志；胆主决断，与人之勇怯有关。两者相互配合、相互为用，人的精神意识思维活动才能正常进行。

5. 肾与膀胱　二者通过足少阴肾经和足太阳膀胱经互为络属而形成表里关系。肾司开合，为主水之脏，开窍于二阴；膀胱，存尿液，排泄小便，而为水腑。肾气充足，固摄有权，则尿液能够正常地生成，并下注于膀胱储存而不漏泄；膀胱开合有度，则尿液能够正常地储存和排泄。若肾之阳气不足则膀胱开合失度，出现癃闭、尿频、多尿、遗尿等症；若膀胱湿热，开合不利，亦可影响肾而出现尿频、尿急、尿黄、尿痛、腰痛等症状。

（三）六腑之间的关系

六腑之间的关系主要体现在饮食水谷的消化、吸收和排泄过程中的相互联系、相互配合方面。饮食入胃，经腐熟而下传至小肠进一步消化以分清浊。清者通过脾的传输以营养全身，剩余的水液经肾入膀胱，成为尿液排出体外；浊者为糟粕，经大肠吸收水液和向下传导为粪便，从肛门排出体外。在整个过程中，胆汁排泄入胃以助消化，三焦的气化则促进饮食水谷传化功能的正常进行。六腑之间在病理上亦相互影响，如胃有实热,伤及津液,可使大肠传导不利而现便秘;大肠传导失常也会使胃失和降而现恶心、呕吐;脾胃湿热,熏蒸肝胆,可使胆汁外溢而现黄疸;胆火过盛犯胃可现呕吐苦水等症状。

第四节 精、气、血、津液、神

精、气、血、津液、神是构成人体和维持人体生命活动的基本物质,是脏腑、经络等组织器官进行生理活动的物质基础,也是脏腑生理活动的产物,在人体的生命活动中占据重要的地位。中医学中关于精、气、血、津液、神较全面、系统的论述最早出现在《内经》。精、气、血、津液、神理论的形成和发展,不仅受到古代哲学思想中朴素唯物论的影响,而且与藏象学说的形成和发展有着更密切的关联。

一、精

(一)精的概念

精,是指构成人体和维持人体生命活动的精微物质,也是人体生长发育及各脏腑器官生理功能活动的物质基础,对机体具有极其重要的作用。

中医学的精有多重含义,大致可分为以下几种:①泛指构成人体和维持生命活动的基本物质。从精华、精微之意的角度出发,人体内的血、津液、髓以及水谷精微等一切精微物质,均属于广义之精。但从具体物质的生成与功能而言,血、津液、髓以及水谷精微是有别于精的,不可归于精的概念范畴。②《素问·上古天真论》说男子"二八……精气易泻,阴阳和,故能有子"。此为精的本始含义,是指禀受于父母,与生俱来,具有繁衍后代作用的生殖之精,即先天之精,又称生殖之精,为精的狭义范畴。③人体摄入饮食物,通过脾胃运化及脏腑的功能活动,转化为精微物质,并由脾气散布全身各脏腑形体官窍,称之为脏腑之精。④古人通过对饮食水谷的消化吸收乃至糟粕排泄过程的观察,认识到人体必须吸收饮食物中的精华物质才能得以维系、延续生命。脾主运化,变饮食水谷为水谷之精,是人体出生后赖以生存的精微物质,称之为水谷之精,又称后天之精。

一般来说,精、气、血、津液学说中的精,是指一种有形的,多为液态的精微物质,有广义和狭义之分。广义的精,泛指构成人体和维持生命活动的精微物质,包括精、血、津、液在内;狭义的精,指肾藏之精,即生殖之精,是促进人体生长、发育和生殖功能的基本物质。

(二)精的代谢

精的代谢过程,主要有精的生成、储藏和施泄等。

1.精的生成 人之精根源于先天而充养于后天。《景岳全书·脾胃》说:"人之始生,本乎精血之原;人之既生,由乎水谷之养。非精血,无以充形体之基;非水谷,无以成形体之壮。"从精的生成来源而言,有先天之精与后天之精。

2.精的储藏和施泄 人体之精分别储藏于五脏之中,主体在肾。先天之精是肾精的主要成分,在胎儿时期就已经储藏于肾。先天之精分藏于各个脏腑之中,并参与胎儿组织、官窍的发育生成过程。由脾胃化生的水谷精微物质,又称后天之精。精的施泄形式有:①分藏于各个脏腑之中,滋润、濡养脏腑,并化气以推动和调控脏腑的功能;②化为生殖之精而有度地排泄,以繁衍生命。

(三)精的功能

精是构成人体和维持人体生命活动的有形精微物质,具有繁衍生命、生气化神、生髓化血、濡养脏腑的作用。

1.繁衍生命　生殖之精是繁衍后代的物质基础。具有遗传功能的先天之精与经过脏腑代谢后的后天之精共同储藏于肾中,称之为肾精。先天之精与后天之精相辅相成,共同促进肾精的日渐充盛,随着肾精的不断充盛,所化生的肾气也逐渐旺盛。肾气能够促进和维持形体的生长发育,待形体发育到一定年龄即产生"天癸"这种物质。"天癸"具有促进人体生殖器官发育成熟和生殖能力的作用,使新的个体又具备了生殖功能。在生殖过程中,父母双方将蕴藏着遗传信息的生殖之精传给后代,作为生命的物质基础,其质量的好坏直接影响子代的终身发育。

2.生气化神　精能化神,是指精是神化生的重要物质基础。神是人体生命活动的外在总体表现,不管是人体生命活动的广义之神,还是人体心理活动的狭义之神,其产生都离不开精这一生命活动的基本物质。如《灵枢·平人绝谷》所说:"神者,水谷之精气也。"精与神的关系说明了物质第一性的观点,只有积精,才能全神,这是生命存在的根本保证。反之,精亏则神疲,精亡则神散,而生命活动终结。

3.生髓化血　肾精充盈,则髓生化有源。由肾精所化生的脑髓、脊髓、骨髓,三者均依赖于肾精的化生与充养。脑得到髓的滋养,则元神功能得以正常发挥,人类意识清楚、思维灵敏、语言清晰等;骨得到髓的滋养,则骨骼健壮,运动灵活有力。齿为骨之余,肾精充足则牙齿坚固而有光泽。若肾精亏虚,生髓不足,脑海空虚,则头昏神疲,智力下降;骨骼失养,则骨软无力,牙齿松动脱落。

精可以转化为血,是血液生成的来源之一。心主血脉,肺朝百脉,水谷之精通过心肺的气化作用化生为血液输布于全身各形体官窍。《张氏医通·诸血门》说:"精不泄,归精于肝而化清血。"因而肾精充盈,则肝有所养,血有所充;精生髓,髓化生血液,精足则血旺,精亏则血虚,故有"精血同源"之说。

4.濡养脏腑　精能够滋润濡养人体脏腑组织。由入胃的水谷饮食经过脾的运化作用转化为水谷精微,通过脾气的升清作用,不断地为全身脏腑组织提供营养,其富余部分则归藏于肾。藏于肾中的精一方面得于先天之精的充盛,另一方面得于后天之精的不断储藏。肾中之精源源不断地向全身输送,如此生生不息,维持着精在脏腑组织之间分布的协调平衡,促进着各脏腑组织的功能活动。若先天禀赋不足,或后天之精化生障碍,则肾精亏虚,五脏之精虚衰,脏腑组织得不到精的濡养,而导致功能的减退甚或衰竭。

二、气

(一)气的概念

在中国古代,气是人们对于自然现象的一种认识,认为气是构成世界的最基本物质,宇宙间的一切事物都是由气的运动变化而产生的。这种"气"为万物之本的朴素唯物观渗透到医学领域后,逐渐形成了医学中气的基本概念。气是一种至精至微的物质,是构成自然万物的原料,人是自然的一部分,也是由气构成的。气又是维持人体生命活动的基本物质,人体诸多生命活动的正常进行均以气为物质基础,包括肺从自然界吸入的清气和由脾胃所化生的水谷精微之气。综上所述,气是存在于人体内的至精至微的生命物质,是生命活动的重要物质基础。人生所赖,唯气而已。气聚则生,气散则死。

(二)气的来源和生成

人体的气包括来源于父母的先天之精气、饮食物经消化后生成的水谷精气和肺吸入的自然界清气,有先天之气和后天之气之分。先天之精气,来源于父母生殖之精,藏之于肾,是构成生命形体的物质基础;后天之气由肺吸入之清气与脾胃运化水谷所产生的水谷精微之气结合而成。因此,气的生成与先天禀赋、后天饮食营养以及自然环境等因素有关,是肾、脾胃、肺等脏腑综合作用的结果。

(三)气的运动

气是不断运动着的具有很强活力的精微物质。它布散于全身各脏腑、经络等组织器官,时刻推动着人体的各种生理活动。气的运动,称作"气机",升、降、出、入是气运动的基本形式。升与降、出与入是对立统一的矛盾运动,机体保持着动态的协调状态,通常称之为"气机调畅"。如果气机失常,也就是气的运行受阻,或升、降、出、入关系紊乱,便称之为"气机失调",常有气滞、气逆、气陷、气脱、气闭等病理状态。

(四)气的功能

气是维持人体生命活动的根本,其生理功能主要有以下六个方面:

1. 推动作用　人体的生长发育、脏腑经络的生理功能、血液的循环运行、津液的输布和代谢都要依赖气的激发与推动,方能维持正常。当气的推动作用减弱时,可影响人体的生长、发育,导致发育迟缓或早衰,亦可使脏腑、经络等组织器官的生理活动减退,出现血液和津液的运行迟缓,输布、排泄障碍等病理变化。

2. 温煦作用　《难经·二十二难》说"气主煦之",是指气通过运动变化能够产生热量,温煦人体。人体的体温,依靠气的温煦作用来维持其恒定;各脏腑、经络等组织器官,也要在气的温煦下才能进行正常的生理活动;血和津液等液态物质,亦要依靠气的温煦作用,才能维持正常的循环运行。如果气的温煦作用失常,不仅可出现畏寒喜暖、四肢不温、体温低下等寒象,还可引起血行迟缓、津液代谢失常等病变。

3. 防御作用　气具有抵御邪气的作用。一方面气可以护卫肌表,防止外邪入侵;另一方面气可以与入侵的邪气做斗争,以驱邪外出。若气的这一功能不足,则易受邪而发病。正如《素问·评热病论》说:"邪之所凑,其气必虚。"

4. 固摄作用　固摄,即固护统摄之意。气的固摄作用主要表现在:可以保持脏腑器官位置的相对稳定;统摄血液,防止其溢于脉外;控制和调节汗液、尿液、唾液的分泌和排泄,防止体液流失;固藏精液以防遗精滑泄;等等。若这一功能不足,便可出现出血、自汗、遗尿、遗精等病症。

5. 气化作用　气化,即通过气的运动可使人体产生各种正常的变化,包括精、气、血、津液等物质的新陈代谢及相互转化。如气、血、津液的生成,需要将饮食物转化为水谷精气,然后再化生成气、血、津液等;津液经过代谢,转化成汗液和尿液;饮食物经过消化和吸收后,其残渣转化成糟粕等:都是气化作用的具体表现。若这一功能失常,就会影响到气、血、津液的新陈代谢,影响到饮食物的消化吸收,影响到汗液、尿液、粪便的排泄。

6.营养作用 人体之气分布于全身各脏腑组织中,为其提供必需的营养成分,尤其是气中的营气,可与津液在脏腑的气化作用下化为赤色的、具有营养作用的血液,从而滋养全身各组织器官。

上述气的推动、温煦、防御、固摄、气化、营养等功能虽然各不相同,但在人体生命活动中缺一不可,它们互相促进,彼此协调配合,共同维持着正常的生命活动。

(五)气的分类

由于气在人体所分布的部位不同,有不同的来源与功能特点,因此就有不同的名称,主要的有元气、宗气、营气、卫气等。

1.元气 又名真气、原气,由先天之精所化生,并受后天水谷精气不断补充和培养。元气根源于肾,通过三焦循行于全身,内至脏腑,外达肌肤腠理。元气的功能是推动和促进人体的生长、发育、生殖,温煦和激发脏腑、经络、组织器官的生理活动,是人体生命活动的原动力。元气充沛,则各脏腑、经络等组织器官的功能旺盛,机体强健而少病。若先天禀赋不足或后天失调导致元气的生成不足或耗损太过,就会导致元气虚衰而产生虚性的病变。

2.宗气 是积于胸中之气,故把胸中称作"气海",又称"膻中"。宗气由肺吸入之清气和脾胃运化的水谷精气结合而成,主要功能是上走息道而行呼吸、贯注心脉以行气血。故凡语言、声音、呼吸的强弱,气血运行正常与否均与宗气的盛衰有关。

3.营气 是与血共行于脉中的气,与血的关系密切,故常常"营血"并称。营气主要由脾胃运化的水谷精气所化生。营气的主要生理功能有两个方面:一是营养全身,二是化生血液。故《素问·痹论》说:"荣者,水谷之精气也,和调于五脏,洒陈于六腑,乃能入于脉也,故循脉上下,贯五脏,络六腑也。"

4.卫气 "卫"有外层防护、保卫、卫护之义。卫气运行于脉外,属性为阳,故又称为"卫阳"。同营气一样,也主要是由脾胃运化的水谷精气所化生。卫气的功能包括:护卫肌表,防御外邪入侵;温养脏腑、肌肉、皮毛;调节控制汗孔的开合和汗液的排泄,以维持体温的恒定。营气与卫气同源异流,均以水谷精气为其主要的生成来源,皆出入脏腑,流布经络,但在性质、分布和功能上又有区别。营气,其性柔顺精粹,主内守而属阴,具有营养周身、化生血液之功;卫气,其性慄疾滑利,主外卫而属阳,具有温养脏腑、护卫肌表之能。营行脉中,卫行脉外,二者必须协调,才能维持腠理的开合、体温的恒定,调节睡眠以及发挥正常的防御外邪能力。

三、血

(一)血的概念

中医的血与现代医学的血的概念基本相同,指的是运行于脉中、循环流注全身的富有营养和滋润作用的红色液体,是构成人体和维持人体生命活动的基本物质之一。

(二)血的生成

血是由脾胃所摄取的水谷精微化为营气,经过肺的作用,贯注心脉而成。《灵枢·营卫生会篇》说:"中焦受气取汁,变化而赤,是谓血。"肾取五脏六腑之精而藏之,精能生髓,髓可生血,精和血之间还存在着资生和转化的关系,故有"精血同源"之说。另外,血的生成离不开相关脏腑的综合作用,尤以脾胃最为重要,还与心、肺、肝、肾等脏腑有着密不可分的联系。

（三）血的运行

血的正常运行受多种因素的影响。血的循行依赖于气的推动和固摄作用的协调平衡。气的推动促使血液运行不息,保持一定的流速;固摄作用能使其在脉管中运行而不逸出脉外。气对血的推动、固摄作用则是通过脏腑的生理活动实现的。心为血液循行的动力,脉为血液循行的通道,血在心气的推动下在脉中环周不休,运行不息。心脏、脉管和血液构成了一个相对独立的系统。"肺朝百脉",循行于周身的血脉均要汇聚于肺,通过肺气的作用才能散布周身。除此之外,还有赖于脾气的统摄,使血液循经而行而不溢于脉外;肝脏则依据机体需要的不同情况以调节血量,其疏泄功能又使血行畅通而不致瘀滞。总之,血液的运行是在心、肺、脾、肝等脏器的密切配合及共同作用下进行的。因此,血液的正常运行必须具备三个条件:一是血液充盈,寒温适度;二是脉管系统通畅完好;三是心、肺、肝、脾等脏功能正常。

（四）血的功能

血具有营养和濡润全身的生理功能。血中有大量的津液,血液的濡润作用是指血液对于脏腑组织、皮毛孔窍、关节筋肉产生的滋濡滑润作用。《难经·二十二难》说"血主濡之"即是对血的营养和滋润作用的简要概括。血的营养和滋润作用正常,表现为面色红润、肌肉壮实、毛发润泽、肢体运动灵活自如等。如果血的营养和滋润作用减弱,可见头晕、目眩、面色无华、毛发干枯、肌肤干燥、四肢麻木等临床表现。

血又是机体精神活动的物质基础。人的精力充沛、神志清晰、思维敏捷、情志活动正常等,均有赖于血气的充盛,血脉的调和与畅利。所以,无论何种原因引起的血虚、血热或运行失常,均可出现精神衰退、健忘、多梦、失眠、烦躁,甚则精神恍惚、谵语、昏迷等神志失常的临床表现。

四、津液

（一）津液的概念

津液是人体一切正常水液的总称,包括各脏腑组织器官内的体液及其正常分泌物,如胃液、肠液和涕、泪等。其中清而稀者为津,浊而稠者为液,二者可相互转化,故统称为"津液"。

（二）津液的生成、输布、排泄

津液的生成、输布和排泄是一个复杂的生理过程,如《素问·经脉别论》说:"饮入于胃,游溢精气,上输于脾,脾气散精,上归于肺,通调水道,下输膀胱,水精四布,五经并行。"由此可见,津液来源于饮食水谷,通过胃肠的消化吸收、脾的运化,上送到肺,由肺的宣降,通调水道,再由肾的气化蒸腾、升清降浊,以三焦为通道,随着气的升降出入,布散于全身而环流不息。将多余的水液,气化成汗与尿排出体外,以维护人体水液代谢平衡。因此不论是气的病变或各脏腑的功能失调,尤其是肺、脾、肾三脏的失调,都可影响津液的代谢平衡而发生病变。

（三）津液的功能

津液含有丰富的营养物质，有滋润和濡养的功能。津质地清稀，其滋润作用较明显；液较稠厚，其营养作用较突出。人体各脏腑组织在其活动的始终均离不开津液的滋润和营养作用。如津液布散于肌表，则滋养肌肤毛发；流注于孔窍，则滋养和保护眼、鼻、口等；灌注于脏腑，则滋养内脏；渗入骨腔，则充养骨髓、补充脑髓和脊髓等；流注关节，则对关节屈伸起着润滑作用等。因津液与血、汗、尿都有密切关系，故《灵枢·营卫生会篇》有"夺血者无汗，夺汗者无血"的论述，《伤寒论》也有"衄家不可发汗""亡血家不可发汗"的告诫。

五、神

（一）神的基本概念

广义的神是指人体生命活动的主宰及其外在总体表现。其主要内容包括了生理活动、心理活动，以及生命活动的外在体现。其中将精神、意识和思维活动归纳为狭义之神。神的概念在中医学中使用很广，如在人类繁衍过程中，男女生殖之精结合，产生新的生命，认为这便是神的存在，即《内经》中所提及"两精相搏谓之神"；生命之神产生后，继续维持则需要水谷精微和津液的不断滋养，方可发育成长，即"神者，水谷之精气也"。《内经》中所言"神者，正气也""血气者，人之神""阴阳不测谓之神"，这些神的含义，都是以人体的生命活动为中心，或是从神的先天后天物质基础，或是从功能活动、外在表现、变化特点等不同的角度对神进行归纳。

（二）神的生成

中医的神来自先天与后天两个方面。《内经》说"故生之来谓之精，两精相搏谓之神"，双亲之精通过遗传给后代，由遗传而来的先天之精是产生神的根源。另外，神还需要不断地得到后天饮食物的滋养与补充，即通过饮食来化生气、血、精、津液给予补充，从而维持生命活动。神是不能脱离这些精微物质而存在的，如《素问·八正神明论》说："血气者，人之神。"气、血、精、津液是产生神的物质基础，当人的精气充盈时，生命活动正常，神的表现也就旺盛。反之，如果人的气、血、精、津液不足，脏腑功能失常，神也就表现为不足。中医诊断中望、闻、问、切均可以从不同的角度反映出神的盛衰，这对于疾病的诊断治疗与把握预后有重要意义。

（三）神的作用

神是人体生命活动的主宰，又是其外在总体表现的统称，对人体生命活动起着重要的作用。神的作用主要有以下几点：①调节精、气、血、津液的代谢。气、血、精、津液是产生神的物质基础，《类经·摄生类》说："虽神由精气而生，然所以统驭精气而为运用之主者，则又在吾心之神。"所以，神可以反作用于气、血、精、津液，对其在体内的正常代谢具有统帅、调控的作用。②调节脏腑的生理功能。脏腑精气产生神，神是脏腑生理功能正常与否的反映。以五脏精气为基础物质产生的精神情志活动，在正常情况下对脏腑之气的运行起到调控作用，使之升降出入运行协调有序。③主宰人体的生命活动。《内经》说："得神者昌，失神者亡"，"心者，君主之官也，神明出焉"，"心藏神"。这些都说明了神的存在是人体生理活动和心理活动的主宰。

六、精、气、血、津液、神的关系

(一)气与血的关系

气是血液生成和运行的动力,血是气的物质基础和载体。"气为血之帅","血为气之母",二者相互联系、相互资生、相互影响。气属阳,主动、主温煦;血属阴,主静、主濡润。两者都源于脾胃化生的水谷精微和肾中精气,在生理上相辅相成、相互依存、相互资生。气与血的关系可概括为"气为血之帅,血为气之母"。具体地说,有气能生血、行血、摄血和血能载气、养气五个方面的关系。

1.气能生血 指气参与并促进血液生成的整个过程。从饮食物转化为水谷精气,水谷精气转化为营气和津液,营气和津液转化为血,每一阶段的变化,都是气所作用的结果。由于气能生血,气旺则血旺,气虚则血少,故在临床治疗血虚病证时,常常在补血的同时配以补气的药物,以达到益气生血的目的。

2.气能行血 指血液的运行靠气的推动,即"气行则血行"。若气虚则血行无力,气滞则血阻脉络导致血瘀,气机逆乱则血行紊乱而见吐血、便血等。所以,临床治疗血行失常的病证时,常常配以补气、行气、降气之品。

3.气能摄血 指气对血液有统摄和约束的作用,使其循行于脉管之中,不逸出脉外。而气摄血的功能主要是通过脾来完成的,若脾气虚不能统摄血液,常会导致各种出血证,治疗时须用补气摄血的药物,使血流归经而止血。

4.血能载气 指血液具有运载水谷精气、自然清气的功能。因气是具有极强活力的精微物质,易于弥散,必须依附于血和津液而存在于体内。临床上常见因大失血而气无所附导致的气随血脱证。

5.血能养气 即血液为气的功能活动提供了物质基础,使气不断地得到补充。人体任何脏腑、组织,一旦得不到血液的濡养,也就无法进行功能活动,气亦不能产生。临床上常见久病血虚之人,亦有气虚之象。

(二)气与津液的关系

气与津液的关系同气与血的关系相似,主要表现在气能生津、气能行津、气能摄津和津能载气四个方面。

1.气能生津 津液来自于摄入的饮食物,而饮食物化生津液则依赖于脾胃之气,因此气是津液化生的动力。脾胃之气旺,则化生津液之力强,人体津液就充盛;脾胃之气虚,则化生津液之力弱,人体津液就缺乏。

2.气能行津 津液在体内的输布和排泄依赖于气的升降出入,如通过脾气的散精布津、肺气宣发肃降、肾气蒸腾气化,促使津液运行于全身,并将代谢后的津液转化为汗和尿排出体外。任何原因造成气虚、气滞或相关脏腑功能失调都会导致津液输布、排泄障碍,如水湿、痰饮等病理性产物的形成。

3.气能摄津 气对津液具有固摄作用,可以有节律地调节和控制津液的排泄。如果气虚,固摄作用减弱,则可见多汗、遗尿等病症,故临床上常用益气固摄之法,以达止汗、止遗之效。

4.津能载气 血是气的载体,气同样依附津液存在,津液的流失也会使气受损伤,故在大汗、大吐、大泻等津液大量流失时,气亦随之而耗损,临床称之为气随液脱。

（三）精、血、津液的关系

精、血、津液同为液体,均以营养、滋润为主要功能,故同属于阴。在生理上三者存在着相互资生、相互补充的关系,病理上三者有一荣俱荣、一衰俱衰的关系,体现为"精血同源""津血同源"。

1. 精血同源　精与血都依靠水谷精气的化生和充养,肝藏血,肾藏精,二者相互资生,相互转化,精能生血,血能生精,这种关系称为"精血同源",又称"肝肾同源"。精是化生血液的物质基础,肾中之精分藏于各个脏腑,称之为脏腑之精。脏腑之精溶于血液,则化生为血。血液以后天水谷精微为主要生成来源,脏腑之精依赖后天水谷之精不断充养,血液可以化生为精。所以,精足则血足,精亏则血虚;血旺则精充,血亏则精衰。

2. 津血同源　生理上,津与血都由水谷精微化生和充养;脏腑之精融入血液中,则化为血;血液输送到脏腑中,也可充养脏腑之精。病理上,血液和津液相互影响。如失血过多,脉外之津液便渗入脉中补充血液之不足,由此造成津液的不足,出现口渴、尿少、皮肤干燥等症;津液大量损耗时,不仅渗入脉内之津液不足,甚至脉内血的一部分亦可渗出于脉外,导致血脉空虚,或血液枯稠。在临床治疗时,对失血者不宜用汗法,对大汗伤津者不宜用破血、逐血药,即《灵枢·营卫生会》"夺血者无汗,夺汗者无血"、《伤寒论》"衄家不可发汗"和"亡血家不可发汗"之意。

（四）精、气、神之间的关系

精、气、神为人身三宝,三者之间存在着相互依存、相互为用的关系,三者不可分离。精、气、神三者之间的关系主要体现在气能生精摄精、精能化气、精气化神,以及神能驭精等方面。

1. 气能生精摄精　气能生精摄精,肾藏先天之精,先天之精要依赖于后天水谷之精的不断充养才能充盛。所以,只有全身脏腑之气充足,功能旺盛,才可以运化吸收饮食水谷之精,使脏腑之精充盈,流注于肾而藏之。因而,精的化生依赖于气的运动不息,方可充盛;气不但能够促进精的化生,而且能固摄精气,使精聚而充盈,不致无故耗损外泄。因此,气虚致精的化生不足,或精失固摄而导致精亏、失精的病症,临床上常常采用补气生精、补气固精的方法来治疗。

2. 精能化气　精能化气,藏于肾中的先天之精在气的推动下化为元气,水谷之精则化生为谷气。精为气化生的本源,精足则人体之气得以充盛,输布到全身各脏腑经络组织,以调控并促进各脏腑经络组织的生理、功能活动,精足则气旺,精亏则气衰。临床上,精虚及失精的患者常常同时伴有气虚的病理表现。

3. 精气化神　一方面,神是生命活动的主宰,精、气都是产生神的物质基础。神必须在精、气的滋养下才能发挥正常作用。故精盈则神明,精亏则神疲。另一方面,精、气由神生。神主宰人体的生命活动,只有生命活动持续存在,精、气才有所依。故神满则精、气自满,神散则精、气自散。

4. 神能驭精　精气的代谢受神的调控和主宰,神安则精固气畅,神荡则精失气衰。正如《理虚元鉴》所言:"夫心主血而藏神者也,肾主志而藏精者也。以先天生成之体质论,则精生气,气生神;以后天运用之主宰论,则神役气,气役精。"又有"得神者昌,失神者亡"之说,均说明了人体脏腑形体官窍的功能活动及精、气、血等物质的新陈代谢,都必须受神的调控和主宰。

第五节　经络腧穴

经络学说是研究人体经络系统的循行分布、生理功能、病理变化及其与脏腑相互关系的理论学说。它是中医理论体系的重要组成部分,是中国古代医家在长期的医疗实践中形成和发展起来的。

经络是人体运行气血、联络脏腑、沟通内外、贯穿上下的通路,是经脉和络脉的总称。"经"同"径",有路径、途径之意,经脉是经络系统的主干,即主要通路。络脉是经脉别出的分支,较经脉细小,纵横交错,遍布全身。

经络内属于脏腑,外络于肢节,沟通于脏腑与体表之间,将人体脏腑组织器官联系成为一个有机的整体;并借以行气血、营阴阳,使人体各部的功能活动得以保持协调和相对平衡。针灸临床治疗时的辨证归经、循经取穴、针刺补泻等,都是以经络理论为依据的。

一、经络的概念和经络系统的组成

1. 经络的概念　经络,是经脉和络脉的总称,是运行全身气血,联络脏腑形体官窍,沟通上下内外,感应传导信息的通路系统,是人体结构的重要组成部分。作为人体一种组织结构的名称,最早见于《内经》。《灵枢·本藏》说:"经脉者,所以行血气而营阴阳,濡筋骨,利关节者也。"《灵枢·海论》说:"夫十二经脉者,内属于腑脏,外络于肢节。"均指出经络是一种运行气血、沟通联系脏腑肢节及上下内外的通道。

2. 经络系统的组成　经络系统是由经脉和络脉组成的。其中经脉包括十二经脉和奇经八脉,以及附属于十二经脉的十二经别、十二经筋、十二皮部。络脉包括十五络脉、浮络、孙络等。其基本内容如表2-3所示:

表2-3　经络系统的组成

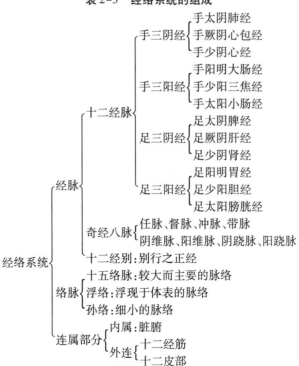

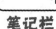

二、十二经脉

十二经脉即手三阴经(肺、心包、心)、手三阳经(大肠、三焦、小肠)、足三阳经(胃、胆、膀胱)、足三阴经(脾、肝、肾)的总称,是经络系统的主体,是气血运行的主要通道,故又称之为"正经"。

(一)十二经脉的命名

十二经脉的名称是古人根据消长所衍化的三阴三阳,结合经脉循行于上肢和下肢的特点,以及与脏腑相属络的关系而确定的。十二经脉的命名规律:

1. 据循行部位分手足和阴阳　循行于四肢内侧的为阴经,循行于四肢外侧的为阳经;循行于上肢,起或止于手的经脉,为手经;循行于下肢,起或止于足的经脉,为足经。

2. 按阴气和阳气盛衰分三阴和三阳　阴气最盛为太阴,其次为少阴,再次为厥阴;阳气最盛为阳明,其次为太阳,再次为少阳。

3. 按隶属的脏腑命名　每一经脉分别隶属于一脏或一腑:阴经属于脏,络于腑;阳经属于腑,络于脏。

(二)十二经脉在体表分布的规律

十二经脉纵贯全身,在体表左右对称地分布于头面、躯干和四肢。

手足三阴经分布于四肢内侧和胸腹,上肢内侧为手三阴经,下肢内侧为足三阴经;手足三阳经分布于四肢外侧和头面、躯干,上肢外侧为手三阳经,下肢外侧为足三阳经。

按立正姿势,拇指在前、小指在后的体位,将上下肢内外侧均分为前、中、后三个区线。手足三阳经在四肢外侧的排列:阳明在前,少阳在中,太阳在后。手足三阴经在四肢内侧的排列:太阴在前,厥阴在中,少阴在后。但足三阴经,在三阴交穴(内踝上八寸处)以上,太阴在前,厥阴在中,少阴在后;在三阴交穴以下,厥阴在前,太阴在中,少阴在后(表2-4)。

表2-4　十二经脉名称分类

阴经 (属脏)		阳经 (属腑)	循行部位 (阴经行于内侧,阳经行于外侧)	
手	太阴肺经 厥阴心包经 少阴心经	阳明大肠经 少阳三焦经 太阳小肠经	上肢	前线 中线 后线
足	太阴脾经* 厥阴肝经* 少阴肾经	阳明胃经 少阳胆经 太阳膀胱经	下肢	前线 中线 后线

* 在小腿下半部和足背部,肝经在前,脾经在中线,至内踝上八寸处交叉之后,脾经在前,肝经在中线

（三）十二经脉的表里属络关系

十二经脉在体内与脏腑相连属，其中阴经属脏络腑主里，阳经属腑络脏主表，一脏配一腑，一阴配一阳，形成了六组脏腑阴阳表里属络关系。即手太阴肺经与手阳明大肠经相表里，手太阴肺经属肺络大肠，手阳明大肠经属大肠络肺。手厥阴心包经与手少阳三焦经相表里，手厥阴心包经属心包络三焦，手少阳三焦经属三焦络心包。手少阴心经与手太阳小肠经相表里，手少阴心经属心络小肠，手太阳小肠经属小肠络心。足太阴脾经与足阳明胃经相表里，足太阴脾经属脾络胃，足阳明胃经属胃络脾。足厥阴肝经与足少阳胆经相表里，足厥阴肝经属肝络胆，足少阳胆经属胆络肝。足少阴肾经与足太阳膀胱经相表里，足少阴肾经属肾络膀胱，足太阳膀胱经属膀胱络肾。互为表里的两经在生理上密切联系，病变时相互影响，治疗时相互为用。而且使互为表里的脏与腑，在结构上通过经脉加强了联系，在生理上相互配合，在病理上相互影响，在治疗上相互为用（表2-5）。

表2-5　十二经脉表里关系

表	手阳明大肠经	手少阳三焦经	手太阳小肠经	足阳明胃经	足少阳胆经	足太阳膀胱经
里	手太阴肺经	手厥阴心包经	手少阴心经	足太阴脾经	足厥阴肝经	足少阴肾经

（四）十二经脉的循行走向和交接规律

十二经脉有一定的顺逆循行方向，并且互相衔接，彼此沟通，构成一个周而复始、如环无端的传注系统。十二经脉的循行方向：手三阴经，从胸走手；手三阳经，从手走头；足三阳经，从头走足；足三阴经，从足走腹（胸）。十二经脉的交接规律：互为表里的阴经与阳经在手足末端交接，同名手足阳经在头面部交接，相互衔接的足阴经与手阴经在胸中交接（图2-1）。

（五）十二经脉的流注顺序

十二经脉通过手足阴阳表里经的连接而逐经相传，即从手太阴肺经开始，依次传至足厥阴肝经，再传至手太阴肺经，首尾相贯环流不止，气血通过经脉，内溉脏腑，外濡腠理，营养全身。十二经脉的流注顺序见图2-2。

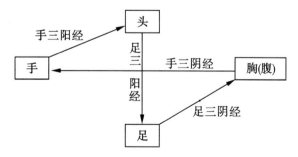

图2-1　十二经脉的循行走向与交接规律

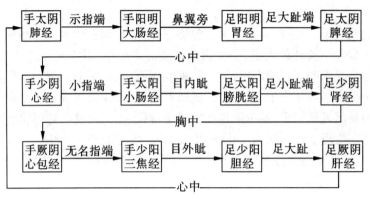

图2-2　十二经脉的流注顺序

三、奇经八脉

奇经指别道奇行的经脉,有任脉、督脉、冲脉、带脉、阴维脉、阳维脉、阴跷脉、阳跷脉共八条,故称奇经八脉。"奇"有"异"的意思,即奇特、奇异,表明奇经与正经是不同的,其不同点主要表现为:①与脏腑无直接的属络联系,但与脑、髓、女子胞等奇恒之腑联系密切。八脉中的督脉、任脉、冲脉皆起于胞中,同出于会阴,称为"一源三歧"。②相互之间无表里关系。③循行分布不似十二经脉有特定规律,"别道奇行",但有自己的特点,即除带脉外均自下而上行,上肢没有奇经的分布,部分奇经无左右对称关系。④仅任、督二脉有专属腧穴。

奇经八脉纵横交错地循行分布于十二经脉之间,主要作用体现在三方面:

1. 沟通十二经脉之间的联系,起到统摄有关经脉气血、协调阴阳的作用　奇经八脉在循行分布中不但与十二经脉交叉相接,加强十二经脉之间的联系,而且对十二经脉的联系还起到分类组合的作用。

2. 对十二经脉的气血有蓄积和渗灌作用　奇经八脉犹如湖泊水库,而十二经脉则犹如江河之水,当十二经脉气血满溢时,就会流入奇经八脉,蓄以备用;当十二经脉气血不足时,奇经八脉中所涵蓄的气血则溢出给予补充,以保持十二经脉气血的相对恒定,有利于维持机体生理功能的需要。

3. 与某些脏腑有联系　奇经八脉虽与五脏六腑没有直接的属络关系,但它在循行分布过程中与脑、髓、女子胞等奇恒之腑以及肾脏等有较为密切的关系。

四、经络的生理功能及临床应用

经络学说在阐释病理,指导疾病的诊断、治疗及预防保健中皆有极其重要的意义,是指导临床各科的基础理论之一。

（一）经络的作用

1.联络脏腑,沟通上下内外　人体的五脏六腑、四肢百骸、五官九窍、皮肉筋骨等组织器官,之所以保持相对的协调统一,完成正常的生理活动,是依赖经络系统的联络沟通而实现的。经络中的十二经脉与奇经八脉、十五络脉纵横交错,入里出表,通上达下,联系人体的各脏腑组织,十二经筋、十二皮部联系肢体筋肉皮肤,加之细小的浮络和孙络联系人体各细微部分,这样,经络将人体联系成一个统一的整体,并且维持着人体的整体活动。

2.运行气血,营养脏腑组织　气血是人体生命活动的物质基础,全身各组织器官只有得到气血的濡养才能完成正常的生理功能。经络是人体气血运行的通道,能将营养物质输布到全身各组织器官,使脏腑组织得以营养,筋得到濡润,关节得以通利,因此人体的气血必须通过经络系统的传注,才能布散全身,维持机体的生命活动。

十二经脉是经络系统的核心,气血的运行主要通过以十二经脉为核心的庞大经络系统,周流不息,内溉脏腑,外濡腠理,发挥其营养全身脏腑组织的作用,保持人体的相对平衡。

3.抗御外邪,保卫机体　经络能"行气血而营阴阳",营气行于脉中,卫气行于脉外,使营卫之气密布周身。外邪侵犯人体由表及里,先从皮毛开始,卫气充实于络脉,络脉散布于全身、密布于皮部,当外邪侵犯机体时,卫气首当其冲,发挥抗御外邪、保卫机体的屏障作用。

（二）经络学说的临床应用

1.阐释病理变化　经络是人体通内达外的一个通道,在生理功能失调时,经络是病邪传注的途径,具有反映病候的特点。十二经脉与脏腑有络属关系,故病邪可通过经络由表达里,或由里达表,或脏腑相互传变;同时脏腑所生的病证可沿着经络的通路反映到体表。

2.指导疾病诊断　由于经络有一定的循行部位和脏腑络属,它可以反映所属脏腑的病证,因而在临床上可用于疾病的诊断。

3.指导临床治疗　经络学说还以指导临床各科的治疗,特别是针灸、按摩和药物治疗。针灸治病主要是通过针灸刺激穴位,激发疏通经气,恢复调节人体脏腑气血的功能,从而达到治病的目的。

4.指导预防保健　可以用调理经络的方法来预防疾病,如保健灸法是自古以来的防病治病之术,古今都把足三里等穴作为防病治病的保健强壮穴。

五、腧穴的概述

（一）腧穴的概念

"腧"通"输",简作"俞",意为转输、输注;"穴"为孔隙,是经气所居之处。《黄帝内经》称之为"节""会""气穴""气府"等,《针灸甲乙经》中则称之为孔穴,《铜人腧穴针灸图经》统称为"腧穴"。

腧穴是人体脏腑经络之气转输或输注于体表的特殊部位,既是疾病的反应点,也是治疗的刺激点。通过刺激腧穴可以调畅气机,促进脏腑气血运行,维持机体阴阳平衡,以达到治疗和预防疾病的作用。

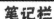

笔记栏

（二）腧穴的分类

分布于人体的腧穴有很多，大体可分为十四经穴、奇穴、阿是穴三大类。

1. 十四经穴　简称"经穴"，是指具有固定的名称和位置，且归属于十二经脉与任、督二脉的腧穴。本类腧穴具有主治本经病证的共同作用，是腧穴的主要组成部分。

2. 奇穴　又称"经外奇穴"，是指尚未归入十四经脉范围，但有具体的穴名、固定的位置和明确治疗作用的腧穴。此类腧穴对某些病证有特殊的治疗作用，多为经验穴。

3. 阿是穴　又称"天应穴""压痛点""不定穴"，是指既无具体的穴名，又无固定的位置，以压痛点或其他反应点作为治疗施术的部位。此类腧穴多位于病变的附近。

（三）腧穴的作用

1. 诊断作用　人体的腧穴通过经络与五脏六腑、四肢百骸紧密地联系在一起。当人体的内部发生病理改变时，可以通过经络在体表的某些腧穴上有所反映。如可在胃肠不适者的足三里、上巨虚等穴处找到敏感的压痛点，也可在肺脏疾患者的中府、肺俞等穴处发现压痛点和(或)皮下结节。因此在临床上可通过判断腧穴及其周围部位是否有压痛、肿胀、结节、皮肤脱屑、丘疹等病理反应来协助诊断。

2. 治疗作用

（1）近治作用　亦称局部作用，是指所有腧穴都能治疗其所在部位及其邻近组织、器官的病证，这是所有腧穴主治作用中的共同特点。例如，睛明、承泣、四白等穴可治疗眼区病证，四神聪、头维、神庭、百会、风池等穴均可治疗头部病证。

（2）远治作用　亦称循经作用，是指经穴上的某些腧穴，尤其是十二经脉在四肢肘、膝关节以下的腧穴，不仅能治局部病证，而且能治本经循行所达到的远隔部位组织、器官的病证，这是十四经穴主治作用的基本规律。例如，足三里、上巨虚、下巨虚不仅能治疗下肢病证，亦能治疗胃脘不适；列缺、合谷穴不仅能治疗上肢病证，亦能治疗头面部和颈部病证。

（3）特殊作用　是指针刺某些腧穴，因机体状态不同，可产生双向的良性调整作用。如针刺天枢穴，便秘时可起通便作用，腹泻时可起止泻作用。此外，某些腧穴的治疗作用具有相对特异性，如定喘穴有止咳平喘作用、大椎穴有退热作用。

（四）腧穴的定位

取穴是否正确，直接影响治疗的效果。临床常用的腧穴定位法有骨度分寸定位法、体表解剖标志定位法、手指同身寸定位法和简便定位法四种。

1. 骨度分寸定位法　简称"骨度法"，是指以人体骨节为主要标志，测量周身各部的长度和宽度，并依据比例折算尺寸作为定穴标准的方法(图2-3，表2-6)。

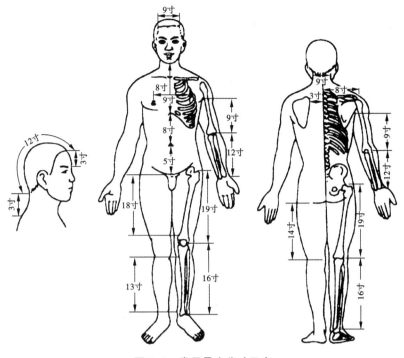

图 2-3 常用骨度分寸示意

表 2-6 常用骨度分寸

部位	起止点	长度	度量法	说明
头部	前发际至后发际	12 寸	直量	如前发际不明，则从眉心至第7颈椎棘突下作18寸（即眉心至前发际3寸，第7颈椎棘突至后发际3寸）
胸背部	胸剑联合至脐中	8 寸	直量	胸部直量，一般以肋骨计算，每一条肋骨为1.6寸,用于胸腹部
	脐中至耻骨联合上缘	5 寸	直量	
	两乳头之间	8 寸	横量	
腰背部	第1胸椎至骶尾联合	21 椎	直量	背部直量,数脊椎,两肩胛骨下角相当于第7胸椎,两髂嵴相当于第4腰椎,量时两手应下垂
上肢部	两肩胛骨脊柱缘之间	6 寸	横量	用于手三阴、手三阳经骨度分寸
	腋前皱襞至肘横纹	9 寸	直量	
	肘横纹至腕横纹	12 寸	直量	
下肢部	耻骨联合上缘至股骨内上髁上缘	18 寸	直量	用于足三阴经、足三阳经
	胫骨内侧髁下缘至内踝尖	13 寸	直量	
	股骨大转子至膝中	19 寸	直量	
	膝中至外踝尖	16 寸		

2.体表解剖标志定位法　又称自然标志定位法,是以人体解剖标志作为依据来确定穴位位置的方法,可分为固定标志定位法和活动标志定位法。

3.手指同身寸定位法　是指以患者的手指为尺寸折量标准来量取腧穴的方法,又称"指寸法"。常用的手指同身寸有以下3种(图2-4)。①中指同身寸:是指当被取穴者拇指与中指屈曲呈环形时,以中指中节两横纹之间的距离作为1寸。可用于四肢的直寸定穴和背、腰、骶部的横寸定穴。②拇指同身寸:以被取穴者拇指指间关节的宽度作为1寸,适用于四肢的直寸定穴。③横指同身寸:是令患者将示指、中指、环指和小指并拢,以中指中节横纹为标准,其四指宽度作为3寸。适用于下肢、上肢的直寸定穴、背部的横寸定穴,又名"一夫法"。

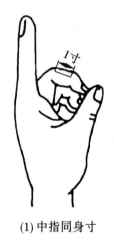
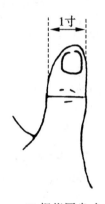
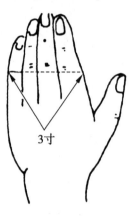

(1) 中指同身寸　　　　　　(2) 拇指同身寸　　　　　　(3) 横指同身寸

图2-4　手指同身寸定位法

4.简便定位法　临床上有些穴位可以采用一些简便的取穴方法。如让被取穴者两手的虎口交叉,置上位手示指于另一手桡骨茎突之上,示指尖端的凹陷处即为列缺穴;人体直立,双手自然下垂,中指指间处为风市穴;折耳郭向前,两耳尖连线的中点是百会穴;沉肩屈肘,于平肘尖处取章门穴等。

附:常用腧穴

1.十四经穴　手太阴肺经、手阳明大肠经、足阳明胃经、足太阴脾经、手少阴心经、手太阳小肠经、足太阳膀胱经、足少阴肾经、手厥阴心包经、手少阳三焦经、足少阳胆经、足厥阴肝经、督脉、任脉。

(1)手太阴肺经　本经从胸走手,起于中府,止于少商。腧穴包括中府、云门、天府、尺泽、孔最、列缺、经渠、太渊、鱼际、少商等11个穴(图2-5,表2-7),主要分布于胸部外侧,上肢掌面桡侧,以及手掌和拇指的桡侧。本经腧穴主治咽喉、胸肺、胃肠部疾患及经脉循行部位的其他病证。

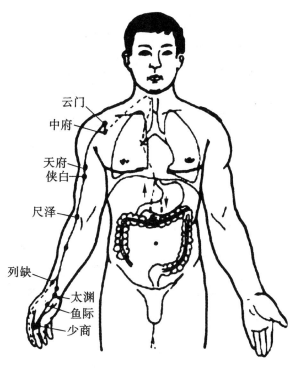

图 2-5　手太阴肺经腧穴

表 2-7　手太阴肺经常用腧穴

穴位名称	定位	主治功效	操作说明
中府	胸前壁外上方,正中线旁开6寸,第1肋间隙处	咳嗽,气喘,胸痛,肩背痛	向外斜刺或平刺0.5～0.8寸,不可向内深刺,以免伤及肺脏
尺泽	在肘区,肘横纹上,肱二头肌腱桡侧凹陷中	咳嗽,咯血,胸中胀满,咽喉肿痛,急性腹痛吐泻,小儿惊风,肘臂挛痛	直刺0.5～1.0寸,或点刺出血,可灸
列缺	在前臂,腕掌侧远端横纹上1.5寸,拇短伸肌腱与拇长展肌腱之间,拇长展肌腱沟的凹陷中	咳嗽,咽喉肿痛,偏正头痛,项强,口㖞,牙痛	向肘部斜刺0.3～0.5寸,可灸
少商	拇指桡侧甲角旁0.1寸	咽喉肿痛,咳嗽,鼻衄,发热,昏迷,癫狂	浅刺0.1寸或点刺出血

（2）手阳明大肠经　本经从手走头,起于商阳,止于迎香。腧穴包括商阳、合谷、阳溪、偏历、温溜、下廉、上廉、手三里、曲池、手五里、肩髃及迎香等20个穴(图2-6,表2-8),主要分布在上肢背面桡侧、肩颈及面部。本经腧穴主治头面五官疾病、胃肠病、皮肤病、热病、神志病以及经脉循行部位的其他病证。

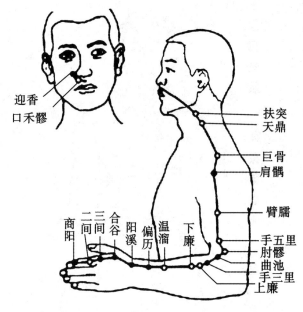

图2-6　手阳明大肠经腧穴

表2-8　手阳明大肠经常用腧穴

穴位名称	定位	主治功效	操作说明
商阳	示指桡侧端,距指甲角0.1寸	咽喉肿痛,热病,中风,昏迷,鼻衄,耳鸣,耳聋,齿痛	浅刺或点刺出血
合谷	在手背部,第一、第二掌骨之间,约第二掌骨中点处	头痛,目痛,齿痛,咽喉肿痛,鼻衄,耳聋,痄腮,牙关紧闭,口㖞,热病,无汗,多汗,腹痛,便秘,闭经,滞产,上肢不遂,疼痛	直刺0.5~1.0寸,可灸
曲池	屈肘,在肘横纹桡侧凹陷处,约当尺泽穴与肱骨外上髁连线之中点处	热病,咽喉肿痛,齿痛,瘾疹,手臂肿痛,上肢不遂,手肘无力,月经不调,高血压,疮疥,丹毒,腹痛吐泻	直刺1.0~1.5寸,可灸
肩髃	肩峰端下缘,三角肌上部中央。肩平举时,肩部出现两个凹陷,前方的凹陷中	肩臂挛痛不遂,瘾疹,瘰疬	直刺或向下斜刺0.5~0.8寸
迎香	在面部,鼻翼外缘中点旁,鼻唇沟中	鼻塞,鼻衄,口㖞,面痒,胆道蛔虫证	斜刺或平刺0.3~0.5寸

　　(3)足阳明胃经　本经从头走足,起于承泣,止于厉兑。腧穴包括承泣、四白、地仓、颊车、下关、头维、人迎、缺盆、乳中、乳根、梁门、关门、天枢、大巨、水道、归来、足三里、上巨虚、下巨虚、丰隆、厉兑等45个穴(图2-7,表2-9),主要分布在头面部、颈侧

部、胸腹部、下肢前外侧面及足背部。本经腧穴主治胃肠疾病、头面疾病、神志病、热病,以及经脉循行部位的其他病证。

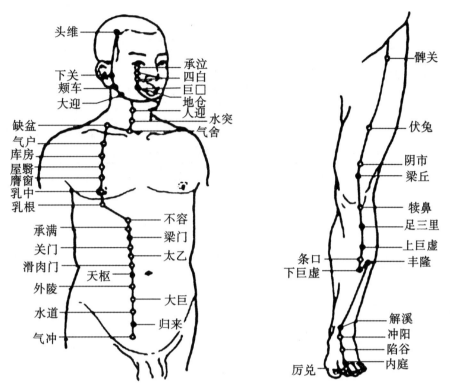

图 2-7 足阳明胃经腧穴

表 2-9 足阳明胃经常用腧穴

穴位名称	定位	主治功效	操作说明
承泣	目正视,瞳孔直下,当眼眶与眼球之间	目赤肿痛,流泪,夜盲,口眼㖞斜	左手拇指向上轻推眼球,紧靠眶缘缓慢直刺0.5~1寸,不宜提插,以防损伤血管引起血肿
四白	在面部眼睑,框下孔处	目赤肿痛,眼睑瞤动,近视,口㖞,面痛,胆道蛔虫症,头痛,眩晕	直刺0.5~1.0寸,可灸
地仓	口角旁0.4寸	口㖞,流涎,三叉神经痛	斜刺或平刺0.5~0.8寸
颊车	下颌角前上方一横指凹陷中,咀嚼时咬肌隆起的最高点	口眼㖞斜,齿痛,颊肿,口噤不语	直刺0.3~0.5寸,或向地仓方向平刺0.5~1寸
下关	在面部,颧弓下缘中央与下颌切迹之间凹陷中	口㖞,齿痛,面痛,耳鸣,耳聋	直刺或斜刺0.5~1.0寸

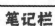

续表2-9

穴位名称	定位	主治功效	操作说明
天枢	在腹部,横平脐中,前正中线旁开2寸	腹胀,腹痛,便秘,泄泻,痢疾,月经不调,痛经	直刺1.0~1.5寸,可灸
足三里	在小腿外侧,犊鼻下3寸,犊鼻与解溪连线上	胃痛,消化不良,腹胀,腹痛,泄泻,便秘,咳喘,心悸,气短,头晕,失眠,膝痛,下肢痿痹	直刺1.0~1.5寸,可灸
丰隆	在小腿外侧,外踝尖上8寸,胫骨前嵴外二横指处	咳嗽,哮喘,痰多,头痛,眩晕,癫狂痫,下肢痿痹	直刺1.0~1.5寸,可灸
内庭	在足背第2、3趾间,趾蹼缘后方赤白肉际处	咽喉肿痛,齿痛,鼻衄,口喝,热病,腹胀,腹痛,便秘,痢疾,足背肿痛	直刺或向上斜刺0.5~1.0寸,可灸
厉兑	第二趾外侧指甲角旁0.1寸	鼻衄,齿痛,咽喉肿痛,腹胀,热病,失眠,癫狂	浅刺0.1寸

　　(4)足太阴脾经　本经从足走腹,起于隐白,止于大包。腧穴包括隐白、大都、太白、公孙、商丘、三阴交、地机、阴陵泉、血海、冲门、天溪、大包等21个穴(图2-8,表2-10),主要分布于足大趾内侧、下肢内侧及胸腹部外侧。本经腧穴主治脾胃疾病、妇科病、前阴病变及经脉循行部位的其他病证。

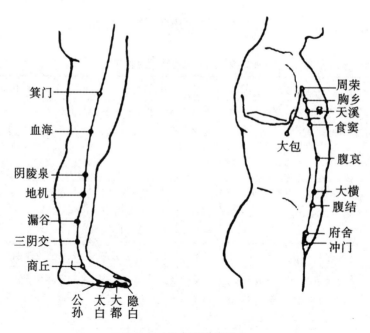

图2-8　足太阴脾经腧穴

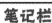

表2-10　足太阴脾经常用腧穴

穴位名称	定位	主治功效	操作说明
隐白	足大趾内侧,趾甲角旁约0.1寸	腹胀,便血,尿血,月经过多,崩漏,癫狂,多梦,惊风	点刺0.1寸或点刺出血
三阴交	在小腿内侧,内踝尖上3寸,胫骨内侧缘后际	月经不调,崩漏,闭经,带下,不孕,滞产,遗精,阳痿,小便不利,遗尿,腹胀,肠鸣,泄泻,便秘,眩晕,失眠,下肢痿痹,脚气	直刺1.0～1.5寸,可灸
阴陵泉	在小腿内侧,胫骨内侧髁下缘与胫骨内侧缘之间的凹陷中	腹胀,泄泻,黄疸,水肿,小便不利或失禁,遗精,阴茎痛,带下,膝痛	直刺1.0～2.0寸,可灸
血海	在股前区,髌底内侧端上2寸,股内侧肌隆起处。简便取穴法:患者屈膝,医者以左手掌心按于患者右膝髌骨上缘,二至五指向上伸直,拇指呈45°斜置,拇指指尖下是穴	月经不调,闭经,崩漏,痛经,瘾疹,湿疹,丹毒	直刺1.0～1.5寸,可灸
大包	腋中线上,第6肋间隙中	气喘,胸胁痛,全身疼痛,四肢无力	斜刺或向后平刺0.5～0.8寸

（5）手少阴心经　本经从胸走手,起于极泉,止于少冲。腧穴包括极泉、少海、通里、神门、少府、少冲等9个穴(图2-9,表2-11),主要分布在腋窝、上肢掌侧面的尺侧及小指的桡侧。本经穴主治心胸疾患、神志病以及经脉循行部位的其他病证。

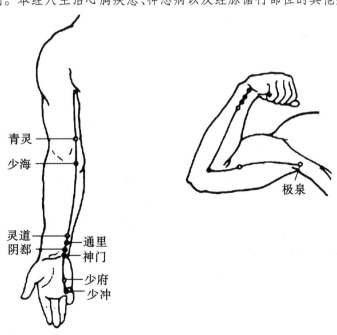

图2-9　手少阴心经主要腧穴

表2-11　手少阴心经常用腧穴

穴位名称	定位	主治功效	操作说明
极泉	在腋窝正中,腋动脉内侧	胁痛,心痛,上臂内侧痛	避开动脉,直刺或斜刺0.5~0.8寸
少海	在肘前区,横平肘横纹,肱骨内上髁前缘	心痛,痫证,腋胁疼痛,肘臂挛痛麻木,手颤,瘰疬	直刺0.5~1.0寸,可灸
通里	在前臂前区,腕掌侧远端横纹上1寸,尺侧腕屈肌腱的桡侧缘	失眠,健忘,痴呆,癫狂,痫证,心烦,心痛,心悸,怔忡	直刺0.3~0.5寸。可灸
神门	在腕前区,腕掌侧远端横纹尺侧端,尺侧腕屈肌腱的桡侧缘	月经不调,闭经,崩漏,痛经,瘾疹,湿疹,丹毒	直刺0.3~0.5寸。可灸

　　(6)手太阳小肠经　本经从手走头,起于少泽,止于听宫。腧穴包括少泽、前谷、后溪、阳谷、养老、小海、天宗、天窗、天容、颧髎及听宫等19穴(图2-10,表2-12),主要分布在小指、手掌及上肢背面的尺侧,肩胛、颈部及面部。本经腧穴主治头面五官疾患、神志病、热病及经脉循行部位的其他病证。

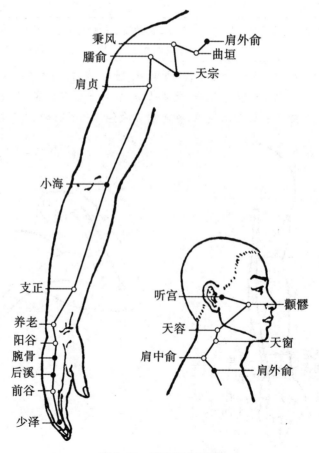

图2-10　手太阳小肠经

表2-12　手太阳小肠经常用腧穴

穴位名称	定位	主治功效	操作说明
少泽	手小指尺侧指甲角旁约0.1寸	头痛,咽喉肿痛,乳痈,乳汁少,热病,昏迷	浅刺0.1寸或点刺出血
后溪	在手内侧,第五掌指关节尺侧近端赤白肉际凹陷中	头项强痛,急性腰扭伤,目赤,耳聋,咽喉肿痛,盗汗,疟疾,热病,癫狂痫	直刺0.5~0.8寸,或向合谷穴方向透刺,可灸
小海	在肘后区,尺骨鹰嘴与肱骨内上髁之间的凹陷中	肘臂疼痛,癫狂痫	直刺0.3~0.5寸。可灸
听宫	在面部,耳屏正中与下颌骨髁突之间的凹陷中	耳鸣,耳聋,聤耳,齿痛,癫狂痫	微张口,直刺0.5~1.0寸

（7）足太阳膀胱经　本经从头走足,起于睛明,止于至阴。腧穴包括睛明、攒竹、天柱、大杼、风门、肺俞、心俞、肝俞、胆俞、脾俞、胃俞、肾俞、大肠俞、委中、承山、昆仑、申脉及至阴等67个穴（图2-11,表2-13）,主要分布在面部、头颈部、背腰部及下肢后侧外部。本经腧穴主治脏腑病变、神志病、头项背腰部疾病以及经脉循行部位的其他病证。

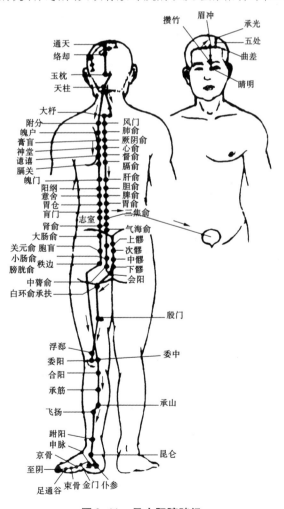

图2-11　足太阳膀胱经

笔记栏

表2-13　足太阳膀胱经常用腧穴

穴位名称	定位	主治功效	操作说明
睛明	在面部,目内眦内上方框内侧壁凹陷中	目赤肿痛,迎风流泪,夜盲,色盲,近视,急性腰痛	嘱患者闭目,操作者一手将眼球向外侧轻推并固定,另一手持针沿眼眶边缘缓慢直刺0.5~1.0寸,不宜大幅度提插捻转,禁灸
攒竹	在面部,眉头凹陷中,额切迹处	头痛,眉棱骨痛,目眴,目赤肿痛,口㖞,面痛,腰痛	向下斜刺0.3~0.5寸,或向鱼腰穴方向透刺
听宫	在面部,耳屏正中与下颌骨髁突之间的凹陷中	耳鸣,耳聋,聤耳,齿痛,癫狂痫	微张口,直刺0.5~1.0寸
肺俞	在脊柱区,第5胸椎棘突下,后正中线旁开1.5	咳喘,咯血,潮热,盗汗,瘾疹,皮肤瘙痒	斜刺0.5~1.0寸
心俞	在脊柱区,第5胸椎棘突下,后正中线旁开1.5寸	失眠,健忘,梦遗,心悸,心痛,心烦,咳嗽,吐血,盗汗,癫狂,痫证	斜刺0.5~0.8寸
肝俞	在脊柱区,第9胸椎棘突下,后正中线旁开1.5寸	胁痛,黄疸,目赤,夜盲,眩晕,癫狂,痫证,吐血,衄血	斜刺0.5~0.8寸
脾俞	在脊柱区,第11胸椎棘突下,后正中线旁开1.5寸	腹胀,纳呆,呕吐,泄泻,痢疾,便血,水肿,黄疸,背痛	直刺0.5~1.0寸
肾俞	在脊柱区,第2腰椎棘突下,后正中线旁开1.5寸	水肿,小便不利,遗尿,月经不调,带下,遗精,阳痿,耳鸣,耳聋,气喘,腰痛	直刺0.5~1.0寸
委中	在膝后区,腘横纹中点,当股二头肌腱与半腱肌腱中间	腰痛,下肢痿痹,遗尿,小便不利,腹痛,吐泻,瘾疹,丹毒,皮肤瘙痒	直刺0.5~1.0寸,或用三棱针点刺出血,可灸
承山	在小腿后区,腓肠肌两腹肌与肌腱交角处	便秘,痔疾,腰腿疼痛,脚气	直刺1.0~2.0寸,可灸
昆仑	在踝区,外踝尖与跟腱之间的凹陷中	头痛,项强,腰背疼痛,目眩,鼻衄,癫痫,难产	直刺0.5~1.0寸,可灸
申脉	在踝区,外踝尖直下,外踝下缘与跟骨之间的凹陷中	失眠,嗜睡,头痛,眩晕,项强,目赤痛,眼睑下垂,癫狂痫证,腰腿疼痛	直刺0.3~0.5寸,可灸
至阴	足小趾外侧趾甲角旁约0.1寸	头痛,目痛,鼻塞,鼻衄,胎位不正,难产	浅刺0.1寸,胎位不正用灸法

(8)足少阴肾经　本经从足走腹,起于涌泉,止于俞府。腧穴包括涌泉、太溪、大钟、照海、复溜、交信、阴谷、幽门、神封及俞府等27个穴(图2-12,表2-14),主要分布

在足心、下肢内侧后缘及胸腹部。本经腧穴主治泌尿生殖疾患、神志病变、肺病、咽喉疾病,以及经脉循行部位的其他病证。

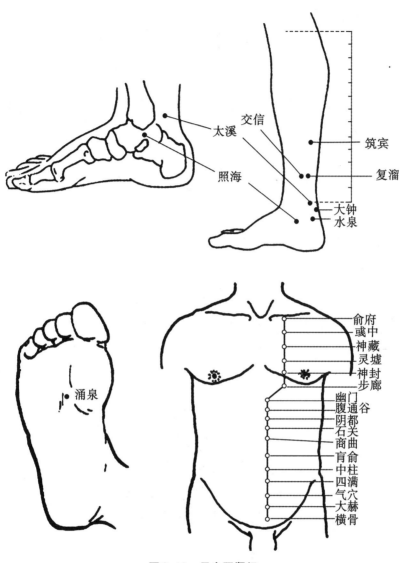

图2-12 足少阴肾经

表2-14 足少阴肾经常用腧穴

穴位名称	定位	主治功效	操作说明
涌泉	在足底,屈足蜷趾时足心最凹陷处	眩晕,头顶痛,失眠,癫狂,昏厥,小儿惊风,小便不利,便秘,舌干,失音,咽喉肿痛,足心热	直刺0.5~1.0寸,可灸

续表2-14

穴位名称	定位	主治功效	操作说明
太溪	内踝与跟腱之间的凹陷中	遗精,阳痿,月经不调,小便频数,腰痛,泄泻,消渴,头痛,眩晕,耳鸣,耳聋,齿痛,咽喉肿痛,失眠,健忘,咳喘,咯血	直刺0.5~1.5寸,可灸
照海	内踝尖下1寸,内踝下缘边际凹陷处	小便频数,癃闭,痛经,月经不调,带下,阴痒,阴挺,目赤肿痛,咽喉干痛,失眠,痫证	直刺0.5~0.8寸,可灸
复溜	太溪穴上2寸,跟腱的前缘	水肿,腹胀,泄泻,盗汗,热病汗不出,下肢痿痹	直刺0.5~1寸
俞府	锁骨下缘,前正中线旁开2寸	咳嗽,气喘,胸痛,呕吐	斜刺或平刺0.5~0.8寸

(9)手厥阴心包经　本经从胸走手,起于天池,止于中冲。腧穴包括天池、天泉、曲泽、间使、内关、大陵、劳宫、中冲等9个穴(图2-13,表2-15),主要分布在胸前部及上肢内侧中间。本腧穴主治心胸疾患、胃部疾病、神志病及经脉循行部位的其他病证。

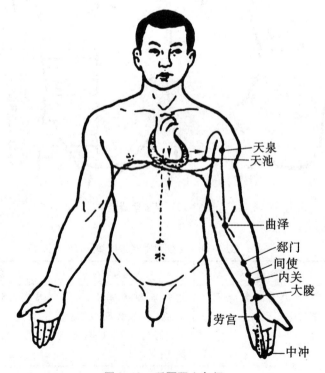

图2-13　手厥阴心包经

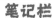

表 2-15　手厥阴心包经常用腧穴

穴位名称	定位	主治功效	操作说明
天池	乳头外侧 1 寸,当第 4 肋间隙	胸闷,胁肋痛,咳嗽,气喘	向外斜刺 0.5 寸,不可深刺,以免伤及内脏
曲泽	在肘前区,肘横纹上,肱二头肌腱的尺侧缘凹陷中	心悸,心痛,热病,呕吐,泄泻,胃痛,肘臂痛	直刺 1.0~1.5 寸,或用三棱针点刺出血,可灸
内关	在前臂前区,腕掌侧远端横纹上 2 寸,掌长肌腱与桡侧腕屈肌腱之间	胸闷,心悸,心痛,呕吐,呃逆,胃痛,头痛,眩晕,失眠,癫痫,肘臂挛痛	直刺 0.5~1.0 寸,可灸
大陵	在腕前区,腕掌侧远端横纹中点,掌长肌腱与桡侧腕屈肌腱之间	心悸,心痛,胸胁痛,胃痛,呕吐,手腕痛	直刺 0.3~0.5 寸,可灸
中冲	手中指尖端中央	昏迷,热病,心痛,中暑,舌强不语,小儿夜蹄	浅刺 0.1 寸或点刺出血

(10)手少阳三焦经　本经从手走头,起于关冲,止于丝竹空。腧穴包括关冲、阳池、外关、支沟、四渎、天井、肩髎、翳风、耳门、丝竹空等 23 个穴(图 2-14,表 2-16),主要分布在上肢外侧中间、颈侧部、耳旁及侧头部。本经腧穴主治头面五官疾病、胸胁病变、热病及经脉循行部位的其他病证。

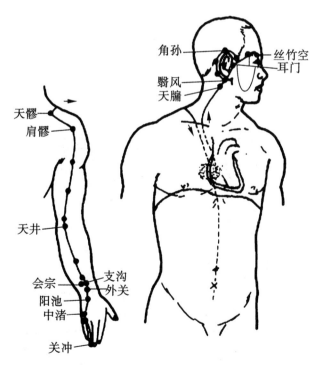

图 2-14　手少阳三焦经

表2-16　手少阳三焦经常用腧穴

穴位名称	定位	主治功效	操作说明
关冲	无名指尺侧端,距指甲角约0.1寸	中风昏迷,中暑,心烦,头痛,目赤,耳聋,耳鸣,喉痹,舌强,热病	浅刺0.1寸或用三棱针点刺出血。可灸
中渚	握拳,第四、五掌骨小头后缘之凹陷	头痛,目赤,耳鸣,耳聋,咽喉肿痛,两肩胛之间痛,腿痛,手指不能屈伸	直刺0.3~0.5寸,可灸
外关	在前臂后区,腕背侧远端横纹上2寸,尺骨与桡骨间隙中点	头痛,目赤,耳鸣,耳聋,热病,胸肋疼痛,上肢痿痹	直刺0.5~1.0寸,可灸
支沟	在前臂后区,腕背侧远端横纹上3寸,尺骨与桡骨间隙中点	便秘,耳鸣,耳聋,落枕,胁肋疼痛,热病	直刺0.5~1.0寸,可灸
翳风	在颈部,耳垂后方,乳突下端前方凹陷中	口眼㖞斜,齿痛,耳鸣,耳聋,颊肿,呃逆,瘰疬	直刺0.8~1.2寸,可灸
耳门	耳屏上切迹前,下颌骨髁状突后缘凹陷中	耳鸣耳聋,齿痛,牙关紧闭	张口,直刺0.5~1寸
丝竹穴	眉毛外端凹陷中	头痛,面瘫,斜视,目赤肿痛	平刺0.3~0.5寸

(11)足少阳胆经　本经从头走足,起于瞳子髎,止于足窍阴。腧穴包括瞳子髎、听会、上关、天冲、风池、肩井、环跳、风市、阳陵泉、悬钟、足临泣、足窍阴等44个穴(图2-15,表2-17),主要分布在头面部、项部、肩部、胸腹侧面、下肢外侧面及足背外侧。本经腧穴主治头面五官疾病、肝胆病变、神志病、热病及经脉循行部位的其他病证。

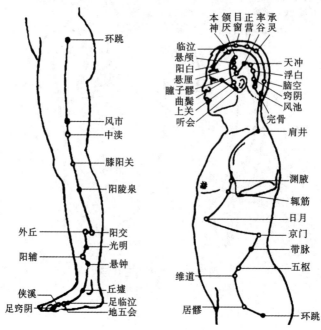

图2-15　足少阳胆经

表2-17 足少阳胆经常用腧穴

穴位名称	定位	主治功效	操作说明
瞳子髎	目外眦旁0.5寸,眶骨外缘凹陷中	头痛,目赤肿痛,青盲	平刺0.3~0.5寸
听会	耳屏切迹前方,下颌骨髁状突后缘,张口有孔处	耳鸣,耳聋,齿痛,口㖞	张口,直刺0.5~1寸
风池	在颈后区,枕骨之下,胸锁乳突肌上端之间的凹陷中	头痛,目赤肿痛,目不明,耳鸣,耳聋,鼻塞,鼻衄,鼻渊,咽喉肿痛,眩晕,中风,失眠,健忘,热病,感冒	向鼻尖方向斜刺0.8~1.2寸
肩井	在肩胛区,第7颈椎棘突下与肩峰最外侧点连线的中点	颈项、肩背疼痛,上肢不遂,乳痈,乳少,难产,瘰疬	直刺0.3~0.5寸,忌深刺,孕妇禁用
环跳	在臀区,股骨大转子最凸点与骶管裂孔连线的外1/3与内2/3交点处	腰腿痛,下肢痿痹,半身不遂	直刺2.0~3.0寸
阳陵泉	在小腿外侧,腓骨头前下方凹陷中	胁肋疼痛,口苦,呕吐,黄疸,下肢痿痹,膝髌肿痛,肩颈疼痛,小儿惊风	直刺1.0~1.5寸,可灸
光明	在小腿外侧,外踝尖上5寸,腓骨前缘	夜盲,目视不明,目痛,乳少,乳房胀痛,下肢痿痹	直刺1.0~1.5寸,可灸
足临泣	第四、五跖骨结合部前方,小趾伸肌腱外侧的凹陷中	目赤肿痛,胁肋疼痛,月经不调,耳聋,足跗疼痛	直刺0.3~0.5寸
足窍阴	第四趾外侧,趾甲角旁约0.1寸	头痛,目赤肿痛,耳聋,咽喉肿痛,胁痛,热病	浅刺0.1寸或点刺出血

(12)足厥阴肝经 本经从足走腹,起于大敦,止于期门。腧穴包括大敦、行间、太冲、中封、中都、曲泉、足五里、期门等14个穴(图2-16,表2-18),主要分布在下肢内侧、侧腹部及胸部。本经腧穴主治肝胆疾患、脾胃病、妇科病、前阴病变及经脉循行部位的其他病证。

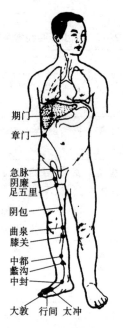

图 2-16　足厥阴肝经

表 2-18　足厥阴肝经常用腧穴

穴位名称	定位	主治功效	操作说明
大敦	足大趾外侧趾甲角旁约 0.1 寸	疝气,遗尿,经闭,崩漏,癫痫	浅刺 0.1 寸或点刺出血
行间	在足背,第一、二趾间,趾蹼缘的后方赤白肉际处	头痛,眩晕,目赤肿痛,青盲,痛经,月经不调,经闭,崩漏,带下,小便不利,癃闭,遗尿,疝气,中风,癫痫,黄疸,胁肋痛	直刺 0.5~0.8 寸,可灸
太冲	在足背,第一、二跖骨之间,趾骨底结合部前方凹陷中,或触及动脉搏动	眩晕,头痛,耳鸣,耳聋,目赤,肿痛,青盲,咽喉痛,口喎,中风,癫痫,小儿惊风,痛经,月经不调,闭经,崩漏,带下,遗尿,癃闭,黄疸,胁痛,胃脘痛,呃逆,泄泻,下肢痿痹,足跗肿痛	直刺 0.5~0.8 寸,可灸
中都	在小腿内侧,内踝尖上 7 寸,胫骨内侧面的中央	腹痛,疝气,崩漏,恶露不尽,泄泻	平刺 0.5~0.8 寸,可灸
曲泉	屈膝,膝内侧横纹头上方凹陷中	腹痛,小便不利,遗精,阴痒,月经不调,痛经,带下,膝痛	直刺 1.0~1.5 寸
期门	乳头直下,第 6 肋间隙	胸胁胀痛,腹胀,呕吐,乳痈	斜刺或平刺 0.5~0.8 寸

（13）督脉腧穴　本经起于长强,止于龈交。腧穴包括长强、腰俞、命门、中枢、大椎、风府、哑门、百会、上星、人中、龈交等 28 个穴（图 2-17,表 2-19）,主要分布在躯干后正中线及头面部正中线上。本经腧穴主治腧穴主治腧穴主治神志病、热病、头项腰背病证及相应的内脏病变。

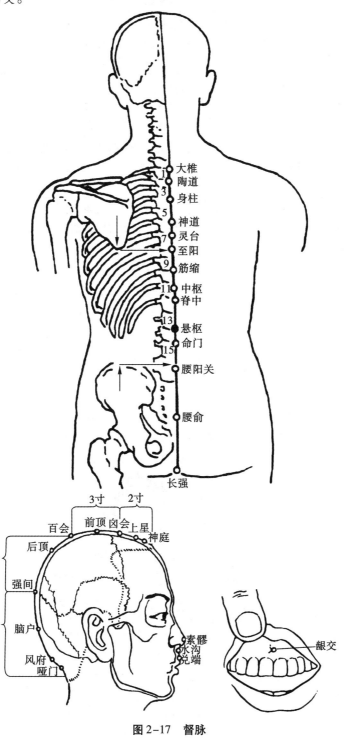

图 2-17　督脉

表2-19　督脉常用腧穴

穴位名称	定位	主治功效	操作说明
长强	尾骨尖下0.5寸,约当尾骨尖端与肛门的中点	泄泻,便血,便秘,痔疾,脱肛,癫痫狂	紧靠尾骨前面斜刺0.8~1.0寸
命门	在脊柱区,第2腰椎棘突下凹陷中,后正中线上	尿频,遗尿,阳痿,早泄,遗精,月经不调,赤白带下,泄泻,腰痛,下肢痿痹	直刺0.5~1.0寸,可灸
大椎	在脊柱区,第7颈椎棘突下凹陷中,后正中线上	热病,骨蒸潮热,疟疾,感冒,喘咳,癫痫,小儿惊风,风疹,痤疮,脊强,头项痛	斜刺0.5~1.0寸,或用三棱针点刺放血
风府	在颈后区,枕外隆凸直下,两侧斜方肌之间凹陷中	眩晕,头痛,项强,中风,癫狂痫,目痛,鼻衄,咽喉肿痛	伏案正坐位,头微前倾,向下颌方向缓慢针刺0.5~1.0寸
百会	在头部,前发际正中直上5寸	眩晕,头痛,癫狂痫,中风,失眠,健忘,久泄,脱肛,阴挺	平刺0.5~1.0寸,可灸
水沟	在面部,人中沟的上1/3与中1/3交点处	昏迷,晕厥,中风,抽搐,癫狂痫证,鼻塞,鼻衄,口㖞,牙关紧闭,齿痛,唇肿,闪挫腰痛及脊强痛,黄疸,消渴	向上斜刺0.3~0.5寸,或用指甲掐按,不灸
龈交	上唇系带与齿龈连接处	癫狂,齿龈肿痛,鼻渊	向上斜刺0.2~0.3寸,或点刺出血

　　(14)任脉腧穴　本经起于会阴,止于承浆。腧穴包括会阴、中极、关元、气海、阴交、神阙、下脘、中脘、上脘、膻中、天突、承浆等24个个穴(图2-18,表2-20),主要分布在躯干前正中线及颜面部。本经腧穴主治头面、颈、胸、腹部的局部病证及相应的内脏病变。

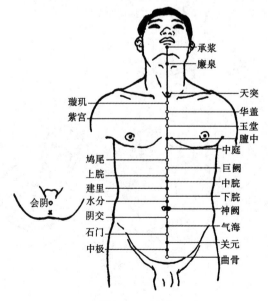

图2-18　任脉

表2-20　任脉常用腧穴

常用腧穴	定位	主治	刺灸方法
会阴	男性阴囊根部与肛门中间,女性在大阴唇后联合与肛门中间	阴痒、小便不利、痔疾、遗精、遗尿、月经不调、癫狂	直刺0.5~1.0寸,可灸
关元	下腹部,脐中下3寸,前正中线上	眩晕、中风脱证、腹痛、泄泻、疝气、尿频、遗尿、癃闭、遗精、阳痿、早泄、痛经、经闭、崩漏、月经不调、带下、不孕	直刺1.0~1.5寸,多可灸
气海	下腹部,脐下1.5寸,前正中线上	中风脱证、形体羸瘦、腹痛、泄泻、小便不利、遗尿、遗精、阳痿、疝气、痛经、经闭、崩漏、带下、阴挺	直刺1.0~1.5寸,可灸
神阙	脐窝中央	虚脱、腹痛、腹泻、痢疾、便秘、脱肛、水肿	一般不针刺,宜灸
中脘	在上腹部,脐中上4寸,前正中线上	胃痛、腹胀、泄泻、呕吐、呃逆、咳喘痰多、癫痫、黄疸、失眠、心悸、怔忡	直刺1.0~1.5寸,可灸
膻中	在胸部,平第四肋间隙,前正中线上	心悸、胸痛、胸闷,气喘,心痛、产后乳少、乳痈、呕吐、呃逆	平刺0.3~0.5寸
承浆	唇沟的中点	口疮、齿龈肿痛、流涎、暴喑、癫狂	斜刺0.3~0.5寸,可灸

2. 经外奇穴

(1)常用经外奇穴　见于图2-19~图2-23。

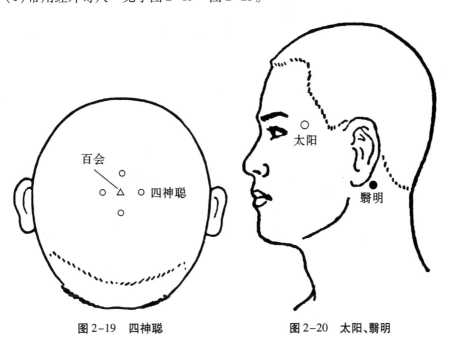

图2-19　四神聪　　　　　图2-20　太阳、翳明

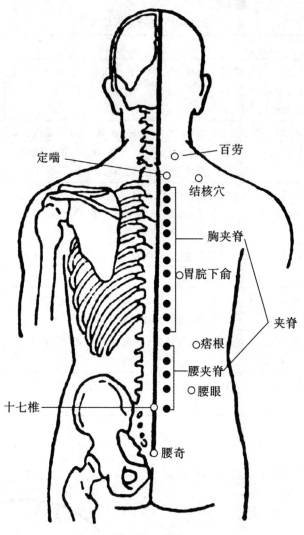

图 2-21　夹脊

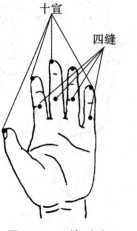

图 2-22　四缝、十宣

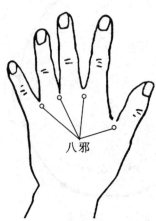

图 2-23　八邪

（2）常用经外奇穴的定位及主治　见表2-21。

表2-21　常用经外奇穴

常用经外奇穴	定位	主治	操作方法
四神聪	在头顶部，百会前后左右旁开各1寸，共4穴	头痛、眩晕、失眠、健忘、癫痫等	平刺0.5～0.8寸，可灸
太阳	在头部，眉梢与目外眦之间向后约1横指的凹陷中	头痛、目疾、面痛、齿痛	直刺或斜刺0.3～0.5寸，或点刺出血
定喘	第7颈椎棘突下（大椎穴）旁开0.5寸	哮喘、咳嗽、肩背痛、落枕	直刺0.5～0.8寸
夹脊	在脊柱区，第1胸椎至第5腰椎棘突下两侧，后正中线旁开0.5寸，一侧17穴，左右共34穴	适应范围较广，其中第1～5胸椎夹脊穴治疗心、肺、胸部及上肢疾病；第6～12胸椎夹脊穴可治疗脾胃肝胆疾病；第1～5腰椎夹脊穴可治疗腰骶、盆腔及下肢疾病	直刺或向内斜刺0.5～1.0寸
八邪	在手背，第1～5指间，指蹼缘后方赤白肉际处，左右各8穴	背肿痛、手指麻木、烦热、目痛、毒蛇咬伤	斜刺0.5～0.8寸，或点刺出血，可灸
四缝	在手指，第2～5指掌的近端指间关节横纹的中央	小儿疳疾、百日咳	直刺0.1～0.2寸，挤出少量黄白黏液或出血
十宣	在手指，十指尖端，距指甲游离缘0.1寸（指寸），左右共10穴	昏迷、晕厥、癫痫、高热、中暑、咽喉肿痛、手指麻木	直刺0.1～0.2寸或点刺出血

第六节　病因病机学说

病因是指能破坏机体相对平衡状态而引发疾病的任何因素，又称"致病因素""病邪""病源"等。中医重视对病因的研究，根据疾病的发病途径及形成过程，将病因分为外感病因（六淫、疠气）、内伤病因（七情内伤、饮食劳逸等）、病理产物形成的病因（痰饮、瘀血）以及其他病因（外伤、药邪等）四类。

一、病因

（一）六淫

外感致病因素是指来源于自然界，多从肌表、口鼻入侵人体而致病的病邪，包括六淫和疠气。外感病因侵犯人体导致的疾病称为外感病的特点为发病急、病程短,有季节性、地域性,症状相似。外感病初期具有恶寒发热、脉浮等表证的临床表现。

六淫有即风、寒、暑、湿、燥、火,在正常的情况下,是自然界六种不同的气候变化,万物生长的条件,称为"六气"。当气候变化异常,六气发生太过或不及,或非其时而有其气,以及气候变化过于急骤,在人体正气不足,抵抗力下降时,六气才能成为致病因素,并侵犯人体发生疾病,这种情况下便称为"六淫"。由于六淫是不正之气,所以又称其为"六邪",是属于外感病的一类致病因素。

六淫致病有共同的特点:①季节性,六淫致病多与季节气候,如春季多风病、夏季多暑病、长夏初秋多湿病、深秋多燥病、冬季多寒病等。②地域性,六淫致病常与居住地区和生活工作环境有关。如东南沿海地区多见温病、湿病;西北高原地区常见寒病、燥病;久居潮湿地区易患湿病、关节痹痛;长期高温环境作业又常以燥热或火邪为病等。③相兼性,六淫邪气既可单独侵袭人体而致病,又可两种以上外邪相兼同时侵犯人体而致病。如风热感冒、暑湿泄泻、风寒湿痹等。④外感性,六淫为病,其受邪途径多侵犯肌表,或从口鼻而入,或两者同时受邪,故又有"外感六淫"之称。⑤转化性,发病过程中,六淫不仅可以互相影响,而且在一定的条件下可以相互转化,如寒邪入里可以化热、暑湿日久可以化燥伤阴等。

由于脏腑功能失调所产生的化风、化寒、化湿、化燥、化火等病理反映,其临床表现虽与风、寒、湿、燥、火等致病特点类似,但究其原因,不是感受外邪,而是由内而生,故又称作"内生五邪"。从临床实践看,除了气候因素外,还包括了生物(细菌、病毒等)、物理、化学等多种致病因素作用于机体所引起的病理反应在内。

1. 风　风是春季的主气,但当其太过、不及时,四季均可使人患病,且其他外邪多依附于风而入侵人体。故中医认为,风邪实为外感病证的先导,正如《素问·骨空论》有"风为百病之长""风者,百病之始也"等生动的理论概括。风邪的性质和致病特点如下:

(1)风性开泄,善动而不居　具有升发、向上、向外的特点,故为阳邪。风性轻扬、无处不到,故风病症状可表现于身体的任何部分,但以侵犯人体的头面和肌表为多,可使皮毛、汗孔开泄,出现汗出、恶风、发热、头痛、流涕、脉浮等。

(2)风邪善行数变　风邪致病具有病位游移、行无定处的特征,如风、寒、湿三气杂至而引起的痹证,可见游走性关节疼痛、痛无定处,称为"行痹"或"风痹":数变是指风邪致病变幻无常,发病迅速,如风疹块就表现为皮肤瘙痒时作,疹块发无定处,此起彼伏,时隐时现等特征。以风邪为先导的外感病,一般发病急,传变快,如风中于头面,可突发口眼㖞斜。

(3)风性主动　指风邪致病具有动摇不定的特征。热病中的热盛动风、阴虚动风,以及内伤杂病中的肝阳化风、血虚生风等出现的眩晕、抽搐、筋脉强直等症状皆属于"风胜则动"的表现,所以《素问·至真要大论》说:"诸暴强直,皆属于风。"

(4)风为百病之长　王冰注曰"长,先也。先百病而有也",指风邪常兼他邪合而伤人,为外邪致病的先导。因风性开泄,凡寒、湿、暑、燥、热诸邪,常依附于风而侵犯人体,从而形成外感风寒、风湿、风热、风燥等证,故称风为百病之长、六淫之首。

2. 寒　寒为冬季的主气,也可见于其他季节。寒邪致病根据所伤部位分为内寒、外寒,临床有伤寒和中寒之别。外寒指外感寒邪而言,伤于肌表者,名"伤寒";直中脏

腑者,名"中寒"。寒邪的性质和致病特点如下:

(1)寒为阴邪,易伤阳气　寒邪犯表,卫阳受损,则出现恶寒、无汗、头痛、身痛、发热等症状。寒邪直中,侵袭脾胃,则中阳受损,或伤及肾阳,出现畏寒、肢冷、腹痛、下利清谷、小便清长等症状。

(2)寒性凝滞、主痛　寒使机体气血凝滞、运行不畅,因而疼痛。若上焦阳虚,阴寒阻遏胸阳,可出现胸痹、心痛;中焦脾胃阳虚,可造成胃脘痛、腹痛、泄泻;下焦肾阳不足,出现腰膝冷痛、精寒不育;外感寒邪则周身疼痛;侵犯骨节则骨节疼痛。

(3)寒性收引　收引,即收缩拘引之意。寒邪客于肌表,则腠理闭塞,卫阳失宣出现无汗、恶寒、脉紧等症状;寒邪客于经络关节,则经脉收引,出现筋肉拘急疼挛、关节屈伸不利等症状。

3.暑　暑为夏季之主气,在夏至以后立秋之前。暑邪依据感邪程度分伤暑、中暑、暑湿。暑纯外邪,无内暑之说。暑邪的性质和致病特点如下:

(1)暑为阳邪　暑系夏日火热之气所化,其性炎热,只在盛夏炎热之时发病,比其他季节的火邪程度更深,临床表现主要为炎热的特性,如高热、心烦、口渴、多汗等。

(2)暑热升散　升,指暑邪入心经易于上犯头目,内扰心神;散,指暑易伤津耗气。暑邪侵犯人体,多直入气分,致使腠理开泄而大汗出。津汗同源,津液亏损,可出现口渴欲饮、口唇干燥、尿少而赤。津为气之载体,津液丢失过多则气随津泄,而导致气虚,故伤于暑者,常可见到气虚的表现。暑热入侵影响肝风可兼有四肢抽搐、颈项强直,甚则角弓反张。

(3)暑多挟湿　暑季气候特点除炎热外,常多雨而潮湿。临床特征除暑热症状外,可兼见四肢困倦、胸闷呕恶、大便溏泄不爽等湿阻症状。暑湿并存,但以暑热为主,湿浊居次,正如《锦囊秘录》指出:"暑必兼湿。"

4.湿　湿为长夏的主气。湿气主令从大暑、立秋、处暑到白露四个节气,其自然特征具有重浊、黏滞、趋下特性。湿与脾土相应,有内湿、外湿之分。外湿多因自然环境、地域所致,如气候潮湿、涉水淋雨、居处潮湿。内湿多由嗜酒成癖或过食生冷,以致脾阳失运,湿浊内生。湿的性质和致病特征如下:

(1)湿为阴邪,易遏气机,损伤阳气　湿类水,水属阴,故湿为阴邪。湿邪侵犯人体,留滞于脏腑经络,阻滞气机,气机升降失常。湿阻胸膈,气机不畅则胸闷;湿困脾胃,使脾胃运化失职,升降失常,可见纳谷不香、不思饮食、脘痞腹胀、便溏不爽、小便短涩之症。由于湿为阴邪,阴胜则阳病,故易伤阳气。脾为阴土主运化,对湿邪有易感性,故脾有运湿而恶湿的生理特性。若湿困于脾,则脾阳不振,运化失司,水湿内停,发为泄泻、水肿、小便短少等症。

(2)湿性重浊　湿邪致病,沉重为其特性,如头重身困、四肢酸楚沉重等。若湿邪客于肌表,则头重身困、四肢酸楚、身不扬;若流注关节,阳气布达受阻,可见肌肤不仁、关节疼痛、活动不利等。浊,即秽浊垢腻之意。湿邪为患,临床中常见排泄物和分泌物秽浊不清的现象。如湿浊在上则面垢;湿滞大肠,则大便溏泻、下痢脓血;湿气下注,则小便混浊、妇人带下黏稠腥秽;湿邪浸淫肌肤,则疮疡、湿疹、脓水秽浊等。

(3)湿性黏滞　"黏",黏腻;"滞",停滞。这种特性主要表现在两个方面;一是症状的黏滞性,如大便黏腻不爽、小便不畅以及分泌物黏浊和舌苔腻;二是病程的缠绵性,湿邪起病缓慢隐袭,病程较长,反复发作缠绵难愈,如风湿、湿温等病。

（4）湿性趋下 湿性如水，水性向下，其质重浊，湿邪有下趋之势，易伤及人体下部，如水肿、带下、小便浑浊、泄泻、下痢，固有"伤于湿考，下先受之"之说。

5.燥 燥以干燥、收敛清肃为其自然特性，为秋季主气。秋分、寒露、霜降、立冬阻个节气，为燥气当令。燥气是秋令燥热之气，又名"秋燥"。秋燥，有温燥、凉燥之分。初秋多温燥，深秋多凉燥。燥邪的性质和致病特点如下：

（1）燥涩伤津 燥为秋季肃杀之气，其性干涩枯涸，故曰"燥胜则干"之说。燥邪为病，易耗伤人体津液，形成阴津亏损的症状和体征，如皮肤干涩皲裂、鼻燥咽干、口唇燥裂、毛发失荣、小便短少、大便干燥等。

（2）燥易伤肺 肺为娇脏，性喜清肃濡润而恶燥。肺直接与自然界大气相通，燥邪多从口鼻而入，最易犯肺，伤及肺津，肺宣肃失职，临床多见鼻干口燥、痰黏难咯、或痰中带血、便秘等。

6.火 火为热之极，旺于夏季，春分、清明、谷雨、立夏四个节气为火气主令。火邪有内火、外火之分，外火多感受温热之邪而致，或自风、暑、湿、燥、寒五气转化而来。内火由脏腑功能失调或情志过激而致，如肾水不足，心火上炎；肝气郁结，郁而化火；思虑劳心，引动心火等。火邪的性质和致病特征如下：

（1）火为阳邪，其性炎上 火邪致病具有明显炎上特性，其病多表现于上部。如心火上炎，则舌尖红、口舌糜烂、生疮；胃火上窜，可见牙龈肿痛；肝火上炎，则见头痛、口苦、目赤、眩晕等。

（2）火易伤津耗气 火热之邪，蒸腾于内，迫津外泄，则人体阴津耗伤，可见口渴喜饮、咽干舌燥、小便短赤、大便秘结等津伤液耗之证。

（3）火易生风动血 火热而致肝风内动可见高热、四肢抽搐、目睛上视、神昏谵语、颈项强直、角弓反张；灼伤脉络，迫血妄行，引起吐血、鼻出血、便血、尿血等。

（4）火热易致肿疡 火热挟毒入于血分，腐肉败血，发为肿疡，即"痈疽原是火毒生"，以疮疡局部红、肿、热、痛为特征。

（二）疠气

疠气是指自然界一种毒疠之气，不同于六淫，是一类具有强烈传染性的邪气，又称瘟疫、疫毒、戾气、异气、乖戾之气等。《瘟疫论》指出："夫瘟疫之为病，非风非寒非暑非湿，乃天地间别有一种异气所感。"如大头瘟、疫痢、白喉、烂喉丹痧、天花、霍乱等。

1.疠气致病特点 ①戾气具有强烈的传染性和流行性，可通过空气、食物等多种途径在人群中传播；②疠气多具有强烈传染性，其性疾速，而且常挟秽浊之邪侵犯人体，故其发病急骤、来势凶猛、变化多端、病情险恶；③《素问·刺法论》说"五疫之至，皆相染易，无问大小，症状相似"，疠气发病，具有一定的特异性，其临床表现也基本相似。

2.疠气发生与流行的因素 ①自然界气候的反常变化，如久旱、酷热、湿雾瘴气等；②环境和饮食，如空气、水源严重污染，或食物污染、不注重饮食卫生等；③没有及时做好预防隔离工作；④社会因素对疠气的影响很大。在封建社会里，战祸连绵，天灾不断，民不聊生，瘟疫广泛流行，人群死亡甚众，直到新中国成立前期，许多疠病仍在不断地发生和流行。新中国成立后，卫生防疫工作得到了很大的发展，消灭鼠疫、天花等烈性传染病，其他传染病也得到了有效的控制。

（三）七情内伤

七情是指喜、怒、忧、思、悲、恐、惊七种正常的情志活动,是人的精神意识对外界事物的正常反应。七情分属于五脏,以喜、怒、思、悲、恐为代表,称为五志。在正常情况下,七情不会使人致病,只有突然、强烈、持久的情志刺激,超过了心理承受能力和生理调节范围,使脏腑气血阴阳失调,气机紊乱,才导致疾病的发生。此时的七情为内伤病的主要致病因素,故称为"内伤七情"。七情可以引起多种疾病的发生,而且对疾病的发展有重要影响。

1.七情与内脏气血的关系　中医认为,人的精神活动与内脏密切相关,如《素问·阴阳应象大论》说:"五脏化五气,以生喜怒思忧恐。"心"在志为喜",过喜则伤心;肝"在志为怒",过怒则伤肝;脾"在志为思",过思则伤脾;肺"在志为忧",过悲过忧则伤肺;肾"在志为恐",过惊过恐则伤肾。《灵枢·本神》说:"肝气虚则恐,实则怒。心气虚则悲,实则笑不休。"《素问·调经论》说:"血有余则怒,不足则恐。"说明脏腑病变可出现相应的情绪反应,而情绪反应过度又可损伤与之相关的脏腑。七情生于五脏又伤五脏的理论在诊断和治疗中均有重要的指导意义。

2.七情致病的特点

（1）直接伤及脏腑　七情过激影响脏腑运动而产生不同病理变化。《素问·阴阳应象大论》说"怒伤肝""喜伤心""思伤脾""忧伤肺""恐伤肾"。七情虽可伤及五脏,但与心肝的关系最为密切。

（2）影响脏腑气机　气贵冲和,运行不息,升降有常而无病。若七情变化,五志过极,则气机失调,升降失常而逆乱则为病。七情不舒,气机郁结,气滞血瘀,气郁聚湿生痰,化火而伤阴,或在形躯,或在脏腑,变病多端。

3.七情与病情变化的关系　根据临床观察,在许多疾病的发展过程中,情志的变化直接影响到病情的变化,使病情减轻、加重,或迅速恶化。若患者情绪乐观,心情舒畅,则气血通调,病情常可减轻;若患者有剧烈的情志异常,常使病情加重,或急剧恶化。如高血压病史的患者,若遇事恼怒,肝阳暴涨,血气上逆,血压迅速升高,则可发生眩晕,甚至突然昏厥、半身不遂、口眼㖞斜。有些肿瘤患者,一旦得知病情,就沮丧、悲观,使病情急剧恶化。

（四）饮食劳逸

饮食是健康的最基本条件,是气血阴阳的主要来源之一,维持着人体的生命活动。若饮食失宜,损伤脾胃,导致脾胃的腐熟、运化功能失常。劳逸,包括过度劳累和过度安逸两个方面。正常的劳动和体力锻炼,有助于气血流通;必要的休息,可以消除疲劳,恢复体力。

1.饮食失宜　包括饥饱失常、饮食不洁、饮食偏嗜等。

（1）饥饱失常　即饮食不节。饮食贵在有节,饮食应以适量为宜,定时、定量谓之有节,饮食不节过饥或过饱均可导致疾病的发生。

过饱:明显超过本人适度的饮食量。《素问·痹论》说"饮食自倍,肠胃乃伤",暴饮暴食,超过脾胃的消化、吸收功能,出现脘腹胀满、嗳腐泛酸、厌食、吐泻等食伤脾胃之病。在疾病过程中,饮食不节还能改变病情,故有"食复"之说,如在热性病后期,疾病初愈,脾胃虚弱,饮食过量或吃不易消化的食物,导致食滞化热,与热病之余热相合,使热邪久羁而引起疾病的复发或迁延时日。

过饥:明显低于本人的适度的饮食量。摄食不足,化源缺乏,精微物质衰少,气血生化乏源,终致气血衰少,机体脏腑组织失养,则形体消瘦,正气虚弱,抵抗力降低易于继发其他病证。

(2)饮食不洁　指进食不清洁、不卫生、腐败变质或有毒的食物。进食不洁会引起多种胃肠道疾病,出现腹痛、吐泻、痢疾、蛔虫、蛲虫、寸白虫等,临床表现为腹痛、嗜食异物、面黄肌瘦等症。

(3)饮食偏嗜　饮食结构合理、科学搭配,五味调和,寒热适中,品种多样,无所偏嗜,才能使人体获得各种需要的营养。若饮食偏嗜或膳食结构失宜,或过寒过热,或五味偏嗜,可导致阴阳失调,或某些营养缺乏而发生疾病。

寒热偏嗜:食物有寒热温凉的区别,饮食宜寒温适中,若偏嗜生冷寒凉之品,可损伤脾胃之阳气,导致寒湿内生,发生腹痛、泄泻等症。若偏食辛温燥热之品,可使胃肠积热,出现口渴、腹满胀痛、便秘、痔疮。

五味偏嗜:人体的精神气血都由饮食五味所资生。五味与五脏,有着密切的关系,如酸入肝、苦入心、甘入脾、辛入肺、咸入肾。如果长期嗜好某种食物,就会造成与该食物相应的内脏机能偏盛偏衰,久之又可相克而损伤他脏。如过食咸味,则血脉凝滞,面色失去光泽;过食苦味,则皮肤干燥而毫毛脱落;过食辛味,则筋脉拘急而爪甲枯槁;过食酸味,则皮肉坚厚皱缩,口唇干薄而掀起;过食甘味,则骨骼疼痛而头发脱落,甚至引发痈疽疮毒。

偏嗜烟酒:长期过量饮酒,易损伤脾胃运化功能,致使水湿内停,聚湿生痰,日久化热,湿热、痰浊阻滞气血运行,气滞血瘀,痰瘀互结变生瘕积。烟草中含有多种有毒物质,长期过量吸烟或者被动吸烟,会对人体造成很大的损害。

2.劳逸过度　过劳指过度劳累,包括劳力、劳神和房劳过度;过逸指长时间不劳动、不运动。

(1)劳力过度　指较长时间的过度用力而积劳成疾。《素问·举痛论》说"劳则气耗",《素问·宣明五气论》说"久立伤骨、久行伤筋",指长时间超负荷的过度劳累耗伤正气,久之则气少力衰、神疲消瘦,进而伤及相关内脏如脾、肝、肾等。

(2)劳神过度　思虑太过,耗伤心血,损伤脾气,心神失养,可见心悸、失眠、多梦或纳呆、腹胀、便溏等脾不健运证。

(3)房劳过度　肾藏精,主封藏。若性生活不节制,房事过度、过频则肾精耗伤,临床可见腰膝酸软、眩晕耳鸣,男子则遗精、早泄,甚则阳痿,女子则月经不调、痛经、闭经等症。

(4)过逸　指过度安逸,不运动或不参加劳动。过逸使人体气血运行不畅,脾胃功能减弱,临床可见食少乏力、筋骨柔脆、形态臃肿、精神萎靡、反应迟钝,动则心悸、气喘、汗出等症。

(五)痰饮、瘀血

1.痰饮　是人体脏腑功能失调,机体水液代谢障碍所形成的病理产物,一般认为:湿聚成水,水积成饮,饮凝成痰。痰分为有形之痰和无形之疾。有形之痰指视之可见、闻之有声、指触有形的痰核,如咳嗽吐痰、喉中痰鸣等;无形之痰是只见其征象,不见其形质的痰病,如眩晕、噎膈等。饮流动性较大,可停留于人体脏器组织的间隙或疏松部位。

（1）痰饮的形成　痰饮多为外感六淫、七情内伤或饮食不节等，使脏腑气化功能失调，水液代谢障碍，水津停滞而成。痰则随气升降流行，内而脏腑、外而筋骨肌肉，形成多种病证，即所谓"百病皆因痰作祟"。

（2）痰饮的致病特点

阻滞气血运行：痰饮随气流行，滞于经络、肌肤、筋骨、脏腑，阻滞气血运行。如痰饮停滞经脉，则肢体麻木、屈伸不利，甚至半身不遂；痰饮阻肺，则见胸闷气喘、咳嗽吐痰等；痰饮停胃，则见恶心、呕吐等。

影响水液代谢：痰饮是水液代谢失常的病理产物，可作为一种继发性致病因素影响脏腑的功能活动。如痰饮阻肺，肺宣降失职则水液不布；痰饮停滞下焦，肾、膀胱的蒸化功能失常，以至水液停蓄。

易扰乱心神：心主神明，心气血充盈则神志清晰、思考敏捷。若痰饮为病，扰乱心神，蒙蔽清窍，使心神活动失常，临床常见头晕目眩、精神不振等症；若与风、火相合扰乱心神则出现神昏谵妄，或引起癫、狂、痫等疾病。

致病广泛，变幻多端：痰饮一旦产生，能流窜全身，内而五脏六腑，外而四肢百骸、肌肤腠理。在临床上形成的病证繁多，表现复杂，可郁而化火、挟风、挟热、化燥伤阴等。如痰饮留聚肠间，则肠鸣辘辘，甚至便溏腹泻；停留在肺，则喘咳、胸闷、咯痰；饮停胸胁，可见胸胁胀满、咳嗽引痛等。

2. 瘀血　又称恶血、蓄血、败血、污血等，是指全身血脉运行不畅或局部血液停滞，或体内存在离经之血未能消散等病理状况。瘀血既是疾病过程中形成的病理产物，又是某些疾病的致病因素。中医文献中"瘀血"与"血瘀"的概念不同，血瘀是病理状态，属于病机学概念，而瘀血是病理产物属于病因学概念。

（1）瘀血的形成

气虚：气为血之帅，血为气之母。气虚则血行无力，血易停滞，从而产生瘀血。

气滞：气行则血行，气滞则血瘀。正如《血证论·吐血》说："气为血之帅，血随之而运行；血为气之守，气得之而静逾。气结则血凝，气虚则血脱，气迫则血走。"

血寒：血得温则行，得寒则凝。若感受寒邪或阴寒内盛，则血脉挛缩，凝涩不畅，瘀积不散，形成瘀血。

血热：感火热邪或体内阳盛化火，热入营血，血热搏结，以致血液壅滞于体内某些部位而不散，变成瘀血。

外伤：跌打损伤、金刃所伤、手术创伤等损伤经络，致使脉管破损而出血，成为离经之瘀血。

（2）瘀血的致病特点　主要表现在以下几个方面：

疼痛：多表现为刺痛，痛处固定不移，拒按，夜间尤甚。

肿块：瘀在肌肤，见局部青紫、肿胀隆起，谓血肿；瘀在体腔内则扪之质硬，坚固难移，谓症积。

出血：瘀血性出血量少而不畅，色多紫暗，或夹有血块。

色紫暗：肌肤甲错、皮下瘀斑、面色黧黑、唇甲青紫、舌质紫暗，或有瘀斑、瘀点等。

脉象：沉、细、涩或结代。

（六）其他病因

除上述致病因素外,可以统称为其他病因,主要有外伤、诸虫、药邪、医过、先天因素等。

1. 外伤 指外力或外在因素所致的机体损伤,如跌扑、金刃、棍棒、枪弹、坠落、撞击、挤压、闪挫、烧伤、冻伤、虫兽咬伤、电击伤等。外伤致病,一般都有明确的外伤史。轻者皮肉损伤,血行不畅,出现疼痛、出血、瘀斑、血肿等。重者伤筋动骨,损伤内脏,出现关节脱臼、骨折、内出血、虚脱、死亡等。

2. 寄生虫 主要通过进食含有虫卵的饮食物、接触虫体以及虫卵污染的水土等途径感染。人体常见的寄生虫有蛔虫、蛲虫、绦虫、钩虫、血吸虫等。寄生虫寄居于人体内,不仅消耗气、血、津液等营养物质,而且损伤脏脑经络组织的功能。对于寄生虫感染,要贯彻预防为主的方针,注重饮食卫生和环境卫生。

3. 药邪 是指因药物炮制或使用不当而引发疾病的致病因素。药邪的致病具有可导致中毒、产生过敏、加重病情、产生新的疾病等特点。药物用于治疗疾病,前提是要科学而合理地使用药物,若使用不当,则会致病。

4. 医过 是指因医生或护理、药剂人员等的言行过失而导致病情加重或变生新病的致病因素,又称医源性致病因素。医过的致病可导致患者情绪波动、加重病情,产生新的疾病等。

5. 先天因素 指人在出生以前因父母体质或遗传而形成的致病因素,包括胎儿孕育期及分娩时所形成的致病因素。先天因素与近亲结婚、怀孕时遭受重大精神刺激、分娩意外情况等有关。父母个体的体质类型也可遗传给子女,形成某些特殊的体质,决定着对某些病变的易感特点,而形成与父母患相同或类似的疾病。

二、病机

病机,即疾病发生、发展与变化的机制,是运用中医理论分析疾病现象,从而得出对疾病内在的、本质的、规律性的认识,是防治疾病的依据。中医学认为,疾病的发生、发展与变化,与机体的体质强弱和致病邪气的性质有密切关系。体质不同,病邪各异,可以产生全身或局部的多种多样的病理变化。尽管疾病的种类繁多,临床征象错综复杂,千变万化,各种疾病、各个症状都有其各自的机制,但从整体来说,总不外乎邪正盛衰、阴阳失调、气血失常、气机紊乱等病机变化的一般规律。

（一）邪正盛衰

邪正盛衰指在疾病发生、发展过程中,机体的正气与致病邪气之间的盛衰变化。一方面表现在邪气对机体的正气起着损害作用;另一方面表现在正气对邪气的防御、驱除作用及正气的康复功能。邪正双方斗争的结果,不仅影响着疾病的发生,而且直接关系到疾病的发展和转归,同时也决定病证的虚实变化。

1. 邪正盛衰与虚实变化

（1）虚实病机 《素问·通评虚实论》说:"邪气盛则实,精气夺则虚。""实"的病机主要是由于邪气亢盛,正气尚未虚衰,邪正之间剧烈抗争而导致的一系列病理状态。临床上出现一系列反映比较剧烈的、有余的病理性证候,称为实证。如壮热、狂躁、声高气粗、腹痛拒按、痰涎壅盛、二便不通等。实性病机多见于外感病的初期和中期,或由于痰、食、水、饮、瘀血、结石等滞留于体内所引起的疾病。"虚"的病机,指正气不足,以正气虚损为主要表现的一种病理反映。机体抗御致病邪气的能力低下,所以邪正之间剧烈抗争的现象不明显,而导致一系列以正气虚衰的病理变化。临床以虚弱、衰退和不足的证候,称为虚证。如神疲乏力、动则气喘、自汗出、畏寒肢冷、面容憔悴、身体消瘦等。虚性病机多见于疾病后期以及多种慢性疾病的病理过程之中。

(2)虚实变化　邪正的消长变化,不仅可以产生比较单纯的虚或实的病理变化,而且会出现虚实之间的多种变化,主要有虚实错杂、虚实转化及虚实真假。虚实错杂包括虚中夹实和实中夹虚两种病理变化。在疾病过程中,邪正的消长盛衰,不仅可以产生单纯的虚或实的病理变化,而且由于疾病的失治或治疗不当,以致病邪久留,损伤了人体的正气;或因正气本虚,无力驱邪外出,而致水湿、痰饮、瘀血等病理产物的凝结阻滞,往往可以形成虚实同时存在的虚中夹实、实中夹虚等虚实错杂的病理变化。虚实转化是疾病发生后,邪正双方力量的对比经常发生变化,因而疾病在一定条件下也常常发生实证转虚,因虚致实的病理变化。虚实真假是病机的或实或虚,在临床上均有一定的征象。但必须指出,临床上的征象,仅仅是疾病的现象,在一般情况下,即现象与本质相一致的情况下,可以反映病机的虚或实。但在特殊情况下,即现象与本质不完全一致的情况下,在临床上往往会出现与疾病本质不符的许多假象,因而有"至虚有盛候"的真虚假实和"大实有羸状"的真实假虚的病理变化。虽然假象也是由疾病的本质所决定的,是疾病本质的表现,但它并不如真象那样更直接地反映疾病的本质,往往会把疾病的本质掩盖起来。因此,我们要详细地占有临床资料,全面地分析疾病的现象,从而揭示病机的真正本质。

2. 邪正盛衰与疾病转归

(1)正胜邪退　机体正气充盛,抗御病邪能力较强或因得到及时正确的治疗,组织器官的病理损害逐渐得到恢复,疾病因而痊愈,是许多疾病最常见的结局。

(2)邪胜正衰　机体的正气衰弱,抗邪无力或由于邪气过于强盛,严重损伤人体的正气,以致机体抗邪能力日渐低下,机体受到的病理性损害逐渐加重,则病情日趋恶化,甚至死亡的一种转归。

(3)正虚邪恋　正气素虚,疾病过程中虽奋起抗邪,但正气力竭而无力驱邪;或因邪气强盛,消耗正气,加之治疗未能彻底,以致正气未复,邪恋不去;或为某些性质缠绵黏着的邪气所伤,病程较长,正气日趋损伤,邪气羁留难去。这种转归常常是许多疾病由急性转为慢性,日久不愈,反复发作或留下后遗症的主要原因之一。

(4)邪去正虚　疾病后期,病邪已经驱除,但正气耗伤,有待逐渐恢复的一种转归,多见于急、重病的后期。

(二)阴阳失调

在疾病的发生发展过程中,阴阳双方失去相对的平衡协调而出现阴阳的偏胜、偏衰、互损、格拒、亡失等一系列病理变化。

1. 阴阳偏胜　阴或阳的偏盛,主要是指"邪气盛则实"的实证病机。阳偏胜是指因感受阳热邪气或虽外感阴邪,但从阳化热或情志内伤,五志过极而化火或因痰湿、瘀血、食积等郁久化热所导致,多见机体的功能活动亢奋、代谢亢进,机体反应性增强,热量过剩的病理状态,如壮热、面赤、烦躁、口渴、脉数等。阴偏胜是指由外感阴寒之邪,或过食生冷,阴寒内盛,遏抑机体的阳气,或由素体阳虚,阳不制阴而致。

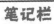

2. 阴阳偏衰　阴或阳的偏衰,是指"精气夺则虚"的虚证。阳偏衰是指机体阳气虚损,机能减退或衰弱,机体反应性低下,代谢活动减退,热量不足的病理状态;多由于先天禀赋不足,或后天饮食失调,或劳倦内伤,或久病损伤阳气所致。临床可见面色苍白、畏寒肢冷、舌淡脉迟等寒象。阴偏衰指机体的精、血、津液等阴液亏耗,其滋养、宁静的作用减退;多由于阳邪伤阴,热邪炽盛伤津耗液,或因五志过极化火伤阴,或因久病耗伤阴液所致;临床可见五心烦热、骨蒸潮热、消瘦、盗汗、口干、舌红、脉细数等症。

3. 阴阳互损　在阴虚的基础上,继而导致阳虚,称为阴损及阳;在阳虚的基础上,继而导致阴虚,称为阳损及阴。阴阳双方之间本来存在着相互依存、相互滋生、互为化源和相互为用的关系,一方亏虚或功能减退,不能资助另一方或促进另一方的化生,必然导致另一方的虚衰或功能减退。如肝阳上亢其病机本为肝肾阴虚,水不涵木,阴虚无力制阳的阴虚阳亢,随病情的发展,亦可进一步耗损肝肾阳气,继而出现畏寒肢冷、面白等阳虚症状,病变发展为阴损及阳的阴阳两虚。

4. 阴阳格拒　是阴阳失调病机中比较特殊的一类病机,主要包括阴盛格阳和阳盛格阴两方面。阴盛格阳指阴寒之邪盛极于内,逼迫阳气浮越于外,相互格拒、排斥的一种病理状态。其疾病的本质虽然是阴寒内盛,但由于其格阳于外,故其临床表现反见面红烦热、欲去衣被、口渴、狂躁不安等热象。阳盛格阴指邪热内盛,深伏于里,阳气郁闭于内,格阴于外的一种病理状态,多见于热病的热盛至极,反见四肢厥冷、脉沉伏等寒象。由于其疾病之本质是热盛于里,而格阴于外,故称为真热假寒。

5. 阴阳亡失　亡阳指机体的阳气突然性脱失,导致全身功能突然衰竭的一种病理状态,多由外邪过盛,正不敌邪;或由于素体阳虚,正气不足,又加疲劳过度等所诱发;或过用汗法,阳随津枯。主症多见大汗淋漓、汗稀而凉、肌肤手足逆冷、精神疲惫、神清淡漠、脉微欲绝等阳气欲脱之象。亡阴指机体的阴液大量消耗或丢失,而致全身功能严重衰竭的一种病理状态,多由热邪炽盛,或邪热久留,煎灼阴液,或因慢性消耗性疾病,阴液耗竭所致,主症多见汗出不止、汗热而黏、手足温、喘渴烦躁、昏迷,脉数无力、舌光滑无苔等。

(三) 气、血、津液失常

气、血、津液失常是指气、血、津液不足,运行代谢或功能异常,以及相互之间关系失调等一系列的病机变化。

1. 气的失常　是指气的亏虚以及气的运动失常而产生的病机变化。气的失常包括气虚和气滞、气逆、气陷、气闭、气脱等运动失常,又称气机失调。

(1) 气虚　是指元气不足,全身或某些脏腑功能衰退的病理变化。主要由于情志抑郁,或因痰湿、食积、瘀血等有形之邪阻碍气机,导致脏腑、经络的功能障碍。由于气与血、津液的关系极为密切,因而在气虚的情况下,必然会引起血和津液的多种病变。

(2) 气滞　是指气的运动不畅的病机。形成气滞的原因主要是由于情志内郁,或痰湿、食积、瘀血等阻滞,导致某些脏腑经络的功能失调或障碍,以胀满、疼痛为其临床特点。

(3) 气逆　是指气机上逆,气的升发太过或应降反升的病理变化。气逆多由情志所伤,或因饮食寒温不适,或因痰浊壅阻等所致。气逆常见于肺、胃和肝等脏腑。肺气上逆发为咳嗽、气喘。胃气上逆发为恶心、呕吐、嗳气、呃逆。肝气上逆发为情绪急躁易怒、头痛、眩晕、吐血、咯血等。

(4)气陷 是以气的升举无力,应升反降为主要特征的病理变化。形成气陷的原因主要是气虚病变发展而来。气陷的病机变化主要有上气不足与中气下陷。脾气虚,升清乏力,水谷精微不能上输头目,可见头晕、目眩、耳鸣等上气不足的表现。脾气虚,升举无力,内脏位置不能维系固定,可见胃下垂、肾下垂、子宫脱垂、脱肛等中气下陷的表现。

(5)气闭 是脏腑经络气机闭塞不通的一种病理变化。形成气闭的原因主要有情志刺激、外邪侵扰、痰浊内阻等。气闭可见因触冒秽浊之气所致的闭厥、因情志刺激所致的气厥、因剧痛所致的痛厥、因痰阻气道所致的痰厥。气闭可见呼吸困难、面青唇紫、四肢厥逆、突然昏厥、不省人事等症。

(6)气脱 是指气虚之极而有脱失消亡之危的一种病理变化,形成气脱的原因主要有正气骤伤、慢性消耗、失治误治等。气脱可见面色苍白、汗出不止、全身瘫软、二便失禁、脉微欲绝等。

2. 血的失常 血的生理功能异常,主要表现为血液的生成不足、耗损太过、血液的运行失常等方面。血的失调包括血虚、血瘀、出血和血热等。

(1)血虚 是指血液不足,濡养功能减退的一种病理变化。形成血虚的原因主要有失血过多、新血不生、脾胃虚弱、营养不足、久病不愈、慢性消耗等。血虚可见面色淡白或萎黄、唇舌爪甲色淡白而无华、神疲乏力、眩晕、心悸、脉细等。

(2)血瘀 是指瘀血内阻,血行不畅的一种病理变化。形成血瘀的原因主要有局部损伤、气虚、气滞、血寒、血热等。血瘀可见部位固定的刺痛、肿块、出血、面色黧黑、肌肤甲错、唇舌紫黯及舌有瘀点瘀斑、脉涩等症状。

(3)出血 是指血液不循常道,溢于脉外的一种病理变化。形成原因主要有火气上逆,或热邪迫血妄行,或气虚不能摄血,或瘀血停滞,或因外伤损伤脉络等,使血液不能正常循行而溢于脉外。出血之候,随处可见,随出血部位、原因以及出血量之多寡和血的颜色之不同,可表现出不同的病理现象。

(4)血热 是指血分有热,热迫血行加速,甚则血行瘀阻的一种病理变化。血热多由外感热邪侵袭机体,或外感寒邪入里化热,伤及血分,或因情志郁结,郁久化火,火热内生,伤及血分所致。血热的病理变化,以既有热象,又有耗血、动血、伤阴的症状为其特征。

3. 津液的失常 是指津液的亏虚或津液代谢失常而产生的病机变化。

(1)津液亏虚 是指津液不足而导致的脏腑、五体、孔窍、皮毛等失于濡养的病机。形成津液亏虚的原因主要有生成不足、热邪伤津、消耗过多、久病体虚、脏腑失调等。津液亏虚常可分为伤津与脱液。一般说来,伤津病程短、病情轻,脱液病程长,病情重。伤津主要是丢失水分,脱液不仅丢失水分而且丢失某些精微物质,脱液常常是从伤津演变而来的。伤津可见口渴,口干咽燥、皮肤干涩等,脱液除可见伤津的表现外,还常见形瘦骨立、大肉尽脱、毛发枯槁,或出现手足瞑颤、肌肉𥆧动等液不养筋的症状。

(2)津液代谢失常 是指津液的输布和排泄过程中出现障碍的病机。形成津液代谢失常的原因主要有脏腑功能失调、外邪侵入、七情内伤、饮食失宜等津液代谢失常包括津液输布障碍和津液排泄障碍。津液输布障碍是指津液在体内某一部位发生滞留,生痰成饮。津液的排泄障碍是指津液排出功能减退,导致水液潴留而发为水肿。

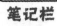
津液代谢失常可见口渴、咽干、尿少、浮肿、痰饮、便秘或便溏等。

4.气、血、津液关系失常　是指气、血、津液之间的关系发生紊乱而导致的一系列的病机。

（1）气与血的关系失常　是指气与血之间的关系发生紊乱而导致的病机。气与血的关系失常主要有气滞血瘀、气虚血瘀、气不摄血、气随血脱、气血两虚等。

（2）气与津液的关系失常　是指气与津液之间的关系发生紊乱而导致的病机。气与津液的关系失常主要有津停气阻、气随津脱等。

（3）血与津液的关系失常　是指血与津液之间的关系发生紊乱而导致的病机。血与津液的失常主要有津枯血燥、津亏血瘀等。

（四）内生五邪

内生五邪是指脏腑功能失调而产生的化风、化寒、化湿、化燥、化火的病机变化。由于疾病起源于机体内部的脏腑功能失调，临床表现又与风、寒、湿、燥、火外感病邪类似，因暑无内生，故称为内生五邪。内生五邪有内风、内寒、内湿、内燥、内火。内生五邪，与外感邪气相比，具有两个特点：一是内生外感不同，内生五邪是由于脏腑及气血津液功能失常而产生，为内伤疾病，而外感邪气是由于自然界气候变化侵害人体而发生的，为外感疾病；二是阴证阳证不同，内生五邪发生的病机和病证，多属于里证、虚证，可归纳为阴证，而外感邪气发生的病机和病证，多属于表证、实证，可归纳为阳证。

第七节　发　病

一、发病的机制

人体疾病发生，主要是由于人体内环境的紊乱和外环境之间的整体统一被破坏而造成。在生理情况下，人体组织器官之间，以及人体与外界之间，是"对立统一"的，经常处于不断地产生矛盾和解决矛盾，从而维持相对平衡的状态之中，即所谓的"阴平阳秘"，所以《素问·生气通天论》说"阴阳平衡，精神乃治"，当这种相对平衡状态因某种原因遭到破坏，又不能立即自行调节得以恢复，也就是阴阳失调时，就发生疾病。

疾病发生时错综复杂的，但概括起来，不外乎"正"和"邪"两个方面的因素。"正"既是正气，是指人体结构和功能活动，包括对致病因素的抵抗能力；"邪"既是邪气，泛指导致疾病的各种因素。疾病就是在一定条件下"邪正相争"的反应。

在疾病的发生过程中，正气和邪气这两个方面的因素都不容忽视的。正气不足是人体发病的根据，邪气侵入是发病条件。因为邪气的致病，要通过人体正气的变化才能发病。所以，中医学十分重视正气在发病中的作用。一般情况下，当人体受到外来邪气侵袭时，如果正气旺盛，机体足以清除邪气的不利影响，正能胜邪，人就不一定会发生疾病，所以《素问·遗篇·刺法论》说："正气存内，邪不可干。"反之，正气虚弱，机体不能消除邪气的影响，正不胜邪，以致正常生理活动受到破坏，就会发生疾病，所以《素问·评论热病》说："邪之所凑，其气必虚。"正气强弱，主要是体制禀赋、精神状态、生活环境和饮食习惯，以及营养状况、体格锻炼的情况有关，这些在发病中都具有一定的作用。此外,正气主导作用不仅表现在疾病的发生方面,而且体现在疾病的发展变化和转归方面,正胜邪退,疾病向好的方面发展;正衰邪进,疾病发展严重,甚至死亡。

但是,尽管强调正气在发病中的主导地位,也并不否认邪气致病的重要作用。邪气也是疾病发生的重要因素,有时在特定条件下,甚至起到重要的、决定性作用。例如,人体遭受疫疠这一类致病性特强的邪气侵犯时,由于病邪毒力较盛,超过人体的正气的承受能力,就会使人致病,成为发病机制中的主要因素。外伤致病情况也是如此。

总之,中医学关于人体疾病发生的机制,是从整体概念出发,强调以正气为主的发病观点,也重视邪气在发病中的重要作用,正邪相争破坏了人体内部的阴阳平衡协调而发病,它对于临床分析病情、诊断、治疗、预防疾病,均有重要的指导意义。

二、发病的因素

疾病的发生与内外环境都有着密切的关系。外环境,主要指生活、工作环境,包括气候变化、地理特点、环境卫生等。内环境,主要是指人体本身的正气。正气强弱则与体质和精神状态有关。内外环境是影响发病的主要因素。

(一)外环境与发病

中医学认为人与自然息息相关,人们在长期与自然做斗争中,逐渐适应了自然。但是自然气候的异常变化,或工作、生活环境受污染,周围环境卫生差,又可使人致病。

1.气候因素 四时气候的异常变化,是滋生致病邪气的重要条件。不同的季节,气候变化不同,可产生不同的病邪,从而导致季节性的多发病。如六淫和疫疠致病,均与气候因素有关。如春季温暖多风,易发风温;夏季气候炎热,易致暑病;秋季气候干燥,易发生燥病;冬季气候寒冷,易生寒病等。同样,传染病的发生与流行也与自然气候有密切的关系。特别是气候反常,或太过或不及,或非其时而有其气,则更容易导致传染病的发生。如麻疹、百日咳、流行性脑脊髓膜炎,多流行于冬春季节;痢疾,流行性乙型脑炎,则多流行于夏秋季节等,是因为当时的气候条件更适合于这些疾病的致病细菌和病毒的繁殖和传播。

2.地域因素 不同地域,其气候特点、水土性质、物产及生活习俗的差异,均对疾病的发生有着影响,甚至形成地域性的常见病或多发病。如北方气候寒冷,经常处在风寒冰冽之中,易损伤人体阳气,常易感寒邪而致寒病;东南地区,滨海傍水,地势低洼,温热多雨,人们吃鱼而嗜咸,病多痈疡;江湖沼泽之地的人群,可因疫水的感染而致血吸虫病;此外有些地区因缺乏某些物质,而有地方病之发生,如地方性甲状腺肿,多见于远离海岸的地区,最常见的原因是缺碘。

3.生活、工作环境 清洁、舒适的生活居处与工作环境,能直接影响人的身心,使人精神愉悦,能够提高工作与学习效率,减少疾病的发生。反之,不良的生活、工作环境就会成为致病原因或诱发因素,从而损伤人体正气。如工业废气、物多含有不利于人体健康的毒物,若因工作关系经常接触到有害物质,则可以使人发生急性中毒或慢性中毒。粉尘过多,也能影响人体正常生理,出现各种病理变化。此外,有的疾病通过呼吸道传染,如流行性感冒、麻疹、百日咳、肺结核等。有的疾病通过消化道传染,如痢疾、肝炎等。而蚊、蝇则是疾病传播的媒介,所以周围环境卫生差,蚊蝇滋生,空气、水源或食物等受到污染,均可导致疾病的发生。

外环境还存在着其他某些致病因素,如外伤、虫兽伤、精神刺激等,久坐、久立、久行也能使人致病。

(二)内环境与发病

中医学认为致病因素(邪)是发病的重要条件,正气不足或相对不足是发病的内在根据。一般来说,体质和精神状态决定着正气的强弱。

1.体质与正气的关系 体质壮实,则脏腑功能活动旺盛,精、气、血、津液充足,其正气充足;体质虚弱,则脏腑功能减退,精、气、血、津液不足,其正气也减弱。体质与先天禀赋、饮食调养,身体锻炼有关。由于先天禀赋不同,可以形成个体差异。一般来说,禀赋充实的,体质多壮实;禀赋不足的,体质多较虚弱。但还要结合后天饮食营养和体育锻炼。合理的饮食和充足的营养是保证人体生长发育的必要条件。饮食不足,缺少必要的营养,影响气血的化生,则可致体质虚弱。但暴饮暴食,又可损伤脾胃。饮食偏嗜,又会使体内某些物质过多,某些物质不足,从而影响正常生理功能,不利于体质增强。体育锻炼和体力劳动,可使气血畅通,体质增强。而过度安逸,则可使气血不畅,脾胃功能减退,从而使体质虚弱。

2.精神状态与正气的关系 人的精神状态对正气的盛衰有很大的影响,因而也关系到疾病发生与否。精神状态受情志因素的直接影响。若情志舒畅,精神愉快,则气机畅通,气血调和,脏腑功能协调,正气旺盛;若精神抑郁,情志不畅,则可使气机逆乱,阴阳气血失调,脏腑功能失常,正气偏衰。因此,平时要注意精神调摄,增强对情志变化的调控能力,避免情志过激,可以增强正气,从而减少和预防疾病的发生。

总的来说,正气是发病的内在根据。体质和精神状态影响着正气的强弱。体质壮实,情志舒畅,则正气充足,抗病力强,邪气难于入侵,即使受邪,病邪易被祛除,也难于发展。若体质虚弱,情志不畅,则正气减弱,抗病力衰退,邪气易于入侵而发病。

三、发病的类型

由于邪气的种类、性质、致病特点,以及致病的途径各有不同,人体的正气状态各有差异,感邪的轻重不一,因而,不同的疾病,其发病形式也有所差异,临床常见的发病类型有以下六种:

1.感邪即发 又称卒发、顿发,指感邪后立即发病,在临床上为常见的发病类型。一般多见以下几种情况:

(1)感邪较甚 六淫之邪侵入,若邪气较盛,则感邪之后随即发病。如新感伤寒或温病,是外感热病中最常见的发病类型。外感风寒、风热、燥热、温热、温毒等病邪为病,多感而即发,随感随发。

(2)情志遽变 急剧的激情波动,如暴怒、悲伤欲绝等情志变化,导致人的气血逆乱,而病变顷刻而发,出现猝然昏仆、半身不遂、胸痹心痛、脉绝不至等危急重证。

(3)疫气致病 发病暴急,来势凶猛,病情危笃,常相互"染易",以致迅速扩散,广为流行;某些疫气,其性毒烈,致病力强,善"染易"流行而暴发,危害尤大,故又称暴发。

(4)毒物所伤 误服毒物、被毒虫毒蛇咬伤、吸入毒秽之气等,均可使人中毒而发病急骤。

（5）急性外伤　如金刃伤、坠落伤、跌打伤、烧烫伤、冻伤、触电伤、枪弹伤等,均可直接而迅速致病。

2.徐发　又称缓发,即感邪后缓慢发病,系与卒发相对而言。此与致病因素种类、性质以及体质因素等密切相关。

3.伏而后发　即伏发,指某些病邪传入人体后,不即时发病而潜伏于内,经一段时间后,或在一定诱因作用下才发病。多见于"伏气温病",如"冬伤于寒,春必病温"等。破伤风、狂犬病,经一段潜伏期后才发病也属于复发范畴。

4.继发　指在原发疾病的基础上,继而发生新的疾病。继发病必然以原发病为前提,两者之间有着密切的病理联系。例如,病毒性肝炎所致的胁痛、黄疸等,若失治或治疗失当,日久可继发致生"症积""臌胀"。

5.合病与并病　凡两经或三经的病证同时出现者,称之为合病;若一经病证未罢又出现另一经病证者,则称为并病。合病与并病的区别,主要在于发病时间上的差异,即合病为同时并见,并病则依次出现。

6.复发　所谓复发,是重新发作的疾病,又称为"复病"。引起病证复发的机制是余邪未尽,正气未复,同时更有诱因的作用。其他如饮食不慎,用药不当,亦可伤正助邪,导致复发。由于病邪的性质不同,人体正气的盛衰各异,复发大体上可以分为疾病少愈即复发、休止与复发交替和急性发作与慢性缓解期交替三种类型。复发的诱因是指导致病理静止期趋于重新活跃的因素,包括复感新邪、食复、劳复、药复、情志致复等,应予重视。

（黄河科技学院　黄　涛　丁　玉）

1.何谓阴阳学说?其基本观点是什么?

2.何谓"取象比类法"?请举例说明。

3.试述肾精、肾气、肾阴、肾阳的含义及相互关系。

4.简述督脉与任脉在循行部位和生理功能方面的异同。

5.体质因素与发病的关系主要体现在哪些方面?

第三章

中医护理评估

案例

张某,男,67 岁,退休干部。患者自诉 4 年来反复发热,每于午后及晚间体温上升,不超过38 ℃。近 3 d 来,发热加重,伴有手足心热,失眠多梦,心悸,烦躁,盗汗,舌体瘦小,舌质红,干燥少津,有裂纹,苔少,脉细数。医生诊断为内伤发热,为阴虚内热型。治疗原则为滋阴清热,拟用清骨散加减治疗。

问题:①该案例用到了哪些方法来收集资料? ②你认为医生的诊断有道理吗? 请说出你的依据。③外感发热和内伤发热有哪些不同? ④常见的发热还有哪些类型? 各有什么特点?

评估是有计划、有目的、有系统地收集患者资料的过程。护理评估是根据收集的资料信息,为护理活动提供基本依据,是护理过程中最关键的一个环节。中医护理评估主要涵盖了中医的望、闻、问、切四诊内容,四诊是中医进行疾病评估的主要手段,尤其是切脉是中医护理评估的精髓。

中医最基本的特点之一就是整体观念,体内的变化,通过内外相袭的整体性规律,有相应的征象表现于人的体表。正如《类经》张介宾注:"……藏居于内,形见于外。诊于外者,斯以知其内。盖有诸于内,必形诸外。"通过四诊收集与病情相关的资料,用来分析邪正斗争过程中所出现的错综复杂的不同反映——症状,从而探求疾病的原因,推测疾病的性质和转归,以达到全面了解疾病,为辨证施护提供全面准确的依据。因此,中医护理评估是护理工作中一个很重要的环节。

四种诊法各有其独特作用,彼此之间是相互联系的,必须综合运用才能全面系统地了解病情,为辨证施护提供客观准确的依据。此即临床上所谓的"四诊合参"。四种诊法虽然都很重要,但其中望色和切脉中临床上较为常用,从而显得更为重要。

第一节　望　诊

望诊是护士运用视觉对患者整体的神、色、形、态和局部的状况以及排出物等进行有目的地察看,以收集与病情相关的资料,分析判断病情的方法。

人体是一个有机的统一整体,通过望诊,可以了解患者外在表现,根据外在的表现,用以分析内在脏腑、气、血、津液等的生理和病理状况。有如《灵枢经·本脏》所说:"视其外应,以知其内脏,则知所病矣。"

临床望诊时,应注意以下几个方面:一是要在充足、柔和的自然光线下进行,尤其要注意避开有色光源;二是诊室温度要适宜,有利于患者肢体舒展,气血运行正常,外在的表现能真实反映内在的变化;三是充分暴露受检部位,以便完整、细致地进行观察。

望诊内容主要包括望神、望色、望形态、望头颈五官、望四肢、望皮肤、望小儿示指络脉、望排出物、望舌等,舌诊本应属头面五官,但舌诊在评估时意义较大,故单立出来论述。

一、望神

望神是通过观察神的得失有无,以分析病情、判断预后的诊察方法。神有广义和狭义之分。广义的神是指人的一切生命活动的外在表现,即观察人的精神状态和功能状态。狭义的神是指人的精神、意识和思维活动。这里主要指广义的神。

神是一身之主宰,必然于全身皆有表现,但具体体现在人的精神、意识、眼神、面色、表情、言语、呼吸、饮食、体态等多个方面。《灵枢·大惑论第八十》记载:"五脏六腑之精气,皆上注于目而为之精。"故神更突出地表现于目光。眼睛是心灵的窗户,人的精神活动往往于无意中流露于目光;另外心主神志。因此,望神时重点应在目光、神志、面色等方面。

神的产生是以精、气、血、津、液作为物质基础,是脏腑精气运动变化和相互作用的结果,是脏腑生理功能的综合反映。有生命就有神,故《素问·移精变气论》曰:"得神者昌,失神者亡。"因此通过望神,可以了解脏腑功能的盛衰、精气血津液的盈亏、疾病的轻重及预后等。

根据神的盛衰和病情的轻重,临床上常将神的表现分为得神、少神、失神、假神和神乱五类。

1. 得神　又称"有神",是人体精气充足神旺的表现。临床可见神志清楚,体态自如,动作灵敏,肌肉健壮,思维敏捷,目光明亮,精彩内含,面色荣润,表情自然,言语清晰,呼吸平稳等。得神可见于健康人,提示精气充足;也可见于病态,提示病情轻浅,脏腑功能未衰,预后良好。

2. 少神　是精气不足的表现,与失神状态只是程度上的区别。临床可见精神不振,肢体倦怠,动作迟缓,思维迟钝,健忘,两目乏神,少气懒言等。少神多见于轻病或恢复期患者;更多见于体质虚弱者,提示正气不足。

3. 失神　又称"无神",是精损气亏神衰的表现。临床可见精神萎靡,或神志昏迷,或神昏谵语,动作失灵,强迫体位,形体羸瘦,骨枯肉脱,眼神呆滞或目暗睛迷,面色无华,表情淡漠或呆滞,呼吸气微或喘等。失神多见于慢性久病重病之人,提示脏腑功能衰减,精气大伤,预后不良。

4. 假神　是指生命垂危患者出现的精神暂时好转的假象,是临终前的征兆。临床可见久病重病之人,本已失神,但突然精神好转,目光明亮,言语不休,想见亲人;或原本毫无食欲,突然食欲增强;或病至语声低微断续,忽而响亮起来;或原本面色晦暗,突然颧赤如妆等。

假神与病情好转的区别在于:假神的出现比较突然,其"好转"与整个病情不相符,只是局部的和暂时的,病情很快会恶化;病情好转是整个病情的好转,有一个渐变过程。

假神的出现,是由于脏腑精气衰竭已极,阴不敛阳,阳虚无所依附而外越,以致暴露出一时"好转"的假象。这是阴阳即将离绝的危候,古人将其比作"残灯复明""回光返照"。

5. 神乱 指神志错乱。也是失神的一种表现,但与精气衰竭的失神有本质上的不同。神乱一般包括烦躁不安、癫、狂、痫等。这些都是由特殊的病机和发病规律所决定的,其失神的表现并不一定意味着病情的严重性。

烦躁不安即指胸中烦热不安,手足躁扰不宁。可见于邪热内郁、痰火扰心、阴虚火旺等证。癫病多见神志痴呆,表情淡漠,喃喃自语,闷闷不乐,或见哭笑无常,悲观失望等,多属阴证。多由忧思气结,津凝为痰,痰浊蒙蔽神明或先天禀赋不足,或有神不守舍,心脾两虚者。狂病多见狂躁妄动,胡言乱语,打人毁物,妄行不休,少卧不饥,甚者登高而歌,弃衣而走,多属阳证。多由肝郁化火,痰火上扰神明,或阳明热盛,邪热上热心神,或蓄血淤阻,蒙蔽神明所致。痫病多见突然昏倒,四肢抽搐,口吐涎沫,醒后如常。多由肝风挟痰,上窜蒙蔽清窍,或属痰火扰心,引动肝风所致。

二、望色

望色又称色诊,是通过观察面部与全身肌肤颜色与光泽的变化,以诊察疾病方法。

《四诊择微》中说:"夫气由脏发,色随气华。"皮肤的色泽是由精气的充养而光彩由外,而精气是脏腑功能活动的产物。因此皮肤的色泽是脏腑精气盛衰的表现。凡肤色明润含蓄者为有气,晦暗者为气不至。正如《望诊遵经》所说:"有气不患无色,有色不可无气也。"因此皮肤的色泽可推测脏腑气血的盛衰,病情轻重和预后。

《灵枢·邪气脏腑病形》曰:"十二经脉,三百六十络,其血气皆上于面而走空窍。"面部血脉比较丰富,为脏腑气血之所荣,加之面部皮肤薄嫩,其色泽变化最为明显,且暴露于外,其色泽变化易于观察,故将面部作为望色的主要部位。但脏腑气血各有偏胜盈虚,面部的色泽必与之相应,通过面部色泽的变化,可知脏腑的病变、转归、预后,即所谓的"望而知之谓之神"。正如《灵枢·五色第四十九》所说:"五色各见其部,察其浮沉,以知浅深;察其泽夭,以观成败;察其散抟,以知远近。"

(一)常色

常色即健康人正常的面色。由于受先天禀赋、季节、地域等条件的影响,常色又分为主色和客色。

1. 主色 为人生来就有的基本肤色,属个体素质,终生基本不变。但具有种族性。我国是黄种人,正常的面色为红黄隐隐,明润含蓄。但也有偏红、偏黄、偏白、偏黑、偏青的差异。

2. 客色 是因外界因素(如四时、昼夜、阴晴气候等)的不同,或生活条件的差别,而微有相应变化的正常肤色,特别是面色。如随着季节的变化,人的面色会发生变化。

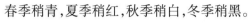

春季稍青,夏季稍红,秋季稍白,冬季稍黑。

主色和客色,都属于常色,都应具有明润含蓄的特点。明润是指面色光明润泽,是有神气的表现,表明人体脏腑功能正常,气血充足;含蓄是指面部色泽隐藏于皮肤内。提示胃气充足,精气内含不外泄的表现。

(二)病色

病色是指人在病理状态下面部所呈现出的异常色泽变化。病色常见的特征,或晦暗枯槁,或鲜明暴露,或某色独见。临床常见的病色有青、赤、黄、白、黑五种,可反映不同脏腑的病变及病邪的性质。

1.青色　主寒证、气滞、淤血、疼痛、惊风,多由脉络阻塞所致。若面色淡青或青黑,属寒证、剧痛,多由于阴寒内盛、经脉拘挛、气血凝滞所致。若面色青黄,属肝郁脾虚。若面色青灰,口唇青紫,属心阳不振,血脉瘀阻。若小儿发热,眉间、鼻柱、唇周发青,属惊风或惊风先兆。

2.赤色　主热证,亦可见戴阳证,多由血液充盈于脉络所致。若满面通红,属阳盛之外感发热,或脏腑实热。多由于邪热亢盛,血得热则行,面部脉络扩张,气血充盈所致。若两颧潮红,属阴虚证。多由于阴虚阳亢,虚火上炎所致。若久病面色苍白,却时而面红如妆,嫩红带白,游移不定,属戴阳证。多由于下元虚衰,真阳浮越所致,为真寒假热之危重证候。亦可由阳气怫郁所致。正如《杂病源流犀烛·面部病源流》所说:"面戴阳证,一因浮火所冲,一因阳气怫郁于表……"

3.黄色　主脾虚、湿证,多由肌肤失养所致。若面色淡黄而无光泽,为萎黄,多属脾胃虚弱。脾不健运,气血亏虚,肌肤失养所致。若面黄而虚浮,为黄胖,多属脾虚湿盛。脾不健运,水湿内停,气血不充所致。若小儿面黄,或青黄,或乍黄乍白,多属小儿疳积。脾胃不调,积滞内聚所致。若面萎黄而带白斑,为虫积。若面目和全身俱黄,属黄疸。黄色鲜明如橘皮色,为阳黄,乃湿热熏蒸所致;黄色晦暗如烟熏状,属阴黄,乃寒湿郁阻所致。

4.白色　主虚证、寒证、失血证、亡阳,多由气血不能充养面部所致。若面色淡白无华,多属气血不足。若面色淡白而虚浮,多属阳虚水泛。阳气亏损,水液气化失常,泛溢肌肤所致。若面色苍白,多属失血证。若突然面色苍白,冷汗淋漓,四肢厥冷,脉微欲绝,多为亡阳证或阴寒内盛。阳气暴脱,气血不荣于面;或阴寒内盛,寒凝血涩,脉络收引所致。

5.黑色　主肾虚、寒证、水饮、血瘀、剧痛,多由脉络拘急,血行不畅或肾精亏,面部失养所致。若面黑而暗淡,属肾阳虚。多由于阳虚火衰,水寒不化,浊阴上泛所致。若面黑而干焦,属肾阴虚。多由于肾精久耗,虚火伤阴,机体失养所致。若眼眶周围发黑,多属肾虚,或水饮,或寒湿带下。若面色黧黑,肌肤甲错,舌质青紫或有瘀斑,为血瘀证。

三、望形态

望形态是通过观察患者形体和姿态进行诊察疾病的方法。

人体是内外统一的整体,可以通过观察体表以了解内脏的变化,所以从望形态不但可知患者的体质、发育及营养状况,而且有助于了解气血的盛衰、五脏的虚实、邪正

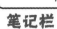

的消长和伤痛的部位等。

望形态包括望形体和望姿态两个方面。

（一）望形体

望形体是指观察患者形体的强弱胖瘦和体质形态等状况,借以诊察内在病情的方法。

1. 体强　即形体强壮。表现为骨骼粗壮,胸廓宽厚,肌肉坚实,皮肤润泽,精力充沛,食欲良好。提示脏腑精气充足,气血旺盛,阴阳权衡,抗病能力强,少病或虽病易愈,预后良好。

2. 体弱　即形体虚弱。表现为骨骼细弱,胸廓狭窄,形体瘦弱,皮肤不荣,神疲倦怠,食欲不振。提示脏腑精气虚弱,气血不足,阴阳失衡,抗病能力弱,易病或病重难愈,预后较差。

3. 体胖　即形体肥胖,胖并非健壮。若体胖能食,且肌肉充实,神旺有力,动作敏捷,为形健气充,身体健康的表现。若身体肥胖,饮食异常,肌肉松弛,神疲乏力,动作笨拙,为形盛气衰,多为阳虚或痰湿壅盛。胖人易多痰多湿,故有"胖人多痰"之说。

4. 体瘦　即形体消瘦。若形体消瘦,但食欲良好,神旺有力,抗病力强,应属健康体质。若形体消瘦,食少乏力,为形气俱虚,多属脾胃虚弱,气血不足所致。若形体消瘦,食欲旺盛,为胃中有火。若形体消瘦,皮肤干燥,咽干舌燥,为阴血不足。若形体消瘦,五心烦热,颧红,为阴虚火旺。故有"瘦人多火"之说。若久病卧床,骨瘦如柴,是脏腑精气衰竭,气液干枯,属危重之象。

5. 偏阳质　即形体及功能特点呈现"阳盛阴病"的特点。多见体形偏于瘦长,头长颈细,肩窄,胸狭长平坦,喜动要强,性格多外向,喜凉恶热,大便多燥,身体多前倾。易感阳邪,或患病后易于从阳化热。

6. 偏阴质　即体质及功能特点呈现"阴盛阳病"的特点。多见体型偏于矮胖,头圆颈粗,肩宽,胸宽短厚实,喜静少动,性格多内向,喜暖恶凉,大便易溏,身体多后仰。易感阴邪,或患病后易于从阴化寒。

7. 阴阳平和质　即形体及功能特点无明显阴阳偏颇。多见体形适中,食欲良好,二便正常,气血调和,阴阳权衡。其发病特点与病邪性质一致。

（二）望姿态

望姿态是通过观察患者的动静状态、体位变化和异常动作以诊察疾病的方法。

患者的动静姿态、体位动作与阴阳盛衰和疾病的寒热虚寒有着密切的关系。阳主动,阴主静。阳、热、实证的患者,机体功能亢进,多表现躁动不安。阴、寒、虚证的患者,功能衰退,多表现为喜静。不同的疾病常常迫使患者采取的体位和动态,以减轻痛苦。

1. 行态　若行走之际,突然止步,以手护心或脘腹,身体前倾,多为真心痛或脘腹痛。以手护腰,弯腰曲背,行走艰难,多为腰腿疾病。行走之时,身体震动不定,多为肝风内动,或脑部有病。

2. 坐态　坐而喜伏,少气懒言,多属肺气虚。坐而喜仰,胸胀气粗,多属肺实证。但卧不能坐,坐则眩晕,多为肝阳化风,或气血俱虚;但坐不得卧,卧则气逆,多为水气上凌或肺胀。坐时头倾视深,为精神衰败。

3. 卧态　卧时面常向里,喜静懒动,身重不能转侧,多属阴证、寒证、虚证;卧时面常向外,躁动不安,身轻能自转侧,多属阳证、热证、实证。卧时蜷缩,喜加衣被多属虚寒。卧时仰面伸足,掀去衣被,多属实热证。

4. 立态　站立不稳,其态似醉,多属肝风内动。不耐久站,依物支撑者,多属气血虚衰。以手扪心,闭目不语者,多属心悸怔忡。两手护腹,俯身前倾,多属腹痛之证。蹙额捧头,俯不欲仰者,多为头痛。两手护胸,唯恐触碰,多为乳痈。

四、望头颈五官

根据藏象学说,五脏分别与五官相连,五官是人体与外界相联系的通道;十二经脉气血皆上荣于头面颈项而走孔窍。因此望头面五官的色泽、形态变化,可反映脏腑经络的疾病。

(一)望头部

头为诸阳之会,脏腑气血随经上荣于头;头又为精明之府,内藏脑髓,肾精主骨生髓;发为肾之外华,为血之余。故望头可观察脏腑精气盛衰,气血盈亏,特别是肾与心的病变。

1. 形态　小儿头颅均匀增大,颅缝开裂,面部较小,智力障碍,多为先天不足,肾精亏损,水液停聚于脑所致。小儿头颅狭小,头顶尖圆,颅缝早合,智力低下者,多因肾精不足,颅骨发育不良所致。小儿前额左右突出,头顶平坦,外观呈方形,为方颅畸形,亦是肾精不足或脾胃虚弱,颅骨发育不良的表现,可见于佝偻病或先天性梅毒等患儿。头摇不能自主,多为肝风内动的先兆,或老年气血亏虚、肝肾阴虚,脑失所养所致。

2. 囟门　小儿1~1.5岁时前囟门渐闭合。若囟门迟闭,骨缝不合称为“解颅”,多属肾气不足,或脾胃虚弱。2岁以内的婴幼儿囟门下陷者,称为“囟陷”,多属虚证,见于先天不足,或吐泻伤津,或气血不足,或脾胃虚弱等。囟门高突,称为“囟填”,多属实热证,因外感时邪,火毒上攻所致。

3. 头发　主要观察头发的疏密和色泽。若头发浓密,有光泽,多属精血充足的表现。若头发稀疏,干枯无泽,多属精血不足的表现。若突然片状脱发,脱发处显露出圆形或椭圆形光亮头皮,无自觉症状,称为斑秃。多为血虚受风,或长期精神紧张所致。若青少年头发早白,伴腰膝酸软,健忘,多属肾虚;伴心悸失眠,心烦健忘,多属心血不足。若头发干燥变脆,失去光泽,易于断裂,尤其是发梢,易纵成丝,称为脆裂发。多因洗发过勤,或阴虚血燥所致。小儿发结如穗,枯萎不泽,面黄肌瘦,脘腹膨胀,大便稀溏或干结,多为小儿疳积,因脾胃虚损所致。小儿头发稀疏,日久不长,称为发迟,为小儿五迟之一,因先天不足,禀赋虚弱所致。

(二)望面部

诊察面部形态时,要与面部色诊相互结合进行分析判断。

1. 面肿　面部浮肿,多见于水肿病,常是全身水肿的一部分。若头面眼睑先肿,发病迅速,为阳水。多因外感风邪,肺失宣降所致。若面色白而虚浮,发病缓慢,为阴水,多由脾肾阳虚,水湿泛溢所致。若兼面唇青紫,心悸喘促,不得平卧,多为心肾阳衰,水气凌心所致。若头肿如斗,面目肿盛,目不能开,称大头瘟,多为火毒上攻所致。

2. 腮肿　腮部以耳垂为中心突然肿起,边缘不清,局部灼热疼痛,但肌肉肿胀不着骨,称为痄腮,多因感受温热疫毒所致,多见儿童,有传染性。

3.口眼㖞斜　若一侧面肌弛缓,同侧额纹消失,眼裂扩大,不能闭合,鼻唇沟变浅,口角下垂,面部被牵向健侧,为风邪中络。若一侧口角下垂或㖞斜,伴半身不遂,为风邪中经。若一侧口角下垂或㖞斜,伴半身不遂,神志不清,为风中脏腑。

4.特殊面容　表现惊恐,为惊恐貌,多为小儿惊风或狂犬病。牙关紧闭,面肌痉挛而呈现苦笑面容,多因外伤或新生儿断脐不慎,邪毒感染所致。

(三)望五官

望五官是指通过观察头面五官目、耳、口、鼻、舌等的异常变化,以诊察疾病的方法。

1.望目　是指通过观察目的形态与色泽等方面的变化,以诊察疾病的方法。肝气通于目,目与肝脏有着密切关系。《灵枢·大惑论第八十》记载:"五脏六腑之精气,皆上注于目而为之精。精之窠为眼,骨之精为瞳子,筋之精为黑眼,血之精为络,其窠气之精为白眼,肌肉之精为约束……"因此观察目的变化,可推测所对应脏腑的病变和邪气的性质。望目的内容主要有目的神、色、形、态等。

(1)目色　全目赤肿为肝经风热。目眦红肿为心火,目眦色淡为心血不足。白睛色赤为肺热。白睛色黄,为黄疸。眼胞红肿湿烂为脾火。

(2)目形　眼睑浮肿,下睑如卧蚕状,为水肿体征之一。胃经行于目下,因此为脾失健运,水湿内停所致。若目窠内陷,目睛下陷窠内,称目内陷,为亡阴脱液之征,或精气衰竭之象,病重难治。眼突而喘为肺胀,为痰浊阻肺所致。眼突而颈肿,急躁易怒,属瘿病,多属肝郁化火,痰火郁结所致。睑缘起核如麦粒,红肿较轻,为针眼。胞睑漫肿,红肿较重,为眼丹。针眼和眼丹皆为风热邪毒,或脾胃蕴热上攻所致。

(3)目态　眼睛上翻,黑少白多,不能转动,为戴眼。多见于惊风、癫痫等。由于肝风内动、痰浊闭窍所致。黑睛斜向一侧,称横目斜视。为肝风内动的表现之一,亦可见于先天性斜视。瞳仁缩小,多属中毒所致,如有机磷农药、吗啡、氯丙嗪、川乌、草乌、毒蕈等药物,或肝胆火炽所致。瞳仁放大,称瞳仁扩大。多属肾精耗竭,为濒死危象,亦可见于肝胆风火上扰的绿风内障,或中毒。

2.望耳　望耳是通过观察耳部的变化,以诊察疾病的方法。肾气通于耳;心寄窍于耳;手足少阳经从耳后入耳中,出走耳前;手太阳经脉却入耳中;足太阳经脉从巅至耳角;手阳明络脉入耳,合于宗脉;足阳明经上耳前。故耳为"宗脉之所聚"。耳与脏腑关系密切,尤其是与肾脏和胆腑的关系更为紧密。望耳主要观察耳的色泽、形态、耳道分泌物等的变化。

(1)耳部色泽　耳郭红润,是气血充足的表现。耳郭淡白,主寒证或气血不足。耳郭色青白,主慢脾风。耳郭色黑,主肾病。耳轮干枯色黑,多为肾精亏耗。

(2)耳部形态　耳郭厚大,是肾精充足的表现。耳郭瘦小,为肾精不足的表现。耳郭红肿,多为肝胆湿热所致。耳郭肌肤甲错,为瘀血表现。耳壳局部肿起,颜色不变或稍红,疼痛不甚,称为耳壳流痰。多因脾肾虚弱,痰湿内生所致。

(3)耳道分泌物　耳内流脓水,称为脓耳。若脓液色黄,多属热。若脓液色赤,多属火。若脓液色白,多属湿。若脓液质稠量多,多属实证。若脓液质稀量少,或时多时少,多属虚,或虚实夹杂。

3.望鼻　望鼻是通过观察鼻部的形态、色泽,以诊察疾病的方法。肺气通于鼻,肺和则鼻能知香臭;足阳明之脉,起于鼻,交频,旁纳太阳之脉,下循鼻外。故望鼻主要观察肺和脾胃等脏腑的病变。望鼻主要观察鼻的色泽、形态及分泌物的变化。

(1)色泽 若鼻色红黄隐隐,明润含蓄,提示脾胃之气充足,为健康人的表现。若鼻头色赤,多属肺脾实热。若鼻头色黄,多属内有湿热所致。若鼻头色青,多属虚寒或腹痛。若鼻头色白,多属气虚或失血。

(2)形态 鼻头红肿,多属肺胃蕴热。若鼻准色赤,脉络显露,或满布红丝赤缕,皮肤粗糙,准头暗红肥大,为酒渣鼻。多属肺脾胃三经郁热,上蒸鼻窍,瘀阻脉络所致。若鼻梁及外鼻扁平,形似蛙背,鼻内息肉,渐大下垂,闭塞孔窍,称为鼻痔。由肺气热极,或风湿郁滞所致。若新病鼻煽,呼吸困难,常见于小儿高热、气喘之人,多属邪热壅肺,或痰饮内停所致。若久病鼻煽,喘而汗出,多属肺肾之气衰竭的表现。若鼻前庭肌肤弥漫性红肿疼痛,或溃烂流黄水,黏结成痂,称为鼻疮。多属肺热上蒸或脾胃火热上犯所致。

(3)分泌物 若鼻流清涕,量少而清稀,多属外感风寒。若鼻流浊涕,多属外感风热。若鼻流浊涕不止,其味腥臭,其状如脓,称为鼻渊,多属湿热壅盛所致。若流大量清水鼻涕,鼻痒,喷嚏,称为鼻鼽,多属肺气虚弱,风寒侵袭所致。鼻腔出血,称为鼻衄。若血色鲜红量少,点滴而出,多属风热侵袭所致。血色鲜红量多,多属胃热炽盛,或肝阳亢盛所致。血色淡红量少,时出时止,多属虚火上炎或脾不统血所致。若夜间鼻出血,多属气血亏耗所致。

4. 望口唇 望口唇是指通过观察口唇的色泽和形态的变化,以诊察疾病的方法。脾气通于口,其华在唇。手阳明经脉挟口,足阳明经脉挟口还唇,任脉上颐循面入目,冲脉的一条分支络口唇。因此,不仅能观察脾胃功能状态,还可以观察气血的盛衰。望口唇主要观察口唇的色泽和形态的变化。

(1)口唇色泽 唇色淡红明润,是胃气充足,气血调匀的表现,为正常唇色。若唇色淡白,是血虚不能上荣口唇所致。唇色深红,多属热盛。若红肿而干,是热盛伤津的表现。若唇色呈樱桃红,多见于煤气中毒。若唇鲜红,为阴虚火旺。若唇色青紫,为寒证或瘀血内停。

(2)口唇形态 若口唇干燥皲裂,为津液不足。若唇肉缩小,多属气血亏损所致。若唇肉缩小且色黄多为脾虚湿困所致。若唇周出现水疱,如小米粒大小,色黄透明或混浊带血,聚集一起,疱周皮肤不红不肿不痛或稍痒,为疱疹,多属外感风热,或肺热上攻所致。口开不闭,多为虚证。口闭不开,多属实证。若口角流涎,多为面瘫,或中风,或脾虚湿盛,或胃中湿热。

5. 望齿与龈 望齿龈指通过观察齿与龈的色泽和形态的变化,以诊察疾病的方法。齿为骨之余,骨为肾所主。手足阳明经分布于下上齿中。因此观察齿与龈的色泽和形态的变化,可观察肾胃二脏的病变,以及津液的盛衰。

(1)望齿 若牙齿洁白、润泽、坚固,是肾精旺盛,津液充足的表现。为健康人牙齿的表现。若牙齿干燥不泽,多为胃阴已伤的表现。若齿有黄垢,多为胃浊熏蒸所致。若牙齿稀疏松动,齿根外露,多为肾虚或虚火上炎。若齿燥如枯骨,多为肾阴枯涸,精不上荣所致,为病重。若牙关紧闭,多属风痰阻络,或热极生风所致。若睡中啮齿,多属胃中有热,或虫积所致。

(2)望龈 若齿龈淡红润泽,是胃气充足的表现。为健康人的齿龈表现。若齿龈淡白,多为血虚的表现。若齿龈淡白,龈肉萎缩,多为肾虚或胃阴不足的表现。若齿龈红肿疼痛,多为胃火上灼所致。若齿龈不红不痛微肿,多为虚火上炎所致。若齿龈出血,称为"齿衄",多为胃火或虚火,灼伤血络,或脾不统血所致。

6. 望咽喉 望咽喉是指通过观察咽喉部的色泽和形态的变化,以诊察疾病的方法。咽喉为肺胃之门户,足少阴肾经循喉咙挟舌本,咽喉还为诸经所过之处。故望咽喉可观察脏腑尤其是肺胃肾脏的病变。望咽喉主要观察咽喉的色泽、形态、有无脓点和假膜等的变化。

若咽喉红肿疼痛明显,多为实热证,由肺胃热毒上攻或外感风热所致。若咽喉色红娇嫩,肿痛不明显,多为阴虚。由肾阴亏虚,虚火上炎所致。咽部肿势明显,深红,周围红晕,发热不退,表明脓已成;咽喉肿势散漫,色浅,无明显界线,疼痛不甚,表示未成脓。若咽喉部溃烂分散表浅,多为肺胃之热轻浅,或虚火上炎所致。若咽喉部溃烂成征或凹陷,多为肺胃热毒壅盛所致。若咽喉部溃烂日久,周围淡红或苍白,多为虚证。若咽部溃烂处覆盖有灰白色膜,擦之不去,重擦出血,又复生,是白喉病,为疫疠毒邪上攻咽喉所致,易传染。

(四)望颈项

望颈项是指通过观察颈项部的变化,以诊察疾病的方法。颈项部前面称为颈,后面称为项。颈部内有咽喉、气管和甲状腺等器官,后面为颈椎和脊髓,同时也是手足六阳经脉上达头面部的必经之处。观察颈项部对某些疾病的诊断有一定的帮助。望颈项主要观察外形和动态的变化。

1. 颈项外形 若颈前喉结处有肿物如瘤,或大或小,或单侧或双侧,可随吞咽动作上下活动,称为"瘿瘤"。多属肝郁气结,气结痰凝所致,或与地方水土有关。若颈侧颌下有肿块,累累如串珠,称为"瘰疬"。多属肺肾阴虚,虚火炼津为痰,结于颈部,或外感风火时毒,夹痰结于颈部所致。若气管偏于一侧,多见于悬饮、气胸和肺部肿瘤。

2. 动态变化 若颈项软弱,抬头无力,多见于小儿,常为先天不足,肾精亏损,发育不良。若久病重病,颈项软弱,头倾视深,则为脏腑精气衰竭,属病危。若项部拘紧或项强,多属风寒侵袭,经气不舒所致。若项强硬,不能前俯,多属肝风内动所致。若在安静状态下,颈侧人迎处搏动明显,多见于肝阳上亢或血虚重证。若坐时颈脉明显怒张,卧时更甚,或兼有搏动,面唇青紫,浮肿,多属心阳虚衰,水气凌心,或心血瘀阻、肺气壅滞所致。

五、望四肢

四肢与脏腑经络关系密切,脾主四肢肌肉,肝主筋,肺主皮毛,肾主骨生髓,心主血脉,与脏腑相连属的十二经脉皆循行于四肢。故望四肢主要可诊察脏腑和经脉的病变。望四肢主要观察四肢的外形变化和动态的异常。

(一)外形

若四肢肌肉消瘦,软弱无力,甚则萎缩,多因肺热伤津,或湿热浸淫,或脾胃虚弱,或肝肾亏虚,或淤血阻滞,肢体失养所致。若关节肿大变形,屈伸不利,伴疼痛,重着,多由风寒湿邪闭阻经络,或风湿日久化热所致。若肢体肿胀,按之压痕,为全身水肿的一部分。多由肺脾肾功能失常,水液停聚所致。若胫骨消瘦,但见膝关节肿大,皮色不变,形如鹤膝,称为"鹤膝风"。多因寒湿久留,气血亏虚所致。若小腿青筋怒张,形似蚯蚓。多属寒湿浸淫,络脉阻滞,或长期站立,血运不畅所致。若两下肢自然伸直或站立,两足内踝能相碰而两膝不能靠拢,称为膝内翻。若自然直立,两膝能相碰而两踝不能靠拢,称为膝外翻。此二者皆为肾气不足,或后天失养,发育不良所致。

(二)动态

若肢体软瘫,肌肉萎软不能随意活动,多见于痿证,多因筋脉失养,弛缓不用所致。若一侧肢体萎废不用,称为半身不遂,常见于中风,多因风痰阻络所致。四肢不自主地抽搐不已,多见于惊风、痫证、破伤风等,多属肝风内动,筋脉拘急所致。手或下肢颤抖,或动摇不定,不能自主。多因阴血亏虚、筋脉失养或饮酒过度所致,也可为动风先兆。若手足蠕动迟缓,类似虫行,多属脾胃气虚,或阴虚动风所致。若循衣摸床,撮空理线,为失神之象,多见于重危患者。

六、望皮肤

望皮肤是通过观察皮肤的变化,以诊察疾病的方法。皮肤为一身之表,卫气循行其间,内合于肺。通过卫气可调节汗液的排泄,调节体温,抵御外邪侵袭。脏腑通过经络将气、血、津液输布于皮肤,以维持皮肤正常的色泽和功能。因此通过观察皮肤的色泽和形态,可了解病邪性质、气血津液的盛衰,测知脏腑的病变,判断疾病的转归。

(一)皮肤色泽

一般来说,肤色润泽则脏腑精气旺盛,虽病也易治。肤色干枯晦暗而无光泽,则为脏腑精气虚衰,病情较重。若皮肤赤色如染脂涂丹,边界清楚,灼热胀痛,为丹毒。多属风热化火,或湿热化火所致。若全身皮肤、爪甲、面目俱黄,称为黄疸,多属肝胆湿热或寒湿困脾所致。若皮肤出现白斑,大小不等,边界清晰,称为白驳风。多属风湿侵袭,气血失和所致。

(二)皮肤形态

若全身肿胀,或仅有眼睑,或足胫骨肿,按之有凹陷,为水肿。为肺脾肾功能失调,水湿停聚所致。若全身肿胀不明显,只有腹部膨胀,腹壁有青筋胀起,或兼见皮肤有血痣,为臌胀。多属血瘀水肿。若皮肤肿胀,皮厚色苍,按之随手而起,为气胀,在《内经》中称为肤胀。多属气滞水停所致。若皮肤枯槁无华,皱缩无弹性,为阴血久亏,津液不足,肌肤失养所致。若肌肤甲错,为瘀血内阻所致。

(三)皮肤病证

1. 痘疮　皮肤起疮,形似豆粒,肤浅易破,顶上无脐,大小不等,陆续出现,浆薄如水,晶莹透亮,不留瘢痕。为外感时邪所致,为儿科常见传染病。

2. 斑疹　斑与疹不同,一般来说,斑重于疹。斑形如锦,或紫或红,点大成片,平摊于肌肤,摸之不碍手,压之不褪色。由于病机不同,有阴斑和阳斑之分。若发病急骤,斑成片出现,鲜红,或深红,或紫红,伴发热等热证,为阳斑,多属热迫营血所致。若斑发无定处,大小不一,隐隐稀少,淡红或暗紫,伴面白肢冷等,为阴斑。多属内伤气血亏虚所致。

疹形如米粒,色红,高出肌肤,摸之碍手,压之褪色。有风疹、隐疹、麻疹之别。若

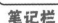

疹色淡红,其形细小稀疏,稍稍隆起,时发时止,瘙痒不已,为风疹。多属外感风热所致。若皮肤瘙痒,搔之则起片状丘疹,或如云片,大小不等,形状不一,高于皮肤,淡红或淡白,稍后又隐去,不时举发,为隐疹。多属血虚,又外感风邪所致。若小儿发热三四日,疹点出现,从头面开始,延及胸腹四肢,色似桃红,形如麻粒,尖而稀疏,渐而稠密,摸之碍手,为麻疹。多属外感时邪疠毒所致,为儿童常见传染病。

斑疹均有顺逆之分。色红润泽,分布均匀,疏密适中,浮于皮面为顺证,预后良好。其色紫红,如鸡冠,稠密且有根为逆证,预后不良。

3.痈疽疔疖 若皮肤局部红肿高大,焮热疼痛,根盘紧束,为痈,属阳证。多属热毒内蕴,气血壅滞,热盛肉腐成痈。若皮肤局部漫肿无头,肤色不变或晦暗,不热少痛,为疽,属阴证。多属气血不足,寒痰凝滞所致。若皮肤局部出现如粟如米状突起,根脚坚硬而深,犹如钉丁之状,为疔。多属火热毒邪,阻于皮肤,留于经络而成。若皮肤局部出现突起,形小而圆,红肿热痛不甚,容易化脓,脓溃即愈,为疖。多属外感热毒或湿热蕴于肌肤,气血壅滞所致。

七、望小儿示指络脉

望小儿示指络脉是指通过观察小儿两手示指掌侧桡侧缘络脉的形色变化,以诊察疾病的方法。适用于3岁以内的小儿。

小儿示指络脉诊法的原理:示指掌侧桡侧缘络脉为寸口的分支(手太阴之脉……其支者,从腕后直出次指内廉,出其端),与寸口脉同属于手太阴肺经,其形色异常变化,也可反映寸口脉的变化。故望小儿示指络脉可诊察体内病变。3岁以内小儿的寸口脉短小,加之诊脉时又往往哭闹,从而影响寸口脉象的真实性,脉诊往往不准确。小儿皮肤薄嫩,示指络脉易于观察,因此,通过观察小儿示指络脉可辅助进行诊察疾病。

小儿示指络脉易受多方面影响,如皮肤厚薄、肤色、胖瘦等,因此望示指络脉应与其他诊法结合,通过综合分析进行判断。

1.示指络脉的三关定位 示指络脉分为风关、气关和命关。示指掌指关节横纹向远端至第二节横纹为风关;第二节横纹至第三节横纹之间为气关;第三节横纹至示指末端为命关(图3-1)。

2.观察方法 观察小儿示指络脉时让家长抱小儿向光,以自然光为好。医生用左手握住小儿示指末端,用右手拇指在小儿示指掌侧缘桡侧,从指尖向指根方向推擦几次,用力适中,以使络脉显露,然后在三关的部位上仔细观察络脉的变化,以诊察内在疾病。

3.临床意义 望小儿示指络脉是一种辅助诊察疾病的方法。通过望小儿络脉,可协诊脏腑气血的盛衰,病位的表里,病性的寒热,邪正的盛衰,以及判断病情的轻重和预后。

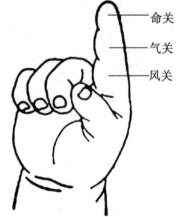

命关
气关
风关

图3-1 示指络脉的三关定位

小儿正常示指络脉,为浅红微黄,隐现于风关之内,甚至不明显,多为单支,斜行,粗细适中。望诊时主要观察其长短、色泽、浮沉、形态的变化,来推测疾病的轻重、性

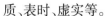

质、表时、虚实等。

（1）长短　根据示指络脉出现三关的位置，以测定邪气的浅深和病情轻重。若络脉显于风关，提示邪气初犯，邪浅病轻，多见外感初起。若络脉透至气关，色较深，提示邪逐渐深入，病情渐加重。若络脉透至命关，色更深，提示邪气深入脏腑，病情严重，可危及生命。若络脉直至指端，色紫黑，称"透关射甲"，提示病情凶险，预后不良。

（2）色泽　若色淡，多属脾虚。若色鲜红，多属外感表证。若色紫红，多属里热证。若色青，多属痛证，或惊风。若色紫黑，多属血络郁闭，属病情危重之候。

（3）浮沉　络脉浮显，多属外感表证。络脉沉隐，多属内伤里证。

（4）形态　络脉增粗，分支显见，多属实证、热证。络脉变细，多属虚证、寒证。

八、望排出物

望排出物通过观察排出物色、质、量的变化，以诊察疾病的方法。

排出物包括人体器官的分泌物和排泄物。主要有泪、涕、唾、涎、痰、呕吐物、大便和小便等。通过观察排出物的色、质、量的变化，可了解有关脏腑的盛衰和病邪的性质。

（一）望痰、涎、涕、唾

痰色白而清稀，为寒痰。多属寒邪伤阳，阳不化津所致。痰黄稠黏，为热痰。多属热邪偏盛，炼津成痰所致。痰清有泡沫，为风痰。多属外感风寒所致。痰多色白，咯之易出，为湿痰。多属脾不运化水湿所致。痰少难咯，或痰带血丝，为燥痰。多属燥邪犯肺，耗伤津液所致。痰中带有血丝，色鲜红，多属燥邪犯肺，或肝火犯肺，或虚火灼伤血络所致。咳吐腥臭脓血，为肺痈。多属热毒蕴肺，肉腐成脓所致。口角流涎，多属脾虚所致。多唾而稀，多为胃寒，或肾阳不足。多唾而黏，多属湿阻中焦所致。

望涕见前面望鼻内容。

（二）望呕吐物

若呕吐物清稀无臭，多属胃寒。若呕吐物稠浊酸腐，多属胃热。若呕吐物酸腐，夹有未消化食物，多属食滞不化所致。若呕吐清水痰涎，多属痰饮中阻所致。若呕吐黄绿苦水，多属肝胆湿热所致。若呕吐鲜血，多属胃络被伤所致。

望大便和小便，见后问诊部分。

九、望舌

望舌，又称"舌诊"，是通过观察舌质和舌态的变化以诊察疾病的方法，是中医望诊的重点内容。

舌为心之苗，脾之外候，即舌的肌肉为脾所主，舌的血脉为心所主。舌苔是胃气的所生。舌与经脉也有着密切的关系，如手少阴心经之别系舌本；足少阴肾经挟舌本；足太阴脾经连舌本，散舌下；足厥阴肝经络舌本。因此脏腑经络有病，可影响到舌的变化。舌诊主要诊察舌质和舌苔的色泽、形态和润燥的变化，以推测气血的盛衰、津液的盈亏、脏腑的虚实、邪正的消长、病邪的性质、病势的浅深等，均具有重要意义。正如曹炳章在《辨舌指南》中所说："辨舌质可辨脏腑的虚实，视舌苔可察颜观色六淫之浅深。"但舌质和舌苔必须结合起来，再结合其他证候，才能得出正确的结论。

据历代医籍记载,在舌诊中,舌的不同部位以候不同的脏腑。一般来说,舌尖候心肺,舌边候肝胆,舌中候脾胃,舌根候肾。但在临床中,不要机械看待,要结合舌苔和全身症状全面诊察。

(一)舌诊的方法及注意事项

1. 舌诊方法　舌诊时,一般让患者采用坐位或仰卧位,在充分而柔和的自然光线下进行观察,或者借助日光灯光线。让患者将舌体自然舒展地伸出口外,舌面平展,舌尖略向下,尽量充分暴露舌体。先望舌质,按照舌尖、舌中、舌边、舌根的顺序观察;然后望舌苔。

2. 舌诊注意事项　望舌时,要排除假舌象。如刚进食过冷或过热或刺激性食物,使舌质的颜色发生改变;服用过有色的食物或药物,使舌苔颜色发生了改变;服用花生、豆类等物,可使苔质发生改变;用牙齿或其他物品刮舌,使舌质和舌苔发生了改变;因某种原因张口呼吸,使舌变得干燥等。在望舌时,不要使用有色光线。

(二)舌诊的内容

望舌主要观察舌质和舌苔两方面的变化。望舌质主要包括舌质的色、形、态;望舌苔主要包括苔质和苔色。

正常舌象为:舌质淡红,明润,大小适中,舌体柔软,活动灵敏;舌苔薄白,滋润,颗粒均匀,薄薄铺于舌面,舌中稍厚,揩之不去。提示胃气旺盛,气血充足,津液充盈,谓有神气。二者之象简称为淡红舌、薄白苔。

1. 望舌质　舌质又称为舌体,由肌肉脉络组成。是舌诊的重要内容之一。望舌质主要包括舌质色泽、形态和动态等的变化,以测知脏腑病变的方法。一般来说,察脏腑的虚实,重点是在舌质,察病邪的深浅与胃气的存亡,重点在于舌苔。

(1)望舌色　通过观察舌质色泽的变化,以了解疾病的方法。正常的舌质为淡红润泽,临床常见异常舌色有淡白舌、红舌、绛舌、青紫舌。

淡白舌:指舌色比正常舌稍浅。主血虚和阳虚。若舌色淡白,舌体瘦薄,多属气血两虚。若舌淡白,舌体胖嫩,或有齿痕,多属阳虚。

红舌:指舌色比正常舌色要深。主热证和阴虚。若舌深红,苔黄,多为实热。若舌鲜嫩色红,多为虚热。若舌嫩红无苔,或有裂纹,多为阴虚火旺。若舌红而干,多为胃津已伤。若舌尖红,多为心火上炎。若舌边红,多为肝胆郁热。

绛舌:指舌色较红舌更深,或略带暗红。主热证和阴虚火旺。但比红舌主证要重。外感热病,若舌绛有红点,芒刺,有苔,多为温病热入营血。内伤杂病,若舌绛无苔或少苔,多为阴虚火旺,多见于慢性消耗性疾病。若舌绛少苔但津润,多为内有血瘀。

青紫舌:指全舌青紫或局部有青紫斑点。若舌绛紫而干枯少津,属热盛伤津,气血壅滞所致。若舌淡紫或青紫湿润,多属阴寒内盛,血行凝滞所致。若舌色如皮肤上暴露之"青筋",缺少血色,称为青舌。古书形容如水牛之舌。多是阴寒内盛,气血凝滞所致。若全舌青紫,多是寒邪直中肝肾,阳郁而不宣所致。若舌边青或口燥而漱水不欲咽,多属内有瘀血。

(2)望舌形　望舌形主要观察舌的老嫩、胖瘦、芒刺、裂纹等方面的特征。

老嫩舌:若舌形坚敛苍老,纹理粗糙,为老舌。若舌质浮肿娇嫩,纹理细腻,为嫩舌。老嫩舌是判断疾病虚实的重要指标之一。老舌多属实证,嫩舌多属虚证。

胖瘦舌:舌体比正常舌大且厚,伸舌满口,称为胖大舌。若舌体胖嫩、色淡,多属脾肾阳虚,水液停聚所致。若舌胖大、色红,苔黄腻,多属湿热上溢所致。舌体比正常舌瘦小且薄,称为瘦薄舌。若舌体瘦薄色淡,多属气血两虚所致。若舌体瘦薄色红或绛,多属阴虚火旺所致。

芒刺舌:舌面上的软刺及颗粒,高起如刺,摸之棘手,称为芒刺舌。若舌有芒刺且苔黄焦,多属气分热极。若舌有芒刺色绛,无苔,多属热入营血,阴分已伤。

裂纹舌:舌面上有多少不等、深浅不一,各种形态的裂纹、裂沟,称为裂纹舌。若舌红绛且有裂纹,多属热盛伤津,或阴虚津伤。若舌淡白且有裂纹,多属血虚不润。若舌胖嫩色淡,或有齿痕,且有裂纹,多属脾虚湿浸。

齿痕舌:舌体边缘有齿印,称为齿痕舌。常与胖大舌同见。若舌淡润有齿痕,多属寒湿壅盛。若舌淡红有齿痕,多属脾虚或气虚。

(3)望舌态　指观察舌体的动态,包括痿软、强硬、颤动、歪斜、吐弄等。

痿软:指舌体软弱,活动无力,萎废不用,称为痿软舌。若久病舌淡白而痿,多属气血两虚。若久病舌绛而痿,多属阴亏已极。若新病舌红干而痿,多属热灼伤津所致。

强硬:舌体不柔和,活动不利,甚则舌体板硬强直,不能转动,称为强硬舌。若舌深红、干燥且强硬,多属热入心包,热盛伤津。若舌体胖大强硬,苔厚腻,多属痰浊内阻。若突然出现舌强,语言障碍,伴肢体麻木,多属中风先兆或中风。

颤动:舌体不自主的震颤抖动,称为颤动舌。若舌淡而颤动,多属血虚生风。若舌红而颤动,多属热极生风。若舌红少苔、无苔而颤动,多属肝肾阴虚。

歪斜:舌体偏于一侧,称为歪斜舌。若舌淡,歪斜势缓,多属风痰阻络。若舌紫红,歪斜势急,多属肝阳化风。

吐弄:舌伸出口外,久不缩回,称为吐舌。舌尖微露,旋即收回,或舐口周,不停掉动,称为弄舌。若舌红而吐弄,多属心脾二经有热所致。若舌绛紫而吐弄,多属疫毒攻心所致。若小儿弄舌,多属动风先兆或小儿智力发育低下。

2.望舌苔　望舌苔主要观察苔色和苔质的变化。舌苔侧重反映病邪的深浅,疾病的性质,病势的发展趋势。

(1)望苔色:通过观察舌苔颜色的变化,来诊察疾病的方法。常见异常舌苔有白、黄、灰、黑苔四种。

白苔:主表证、寒证。若舌苔薄白而润,可见于正常舌苔,也可见于表证初起。若舌淡苔白而湿润,多属里寒证或寒湿证。若苔白厚腻,多属痰饮、湿浊、食积内停。

黄苔:主热证、里证。苔淡黄为热轻,深黄为热重。焦黄为热结。苔黄厚而干,为热盛伤津。苔黄厚腻为湿热或食积。在外感病中,舌苔由白转黄,提示表邪入里化热。

灰苔:主里证、热证、寒湿证。若舌苔灰而干,多属热盛津伤或阴虚火旺。若舌苔灰而润,多属寒湿内阻,或痰饮内停。

黑苔:主里证,热极,寒盛。黑台较灰苔色深,多由灰苔或焦黄苔发展而来,为病情加重的表现。若苔黑而干燥,甚有芒刺,多属热极津枯。若苔黑而润滑,多属寒盛阳衰。

(2)望苔质　主要观察舌苔厚薄、润燥、腐腻、剥脱等。

厚薄:苔质的厚薄,是以"见底""不见底"为标准进行划分的。透过舌苔能隐约见到舌体的为薄苔,不能见到舌体为厚苔。苔的厚薄主要反映病位的深浅。薄苔多见于健康人,或外感表证,或内伤轻浅的里证。厚苔主邪盛入里,或内有痰饮湿浊食积所致。

润燥:舌面润泽,干湿适中,称为润苔。舌面水分过多,扪之湿而滑利,甚至伸舌欲滴,称为滑苔。舌苔干燥,扪之无津,称为燥苔。苔的润燥主要反映体内津液盛衰和津液输布状况。润苔是津液上承,为正常舌苔,或病中津液未伤。滑苔多属阳虚不化,水湿内停所致。燥苔多属热盛伤津,或阴液亏耗,或阳虚气不化津,或燥邪伤肺所致。

腐腻:若苔质颗粒疏松,粗大且厚,如豆腐渣堆积舌面,揩之易去,称为腐苔。若苔质苔颗粒致密,细腻,上面如罩一层油状黏液,揩之难去,称为腻苔。腐苔多为阳热有余,蒸腾胃中腐浊之气上升而成,常见食积、痰浊。腻苔多为湿浊内蕴,阳气被遏所致,常见湿浊、痰饮、食积、湿热等。

剥脱:若舌苔部分剥脱,剥脱处舌面光滑无苔,为剥苔。若全舌无苔,舌面光洁如镜,称为光剥苔,也叫镜面舌。剥苔多属胃之气阴两伤,无法续生新苔所致。光剥苔多属胃气大伤,胃阴枯竭,毫无生发之气所致,病重难愈。

第二节 闻 诊

闻诊是指通过听声音和嗅气味来诊察疾病的方法。听声音是指听患者的声音、语言、喷嚏、呼吸、咳嗽、呃逆、呕吐、嗳气、肠鸣等声响的变化来诊察疾病的方法。嗅气味是指嗅病体所发出的各种气味,以及其排泄物、分泌物、病室等气味来诊察疾病的方法。

闻诊是诊察疾病的重要方法之一,颇受历代医家重视。早在《周礼·天官》中已有"以五气、五声、五色视其生死"的记载,《左传》中也有"五声"诊病的记载,《内经》中有五声、五音应五脏,奠定了闻诊的理论基础,《难经》有"……闻而知之谓之圣……"人体的各种声音和气味都是脏腑在生理和病理活动中产生的,因此声音和气味的变化可反映脏腑生理和病理的变化。

(一)听声音

1.语声　健康人的声音一般为发声自然,语言流畅,语声有力,应答自如。由于性别、年龄、身体禀赋不同,正常人的声音也不相同;声音也会受到情志的影响。语声的强弱,既反映正气的盛衰,也反映邪气的性质。一般来说,若语声响亮有力,烦躁多言,多属阳证、实证、热证。若语声低微无力,少言喜静,多属阴证、虚证、寒证。音哑和失音,只是轻重之别,若新病音哑或失音,属实证,多属外感邪气,或痰浊壅肺,肺失宣肃所致,即"金实不鸣"。若久病音哑或失音,属虚证,多属肺肾阴虚,虚火灼金所致,即"金破不鸣"。若妊娠时声音嘶哑或失音,称为子瘖,多属肺肾阴虚,声道失养所致。

若神志不清,语无伦次,声高有力,称为谵语,多属热扰心神所致。若神志不清,语言重复,断断续续,声音微弱,称为郑声,多属心气大伤,精神散乱所致。若自言自语,喃喃不休,见人立止,首尾不衔,称为独语,多属心气不足,神失所养或痰蒙心窍所致的癫证、郁证。若语言错乱,说后自知,不能自主,多属心脾两虚,心神失养所致。若精神错乱,笑骂狂言,登高而歌,弃衣而走,称为狂证,多属痰火扰心或伤寒蓄血证。

2.气息　气息主要与肺肾两脏关系密切。若呼吸声高气粗有力,多属实证、热证。

若呼吸声低气弱缓慢,多属虚证、寒证。若呼吸微弱,气来短促,多属元气大伤,阴阳离绝之危证。若呼吸急促、困难,甚则鼻煽,张口抬肩,不能平卧,称为喘证。喘有虚实之分,若发作急骤,气粗声高,呼出为快,仰头目突,多属实热壅肺或痰饮内停所致;若发病较缓,喘声低微,息短不续,动则喘甚,以吸入为快,多属肺肾气虚,气失摄纳所致。若呼吸急促似喘,喉间痰鸣,缠绵难愈,称为哮证。多属内有痰饮,复感外寒,或风寒外束肺经所致。

3. 咳嗽　咳嗽与肺脏关系密切,多由肺气上逆所致。但与五脏六腑皆有关系,在《素问·咳论篇第三十八》曰:"五脏六腑皆令人咳,非独肺也。"根据咳嗽的声音和兼证,可鉴别疾病的寒热虚实。

咳声有力,多属实证;咳声低微无力,多属虚证。若咳声重浊,兼痰白清稀,鼻塞,多属外感风寒;若咳声重浊,痰多易咳,多属痰湿蕴肺;若咳声不扬,痰稠色黄,不易咳出,多属肺热;若咳嗽声低无力,痰多清稀,气短乏力,多属肺气虚;若咳声短促,干咳无痰,或痰少咯出不爽,或痰中带血,口干咽燥,多属肺阴虚,或燥邪犯肺;若咳声阵发,发则气急连声不断,终止时有"鹭鸶叫声",称为顿咳,也叫百日咳。常见于小儿,多属风痰搏结,郁而化热,阻遏气道所。若咳声如犬吠,伴声嘶,称为白喉,多属肝肾阴虚,火毒攻喉所致。

4. 呕吐　呕吐与胃腑关系密切,多由胃气上逆所致。根据呕吐物及声音,可辨疾病的寒热虚实。

若呕吐物呈清水痰涎,吐势徐缓,声音微弱,多属脾胃虚寒。若呕吐物呈黏痰黄水,吐势较猛,声高有力,多属实热证。若呕吐物酸腐,腹胀厌食,呕吐后反快,多属食滞胃脘。若呕吐吞酸,胸胁满痛,多属肝气犯胃。若呕吐反复发作,时作干呕,饥不欲食,多属胃阴不足。

5. 呃逆、嗳气　呃逆是指气逆上冲,喉间呃呃连声,声短而频,不能自制。是胃气上逆所致。唐代之前称为"哕",俗称打呃。新病呃逆,响亮有力,多属寒邪或热邪客于胃。久病呃逆,声低气怯,多属胃气将绝之兆。日常打呃,呃声不高不低,持续时间短,没有其他兼证,多为进食仓促,或偶感风寒,胃气上逆所致,可自愈。

嗳气是指气从胃中向上出于咽喉而发出的声音,声长而缓,也是胃气上逆所致。古称"噫气"。若嗳气酸腐,兼胃脘胀闷,多属饮食停滞,或胃脘气滞所致。若嗳气频作,声音响亮,嗳气或矢气后胃脘则舒,与情绪波动有关,多属肝气犯胃。若嗳气低沉,纳呆乏力,多属脾胃虚弱所致。

6. 太息　太息为情志不遂之声。指胸闷不畅,时时发出长吁或短叹之声。又称叹息。多由心有不平或性有所逆,烦闷之时发出,为肝气郁结的表现。

(二) 嗅气味

嗅气味是指通过嗅病体气味和病室气味以辨别疾病的方法。主要包括有嗅患者口气、排泄物、分泌物的气味,以及这些气味发展到病室的气味。气味由病体发展到病室,可以说明疾病的沉重情况。

1. 口气　正常人不会出现口臭,若有口臭,多属消化不良,或龋齿,或口腔不洁所致。若口气臭秽,多属胃热。若口气腐臭,多属牙疳或内痈。

2. 排泄物和分泌物　主要包括大小便、痰涎、脓液、带下等。若有恶臭的,多属实热证。若略带腥味,多属虚寒证。鼻出臭气,流浊涕不止,多属鼻渊。若咳吐脓血腥臭

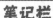

痰,多属肺痈。若大便臭秽,多属大肠湿热。若大便有腥气,多属虚寒证。若小便黄赤浊臭,多属下焦湿热。若矢气奇臭,多属宿食积滞。若白带黄稠,有臭气,多属湿热下注。若白带清稀,有腥气,多属虚寒证。

3.病室气味　病室气味多由病体或其排泄物、分泌物散布室内所致。若室内有腐臭或尸臭味,多属脏腑衰败之象,病情危重。若有尿臊味,多属水肿病晚期。若有烂苹果味,多属消渴病,均属危重证候。若有蒜臭味,多属有机磷农药中毒。

第三节　问　诊

问诊是护士对患者或家属进行有目的的询问,了解疾病的发生、发展、治疗经过、现在症状及其他与疾病相关的情况,诊察疾病的方法。

(一)问一般情况

问一般情况包括姓名、性别、年龄、婚姻、民族、职业、住址、联系方式等。了解一般情况,除了书写病历所需之外,也可为诊断和护理工作提供依据。不同性别、年龄、职业、生活地域,各有其发病特点。职业的变更、经济的变动对患者影响很大,问诊时要娓婉问清。《素问·疏五过论篇第七十七》:"故贵脱势,虽不中邪,精神内伤,身必败亡。始富后贫,虽不伤邪,皮焦筋屈,痿躄为挛。"

(二)问主诉

主诉是患者就诊时最痛苦的症状、体征及持续时间,即就诊的主要原因。主诉往往是疾病的主要矛盾所在,有重要的诊断价值,是进行问诊内容的重要线索。

主诉要抓住最突出的症状,不能太多,主次分清。与主诉症状相关的病情要询问清楚,如部位、持续时间、性质、程度等。

(三)问现病史

现病史是指此次疾病发生发展治疗等全过程。对诊察疾病非常重要。问病因可了解疾病的性质,如因为吵嘴而头痛者,多与肝阳上亢相关。问病程长短或了解疾病的虚实,如新病多实,久病多虚。问治疗经过和效果,可作为本次辨证施护的参考,如腹胀满者,服用行气药物反而更甚,则可能为脾胃虚弱,无力运化所致。

(四)问既往史和家族史

既往史是患者以往健康状况和曾患过的主要疾病,可作为分析此次病情的参考。如平素性情暴躁,易患中风、头胀痛、耳鸣耳聋。曾有痫病者,常因受刺激而复发等。

家族史是患者直系家属健康状况,主要是了解一些传染病和遗传病。如肺痨、痫证等。

(五)问现症状

现症状是患者就诊时所感觉的痛苦和不适,是问诊的主要内容,是辨证的重要依据。历代医家对此十分重视,明张景岳在总结前人问诊要点的基础上还编写了《十问歌》:"一问寒热二问汗,三问头身四问便,五问饮食六问胸,七聋八渴俱当辨,九问旧病十问因,再兼服药参机变,妇人尤必问经期,迟速闭崩皆可见,再添片语告儿科,天花麻疹全占验。"《十问歌》可作为问诊参考,在实际工作中,还必须结合患者的具体病情灵活而重点询问。

1. 问寒热　问寒热即询问患者有无怕冷或发热的感觉。寒热是反映病邪性质和机体阴阳盛衰的重要标志。

寒有恶寒和畏寒之分。若患者自觉怕冷,多加衣被或近火取暖仍不能缓解的称为恶寒。若能缓解的,称为畏寒。

发热包括体温高过正常体温的发热和体温正常而患者自觉全身或局部发热两种情况。热有实热和虚热之分。实热指邪热亢盛,内外俱实的病证所致的发热。虚热是指内伤劳损,脏腑功能失调所致的发热。临床常见的寒热症状分以下四种情况:

(1)恶寒发热　指患者自觉寒冷,同时又有体温升高。多见于外感病初期,是表证的特征。外邪侵袭肌表,影响卫阳"温分肉"的功能,肌表不被温煦则恶寒;邪气袭表,玄府闭塞,阳气趋于肌表抗邪,郁而发热。临床根据恶寒发热的轻重不同,常见的有三种类型:①风寒表证,恶寒重,发热轻。寒为阴邪,束表伤阳,故恶寒重。②风热表证,发热重,恶寒轻。热为阳邪,易致阳盛,故发热重。③太阳中风证,发热轻,恶风自汗。风性开泄,玄府疏泄开张,故恶风自汗。

(2)但寒不热　指患者只有怕冷的感觉,而体温不高。多见于里寒证,多因素体阳虚,不能温煦肌表,或寒邪直中体内,损伤脏腑或局部的阳气。临床上有虚实之分。

虚寒证:久病体弱,畏寒肢冷,神疲倦怠,脉沉迟无力。多属久病阳气虚衰,不能温煦肌表所致。即"阳虚则寒。"

实寒证:新病局部剧烈疼痛,脉沉迟有力。多因寒邪直接侵入肌体,损伤局部阳气,使局部凝滞不通所致。即"阴盛则阳病。"

(3)但热不寒　指患者只有发热的感觉,而没有怕冷的感觉,甚则反恶热。多见于里热证。按症状可分为壮热、潮热、微热;按病机可分为阴虚发热、气虚发热、小儿夏季热。

壮热:指患者身发高热,持续不退。伴满面通红,口渴喜冷饮,大汗出,脉洪大。为里热实证。多因表邪入里化热,或风热内传,正盛邪实,正邪剧争,里热亢盛,蒸腾于外所致。

潮热:指患者定时发热或定时热甚,如潮汐一样有一定的规律。临床常见有三种类型。若发热较高,日晡热甚,兼有腹胀、便秘等,为阳明腑实证。多由热邪结于阳明胃与大肠,日晡(申时,下午3~5点)时阳明经气旺盛,加之胃肠热盛,正邪剧争,故日晡热甚。若午后或入夜低热,甚至有热自骨向外透发的感觉,伴有五心烦热、口干不欲饮、颧红、盗汗等,为阴虚潮热。多因午后阳气渐衰,机体抵抗力下降,邪气独居于内,故此时病情加重;入夜卫阳行于阴,蒸腾阴液,故有热自骨向外透发的感觉。若身热不扬(即初扪肌肤不觉得很热,但扪之稍久即觉烫手),午后热甚,伴头身困重等,为湿温潮热。多因湿性黏滞,湿遏热伏,故身热不扬;午后机体阳气渐衰,抵抗力下降,故午后热甚。

微热:指患者轻度发热,热势较低。临床常见于温热病的后期。

气虚发热:指患者长期低热,劳累后加重,或高热不退,伴乏力,自汗,渴喜热饮等。多因脾气虚弱,无力升发清阳,阳气郁于肌表而发热。

小儿夏季热:指小儿在夏季气候炎热时长期发热不已,伴烦躁、口渴、无汗、多尿等,至秋季自愈。多因小儿气阴不足(体温调节功能发育不完善),在炎热夏季不能很好地进行体温调节所致。

(4)寒热往来　指患者发热与怕冷交替发作,是邪在半表半里证的表现,可见于少阳病、疟疾。若发热与怕冷交替发作,发无定时,伴胸胁苦满、默默不欲饮食、心烦喜呕、口苦、咽干、目眩等,属少阳病。多因外感病邪由表入里,居于半表半里,邪正相争,邪胜欲入里则怕冷;正胜欲拒邪外出则发热。若发热与怕冷交替发作,发有定时,每日发作一次,或两三日发作一次,伴头痛、多汗、口渴等,常见疟疾。多因疟邪侵入机体,潜于半表半里膜原部位,疟邪入与阴争则寒,出与阳争则热。

2. 问汗　汗是津液的组成部分,如《素部·决气第三十》曰:"腠理发泄,汗出溱溱,是谓津。"汗是由阳气蒸腾汽化体内津液从玄府出于体表而成。正常的汗液有调和营卫,滋润皮肤等作用。无论外感还是内伤,都可导致出汗异常,了解出汗情况,可鉴别疾病的表里寒热虚实。问诊时,主要了解患者有汗无汗、出汗时间、出汗部位、出汗多少等。

(1)有汗无汗　①表证有汗:若发热较轻,恶风自汗,脉浮缓。多属外感风邪所致的太阳中风证。②表证无汗:若恶寒重,发热轻,无汗,头项强痛,脉浮紧。多属外感风寒。因寒性收引,腠理玄府闭塞,故无汗。③里证有汗:若患者高热不退,汗出不已,伴面赤,口渴喜冷饮,脉洪大,多属实热证。多因表邪入里化热,或风热内传,里热亢盛,迫津外泄,故汗出不已。④里证无汗:指患者当汗而无汗。多见于久病虚证的患者,多因阳气不足,蒸化无力,或因阴液亏虚,生化无源所致。

(2)出汗时间　①自汗:若患者白天汗出,活动后更甚,伴畏寒肢冷,倦怠乏力,多属阳虚。多因卫阳不足,不能固密肌表,玄府不固,津液外泄,故自汗出。活动时耗伤阳气,故汗出更甚。②盗汗:若患者睡时汗出,醒则汗止,伴潮热,五心烦热,颧红,舌红少苔或无苔,多属阴虚。多因睡时卫阳入阴,不能固密肌表,阴虚化热,虚热蒸津外泄,故盗汗;醒后卫阳复出于表,固密肌表,故醒后汗止。

(3)出汗部位　①头汗:指仅见头部或头颈部汗液较多。多因上焦热盛,中焦湿热,病精气衰竭,虚阳上越,津随阳泄所致。②半身汗:多见于中风、痿证或截瘫患者。多属患侧(无汗的一半)经络闭阻,气血运行不周所致。③手足心汗:多因阴经郁热、阳明热盛湿热郁蒸所致。

3. 问疼痛　疼痛是临床上最常见的自觉症状,也是患者就诊的最主要原因。

(1)问疼痛部位

头痛:根据头痛的部位,可辨病在何经。若后头痛连及颈项,多属太阳经头痛。若头两侧疼痛,多属少阳经头痛。若前额连眉棱骨疼痛,多属阳明经头痛。若巅顶疼痛,多属厥阴经头痛。

胸痛:多为心肺病变。若患者卒然心痛如绞,遇寒加剧,甚则胸痛彻背,背痛彻胸。多属寒凝心脉所致。若患者心胸痞闷如室,甚则痛引肩背,咳唾痰涎,头昏,多属痰浊痹阻所致。若患者心胸憋闷,刺痛阵阵,痛有定处,多属气滞血淤所致。若心痛胸闷,心悸气短,面色无华,多属气血虚弱所致。若患者心痛胸闷,畏寒肢冷,腰酸乏力,多属心肾阳虚所致。

若患者胸痛高热,咳吐脓痰,多属热毒壅肺,气血瘀结所致。若患者胸痛,潮热盗汗,咳痰带血,多属肺阴虚所致。

胁痛:乳下两旁至肋骨尽处称为胁。肋骨尽处之下称为季胁。两胁为肝胆经脉循行部位,其内又为肝胆所居之处。因此,胁痛多是肝胆及其经脉的病变所导致。

脘腹痛:脘腹部为胃肠所居之处,因此脘腹痛多由胃肠疾病所引发。

腰痛:腰为肾之府,因此腰痛多为肾脏病变的外在表现。腰痛有虚实之分。若腰部冷痛重着,转侧不利,静卧不减,阴雨天加重,多属寒湿所致。若腰髋弛痛,局部有热感,活动后减轻,暑天或梅雨季节腰痛加重,多属湿热所致。若腰痛如刺,痛有定处,日轻夜重,拒按,多属瘀血所致。若腰痛隐隐,喜温喜按,腰膝酸软,休息后痛减,多属肾虚所致。

(2)问疼痛性质 引起疼痛的病因不同,疼痛的性质也不同。因此询问疼痛的性质,可以了解引起疼痛的病因。①胀痛,疼痛且胀,多属气滞;②刺痛,疼痛如针刺,拒按,部位固定,多属瘀血;③重痛,疼痛且有重着感,多属湿邪阻滞所致;④冷痛,疼痛有冷感,得温则减,多属寒凝或阳虚;⑤灼痛,疼痛有灼热感,得冷痛减,多属热证;⑥绞痛,疼痛剧烈如刀绞,难以忍受,多属瘀血、结石、寄生虫等有形实邪阻闭或者寒邪凝滞所致;⑦隐痛,疼痛较缓,可以忍受,但绵绵不休,多属精血不足,筋脉失养所致的虚证疼痛所具有的特征。

4.问饮食与口味 问饮食多少主要反映脾胃功能的盛衰;问口味的好恶,可诊察脏腑功能的虚实。

(1)问食欲与食量 脾胃为后天之本,气血生化之源。人的饮食情况与脾胃功能的正常与否关系非常密切,并且胃气的有无直接关系到疾病的轻重和转归。因此,询问患者的食欲和食量,可以了解脾胃功能的强弱,判断疾病的轻重和推测预后的好坏。

(2)问口味 口味指患者口中自觉有异常味觉。脾主运化,其开窍于口,故口味与脾胃关系密切。但其他脏腑之气也可循经上承于口。因此询问患者口味,可诊察内脏的疾病。

若患者口淡乏味,多属脾胃气虚,不能腐熟运化水谷所致。若患者自觉口甜或黏腻,多属脾胃湿热,熏蒸胃中浊气上泛于口所致。若患者自觉口中泛酸,多属肝胃蕴热,肝热之气上蒸于口所致。若患者自觉口中泛苦,多属火邪为病或胆热之证,火邪炎上或胆气上泛于口所致。若患者自觉口中泛咸,多属肾病及寒证,肾病及寒水上泛所致。若患者自觉口中酸馊,多属伤食,胃中浊气上泛所致。

5.问口渴与饮水 口渴是指口内有干燥的感觉。饮水是指实际饮水的多少,是人体内津液的主要来源。口渴与否、饮水多少与体内津液的盛衰、输布状况、阴阳的盛衰有着密切关系。因此询问口渴与饮水的情况,主要了解体内津液的盛衰和输布情况,以及疾病的寒热虚实。正如《景岳全书·传忠录》所说:"渴与不渴,可以察里证之寒热,而虚实之辨亦从以见。"

(1)口不渴 在疾病的过程中,患者口不渴,为津液未伤的表现,多见于寒证或虽非寒证,但体内也无明显热证。

(2)口渴多饮 指患者口渴明显,饮水量多,是津液大伤的表现。若患者大渴喜冷饮,面赤,壮热,大汗,脉洪。多属里热实证。多因里热亢盛,热盛伤津所致,大量饮水为自救。

若患者大量饮水,小便量多,多食消瘦,多属消渴病。多因肾阴亏虚,肾阳亢盛,小便量多,津液耗伤所致。若患者在大汗后,或剧烈呕吐后,或大量腹泻,或大量使用利

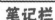

尿药后,出现口渴,是因汗、吐、下、利后津液耗伤所致。

（3）渴不多饮　指患者有口干或口渴的感觉,但不欲饮水或饮水不多。若患者口干但不欲,伴五心烦热,潮热盗汗,舌红少苔,脉细数。多属阴虚证。多因体内津液不足,不能上承口腔,故口干,但体内无实热,故又不欲饮。若患者口渴饮水不多,伴肢体困重、脘闷苔腻等,多属湿热证。多因湿热内困,津液运化障碍,不能上承口腔,故口渴,但体内又有湿,故又不能多饮。若患者渴喜热饮,但饮水量少,或水入即吐,伴头目眩晕,体内有振水声,多属痰饮内停。痰饮为阴邪,易伤阳气,阳虚不能气化水液上承于口,故口渴;饮停于胃,故水入即吐。若患者口干,但饮水不欲咽,伴舌青或有瘀斑,多属瘀血。多因瘀血内阻,气化不利,津液不以上承于口,故口渴,但体内并非亏乏津液,故不欲咽。

6.问睡眠　睡眠与人体卫气循行及阴阳盛衰有密切关系。正如《灵枢·营卫生会第十八》云:"卫气行于阴二十五度,行于阳二十五度,分为昼夜,故气至阳而起,至阴于而止。"《灵枢·口问篇》论述更直接:"阳气尽,阴气盛,则目瞑;阴气尽而阳气盛,则寤矣。"体内阴阳失调,阳不入阴则会失眠;阳不出表则会嗜睡。中医认为心主神志,故询问患者睡眠状况,可了解患者机体阴阳盛衰,心脏功能的强弱。

（1）失眠　是指患者经常难以入睡,或睡后易醒,或醒后难以再入睡,甚则彻夜不眠。也称"不寐""不得眠"。若患者多梦易醒,伴心悸健忘,饮食无味,神疲乏力等,多属心脾两虚,气血不足所致。若患者难以入睡,伴心烦多梦,腰膝酸软,耳鸣耳聋,潮热盗汗,多属心肾不交,虚火上扰心神所致。若患者心悸不寐,多梦易醒,胆怯易惊,多属心胆虚怯,气虚血少所致。若患者入寐困难,多梦易惊,伴胸胁胀满,急躁易怒,善叹息,多属肝郁化火,火热之邪上扰心神所致。若患者夜卧不安,伴脘闷嗳气,腹胀不舒,多属食滞胃脘,浊气上犯,扰动心神所致。即所谓的"胃不和则卧不安。"

（2）嗜睡　是指患者神疲困倦,睡意很浓,常常不自主的入睡。也称"多寐""多眠"。若患者困倦易睡,伴头目昏沉,身体困重,胸闷脘痞,苔厚腻,多属痰湿困脾,清阳不升,头失所养所致。若患者饭后神疲困倦易睡,伴身体衰弱,少气懒言,食少纳呆,多属脾虚弱,运化无力,气血虚少,头失所养所致。若患者大病之后,出现神疲乏力嗜睡,是正气未复的表现。若患者极度衰惫,神志模糊,困倦易睡,但是睡非睡,多属心肾阳衰,阴寒内盛,机体功能衰减所致。若患者高热昏睡,谵语,夜热更甚或发斑,舌绛脉数,多属热入营血,邪陷心包,蒙蔽心神所致。

7.问大小便　大便的生成和排泄,虽然直接由大肠所司,但与肺气的肃降、脾胃的腐熟与运化、肝的疏泄、肾阴的滋润和肾阳的温煦都有着密切的关系。小便的排泄,虽然直接由膀胱所司,但肺气的肃降、脾气的转输、肾气的气化和三焦的通调等功能也有关。因此询问二便的情况,不仅可以直接了解消化功能和水液代谢是否正常,还是判断疾病寒热虚实的重要依据。《景岳全书》记载:"二便为一身之门户,无论内伤外感,皆当察此,以辨其寒热虚实。盖前阴通膀胱之道,而其利与不利,热与不热,可察气化之强弱……后阴开大肠之门,其通与不通,结与不结,可察颜观色阴阳之虚实。"

询问患者二便情况,应重点询问二便的性状、颜色、气味、排便的次数和时间、排便时的感觉及伴随症状等。

（1）大便　健康成人一般每日排便一次,成形软便,呈黄褐色,排便通畅,内无脓血、黏液、未消化食物等。患者在病理状态下,最易发生排便次数、质地、排便时感觉

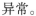

异常。

（2）小便 健康成人在一般情况下，白天排尿3～5次，夜间0～1次，每昼夜尿量为1 000～2 000 mL。但尿量和尿次还受饮水、温度、出汗、年龄等多方面影响，临床上不能太拘泥，根据具体情况进行诊断。

（3）排尿感异常 若患者排尿不畅，急迫灼痛，多属淋证。若患者小便后点滴不尽，多属肾气不固，或老年人。若患者小便不能随意控制而自遗，称为尿失禁，多属肾气不固所致。若患者神志不清，而小便自遗，多属危重证候。若患者在睡觉时不自主遗尿，多属肾气不足，无力固摄所致。

8.问妇女 女性有经、带、孕、产、乳的生理特点，胞宫是行经和孕育胎儿的器官；天癸是肾中产生的一种促进人体生长、发育和生殖的物质；气血是行经、养胎、哺乳的物质基础；脏腑是气血生化之源；经络是联络脏腑、运行气血的通路。因此妇女的经、带、孕、产、乳不仅是妇科常见病，也是全身病理变化的反映，尤其是肾、肝、脾胃和冲、任二脉与妇女生理关系最为密切。

（1）月经 健康女子在14岁左右月经开始来潮，经期为3～7 d，周期一般为28 d，经色多为暗红色，经质不稀不稠，无凝结，无血块，无特殊气味，一般无不适感觉。我国女子一般在49岁左右绝经。月经从初次来潮至绝经，中间除哺乳期、妊娠期，都应有规律地按期来潮。正常月经是女子发育成熟的标志之一。

（2）带下 带下有广义和狭义之分。广义带下是泛指妇女经、带、胎、产诸病而言；狭义带下是专指妇女阴中流出的一种黏腻液体而言。现在临床上一般都是指狭义带下。健康状态下，带下量不多，润滑如膏，有充养和濡润作用，为肾精所化。《灵枢·五癃津液别》记载："五谷之津液和合而为膏者，内渗入于骨空，补益脑髓，而下流于阴股。"但若带下量多，或色质改变，或有臭味，即为带下病。

若患者带下色白，量多，质清稀，无臭味，纳少便溏，多属脾阳虚弱，湿浊下注所致。若患者带下量多，色白清冷，稀薄如水，畏寒肢冷，头晕耳鸣，多属肾阳不足，气化失常，任脉不固所致。若患者带下量多，色黄，黏稠，有臭气，多属湿热下注，损伤任带所致。若患者带下量多，黄绿加脓，或赤白相间，或五色杂下，臭味难闻，多属湿毒蕴结，损伤任带二脉所致。

（3）妊娠 妊娠妇女早期出现严重的恶心呕吐，头晕厌食，甚则食入即吐，称为妊娠恶阻。若伴脘腹胀闷，不思饮食，多属胃气虚弱，失于和降所致。若伴呕吐酸水或苦水，嗳气叹息，胸胁胀满，多属肝火横逆犯胃所致。若伴呕吐痰涎，脘闷纳呆，多属痰浊上逆，胃失和降所致。

妊娠期间，出现以小腹疼痛，称为妊娠腹痛。若伴腹痛绵绵，面色萎黄，心悸失眠，多属血虚胞脉失养所致。若伴小腹冷痛，形寒肢冷，倦怠乏力，多属阳气不足，胞脉失于温煦所致。若伴小腹胀痛，或抑郁，或烦躁，胸胁胀满，多属肝气不舒，胞脉阻滞所致。

妊娠期间，出现小腹下坠疼痛，腰部酸痛，甚见阴道少量流血，称为胎动不安，为堕胎或小产先兆。若伴头晕耳鸣，腰膝酸软，多属肾虚冲任不固，胎失所系所致。若伴神疲乏力，面色无华，多属气血亏虚，胎失所养所致。若伴出血鲜红或深红，渴喜冷饮，多属热伤冲任，迫血妄行，损伤胎气所致。若跌扑闪挫，或劳力所伤，以致气血紊乱所致。

9.问小儿 小儿科古称"哑科"。小儿很难自己口述，而且也不一定准确，因此护士主要是询问家属,以了解与病情相关的资料。问诊时,除了解相关病情之外,还要了解妊娠期、产育期以及预防接种的情况。

若病儿壮热面赤,四肢抽搐,牙关紧闭,两目上视,颈项强直,多为急惊风。多由热极生风所致。若病儿抽搐无力,时作时止,两手握拳,面色苍白,嗜睡无神,多属慢惊风,也称慢脾风。若病儿不思乳食,食而不化,脘腹胀满,大便不调,多为积滞。若病儿形体消瘦,面色不华,毛发稀疏枯黄,腹部膨胀,大便不调,多为疳证。若病儿睡中惊呼,多属心虚胆怯。若病儿夜啼,多属热证心烦。若病儿消瘦,食欲下降,喜食异物,多为腹内有虫。

第四节　切　诊

切诊就是护士运用手指或手掌对患者体表进行触、摸、按压,从而获得与病情相关资料的一种诊察方法。包括有脉诊和触诊。脉诊主要就是切脉,主要是切按患者的寸口脉。触诊是对患者体表的某一部位,如肌肤、胸腹、手足、经络、腧穴等进行触按。

(一)脉诊

脉诊古有遍诊法、三部诊法和寸口诊法,但后世主要指寸口诊法,这一节脉诊也只介绍寸口诊法。脉诊又称"切脉""按脉"等。是指护士用手指切按寸口部位,用手指灵敏的触觉来感知脉象的变化,以诊察疾病的方法。是中医一种独特的诊察疾病的方法,也是四诊的重要组成部分。

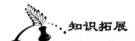

知识拓展

《内经》记载:"壅遏营气,令无所避,是谓脉。"心主血脉,心脏将血液泵入脉管而形成脉搏。心脏的搏动和血液在脉管中的运行依赖宗气的推动,正如《素问·平人气象论》所记载:"胃之大络,名曰虚里,贯隔络肺,出于左乳下,其动应衣,脉宗气也。"《灵枢·邪客篇》又说:"故宗气积于胸中,出于喉咙,以贯心脉,而行呼吸。"说明宗气的生成与肺胃有关,聚于胸中,有助心行血,助肺呼吸的作用。正常脉搏的形成,除与心脏有关之外,还与多个脏腑有关。脾胃为气血生化之源,还主统血,因此脉管中血液的盛衰和循于脉内,有赖于脾气的作用。肝藏血,主疏泄,调节循环血量和脉管通畅。肺主宣发肃降,助心布散血液至全身。肾藏精,精可化血;肾阳为一身阳气之根本,为各脏腑功能的原动力。因此脉象的形成与脏腑功能密切相关。

1. 诊脉的部位　寸口诊法最早见于《内经》,《难经》进行了详细介绍,通过晋代王叔和的《脉经》得到了大力推广。寸口又叫"气口""脉口",其位置在腕后桡动脉所在部位。

寸口诊法分寸关尺三部。通常以腕后高骨(桡骨茎突)为标记,其内侧对应的桡动脉为关部,关之前(腕部)为寸部,关之后为尺部,两手寸关尺各三部,共六部脉。《脉经》曰:"从鱼际至高骨,却行一寸,其中名曰寸口,从寸至尺,名曰尺泽,故曰尺寸,寸后尺前,名曰关。"

寸关尺分候脏腑,首见于《内经》。但后世对寸关尺分候脏腑均以《内经》为依据而略有变更。目前关于寸关尺分配脏腑,多以以下为准。左寸可候:心与膻中;右寸可候:肺与胸中。左关可候:肝、胆与膈;右关可候:脾与胃。左尺可候:肾与小腹;右尺可候:肾与小腹。

寸关尺分配脏腑,其所候的是脏腑之气,不是脏腑之脉出于何部。正如李时珍所说:"两手六部皆肺经之脉,特取此以候五脏六腑之耳,非五脏六腑所居之处也。"

2.诊脉的方法　诊脉时环境要安静,患者可正坐或仰卧,前臂平伸,掌心向上,前臂与心脏要在同一高度,在腕关节背侧垫上脉枕,便于诊脉。

(1)时间　诊脉最佳时间为晨起未进食之前。《素问·脉要精微论》指出:"诊法常以平旦,阴气未动,阳气未散,饮食未进,经脉未盛,络脉调匀,气血未乱,故乃可诊有过之脉。"但这个时间诊脉不太现实,因此在临床上不必拘泥于平旦。但不论什么时间诊脉,周围环境尽量安静,患者气血要平静,诊者也要气息调匀,清心宁神,认真体察,每次诊脉不少于五十动。正如《素问·脉要精微论》所云:"是故持脉有道,虚静为保。"

(2)指法　诊者和患者侧向相坐,以左手诊按患者右手,以右手诊按患者左手。先将中指按在掌后高骨(桡骨茎突)内侧,以定关位;再以示指按在关位之前以定寸位,以无名指按在关位之后以定尺位。三指呈弓形,指端平齐,用感觉灵敏的指腹按触脉体。布指的疏密应与患者手臂的长短与诊者手指的粗细相适应,臂长则略疏,臂短则略密,以适中为度。对三岁以上的小儿,寸口部较短,可用"一指(拇指或示指)定关法",而不细分寸、关、尺三部。3岁以下的小儿,可用望示指络脉代替切脉。

(3)指力　诊脉时,用轻重不同的指力,以探索脉象。滑伯仁在《诊家枢要》中说"持脉之要有三:曰举、按、寻。轻手循之曰举,重手取之曰按,不轻不重,委曲求之曰寻。初持脉,轻手候之,脉见皮肤之间者,阳也,腑也,亦心肺之应也。重手得之,脉伏于肉下者,阴也,脏也,亦肝肾之应也。不轻不重,中而取之,其脉应于血肉之间者,阴阳相适,冲和之应,脾胃之候也。若浮中沉之不见,则委曲求之,若隐若现,则阴阳伏匿之脉也,三部皆然"。诊脉时,用轻指力按在皮肤上叫举,又叫浮取、轻取;用不轻不重指力按在肌肉,或亦轻亦重,以委曲求之叫寻,又叫中取;用重力按至筋骨叫按,又叫沉取。

诊脉时,用三指平布同时用力按脉,称为总按,是诊脉的常法;为重点了解某一部脉象,也可用一指单按某一部脉象,称为单按。临床上总按、单按常配合使用,且寸关尺三部可分浮中沉三候,这是寸口诊法的三部九候。

(4)候五十动　即每次诊脉时间,每侧脉搏跳动不能少于五十次,或不少于1 min,必要时还可延长。如张仲景《伤寒论·序》所说:"动数发息,不满五十,短期未知决诊,九候曾无仿佛……欲视死别生,实为难矣。"候五十动或更长时间,一方面可诊察低频率出现的结、代、促等脉;另一方面也提醒诊者诊脉时要集中精力,认真对待。

3.平脉　平脉是健康人的脉象,也叫常脉,平脉形态为寸关尺三部皆有脉,一息四至或五至,不浮不沉,不大不小,不快不慢,节律一致,从容和缓,柔和有力,尺脉沉取有一定的力度。《素问·平人气象论》记载:"人一呼脉再动,一吸脉亦再动,呼吸定息,脉五动,闰以太息,命曰平人,平人者不病也。"但平脉随生理活动、气候环境、年龄等的不同而有相应的变化。平脉具有有胃、有神、有根三个特点。

(1)有胃 胃为水谷之海,后天之本,脏腑经络等生机的有无,取决于胃气,所谓"有胃气者生,无胃气则死。"脉象也以胃气为本。有胃气的脉象,总体来说,就是不浮不沉,不疾少徐,从容和缓,节律一致。胃气的盛衰,对推断疾病的进退吉凶有一定的临床意义。

(2)有神 脉贵有神,心主血而藏神,脉为血之府,血气充盈,心神健旺,脉来自然有神。故有神是反映心血是否充盈。肪象有神的表现为柔和。即使微弱的脉,也不至于完全无力即谓有神,他与有胃气相辅相成,脉象形态是一致的。

(3)有根 肾为先天之本,是脏腑器官功能的原动力,肾气足脉象就有根。所谓有根,就是指尺脉沉取应指有力。尺脉不绝,说明肾气犹存,为有根,机体便有生机。若肾脉独败,便为无根,说明病情危重。正如《脉诀》所云:"寸口虽无,尺犹不绝,如此之流,何忧殒灭。"

(4)平脉的变异 ①平脉与个体因素关系。一般来说,成年女性脉象较成年男性濡弱而略数;妊娠妇女的脉象滑数冲和。年龄越小,脉搏越快,婴儿脉搏多在120～140次/min,幼儿脉搏多在90～110次/min,随着年龄渐长则脉象变得和缓;青壮年脉搏多有力,老年人气血虚弱,脉搏较弱。身材高大的人,脉的显现部位较长,身材矮小的人,脉的显现部位较短;瘦人脉常浮,胖人脉常沉;体力劳动、剧烈运动、情绪易激动的人,脉多急数有力,脑力劳动、疲劳饥饿的人脉多较弱;多喜的人脉多缓,易怒的人脉急。另外,若见六脉皆沉细,但无病象,称为"六阴脉";若六脉皆洪大,但无病象,称为"六阳脉";若寸口不见脉搏,而从尺部斜向手背,称为"斜飞脉";若脉搏出现在寸口的外侧,称为"反关脉"。以上都为生理特异的脉搏,不为病脉。②平脉与外界因素的关系。受气候因素影响,一年四季有春生、夏长、秋收、冬藏的变化,相应的平脉多有不同,春多弦脉,夏多洪脉,秋多浮脉,冬多沉脉。正如《四言举要》所说:"春弦夏洪,秋毛冬石,四季和缓,是谓平脉。"地理环境对脉象也有影响,南方气候偏温,空气湿润,脉多细软或略数;北方气候偏寒,空气干燥,脉象多沉。

4.常见病脉 疾病反映于脉象的变化,就叫病脉。在脉学发展过程中,由于切脉者的体会不同,对脉象的命名也不同。我国最早的脉学专著《脉经》提出二十四种脉象,《景岳全书》提出有二十六种脉象,《濒湖脉学》提出有二十七种脉象。目前常用的是二十七脉加疾脉,共二十八种脉象。下面对常见的几种脉象及其主病举例分述于下:

(1)浮脉

脉象:轻取即得,重按稍减而不空,举之泛泛而有余。

主病:表证,虚证。浮而有力为实,浮而无力为虚。

脉理:浮脉主表,反映病邪在经络肌表的部位。外邪侵袭,卫阳抵抗外邪,则脉气鼓动于外,应指而浮;久病虚阳浮越于外,也可见浮脉,但多浮大无力。

(2)沉脉

脉象:轻取不应,重按始得,如石沉水底。

主病:里证。沉而有力为里实,沉而无力为里虚。

脉理:邪气在里,气血内困,则脉象沉而有力;脏腑虚弱,气血不足,升举无力,则脉象沉而无力。

(3)迟脉

脉象:脉来迟慢,一息不足四至(相当于脉率低于60次/min)。

主病:寒证。有力为寒积,无力为虚寒。

脉理:寒凝气滞,或阳虚不运,气血运行缓慢故见迟脉。迟而有力多为冷积实证,迟而无力多为虚寒证。但邪聚热结,阻滞气血运行,也可见迟脉,但必迟而有力。

(4)数脉

脉象:脉来薄疾,一息六至(相当于脉率高于90次/min)。

主病:热证。有力为实热,无力为虚热。

脉理:邪热亢盛,气血运行加速,故见脉数而有力;久病阴虚,虚热内生,脉数而无力;虚阳浮越,也见数脉,但虚大无力,按之豁然而空。

(5)洪脉

脉象:脉象极大,来盛去衰,壮如波涛汹涌。

主病:阳热亢盛。

脉理:邪热亢盛,脉道扩张,气盛血涌,故脉象洪大。久病、失血、久泄等病症如见洪脉,但重按无力,多属邪盛正衰的危证。

(6)虚脉

脉象:三部脉象举寻按皆无力,隐隐蠕动于指下,或脉象浮大,按之空虚。是无力脉的总称。

主病:虚证。

脉理:气虚血行无力,则脉动无力;血虚脉道不充,按之则豁然而空。虚脉包括气血两虚及脏腑诸虚。

(7)实脉

脉象:三部脉象举寻按皆有力,为有力脉的总称。

主病:实证。

脉理:邪气亢盛而正气不衰,邪正相搏,气血壅盛,脉道坚满,故脉象坚实有力。

(8)滑脉

脉象:往来流利,应指圆滑,如盘走珠。

主病:痰饮、食滞、实热。

脉理:滑为阳气有余的征象。实邪壅盛,气盛血涌,脉道充实,往来流利,应指圆滑;痰饮内盛,邪实成热,多见滑脉。平人脉滑而冲和,是营卫充实之象,亦为平脉。孕妇亦多见滑脉。

(9)涩脉

脉象:往来艰涩不畅,如轻刀刮竹,与滑脉相反。

主病:伤精、血少、气滞血瘀、挟痰、挟食。

脉理:精亏血少,脉道不充,血行不畅,脉气往来艰涩,故脉涩无力;气滞血瘀或挟痰或挟食,气机不畅,血流艰涩,故脉涩有力。

在临床上,病情错综复杂,病脉也会是两种或两种以上的脉象同时出现。这种由

笔记栏

两种或两种以上单一脉象复合而成的脉象,叫"相兼脉",也叫"复合脉"。其主病相当于各组脉象脉主病的总和。

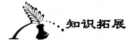
知识拓展

　　在《素问》中记载有三部九候法,即遍诊上(头)、中(手)、下(足)三部有关动脉,可了解全身各脏腑、经脉的生理病理状况。每个部位又分为天地人三个部位诊脉,三而三之,合而为九,故称为三部九候法。

　　头部之上部诊位为两额之动脉,如太阳穴,以候头角之气;中部诊位为耳前之动脉,如耳门穴,以候耳目之气;下部诊位为两颊之动脉,如巨髎穴,以候口齿之气。

　　手部之上部诊位为手太阴,如寸口脉,以候肺气;中部诊位为手少阴,如神门穴,以候心气;下部诊位为手阳明,如合谷穴,以候胸中之气。

　　足部之上部诊位为足厥阴,如五里穴或太冲穴,以候肝气;中部诊位为足太阴,如箕门穴或冲阳穴,以候脾气;下部诊位为足少阴,如太溪穴,以候肾气。

(二)按诊

　　按诊时护士用手直接接触或按压患者的某些部位,以感知局部的冷热、润燥、软硬、疼痛、肿块或其他异常变化,以分析疾病病位、性质和病情的一种诊察方法。按诊内容较广泛,包括有按肌肤、按胸腹、按手足等。

　　按诊时,护士要体贴患者,手要温暖润泽,手法要轻巧,避免手法粗暴。要边检查边观察患者的表情变化,同时也要嘱咐患者要随时反映自己的感觉,以了解患者痛苦所在。在进行按诊时先触摸,后按压,由轻到重,由浅入深,集中精力,用心体会病变的情况。

　　1. 按肌肤　是指触按某些部位的肌肤,了解肌肤的寒热、润燥、软硬、疼痛、肿胀等情况,从而分析病情的寒热虚实的诊察方法。

　　按肌肤的寒热,以辨别疾病的病性及表里虚实。肌肤灼热多为阳证、热证;肌肤寒凉多为阴证、寒证;若身热初按热甚,久按热有所减轻,多为热在表;久按热甚,多为热在里。

　　触肌肤的润燥,可察患者有汗、无汗,可察津液的盈亏。肌肤润滑,多为津液未伤;肌肤干燥,多为津液不足;肌肤甲错,多为瘀血。

　　按肌肤的软硬疼痛,可诊察疾病的虚实及部位。触按肌肤濡软且喜按,多为虚证;触按肌肤硬痛拒按,多为实证;轻按即痛病多在表;重按方痛病多在里。

　　按压肌肤肿胀,可辨别水肿和气肿。肌肤肿胀发亮,按之凹陷,不能即起,多为水肿;肌肤紧绷,按之凹陷,举手即起,多为气肿。

　　2. 按胸胁　胸内藏心肺,胁内为肝胆。根据病情需要,有目的地对胸部和胁肋部进行触按、叩击,以了解局部及心、肺、肝、胆等脏腑的病变。

笔记栏

前胸高起,按之而喘,多为肺胀证;胸胁按之胀痛,多为痰热气结或水饮内停;虚里微动不显,多为宗气内虚;虚里动而应衣,多为宗气外泄;虚里按之弹手,洪大而搏,多属危重证候。胁肋下缘触及或软或硬的肝脏,多为气滞血瘀所致;右胁部肿块,按之表面凹凸不平,应警惕肝癌。

3. 按脘腹　腹部内主要有胃肠,因此腹部按诊,主要诊察胃肠道疾病。脘腹部柔软,多属虚证;脘腹部坚硬,多属实证。脘腹部喜暖喜按,多为虚寒证;脘腹部喜冷拒按,多为实热证。腹部高度膨大如鼓状,为臌胀,为一种严重的病证,分为气臌和水臌。若触按腹部有凹痕,如囊裹水,为水臌;若触按腹部无凹痕,鼓之如鼓,为气臌。触按左少腹有累累硬块,多为肠中宿便。触按右少腹疼痛,有包块应手,多为肠痈。

4. 按手足　手足背部较热,多属外感发热;手足心较热,多属内伤发热。手足俱冷,多属阳虚阴盛;手足俱热,多属阳盛或阴虚。但要注意鉴别里热炽盛,被郁于里而致的手足厥冷。

小儿指尖冷,多属惊厥;中指独热,多属外感风寒;中指指尖独冷,为麻痘将发之象。

5. 按腧穴　是指触按经脉的特定腧穴,感知腧穴的变化和反应,从而推断脏腑功能正常与否的方法。

腧穴的主要变化是局部出现结节或条索状物,主要异常反应有压痛或过于敏感。十二经脉内属脏腑,在十二经脉的腧穴出现异常变化,可推断相应内脏的病变。在一些特殊腧穴如阑尾穴上有异常反应,可推断为阑尾炎等。

（河南理工大学　毋雪梅）

> 1. 淡白舌、红舌、青紫舌、胖大舌、瘦薄舌、白苔、黄苔、灰苔、黑苔各主什么病证?
>
> 2. 请说出畏寒与恶寒的区别。
>
> 3. 请说出常见的潮热有哪几种类型? 各有什么特点?
>
> 4. 根据疼痛的性质,常见的疼痛有哪些? 各有什么特点?
>
> 5. 浮脉和沉脉、数脉和迟脉如何区别? 各主什么病证?

第四章

中医护理诊断

中医护理诊断是指在中医基础理论指导下,对四诊收集的相关资料进行综合、分析、归纳,辨明疾病的病位、病性、虚实等情况,从而判断为某种性质的证的过程。

中医护理诊断的方法很多,都是在长期临床实践中总结而形成的。诊断是护理工作中很重要的一个环节,是进行护理工作的前提和依据,并能直接影响护理的效果。在临床上,中医诊断方法有八纲辨证、脏腑辨证、气血津液辨证、六经辨证、卫气营血辨证、三焦辨证、病因辨证、经络辨证等,每种辨证方法各有侧重,如八纲辨证是各种辨证的总纲,是辨证的核心;脏腑辨证是各种辨证的基础,主要用于杂病;气血津液辨证和经络辨证可与脏腑辨证互为补充;六经辨证是对外感病中伤寒的诊断方法;卫气营血和三焦辨证是对外感病中温病的诊断方法;病因辨证是诊断病因的方法。临床上常用有八纲辨证、脏腑辨证、气血津液辨证、病因辨证等。

第一节 八纲辨证

案例

> 李某,男,43岁,公务员。于1 d前因受凉而出现头痛,恶寒,鼻塞,流清涕,轻微腹痛,遂到医院就诊,诊断为感冒,给予"对乙酰氨基酚"治疗。现头痛,鼻塞,流涕不明显,但开始腹痛腹泻,排泄物清稀,甚至水样,手足不温,腹部发凉,舌淡白、苔白腻,脉紧。
>
> 问题:①根据描述确定患者最初疾病的病位和病性?并说出理由。②现在患者疾病的病位和病性发生变化了吗?请说出理由。

八纲是指表、里、寒、热、虚、实、阴、阳八个辨证纲领。八纲辨证是运用阴、阳、表、里、寒、热、虚、实八纲,对病位的深浅、病邪的性质和盛衰、人体正气的强弱等进行概括和分类,从而为护理提供依据的辨证方法,是辨证的理论基础。

(一)表里

表里是辨别疾病病位内外和病势深浅的两个纲领,表里是一个相对概念。

表里辨证适用于外感病,表证病位浅,病证轻;里证病位深,病证重。表邪入里为病进,里邪出表为病退。了解疾病的轻重进退,就可以掌握其演变规律,取得护理上的主动权。

1.表证 表证是外邪从皮毛、口鼻侵入机体所产生的证候。多见于外感疾病的初期。具有起病急,病程短的特点。

临床表现:发热,恶寒或恶风,常伴头身疼痛,喷嚏,鼻塞,流涕,苔薄,脉浮。

证候分析:发热,恶寒或恶风,苔薄,脉浮。

2.里证 里证是疾病深入于里的一类证候。是与表证相对而言的。多见于外感病的中、后期,或内伤杂病。里证的病因大致有三种情况:一是外邪不解,内传入里,侵犯脏腑所致;二是外邪直接侵犯脏腑所致;三是情志内伤、饮食劳倦、痰饮瘀血等因素,直接损伤脏腑,脏腑功能失调,气血逆乱所致。具有发病较缓,病程较长的特点。

里证病因复杂,病位广泛,证候多样。详见寒热虚实辨证、脏腑辨证、气血津液辨证、病因辨证等章节。

临床表现:壮热不恶寒,心烦失眠,咳喘,胸闷,渴喜冷饮,胃脘嘈杂,腹胀腹痛,便秘,小便短赤,苔厚,脉沉。

证候分析:病变所在脏腑不同,其临床表现也各异。一般来说,除了表证和半表半里证的特定证候,都属于里证的范畴。

(二)寒热

寒热是辨别疾病性质的两个纲领,是机体阴阳盛衰的反映。寒热的辨证,不能孤立地根据某个症状来诊断。如不能根据口渴就诊断为热证,手足冰凉就诊断为寒证。而要根据一组证候进行判断。

寒热的诊断,在护理上有很重要的意义,在《素问·至真要大论》记载"寒者热之""热者寒之"。即对于寒证,要用热剂或增温的方法进行护理;对于热证,要用寒剂或降温的方法进行护理。

1.寒证 寒证是指感受寒邪,或阴盛阳衰所致的机体功能活动减退或受抑所表现出来的证候。多是由于外感寒邪,或内伤久病,阳气耗伤,或过服生冷寒凉,导致阴寒内盛所致。具有喜暖畏(或恶)寒的特点。临床包括有表寒证、里寒证等。

(1)表寒证

临床表现:恶寒重,发热轻,头身疼痛,鼻塞流清涕,无汗,苔薄白,脉浮紧。

证候分析:恶寒重,发热轻,苔薄白,脉浮紧。

(2)里寒证

临床表现:畏寒喜暖,肢冷蜷卧,面色淡白,口淡不渴,泪、涕、涎、痰清稀,大便溏泻,小便清长,舌淡苔白甚或滑润,脉沉迟或紧等。

证候分析:畏寒喜暖,肢冷蜷卧,排泄物清稀,舌淡苔白,脉沉迟或紧。

2.热证 热证是指感受热邪,或阳盛阴衰所致的机体功能活动亢进所表现出来的证候。多是由于外感火热之邪,或七情过激,郁而化热,或饮食不节,积蓄为热,或寒邪入里化热,或房室劳倦,耗伤阴精,阴虚阳亢,或阳盛阴虚所致。具有喜凉恶热的特点。临床包括有表热证、里热证等。

(1)表热证

临床表现:发热重,恶寒轻,咽喉疼痛,口微渴,咳嗽,舌边尖红,苔薄白,脉浮数。

证候分析:发热重,恶寒轻,苔薄白,脉浮数。

(2)里热证

临床表现:壮热或潮热,恶热喜冷,面红目赤或颧红,口渴喜冷饮,烦躁不宁,痰、涕黏稠,咯血衄血,便秘,小便短赤,舌红绛苔黄,脉数等。

证候分析:恶热喜冷,渴喜冷饮,舌红苔黄,脉数。

(三)虚实

虚实是辨别邪正盛衰的两个纲领。虚是指正气不足,实是指邪气盛实,正气不虚。虚实与表里、寒热都相互关联,且在疾病发展过程中,虚实也可相互转化,因此其证候也是错综复杂的。辨别虚实可以了解疾病的邪正盛衰,为护理提供依据。实者泻之,虚者补之。

1.虚证　虚证是机体正气不足所表现出的证候。有阴虚、阳虚、气虚、血虚、津亏、脏腑虚损等的不同。虚证的形成多由先天不足和后天失调两个方面所导致,但以后天失调为主。如饮食失调,脾胃受损,气血生化乏源;七情劳倦,损伤脏腑气血;房劳过度,损伤精血;久病重病,损伤正气等,均可导致虚证的生成。具有发病慢,病程长的特点。

临床表现:虚证的临床表现多样,但其病机主要表现在伤阴及伤阳两个方面。阳虚,往往伴随有气虚,以阳气虚的表现为主,其表现为面色淡白,神疲乏力,畏寒肢冷,少气懒言,自汗,动则加剧,小便清长,大便溏泄,舌淡苔白润,或舌胖嫩有齿痕,脉沉弱等;阴虚,往往伴随有血虚,以阴血虚的表现为主,其表现为面色萎黄,头晕眼花,心悸失眠,唇甲淡白,经量少,经期衍期,甚或闭经,或有五心烦热,潮热盗汗,骨蒸,颧红,舌淡或舌红少苔,脉弱或细数等。

证候分析:以不足、虚弱为辨证要点。

2.实证　实证是指邪气亢盛,正气未衰所表现出的证候。实证形成的原因有两大方面,一方面是外邪入侵机体所致;另一方面是脏腑功能失调所产生的病理产物,如痰饮、水湿、瘀血等所致。具有病情重的特点。

临床表现:由于病因和发病部位不同,实证的临床表现也多种多样,常见的表现有:发热,疼痛拒按,声高气粗,呼吸急促,痰涎壅盛,胸闷烦躁,胃脘嘈杂,甚至神昏谵语,便秘,或里急后重,或下利,小便不利,或淋沥涩痛,舌质苍老,苔厚腻,脉实有力等。

证候分析:以有余、亢盛为辨证要点。

(四)阴阳

阴阳是八纲辨证的总纲。有如《素问·阴阳应象大论》所说:"善诊者,察色按脉,先别阴阳。"疾病的变化虽然变化多端,但根据其证候的性质,可将其分为阴阳两个方面。阴阳可概括八纲中的其余六纲,也有人将八纲称为"二纲六要",由此可见阴阳辨证在疾病辨证中的重要性。

1.阴证　阴证是指符合阴的一般属性的证候。如寒证、里证、虚证,都属于阴证的范畴。寒证、里证、虚证的表现虽然不同,但都具有晦暗、沉静、抑制、衰退等特点。

临床表现:精神萎靡,身重蜷卧,畏寒肢冷,面色不华或晦暗,口淡不渴,声低少言,呼吸怯弱,但欲寐,食欲不振,腰膝酸软,疼痛喜按,大便溏泄,小便清长,舌淡苔白润,脉沉迟,或弱或细等。

证候分析:以虚寒证多见。

2. 阳证　阳证是指符合阳的一般属性的证候。如热证、表证、实证,都属于阳证的范围。热证、表证、实证的表现虽然不同,但都具有明亮、躁动、兴奋、亢进等特点。

临床表现:精神亢奋,烦躁不安,肌肤灼热,面色偏红,口干喜饮,声高多言,甚或骂詈无常,呼吸气粗,喘促痰鸣,疼痛拒按,大便干结,或有奇臭,小便短赤,舌红绛,或苍老舌,苔黄,脉浮,或数,或洪,或实,诸脉皆有力。

证候分析:以实热证多见。

第二节　脏腑辨证

案例

　　王某,女,43岁,公交车站调度员。自诉近半年来经常会感觉胸闷,喘促,时有胸痛,休息后会缓解,稍有活动就喘促,心慌,乏力。近几日,因老公生病住院,来回奔波,过度劳累,症状加重,隧来医院就诊。现症见:面色晦暗,两颊较多色斑,呼吸较促,时有胸闷喘咳,劳累后加重,心悸,心烦,夜眠欠佳,怕冷,纳差,月经衍期,量少,色淡,舌质暗青,脉细代。
　　问题:①根据描述确定患者的证候属于哪一脏腑的病证? 属于该脏腑病证的哪一种证型? 并说出理由。②试对患者现有的证候进行分析。

　　脏腑辨证是以藏象学说为基础,把四诊收集的资料,进行归纳分析,推断病机,判断病变的部位、病性、邪正盛衰的一种辨证方法,是内伤杂病最主要的辨证方法。

　　脏腑辨证包括有脏病辨证、腑病辨证、脏腑兼病辨证。人体是以五脏为中心的整体,脏与腑之间有相应的表里关系,在生理和病理上相互影响。因此在进行脏腑辨证时,要考虑脏与腑之间的关系,才能正确判断病情。

(一)心与小肠病辨证

　　心与小肠相表里,在生理与病理上常相互影响。心主神志,主血脉,其病证有虚有实。小肠主泌别清浊,使水液不断进入膀胱,与尿液的生成有关,其病证多为心火下移所致。

　　心病常见的症状有:心悸、怔忡、失眠、心烦、心痛等。

1. 心气虚

临床表现:心悸怔忡,气短,自汗,胸闷不舒或疼痛,活动后加重,面色淡白,体倦乏力,舌淡,苔白,脉弱。

证候分析:心气虚,推动无力,气血不能正常运行,心中空虚,轻则心悸,重则怔忡;心位于胸中,心气不足,胸中宗气运转无力,则胸闷或疼痛,气短;气虚肌表不固,则自汗;活动耗气,则诸症加重;心气虚,无力运血上荣,则面色淡白,舌淡;气虚鼓动无力,则脉弱。

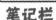

2. 心阳虚

临床表现:心悸气短,自汗,活动或劳累后加重,畏寒肢冷,心胸憋闷或疼痛,面色苍白,舌淡胖嫩,脉细弱;甚则出现大汗淋漓,四肢厥冷,口唇青紫,神识模糊或昏迷,呼吸微弱,脉微欲绝。

证候分析:心阳不足,心失温阳,则心悸气短,自汗;动则耗气,诸症加重;心阳不足,寒凝经脉,心脉痹阻不通,则心胸憋闷或疼痛;阳虚,肢体失于温煦则畏寒肢冷;阳气不足,血不上荣,则面色淡白,舌淡胖嫩。心脉不振,鼓动无力,则脉细弱。若心阳衰败而暴脱,阳气衰亡不能固表,则大汗淋漓,不能温煦肢体,则四肢厥冷;心阳衰,宗气泄,不能助肺行呼吸,则呼吸微弱;阳气暴脱,血行无力而脉络瘀阻,则口唇青紫;心神涣散,则神识模糊或昏迷。阳气暴脱,脉搏乏力,则脉微欲绝。

3. 心血虚

临床表现:心悸失眠,头晕目眩,面色不华,唇甲色淡,倦怠乏力,舌淡,脉细弱。

证候分析:血虚不能养心,则心悸失眠;血不上荣,则头晕目眩,面色不华,唇舌甲色淡;血亏气虚,则倦怠乏力;血虚脉道不充,则脉细弱。

4. 心阴虚

临床表现:心悸失眠,心烦多梦,头晕耳鸣,健忘,五心烦热,潮热盗汗,口干不多饮,舌红少津,脉细数。

证候分析:心阴虚,心失所养,则心悸失眠;阴虚火旺,火扰心神,则心烦多梦;心阴虚不能上荣清窍,则头晕耳鸣,健忘;阴虚生内热,则五心烦热、午后潮热;阴虚津不足,则口干,但不为实火,伤津不多,则不多饮;寐则阳入阴,阴液受蒸则外泄,故盗汗;阴虚脉道不充,则脉细,阴虚生内热,则数。

5. 心火亢盛

临床表现:胸中烦热,失眠多梦,面赤口渴,口舌糜烂,小便短黄,舌红,脉数有力;或见吐血、衄血,或肌肤生疮疡,红肿疼痛;甚或狂躁谵语。

证候分析:心居胸中,心火亢盛,则胸中烦热;热扰心神,则失眠多梦,甚至狂躁谵语;心开窍于舌,其华在面,热盛血脉充盈,则面赤,舌红;血得热则行,则脉数;热盛伤津,则口渴,小便短黄;热迫血妄行,则吐血、衄血;火腐血肉,则肌肤生疮疡,红肿疼痛。

6. 心脉痹阻

临床表现:心悸怔忡,心胸憋闷疼痛,痛引肩背。若痛如针刺,舌紫暗,或有瘀斑、瘀点,脉细涩或结代,为心脉淤阻;若胸部闷痛,身体困重,体胖多痰,苔白腻,脉沉滑,为痰阻心脉;若心胸疼痛剧烈,得温痛减,舌淡苔白,脉沉紧或沉迟,为寒凝心脉;若心胸胀痛,情志不畅则重,脉弦,为心脉气滞。

证候分析:心脉痹阻,气血运行不畅,心脏失养,则心悸怔忡,心胸憋闷疼痛;刺痛、色紫暗、瘀斑、瘀点、脉涩、结代,为瘀血的特征;闷、困重、苔腻、脉沉滑,为痰湿的特征;胀痛、病情与情志相关、脉弦,为气滞特征。

7. 小肠实热

临床表现:心烦口渴,口舌生疮,小便短赤,小便不利,尿道灼痛,甚或尿血,舌红苔黄,脉数。

证候分析:小肠实热,多由心火下移所致。心火炽盛,则心烦口渴,口舌生疮;心火下移小肠,则小便短赤,尿道灼痛;小肠有热,津液乏源,小便不利;热灼血络,则尿血;

舌红苔黄,脉数为热盛表现。

(二)肺与大肠辨证

肺居胸中,与大肠相表里,肺与大肠在生理和病理上相互影响。肺主气,司呼吸,主宣发肃降,通调水道;大肠主传化糟粕。肺的肃降功能与大肠的传导糟粕功能密切相关。

肺病常见的症状有:咳嗽、气喘、胸闷、胸痛、咯血等;大肠病常见的症状有便秘、腹泻等。

1. 肺气虚

临床表现:咳喘无力,痰液清稀,少气不足以息,声低懒言,自汗畏风,动则益甚,易感冒,神疲乏力,面色淡白,舌淡苔白,脉虚弱。

证候分析:肺气虚,宣发肃降功能失常,则咳喘且无力,少气不足以息;肺司呼吸的气流是发声的动力,肺气虚,无力鼓动声门,则声低懒言;肺气虚,输布津液功能下降,水液停聚成痰,则咯痰,痰液清稀;肺气虚则卫气弱,腠理不固,则自汗畏风,易感冒;神疲乏力,面色淡白,舌淡,脉虚弱为气虚常见症状。

2. 肺阴虚

临床表现:干咳无痰,或痰少而黏,或痰中带血,咳声短促,口咽干燥,易声音嘶哑,形体消瘦,五心烦热,潮热盗汗,颧红,失眠,舌红少苔,脉细数。

证候分析:肺阴亏虚,燥热内生,肺失肃降,则干咳无痰,或痰少而黏,咳声短促;肺燥失润,再加虚火灼伤脉络,则痰中带血;肺阴亏虚,上不能滋润咽喉,则口咽干燥,声音嘶哑,外不能滋润形体,则形体消瘦;虚火扰动心神,则失眠;五心烦热,潮热盗汗,颧红,舌红少苔,脉细数,为阴虚常见症状。

3. 风寒束肺

临床表现:咳嗽或气喘,痰色白质清稀,咽痒,常伴鼻塞流清涕,头痛,微恶风寒,无汗,全身酸楚,苔薄白,脉浮紧。

证候分析:风寒束肺,肺失宣肃,则咳嗽或气喘,咽痒;寒为阴邪,则痰色白质清稀,鼻流清涕;肺开窍于鼻,肺失宣发,则鼻塞;肺主气属卫,风寒束肺,肺气郁闭,卫阳郁遏,腠理闭塞,则头痛,微恶风寒,无汗,全身酸楚;浮脉主表,紧脉主寒;邪未内传,则舌苔未变。

4. 风热犯肺

临床表现:咳嗽或气喘,痰黄质稠,常伴鼻流浊涕,咽喉肿痛,口渴欲饮,舌尖红,脉浮数。甚或咳吐脓血臭痰,鼻煽,烦躁不安。

证候分析:肺热犯肺,肺失宣肃,则咳嗽或气喘;热灼津伤,则痰黄质稠,口渴欲饮;肺失宣发,鼻窍不利,津液被风热所熏,则鼻塞,流浊涕;舌尖主心肺,肺热则舌尖红;浮脉主表,数脉主热;风热入里从阳化热,内壅于肺,热伤血络,火腐血肉,则咳吐脓血臭痰;热扰心神,则烦躁不安;热邪壅滞肺系,气道不利,则鼻煽。

5. 燥邪犯肺

临床表现:干咳无痰,或痰少而黏,鼻、唇、口、咽喉干燥,皮肤干燥,胸痛咯血,舌红苔白或黄而干,脉浮数。

证候分析:燥伤肺津,则干咳无痰,或痰少而黏;燥伤肺津,肺失滋润,津液不布,则鼻、唇、口、咽喉干燥,皮肤干燥;燥邪化火,灼伤肺络,则胸痛咯血;燥邪伤津,津伤阳亢,则舌红,苔黄而干;燥邪犯肺,则脉数;燥邪伤卫,则苔白,脉浮。

6.痰湿阻肺

临床表现:咳嗽痰多,易咯,色白质黏,胸闷,甚气喘痰鸣,舌淡苔白腻,脉滑。

证候分析:痰湿阻肺,肺气上逆,则咳嗽痰多,易咳;湿为阴邪,其性黏滞,则痰液色白质黏;痰湿阻滞气道,则胸闷,气喘痰鸣;舌淡苔白腻,脉滑均为内有痰湿之象。

7.大肠湿热

临床表现:腹痛腹泻,泻而不爽或暴注下泄,粪色黄褐而臭,肛门灼热,烦热口渴,小便短赤,舌红苔黄腻,脉濡数或滑数。

证候分析:湿热侵袭大肠,壅阻气机,则腹痛,津被热迫而下注,则腹泻;湿性黏滞,阻遏气机,则泻而不爽;热蒸肠道,机能亢奋,则暴注下且臭;热炽肠道,则肛门灼热;津随大便外泄,则小便短赤;热伤津液,则烦热口渴;舌红,苔黄,脉数是体内有热的表现;苔腻,脉濡或滑,为湿的表现。

8.大肠津亏

临床表现:大便秘结干燥,数日一行,口干咽燥,口臭,头晕,舌红少津,脉细涩。

证候分析:大肠津亏多为阴虚或血虚,不能濡润大肠所致。大肠津亏,则大便秘结干燥;阴虚则口干咽燥;大便不行,浊气上逆,则口臭,头晕;阴虚阳亢,则舌红少津;津亏脉道失充,血行不畅,则脉细涩。

9.肠虚滑泻

临床表现:腹泻无度,或大便失禁,甚至脱肛,腹痛隐隐,喜温喜按,舌淡苔白滑,脉沉弱。

证候分析:肠虚滑泻多由大肠阳气虚衰,不能固摄所致。阳气虚衰,固摄失常,则腹泻无度,或大便失禁。气虚升举无力,则脱肛;阳虚阴盛,寒从内生,寒凝气滞,则腹痛隐隐,喜温喜按;舌淡苔白滑,脉沉弱,皆为阳虚表现。

(三)脾与胃辨证

脾与胃共居中焦,互为表里。脾主运化,主统血,主升清;胃主腐熟水谷,主通降。脾胃共同完成饮食物的消化、吸收和转输,为气血生化之源,后天之本。脾升清,胃降浊,共同完成将清气上输身体上部,将浊气向下输送。

脾病的常见症状有:食欲下降,腹胀腹痛,大便溏泻,水肿,出血等;胃病常见的症状有胃脘疼痛、恶心、呕吐、嗳气、呃逆等。

1.脾气虚

临床表现:纳呆,腹胀,食后、劳累后尤甚,肢体倦怠,少气懒言,大便溏薄,面色萎黄,或淡白而虚浮,身体消瘦,舌淡嫩苔白,脉缓弱。

证候分析:脾气虚弱,运化失健,水湿内生,脾气被困,则腹胀;脾虚胃亦弱,腐熟功能下降,则纳呆食少;食后脾气益困,劳累后气更虚,则症状更重;脾胃气虚,气血生化乏源,则肢体倦怠,少气懒言,面色萎黄,或淡白,身体消瘦,舌淡,脉缓弱;脾虚水湿内生,水湿流注肠道,则大便溏薄,水湿浸淫肌表,则浮肿。

2.脾阳虚

临床表现:腹胀纳呆,腹部隐痛,喜温喜按,大便溏泻,畏寒肢冷,肢体困重,甚或浮肿,白带量多质稀,舌淡胖或有齿痕,苔白滑,脉沉迟无力。

证候分析:阳虚水液不运,水湿内生,脾气被困,则腹胀;脾胃功能下降,则纳呆;阳虚阴盛,寒凝气滞,则腹部隐痛,喜温喜按;阳虚水液不运,水湿流注肠道,则大便溏泻,水湿浸淫肌表,则浮肿,妇女水湿下注,则白带过多清稀;脾主肌肉四肢,阳虚不能外温四肢肌肉,则畏寒肢冷;湿性重着,则肢体困重;舌淡胖或有齿痕,苔白滑,脉沉迟无力,为阳虚水湿内停的表现。

3. 脾不统血

临床表现:肌衄,舌衄,齿衄,便血,尿血,妇女月经量过多,甚或崩漏等诸多出血表现,伴肢体倦怠,少气懒言,面色无华,食少便溏,舌淡苔白,脉细弱等。

证候分析:脾主统血,脾气虚弱,统血无权,血溢脉外,则见诸多出血症;同时会出现脾气虚弱的表现,如肢体倦怠,少气懒言,面色无化,食少便溏,舌淡苔白,脉细弱。

4. 中气下陷

临床表现:脘腹坠胀,便意频频,便溏久泻,或脱肛,或胃下垂,肾下垂,或子宫脱垂,或小便浑浊如米泔等脏器下垂表现,伴倦怠乏力,少气懒言,头晕目眩,纳呆,面色萎黄,身体消瘦,舌淡苔白,脉虚。

证候分析:中气下陷,升举无力,则脘腹坠胀,便意频频,及诸脏器下垂,以胃下垂最常见;脾主运化,脾气下陷,使水谷精微不能正常输布而流注膀胱,则小便浑浊如米泔。同时伴有脾气虚弱,气血生化乏源的表现,如倦怠乏力,少气懒言,头晕目眩,纳呆,面色萎黄,身体消瘦,舌淡苔白,脉虚等。

5. 寒湿困脾

临床表现:脘腹痞闷胀满,头身困重,纳呆便溏,泛恶欲吐,呕吐痰涎,口淡不渴,面色晦暗,或身目发黄如烟熏,或肢体水肿,小便短少,舌淡胖,或有齿痕,苔白腻滑,脉濡缓。

证候分析:脾喜燥恶湿,湿为阴邪,易阻遏气机,湿邪困脾,则脘腹痞闷胀满,纳呆;湿性重着,则头身困重;湿阻中焦,胃失和降,则泛恶欲吐,呕吐痰涎;寒湿为阴邪,阴不伤津,则口淡不渴;湿邪流注肠道,则便溏;湿邪外溢肌肤,则肢体水肿;水湿内停,膀胱气化不利,则小便短少;湿阻气机,气血不能外荣,则面色晦暗;寒湿困脾,阳气不宣,胆汁外溢,湿性秽浊,则身目发黄如烟熏;舌淡胖,或有齿痕,苔白腻滑,脉濡缓为寒湿内盛的表现。

6. 湿热蕴脾

临床表现:脘腹痞闷,头身困重,纳呆呕恶,口黏而甜,便溏尿黄,身目发黄,色泽鲜明,皮肤瘙痒,或身热不扬,汗出热不解,舌红苔黄腻,脉濡数。

证候分析:湿邪蕴脾,阻遏气机,则脘腹痞闷,纳呆;湿性重浊,则头身困重;湿阻中焦,胃失和降,则恶心呕吐;甜味入脾,湿热蕴结脾胃,浊气上泛于口,则口黏而甜;湿邪下注肠道,湿性黏滞,则大便溏泄不爽;热邪伤津,津液随大便外泄,则小便短赤;湿热熏蒸肝胆,胆汁不循常道,外溢肌肤,则身目发黄,皮肤瘙痒;湿性黏腻,湿遏热伏,则身热不扬,汗出热不解;舌红苔黄腻,脉濡数为内有湿热的表现。

7. 食滞胃脘

临床表现:胃脘胀满,甚或疼痛,厌食,嗳腐吞酸,恶心呕吐,呕吐酸腐物,呕吐后胃胀痛减轻,矢气酸臭,大便溏垢,泄下物酸腐臭秽,舌苔厚腻,脉滑有力。

证候分析:食滞胃脘,胃腑气滞,则胃脘胀满,甚或疼痛;胃腐熟水谷功能下降,则厌食;胃失和降,其气上逆,胃中腐败物随腐浊之气上逆,则恶心呕吐,嗳腐吞酸,呕吐酸腐物;呕吐后胃中实邪得消,则胀痛减轻;食滞气郁,湿邪内生,湿食下移,肠腑气滞,则矢气酸臭,大便溏垢,泄下物酸腐臭秽;胃中浊气上泛,则舌苔厚腻;正气抗邪,气血充盛,则脉滑有力。

8.胃阴虚

临床表现:胃痛隐隐,饥不欲食,心烦嘈杂,口燥咽干,干呕呃逆,大便秘结,舌红少苔而干,脉细数。

证候分析:胃阴不足,胃失濡养,则胃痛隐隐;胃阴虚,腐熟水谷功能下降,则饥不欲食,胃中嘈杂;虚火上扰心神,则心烦;胃阴虚,上不能滋润口咽,则口燥咽干,下不能滋润肠道,则大便干结;胃失阴液滋润,胃气上逆,则干呕呃逆;舌红少苔而干,脉细数为阴虚的表现。

9.胃寒

临床表现:胃痛暴作,痛势较剧,喜温熨热饮,可伴恶寒发热,或胃痛隐隐,喜温喜按,食后痛减,胃脘有水声漉漉,泛吐清水,口淡不渴,神疲乏力,四肢不温,便溏,舌淡苔白滑,脉迟缓或虚弱。

证候分析:胃寒有寒邪犯胃和脾胃虚寒两种情况。寒邪犯胃,胃阳被遏,寒主凝滞,主收引,胃络拘挛,气机阻滞,则胃痛暴作,痛势较剧;寒邪得温则散,则喜温熨热饮;寒邪伤及卫阳,则恶寒发热。胃痛反复发作,阳气耗伤,虚象逐渐暴露。脾胃虚寒,则胃痛隐隐;阳气不足,则喜温喜按;进食后胃阳得振,则胃痛减轻;胃阳不足,不能气化水液,水液内停于胃,则胃脘有水声漉漉;水液随胃气上逆,则泛吐清水;寒不伤津,则口淡不渴;中气不足,则神疲乏力;脾阳不足,不能温煦四肢,则四肢不温;胃中水液下注肠道,则便溏;舌淡苔白滑为内寒水湿的表现;脉迟是寒的表现;脉虚弱是阳气不足,鼓动无力的表现。

10.胃热

临床表现:胃脘灼热疼痛,消谷善饥,吞酸嘈杂,或食即吐,渴喜冷饮,口臭,齿衄,齿龈红肿疼痛、溃烂,大便秘结,小便短赤,舌红苔黄,脉滑数。

证候分析:胃热炽盛,胃脘气血壅滞,则胃脘灼热疼痛;热为阳邪,热壅胃脘,胃脘功能亢进,则消谷善饥;胃热炽盛,胃脘功能失常,且火性炎上,则吞酸嘈杂,或食入即吐;热邪伤津,则渴喜冷饮;胃中浊气上逆,则口臭;胃经入上齿龈,胃火循经上炎,灼伤血络,则齿衄;火邪致齿龈气血壅滞,腐蚀血肉,则齿龈红肿疼痛、溃烂;热盛伤津,大肠失润,则大便秘结;小便化源不足,则小便短赤;舌红苔黄,为内热的表现;血得热则行,则脉滑数有力。

(四)肝与胆辨证

肝脏居于右胁,胆附于肝,肝胆互为表里。肝主疏泄,主藏血;胆主储藏和排泄胆汁。肝胆可助消化,与情志活动关系密切。

肝病常见的症状有:胸胁少腹胀痛、窜痛,烦躁易怒,头晕胀痛,肢体震颤、抽动,目疾,月经不调,前阴部疾病等;胆病常见的症状有口苦、惊悸失眠等。

1.肝气郁结

临床表现:情志抑郁,急躁易怒,善叹息,胸胁、少腹胀闷窜痛,或咽部有异物感,或颈部瘿瘤,妇女易见乳房胀痛,月经不调,痛经,甚或闭经,苔薄,脉弦。

证候分析:肝气郁结,情志不畅,则情志抑郁;肝郁不解,失其柔顺条达之性,则急躁易怒;叹息可使郁闷之气外泄,缓解闷、胀的症状;胸胁、少腹、两乳正下方是肝经循行的部位,肝气郁结,经气不舒,则胸胁、少腹、两乳胀闷窜痛;肝经循咽喉,肝气郁结,气机不畅,水湿不运,凝结为痰,搏结咽喉,则咽部有异物感,积聚颈部则为瘿瘤;肝气郁结,冲任失畅,血海蓄溢失常,则月经不调;冲任不畅,胞脉阻滞,则痛经、闭经;脉弦为肝病常见的脉象。

2. 肝血虚

临床表现:眩晕耳鸣,面色无华,两目干涩,视物模糊,甚至雀盲,爪甲脆薄色淡,肢体麻木,震颤,筋脉拘挛,关节屈伸不利,妇女月经量少、色淡,甚至闭经,舌淡,脉细。

证候分析:肝血不足,不能上荣于头面,则眩晕耳鸣,面色无华;目失所养,则两目干涩,视物模糊,甚至雀目;爪甲失养,则爪甲脆薄色淡;肝主筋,肝血不足,则肢体麻木,关节屈伸不利;血虚生风,则肢体震颤,筋脉拘挛;肝血虚,不能充盈冲任之脉,则妇女月经量少、色淡,甚至闭经;舌淡、脉细是血虚常见症状。

3. 肝火上炎

临床表现:头晕胀痛,耳鸣耳聋,口苦咽干,面红目赤,急躁易怒,失眠多梦,吐血衄血,胁肋灼痛,便秘尿黄,舌红苔黄,脉弦数。

证候分析:肝经连目系,上出额,与督脉会于巅顶,火性炎上,肝火循经上攻头目,则头晕胀痛,面红目赤;胆经从耳后入耳中,出走耳前,肝胆相表里,肝热移胆,胆热循经上冲,则耳鸣耳聋;胆气随经上溢,则口苦;津为热灼,在上则为口干咽燥,在下则为便秘尿黄;肝失条达,则急躁易怒;火热内扰,神魂不安,则失眠多梦;热灼血络,迫血妄行,则吐血,衄血;肝经循胸胁,则胁肋灼痛;舌红苔黄脉数为内热的表现;脉弦为肝病脉象。

4. 肝阴虚

临床表现:头晕耳鸣,两目干涩,面部烘热,胸胁灼痛,五心烦热,潮热盗汗,口咽干燥,不欲饮水,手足蠕动,舌红少苔而干,脉细数。

证候分析:肝阴不足,不能上润头目,则头晕耳鸣,两目干涩;虚火上火,则面部烘热;肝经循于胸胁,被虚火所灼,则胸胁灼痛;阴虚内热,则五心烦热,午后潮热;入眠阳入阴,虚火内扰营阴,迫津外泄,则盗汗;阴虚不能上行,则口咽干燥,但无实热伤津,则不多饮;阴虚筋脉失养,则手足蠕动;舌红少苔而干,脉细数为阴虚内热的表现。

5. 肝阳上亢

临床表现:头晕目眩,头目胀痛,耳鸣耳聋,头重脚轻,面红目赤,烦躁易怒,心悸健忘,失眠多梦,腰膝酸软,舌红少津,脉弦有力或弦、细数。

证候分析:肝阳上亢的病机为肾阴亏于下,肝阳亢于上。肝肾阴虚,阳亢于上,气血上冲,则头晕目眩,头目胀痛,耳鸣耳聋,头重脚轻,面红目赤;肝失疏泄,则烦躁易怒;阴虚心失所养,心神不安,则心悸健忘,失眠多梦;腰为肾之府,膝为筋府,肝肾阴虚,则腰膝酸软;舌红,脉弦有力或弦细数,肝肾阴虚,肝阳上亢的脉象。

6. 寒滞肝脉

临床表现:少腹胀痛,睾丸坠胀冷痛,遇寒加重,或阴囊内缩,痛引少腹,形寒肢冷,小便清长,舌苔白滑,脉沉弦或迟。

证候分析:肝经环阴器,抵少腹。寒邪侵袭肝经,寒性凝滞,气血运行不畅,则少腹胀痛,睾丸坠胀冷痛,受寒加重。寒主收引,肝脉受寒,则阴囊内缩,痛引少腹;寒邪阻遏阳气,阳气不得布达,则形寒肢冷;阳虚不能化气行水,泌别清浊,则小便清长;舌苔白滑,脉沉或迟为阴寒内盛的表现;脉弦主肝病。

7.肝胆湿热

临床表现:胁肋部灼热胀痛,口苦,纳呆腹胀,厌油腻,恶心欲吐,大便不调,小便短赤,或身目俱黄,或往来寒热,或男子阴囊湿疹,女子带下黄臭,瘙痒难忍。舌红苔黄腻,脉弦数。

证候分析:肝经循经胁肋部,湿热蕴结肝胆,肝气不舒,则胁肋部灼热胀痛;胆气上逆,则口苦;肝木乘脾土,脾失健运,则纳呆,腹胀;胃气上逆,则恶心欲吐;肝胆湿热,胆汁排泄不畅,则厌油腻;湿热内蕴,湿重于热,则大便稀溏,热重于湿,则大便干结;湿热下注,膀胱气化不利,则小便短赤;湿热熏蒸,胆汁不循常道,外溢肌肤,则身目俱黄;胆腑湿热,枢机不利,正邪相争,则往来寒热;湿热下注,浸淫阴囊为湿疹,浸淫阴道则带下黄臭,瘙痒难忍。舌红苔黄腻,脉弦数为肝胆湿热的表现。

(五)肾与膀胱辨证

肾与膀胱居下焦,各有经脉相互连属,相互表里。肾位于腰部,故称腰为肾之府。肾主藏精,主纳气,主水,为先天之本;膀胱有储藏和排泄尿液的作用。

肾脏病常见的症状有:腰痛,腰膝酸软,头晕耳鸣,头发异常,牙齿动摇,阳痿遗精,不孕不育,月经异常,二便异常,水肿等;膀胱病常见的症状有:尿频,尿急,尿痛,小便不畅,甚或癃闭,遗尿,甚或小便失禁等。

1.肾阳虚

临床表现:形寒肢冷,尤以下肢为甚,精神疲惫,腰膝酸软,腰痛,头晕耳鸣,阳痿,妇女宫寒不孕,久泄,完谷不化,或五更泄泻,水肿,以腰以下为甚,甚则腹部胀满,全身肿胀,心悸怔忡,咳嗽气喘,舌淡苔白,脉沉弱。

证候分析:肾阳为一身阳气之根本,肾阳虚衰,机体失其温煦,则形寒肢冷,肾处于下焦,以下肢为甚;肾阳虚衰,心阳不振,心神无力振奋,则精神疲惫;腰为肾之府,肾主骨生髓,肾阳虚,腰及骨髓失去温养,则腰膝酸软,腰痛;脑为髓海,肾开窍于耳,肾阳虚则头晕耳鸣;肾主生殖,肾阳虚,生殖功能减退,则阳痿,妇女宫寒不孕;肾阳虚衰,脾阳不振,健运失常,则泄泻,久泄,完谷不化,或五更泄泻;肾主水,肾阳虚,气化功能下降,水液内停,溢于肌肤则水肿,水湿趋下,则以腰以下为甚;水势泛滥,阻滞气机,则腹部胀满,全身肿胀;水气凌心,心阳不振,则心悸怔忡;肾不纳气,肺气上逆,则咳嗽气喘;舌淡苔白,脉沉弱为阳虚的表现。

2.肾阴虚

临床表现:腰膝酸软,头晕耳鸣,牙齿松动,心烦失眠,男子遗精,阳强易举,女子经少色暗,甚或经闭,或见崩漏,形体消瘦,五心烦热,潮热盗汗,咽干颧红,溲黄便干,舌红少苔,脉细数。

证候分析:肾阴不足,不能充养骨髓,则腰膝酸软,头晕耳鸣,牙齿松动;肾阴亏损,不能制约心火,心火偏亢,心神不宁,则心烦失眠;虚火扰动精室,则遗精,虚火妄动,则阳强易举;阴亏,经血来源不足,则经血减少,色暗,甚或经闭;阴虚阳亢,虚火迫血妄行,则崩漏;肾阴亏虚,则形体消瘦;阴液不足,虚热内生,则五心烦热,潮热盗汗,咽干颧红,溲黄便干,舌红少苔,脉细数。

3.肾精不足

临床表现:男子精少不育,女子经闭不孕,性功能低下,小儿发育迟缓,五迟五软,身材矮小,智力和动作迟钝,成人早衰,发脱齿摇,耳鸣耳聋,足痿无力,动作迟缓,健忘,精神呆钝等。

证候分析:肾主生殖,肾精不足,则男子精少不育,女子经闭不孕,性功能低下;肾主生长发育,肾精不足,不能化生气血精髓,以充肌长骨,则小儿发育迟缓,身材矮小,五迟五软,动作迟钝,髓海空虚,则智力迟钝;肾主骨生髓,开窍于耳,其华在发,成人肾精不足,则会出现早衰,发脱齿摇,耳鸣耳聋,足痿无力,动作迟钝,健忘,精神呆钝等。

4.肾气不固

临床表现:神疲乏力,面色淡白,腰膝酸软,耳鸣耳聋,男子滑精早泄,女子带下清稀,胎动易滑,小便频数而清,或小便余沥不尽,或遗尿,或小便失禁,舌淡苔白,脉沉弱。

证候分析:气不足,则神疲乏力;精气不能上充头面,则面色淡白,耳鸣耳聋;骨骼失去肾气的充养,则腰膝酸软;肾藏精,依赖肾气的固摄,肾气不固,精关失约,精易外泄,则滑精早泄,带脉失固,则带下清稀;冲任失养,则胎动易滑;肾气不固,膀胱失约,则小便频数而清,甚或遗尿;气虚推动无力,则小便余沥不尽;肾气虚,脑髓不足,元神不能自主,则遗尿;舌淡苔白,脉沉弱为气虚之象。

5.肾不纳气

临床表现:神疲乏力,久病咳喘,呼多吸少,动则喘甚,气不得续,自汗,声音低怯,腰膝酸软,舌淡苔白,脉沉弱;甚则喘息加剧,面青肢冷,冷汗淋漓,脉浮大无根。

证候分析:肾不纳气是肾气虚不能助肺吸入自然界清气,为肺肾气虚的表现。气虚则神疲乏力;肾气虚,摄纳无力,气不归元,则咳喘,呼多吸少,动则喘甚,气不得续;肺气虚,卫外不固则自汗;肺气虚,无力鼓动声门,则声音低怯;肾气不足,骨骼失养,则腰膝酸软;舌淡苔白,脉沉弱是气虚的表现;阳气虚衰欲脱,则喘息加剧,面青肢冷,冷汗淋漓,脉浮大无根。

6.膀胱湿热

临床表现:尿频,尿急,尿道灼痛,小便短少赤黄,或尿血,或有砂石,小腹闷胀,发热腰痛,舌红苔黄腻,脉濡数。

证候分析:湿热侵袭膀胱,热迫尿道,则尿频,尿急,尿道灼热;热伤津液,则小便短少赤黄;湿阻下焦,气机不畅,则小腹闷胀;湿热侵袭,热袭肌表,则发热,波及肾脏,则腰痛,灼伤血络,则尿血;湿热郁久不解,煎熬尿中杂质成砂石,则尿中有砂石;舌红苔黄腻,脉濡数为内有湿热的表现。

第三节 病因辨证

案例

王某,女,30岁,教师。于分娩后7d突发荨麻疹。患者全身风团,每次受凉受热后都会出现发白或发热的风团,瘙痒难忍,以下肢为甚,睡眠差,舌红无苔,脉细缓无力。诊断为产后血虚生风,给予当归饮子加减治疗。服药5d后,瘙痒略减,但晚上瘙痒加重,抓挠后就出现风团。

问题:①试说出医生诊断为血虚生风的依据。②根据患者的证候,试分析引起这些证候的原因,并说出依据。

导致疾病发生的原因多种多样,概括起来有外因和内因,外因包括六淫、疫疠和外伤,内因包括有七情、饮食劳逸、痰饮瘀血等。临床上任何证候都是有一定致病因素所导致的。根据证候表现和病因致病特点,诊断出致病因素,为临床护理提供依据。因外伤有明显的外伤史,很容易诊断,本节主要介绍其余病因的诊断。

(一)外感六淫、疫疠辨证

六淫是外感致病因素,是风、寒、暑、湿、燥、火六种外感病邪的统称。疫疠又名瘟疫,则由感染瘟疫病毒而引起的传染病。

1.风邪证候

临床表现:发热恶风,头痛,汗出,鼻塞干呕,或见咳嗽,苔薄白,脉浮缓。或肢体麻木,强直,抽搐,或皮肤瘙痒等。

证候分析:风邪袭表,与卫气相争,则发热恶风;风性开泄,腠理疏松,卫伤不固,则汗出;风为阳邪,伤人上部,清窍受扰,则头痛,鼻塞;肺胃之气皆通降,邪扰肺气,肺胃之气肃降不利,则有干呕;肺失宣肃,则咳嗽;苔薄白,脉浮缓为风邪犯卫的表现。风袭肌表,则肢体麻木;风袭经络,则强直,抽搐;风郁皮肤,则瘙痒。

2.寒邪证候

临床表现:恶寒重,发热轻,头身疼痛,鼻塞,流清涕,咳喘,苔薄白,脉浮紧。或手足拘急,四肢厥冷,脉微欲绝,或腹痛,呕吐,泄泻等。

证候分析:寒邪侵袭肌表,影响卫阳"温分肉"的功能,肌表不被温煦则恶寒;邪气袭表,玄府闭塞,阳气趋于肌表抗邪,郁而发热。寒主收引,则头身疼痛;肺失宣发,则鼻塞,咳喘;寒为阴邪,不伤阴液,则流清涕;苔薄白,脉浮紧,为风寒束表的表现;寒邪郁于经脉,则手足拘急;寒性凝滞,阳气不达四肢,则四肢厥冷;寒主收引、凝滞,筋脉收缩,则脉微欲绝;寒邪直伤于中,损伤脾胃阳气,脾胃气机失常,则腹痛,泄泻,呕吐等。

3.暑淫证候

临床表现:高热,面红目赤,心烦,汗出,口渴喜饮,气短疲乏,尿赤短少,舌红苔白或黄,脉洪大。甚或汗出不止,突然昏倒,不省人事,舌绛干燥,脉濡数。

证候分析:暑为阳邪,其性炎热,暑邪伤人,则高热,面红目赤,心烦;暑性升散,暑邪伤人,腠理开泄,则汗出;汗出伤津,则口渴喜饮,尿赤短少;气随津泄,则气短疲乏;舌红苔黄,脉洪大为内热壅盛的表现。汗出不止,气随津脱,阳气暴脱,则突然昏倒,不省人事。舌绛为热盛津;干燥为津伤;濡数为热盛津伤的表现。

4.湿淫证候

临床表现:胸闷,脘痞腹胀,呕恶纳呆,大便黏腻不爽,或泄泻,小便短涩,或尿少,浑浊不清,水肿;周身困重,四肢倦怠,关节酸痛重着,屈伸不利,头重如裹,昏昏欲睡;面垢眵多,带下过多,易出疮疡湿疹,舌体胖大,苔厚腻,脉濡弱。

证候分析:湿为阴邪,易阻遏气机。湿阻胸膈,气机不畅,则胸闷;湿困脾胃,升降不利,则脘痞腹胀,呕恶纳呆,大便黏腻不爽;湿停下焦,气机不利,则小便短涩,或尿少;湿困脾阳,运化无权,水液停聚,则泄泻,水肿;湿性重着,湿邪侵袭肌表,则周身困重,四肢倦怠;湿邪留滞关节经络,则关节酸痛重着,屈伸不利;湿邪困于头,清阳不升,则头重如裹,昏昏欲睡;湿性秽浊,湿邪上犯,则面垢眵多;湿邪下注,则大便溏泄,黏滞不爽,小便混浊不清;带下过多;湿邪浸淫肌肤,则易出疮疡湿疹;舌体胖大,苔厚腻,脉濡弱,为内有湿邪的表现。

5.燥淫证候

临床表现:凉燥,头微痛,恶寒无汗,咳嗽痰稀,鼻塞咽干,苔白脉浮;温燥,头痛,身热不甚,汗出,干咳无痰,或痰少而黏,或痰中带血,咳逆胸痛,口渴咽干鼻燥,舌红,苔黄,脉浮数。

证候分析:凉燥袭于肺卫,卫阳被束,腠理紧凑,则头微痛,恶寒无汗;凉燥犯肺,肺失宣肃,津液不能输布,津聚成痰,则咳嗽痰稀,鼻塞咽干;苔白脉浮,为寒邪在表的征象。温燥伤于肺卫,其病轻浅,则身热不甚,头痛;温邪在表,卫表开合失司,则汗出;温燥伤津,则干咳无痰,或痰少而黏,口渴咽干鼻燥;温燥灼伤血络,则痰中带血;舌红,苔黄,脉浮数,为热邪在表的征象。

6.火淫证候

临床表现:壮热,面红目赤,汗出,手足灼热,口渴喜冷饮,心烦失眠,躁狂,神昏谵语,衄血,吐血,斑疹,月经量过多,崩漏,疮痈,四肢抽搐,颈项强直,便秘,小便短赤,舌红苔黄,脉数。

证候分析:火为阳邪,阳盛则热,故有壮热,手足灼热;火性炎上,热盛脉络充盈,则面红目赤;热迫津外泄,则汗出;热邪伤津,则口渴喜冷饮,便秘,小便短赤;热扰心神,轻则心烦失眠,重则躁狂,神昏谵语;热迫血妄行,则衄血,吐血,斑疹,月经量过多,崩漏;火邪聚于局部腐蚀血肉,则发为疮痈,红肿热痛;火邪热极生风,则四肢抽搐,颈项强直;舌红苔黄,脉数,为火热之象。

7.疫疠证候 疫疠证候有瘟疫、疫疹和瘟黄证候之分,疫疹和疫黄证候现较少见,只介绍瘟疫。

临床表现:发病急剧,先憎寒后发热,后但发热而不憎寒,头身疼痛,持续发热,日晡益甚,粉白舌苔。

证候分析:瘟疫邪气影响卫气,则出现憎寒发热,头身疼痛;其证候与伤寒太阳证相似,只是瘟疫邪气致病力强,其表现较重。外感瘟疫病毒,毒热内盛,则见粉白舌苔。

(二)内伤病因辨证

1. 七情证候

临床表现:喜伤则神不守舍,精神不集中,或语无伦次,失神狂乱等;怒伤则面红目赤,呕血,昏厥猝倒等;忧伤则闷闷不乐,意志消沉,神疲乏力,食欲欠佳;思伤则纳呆,脘腹胀满,失眠健忘,便溏,消瘦等;悲伤则精神萎靡,气短乏力等;恐伤则怵惕不安,常独闭户塞牖而处,或见二便失禁,遗精等;惊伤则心神不定,惊慌失措,甚至神志错乱,语言举止失常等。

证候分析:过喜伤心,使心气涣散,心神不守,则神不守舍,精神不集中,甚或语无伦次,失神狂乱;暴怒伤肝,气血上冲于头面,则面红目赤,呕血,昏厥猝倒;过忧伤肺,亦可伤脾,使气机抑郁,则闷闷不乐,意志消沉,神疲乏力,久之伤及于脾,则食欲欠佳;过思伤脾,使脾气郁结,使心脾气血不足,脾失健运,则纳呆,脘腹胀满,失眠健忘,便溏,消瘦;过悲伤肺,肺伤气消,则精神萎靡,气短乏力;过恐伤肾,使肾气亏虚,则怵惕不安,独闭户塞牖而处,甚则肾气不固,则二便失禁,遗精;过惊伤肾,惊则气乱,内动心神,神气被扰,则心神不定,惊慌失措,甚至神志错乱,语言举止失常。

2. 饮食劳逸 饮食劳逸包括饮食失常、劳逸过度和房劳过度。

(1)饮食失常

临床表现:机体气血不足,或脘腹胀满,疼痛,厌食,嗳腐吞酸,吐泻,舌苔厚腻,脉滑有力等。

证候分析:进食过少,气血生化乏源,久之则机体气血不足而为病;进食过多,暴饮暴食,损伤脾胃,运化失常,食滞胃脘,则脘腹胀满,疼痛,厌食,嗳腐吞酸,吐泻;舌苔厚腻,脉滑有力是内有食积的表现。

(2)劳逸过度

临床表现:过劳则精神疲惫,气少力衰,消瘦,心悸,健忘,失眠多梦,食欲不振,脘腹胀满,便溏,脉缓大或浮或细;过逸则精神不振,体胖行动不便,动则心悸,气喘,汗出,食少乏力,肢体软弱等。其他劳倦所伤的还有:久视伤血,久卧伤气,久坐伤肉,久立伤骨,久行伤筋;过汗伤津耗气;肺劳伤气,心劳伤神,脾劳伤食,肝劳伤血,肾劳伤精等。

证候分析:体力劳动过度则伤气,久之则精神疲惫,气少力衰;脑力劳动过度则耗伤气血,久之心血不足,则心悸,健忘,失眠多梦;过劳伤脾则消瘦,食欲不振,脘腹胀满,便溏;脉缓大或浮或细均为气血不充的表现。过逸则气血运行不畅,脏腑功能减弱,则精神不振,食少乏力,肢体软弱,动则心悸,气喘,汗出;代谢失常,进多出少,则体胖,行动不便。

(3)房劳过度

临床表现:腰膝酸软而痛,眩晕耳鸣,遗精,月经不调,心悸失眠,五心烦热,骨蒸潮热,盗汗,舌红少苔,脉细数;或畏寒肢冷,腰膝冷痛,手足清冷,阳痿早泄,泄泻,舌淡胖苔白,脉沉弱。

证候分析:肾阴不足,骨骼失养,则腰膝酸软而痛;脑髓不充,则眩晕耳鸣;虚火扰动精室,则遗精;阴亏精血来源不足,则月经不调;肾阴亏虚,心火失济则偏亢,心神受扰,则心悸失眠;五心烦热,骨蒸潮热,盗汗,舌红少苔,脉细数,皆为阴虚表现。肾阳不足,不能温煦肌肤,则畏寒肢冷,手足清冷;不能温养骨骼及腰府,则腰膝冷痛;肾阳不足,命门火衰,生殖功能低下,则阳痿早泄;命门火衰,脾阳失温,健运失常,则泄泻;舌淡胖苔白,脉沉弱,为阳虚的表现。

3.瘀血证候

临床表现:疼痛拒按,刺痛,痛处固定不移,症块,肌肤甲错,口唇青紫,瘀斑,瘀点,出血,色紫暗或夹有血块,舌质紫暗,舌下静脉曲张,脉沉涩,或细涩,或结代。

证候分析:瘀血阻滞,气血运行不畅,不通则痛,瘀血位置固定,则痛处固定不移;淤血日久,结聚成块,则为症块;久瘀则肌肤甲错,口唇青紫,瘀斑,瘀点,舌质紫暗,舌下静脉曲张,脉沉涩,或细涩,或结代;淤阻脉络,血不循经,则出血,血色紫暗,或夹有血块。

第四节　气血津液辨证

案例

　　李某,女,38岁,老板。患者半年来,月经断而复来,时而淋漓,时而点滴,缠绵断续;近来自觉喉中有异物感,吞之不下,吐之不出,渐感气冲咽喉,过月未愈,心情抑郁时加重;近半月,因工作繁忙,形劳神疲,渐而少食,消瘦。舌质暗,脉涩。遂以半夏厚朴汤加甘草治疗,三服咽利胸舒,后以逍遥丸、归脾丸调理而治愈。

　　问题:①根据描述确定患者的证候为何证型? 并说出理由。②试对患者的证候进行分析。

　　气血津液辨证,就是运用气血津液理论,分析气、血、津液的病变,诊断其病因病机。

　　气、血、津液既是脏腑功能活动的产物,又是脏腑功能活动的物质基础。气、血、津液的病变和脏腑功能活动密切相关。脏腑辨证与气血津液辨证应相互参照。

(一)气病辨证

　　气在人体的作用重要、广泛,气病证候也很多,《素问·举痛论篇》云:"百病生于气也。"气病虽然多样,但常见的病证概括为气虚、气滞、气逆、气陷等。

　　1.气虚证

　　临床表现:神疲乏力,少气懒言,头晕目眩,面色无华,自汗,活动后诸症加剧,舌淡苔白,脉虚无力。

　　证候分析:气虚脏腑功能减弱,推动无力,则神疲乏力,少气懒言;气虚运血无力,血不上荣,则头晕目眩,面色无华,舌淡;气虚固摄无力,则自汗;动则耗气,则活动后诸症加剧;脉虚无力,是气虚血动无力的表现。

　　2.气滞证

　　临床表现:局部胀,闷,痛,胀重于痛,时轻时重,部位不固定,嗳气、矢气、活动后减

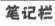

轻,脉多弦。

证候分析:气机郁滞,运行不畅,轻则闷、胀,重则疼痛,气游移不定,气滞所致的疼痛有胀痛、窜痛、攻痛的特点,部位不固定;嗳气、矢气、活动后气机阻滞缓解,则症状减轻;弦脉是脉气紧张的表现。

3.气逆证

临床表现:咳嗽喘息;嗳气,呃逆,恶心,呕吐,反胃;头胀痛,头晕目眩,耳鸣,昏厥,面红目赤,呕血等。

证候分析:邪气伤肺,肺失宣肃,肺气上逆,则咳嗽喘息等;邪气犯胃,胃失通降,胃气上逆,则嗳气,呃逆,恶心,呕吐,反胃等;邪气伤肝,肝气不舒,肝气上逆,则头胀痛,头晕目眩,耳鸣,昏厥,面红目赤,呕血等。

4.气陷证

临床表现:神疲乏力,少气懒言,头晕眼花,纳差,消瘦,腹部有坠胀感,久泄久痢,胃下垂,或脱肛,或子宫脱垂等脏器下垂,大便异常,舌淡苔白,脉弱。

证候分析:气陷证是由气虚证进一步发展而成。气虚,则神疲乏力,少气懒言;中气下陷,升举无力,无力运血于头面,则头晕眼花;中气不足,脾失健运,则纳差;机体气血不足,则消瘦;中气亏虚,清阳不升,则久泄久痢;中气下陷,升举无力,则各脏器下垂,如胃下垂,脱肛,子宫脱垂,肝下垂,肾下垂等;气虚固摄无力,则可见泄泻,气虚推动无力,则可见便秘;舌淡苔白,脉弱是虚证的表现。

(二)血病辨证

营血有濡养机体的作用,行于脉中,内流脏腑,外至肌肤,无处不在。受到干扰因素较多,外邪内因皆可影响到营血,使营血的生成、运行失常。临床常见血病证候,可概括为血虚、血瘀、血热、血寒等。

1.血虚证

临床表现:面色苍白或萎黄无华,唇色淡白,爪甲苍白,头晕眼花,耳鸣耳聋,心悸失眠,手足发麻,妇女月经量少,色淡,月经衍期,甚至闭经,舌质淡白,舌体瘦薄,苔白,脉细无力。

证候分析:血虚,不能上充头面,则面色苍白或萎黄无华,头晕眼花,耳鸣耳聋;血虚脉络失充,肌肤失养,则唇色淡白,爪甲苍白;心主血脉,藏神,血虚心失所养,则心悸,神失所养则失眠;经络失养则手足发麻;女子以血为用,血液充足,月经按期而至,血液不足,经血乏源,则月经量减少,色淡,月经衍期,甚至闭经;舌质淡白,舌体瘦小,脉细无力血虚的表现。

2.血瘀证

临床表现:局部疼痛如针刺刀割,痛有定处,拒按,常在夜间加剧。肿块在体表,则色呈青紫;在体内,则按之坚硬,推之不移。出血反复不止,色泽紫暗,中夹血块,或大便色黑如柏油。面色黧黑,肌肤甲错,口唇发暗或青紫,爪甲紫暗,或皮肤黏膜上见瘀斑、瘀点,或腹部青筋外露,或下肢青筋暴露,妇女痛经、闭经,经色暗,有血块,舌质紫暗,脉细涩。

证候分析:瘀血内停,络脉不通,气机受阻,不通则痛;瘀血为有形之邪,阻碍气血运行,则痛如针刺刀割,痛有定处;按压则气机更阻,疼痛加剧,则拒按;夜间阳气入阴,阴血凝滞更甚,则夜间疼痛常加剧;瘀血久积不散,形成肿块,在体表,色呈青紫;肿块在体内,可触及之,按之坚硬,推之不移;瘀血阻塞络脉,阻碍气血运行,血不循经,溢出脉外,则出血;溢出之血停聚体内,凝聚为瘀,再次阻塞络脉,成为再次出血的原因,则出血反复;瘀血色紫暗,则出血色紫暗,中夹血块;若上消化道出血,随大便排出,则大便色黑如柏油;瘀血阻塞络脉,气血运行不利,肌肤失养,则面色黧黑,肌肤粗糙如鳞甲,口唇发暗或青紫,爪甲紫暗;瘀血瘀阻的部位不同,表现也不尽相同,如瘀阻皮下,则瘀斑、瘀点;瘀阻肝脉,则腹部青筋外露;瘀阻下肢,则下肢青筋暴露;瘀血阻滞胞宫,则痛经、闭经,有血块;舌质紫暗,脉细涩为内有瘀血的表现。

3. 血热证

临床表现:身热,以夜间尤甚,心烦或神昏谵语、躁狂,失眠,各种出血症,如咳血,吐血,衄血,尿血,便血,斑疹,月经量过多,或崩漏,舌红绛,脉数。

证候分析:热为阳邪,阳盛则热;入夜阳气入阴,与邪热相并,则夜间身热尤甚;热扰心神,轻则心烦失眠,重则神昏谵语、躁狂;热盛迫血妄行,阳络受伤则血液外溢,阴络伤则血液内溢,外溢可见斑疹,内溢可见咳血,吐血,衄血,尿血,便血,月经量过多,或崩漏;舌红绛,脉数为血分有热的表现。

4. 血寒证

临床表现:局部冷痛,肤色青紫,喜温恶寒,或少腹冷痛,形寒肢冷,月经衍期,痛经,经色紫暗,夹有血块,舌淡暗苔白,脉沉迟涩。

证候分析:寒性凝滞、收引,寒邪侵袭,脉络收引,血行不畅,则局部冷痛,肤色青紫;血得温则行,得寒则凝,则喜温恶寒;经期受寒或吃冷饮,致宫寒血凝,则少腹冷痛;阳气被遏,不能外达体表,体表失温,则形寒肢冷;淤滞胞宫,经血受阻,则月经衍期,痛经,经色紫暗,夹有血块;寒凝经脉,血行受阻,不能上荣于舌,则舌淡暗,脉沉迟为体内有寒表现,脉涩为血行不畅,血瘀的表现。

(三)津液病辨证

津液是人体一切正常水液的总称,有滋润濡养脏腑,滑利关节,滋润皮肤的作用。津液的生成、输布、排泄与脾气的运化,肺气的宣发肃降和通调水道,肾气的气化,三焦的功能密切相关。

津液的病证,一般可概括为津液不足和水液停聚两个方面。

1. 津液不足

临床表现:口燥咽干,眼睛干涩,唇燥而裂,皮肤干燥或干瘪无泽,小便短少,大便干结,舌红少津,脉细数。

证候分析:津液不足,上不能滋润头面,则口燥咽干,眼睛干涩,唇燥而裂;外不能滋润皮肤,则皮肤干燥或干瘪无泽;下不能化生小便,滋润肠道,则小便短少,大便干结;津液属阴,其不足致生内热,则舌红少津,脉细数。

2. 水液停聚　各种病因影响水液的转输和排泄,皆可导致水液在体内停聚,肺脏、脾脏、肾脏、三焦与水液的转输和排泄关系最为密切。本节重点介绍痰饮与水肿。

(1)水肿　体内水液停聚,泛滥肌肤引起面目、四肢、胸腹甚至全身浮肿,称为水肿,临诊辨证,首辨阴水和阳水,以明虚实。

1)阳水

临床表现:发病急,头面水肿,多从眼睑开始,继而遍及全身,尤以腰以上为甚,皮肤薄且光亮,小便短少。常伴恶寒发热,头身疼痛,苔薄白,脉浮紧;或咽喉红肿疼痛,发热,舌红,脉浮数;或全身水肿,来势较缓,按之没指,肢体困重,胸闷泛恶,纳呆,小便短少,舌苔白腻,脉沉缓。

证候分析:阳水,多由外感所致,多为实证。外感风寒,肺卫受病,宣肃失常,通调失职,水津失布,水溢肌肤,则水肿发病急;肺位于上焦,则头面先浮肿,多从眼睑开始;本病上焦失宣,中焦失布,下焦失司,水无去路,则来势猛,迅速涉及全身,皮肤薄且光亮;三焦不利,肾脏气化失司,则小便短少;恶寒发热,头身疼痛,苔薄白,脉浮紧,为外感风寒的表现;咽喉红肿疼痛,发热,舌红,脉浮数为外感风热的表现;外感湿邪,易引发内湿,水湿困脾,脾失健运,水泛肌肤,也可全身水肿,但来势较缓;湿性重着,则肢体困重;湿阻中焦,气机不畅,则胸闷;胃气上逆,则呕恶;脾失健运,则纳呆;脾受湿困,肾气化失常,则小便少;舌苔白腻,脉沉缓为水湿内停,阳气不运的表现。

2)阴水

临床表现:水肿,腰以下为甚,按之凹陷不易恢复,脘闷腹胀,纳呆便溏,神疲倦怠,小便短少,舌淡,苔白滑,脉沉缓。或水肿日渐加剧,小便不利,腰膝酸重冷痛,畏寒肢冷,神疲倦怠,面色晦暗,舌淡胖,苔白滑,脉沉迟无力。

证候分析:阴水为脾肾阳虚所致,发病缓,来势徐,水肿多从足部开始,以腰以下为甚。脾虚不能运化水湿,水湿内停,泛溢肌肤,则水肿,腰以下为甚,按之凹陷不易恢复;湿困脾胃,阻遏气机,则脘闷腹胀;脾失健运,则纳呆;湿邪下注肠道,则便溏;脾阳虚衰,不能输布精微至全身,则神疲倦怠;阳虚气化不利,则小便短少;舌淡,苔白滑,脉沉缓是阳虚,水湿内停的表现;肾阳虚衰,气化不利,则小便不利;水无去路,则水肿日渐加剧;肾阳虚,腰府及骨骼失去温养,则腰膝酸重冷痛;不能温煦肢体,则畏寒肢冷,神疲乏力;面色晦暗为肾阳不足,寒水上泛的表现;舌淡胖,苔白滑,脉沉迟无力是阳气不足,内湿内停的表现。

(2)痰饮

临床表现:咳嗽气喘,痰液清稀色白,胸闷,喉间痰鸣;脘痞腹胀,纳呆恶心,呕吐痰涎;头晕目眩;神昏癫狂;肢体麻木,半身不遂,瘰疬瘿瘤,咽中异物感,乳癖痰核,舌苔腻,脉滑等。

证候分析:痰饮临床证候多样,古人有"诸般怪证皆属于痰"之说。若痰饮阻肺,肺失宣肃,肺气上逆,则咳嗽气喘,痰液清稀色白;气为痰阻,肺气不利,则胸闷,喉间痰鸣;痰饮滞胃,胃失和降,则脘痞腹胀,纳呆;胃气上逆,则恶心,呕吐痰涎;痰饮阻遏中焦,清阳不升,则头晕目眩;痰迷心窍,心神受蒙,则神志模糊;痰浊蒙蔽心窍,则为癫,痰火扰心则为狂;痰阻经络,气血运行不利,则肢体麻木,半身不遂;痰饮凝结皮下肌肉,凝聚成块,停于颈部体表为瘰疬瘿瘤,停于咽部则有异物感,停于乳房则为乳癖,停于肢体则为痰核;舌苔腻,脉滑为有痰的表现。

第五节　其他辨证方法

案例

　　李某,女,16 岁,学生。2014 年 3 月 12 日,杜某正在上课期间,自觉有些发热,体温 37.3 ℃,怕冷,头有点昏沉,咽部有一点不舒服。在校医院按"感冒"进行治疗,服用药物为"复方感冒灵颗粒",发汗后,体温下降,但很快又开始发热。13 日晚上,发热加重,体温 39.9 ℃,咽喉肿痛,满面通红,汗出,口渴引饮,舌红苔黄,脉数。

　　问题:①校医诊断的正确吗? 请说出理由。②第 2 天患者的病证发生了什么变化? 为何种症型? 请说出理由。③对该患者的证候用哪一种辨证方法辨证最适合? 试对患者的证候进行分析。

　　中医的辨证方法除了前面介绍的方法之外,还有六经辨证、卫气营血辨证、三焦辨证等多种方法。

(一)六经辨证

　　六经病证中,三阳病证以六腑病为基础,三阴病证以五脏病为基础。因此六经病证基本上概括为脏腑和十二经的病变。但六经辨证主要分析外感风寒所引起的证候及其传变规律。

　　1.太阳病　太阳为一身之表,外邪侵袭,多从太阳而入。太阳病的主症主脉为恶寒,头项强痛,脉浮。不论新病久病,感受何邪,只要有这些证候,即可辨为太阳病。

　　病人体质差异,感受病邪不同,太阳病有中风与伤寒的不同。

　　(1)太阳中风证

　　临床表现:恶风,发热,头痛,自汗出,或见鼻鸣干呕,脉浮缓。

　　证候分析:卫气主外,固护肌表。外感风邪,卫受病则卫阳浮盛于外,则发热;风性疏泄,卫气因之失其固护开阖之性,营阴因而不能内守则自汗出;汗出腠理疏松,则恶风;风性易侵袭头部,头部经络不舒,则头痛;邪气郁滞,肺胃失和,则鼻鸣干呕;肌腠疏松,营阴不足,则脉浮缓。

　　(2)太阳伤寒证

　　临床表现:恶寒,发热,头项强痛,体痛,无汗而喘,舌苔薄白,脉浮紧。

　　证候分析:风寒束表,卫阳被遏,卫失其温煦功能,则恶寒;玄府闭塞,则无汗;邪袭肌表,正气奋起抵抗,阳气趋于肌表,则发热;正气被寒邪束于表,则脉浮紧,太阳经循头项,则头项强痛;卫阳被遏,营阴亦受滞,则体痛;肺气不宣,则呼吸喘促。

　　2.阳明病证　阳明病证是由于太阳病未愈,病邪亢盛入里所致。为阳气亢盛,邪气从热化的最盛阶段,属于里实热证。按病邪所处的病位,可分为阳明病经证和阳明病腑证。

（1）阳明病经证

临床表现：壮热，大汗出，大渴喜冷饮，面赤，心烦，舌红苔黄燥，脉洪大有力。

证候分析：邪入阳明，燥热亢盛，充斥阳明经，则壮热；热邪迫津外泄，则大汗出；热盛津伤，汗出津亦亏，则口渴喜冷饮；阳明经绕面一周，阳明经热盛，则面赤；热扰心神，则心烦；舌红苔黄燥，为热盛津伤所致；阳明经多气多血，热邪充斥其经，则脉洪大有力。

（2）阳明病腑证

临床表现：日晡潮热，手足濈然汗出，脘腹痞满，腹痛拒按，腹中矢气频转，心烦不得眠，大便不通，甚至神昏谵语，狂乱，舌边尖红起芒刺，甚至焦黑燥裂，苔厚黄干燥，脉沉迟而实，或滑实。

证候分析：脾胃之气充养四肢，阳明热盛，迫津外津，则手足濈然汗出，日晡潮热；热邪与糟粕充斥肠道，结而不通，则脘腹痞满，腹痛拒按，大便不通，腹中矢气频转；阳明燥热上扰心神，轻则心烦不得眠，重则神昏谵语，狂乱；舌边尖红起芒刺，焦黑燥裂，苔厚黄干燥是邪热内盛，津液被劫的征象；燥热结于肠道，脉道壅滞，则脉沉迟而实，或滑实。

3. 少阳病证

临床表现：往来寒热，胸胁苦满，默默不欲饮食，心烦喜呕，口苦，咽干，目眩，苔薄白或薄黄，脉弦等。

证候分析：邪犯少阳，正邪相争，邪胜正入里，则恶寒，正气抗邪外出，则发热。少阳经循行胸胁，热郁少阳，则胸胁苦满；胆木横逆胃腑，则默默不欲饮食，胃气上逆，则时时欲呕；胆火上扰心神，则心烦；邪热熏蒸胆汁，胆汁上泛则口苦；热灼津伤则咽干；目为肝胆之外候，胆火上炎，则目眩。邪热在半表半里，则苔薄白或薄黄，脉弦为肝病脉象。

4. 太阴病证 太阴病属于里虚寒湿证。邪气入里，入阳明则从燥热化，入太阴则从寒湿化。两经证可相互转化。中气虚，则阳明病证转为太阴病证；中阳渐盛，则太阴病证转为阳明病证。

临床表现：腹满而吐，食不下，自利，口不渴，时腹自痛，舌苔白腻，脉沉缓而弱。

证候分析：脾土虚寒，气机不利，则腹满；脾土不能健运，则食不下；湿邪下注肠道，则下利；下焦气未伤，津液尚可上承，则口多不渴；虚寒阻滞血脉通畅，则腹痛，喜温喜按，时胀时痛；舌苔白腻，脉沉缓而弱为里虚寒湿的征象。

5. 少阴病证 少阴经内连属于肾脏和心脏，是人体的根本，心肾机能衰退，则机体抗病能力减弱。肾脏之性属水，心脏之性属火，少阴病既可从寒化，也可从热化。邪犯少阴，若阳气不足则从寒化，若阴虚阳亢，是从热化。临床上少阴病有寒化和热化两种不同证候。

（1）少阴寒化证

临床表现：但欲寐，脉微细，无热恶寒，四肢厥冷，下利清谷，呕不能食，或食入即吐，口渴；或脉微欲绝，反不恶寒，甚至面赤。

证候分析：阳气衰微，神失温养，则"但欲寐"；无力鼓动血液运行，则脉微细；阳虚则外寒，则无热恶寒；阳气衰微，外不能温煦四肢，则四肢厥冷，内不能温运脾胃，则下利清谷，呕不能食，或食入即吐。下焦阳衰，不能气化升清，且下利较甚，则口渴。若阴寒盛极于下,将残阳格拒于上,出现阳气浮越的戴阳证,则不恶寒,两颧泛红如妆,脉微欲绝。

（2）少阴热化证

临床表现:心烦不得卧,口燥咽干,舌边尖红,脉象细数。

证候分析:肾阴不足,不能上济心火,心火独亢,阳不能入阴,阴虚不受阳纳,则心烦不得卧;心火亢盛,津液耗伤,则口燥咽干;舌边尖红,脉象细数,为阴虚阳亢的表现。

6.厥阴病证　厥阴病证为六经辨证的最后阶段,处于正气和邪气做最终的斗争阶段,病情错综复杂。厥阴病证虽然复杂,但多表现为肝胆和胃的证候。临床上有上热下寒和厥热胜复的不同转机。

（1）上热下寒证

临床表现:口渴饮水不止,气上冲心,胸中热痛,饥不欲食,四肢厥冷,下利呕吐等。

证候分析:厥阴为阴之尽,其特点是阴阳各趋其极,阳并于上则上热,阴并于下则下寒。因此厥阴病主证为上热下寒。上热,则口渴,饮水不止,气上冲心,胸中热痛,有饥饿感;下寒,则不欲食,下利,呕吐;阳气不能达四肢,则四肢厥冷。

（2）厥热胜复证

临床表现:四肢厥冷与全身发热交替发作。

证候分析:本证是邪正相搏,阴阳交争表现出来的证候。阴盛则冷,阳气渐复则热;厥冷时长,发热时短,为阳消阴长,为病进;厥冷与发热相等,为阳气来复,阴阳趋于平衡,病情向好的方面发展;发热时长,厥冷时短,为正能胜邪,病势好转;先发热后厥冷,为阳气不复,病又发作;只有厥冷,不发热,为阴盛阳衰,病情危重;厥退而热不止,为阳复太过,病从热化。临床上常将厥冷与发热的多少作为推测病情转归和判断预后的依据。

（二）卫气营血辨证

卫气营血辨证是运用于外感温病的一种辨证方法。

卫气营血辨证,既是对温热病不同证候的概括,又表示温热病发展过程中疾病浅深轻重的四个阶段。温热病邪由卫入气,由气入营,由营入血,病位步步深入,病情逐渐加重。卫气营血也表示发病部位,卫分证主表,病在肺与体表;气分证主里,病在胸膈、肺、胃、肠、胆等脏腑;营分证是热入心营,病在心与心包络;血分证是热邪深入肝肾,重在动血耗血。

1.卫分证　卫分证候,是外感热病的初期,是温热病邪侵犯肺与皮毛所表现出的证候,病位浅。

临床表现:发热,微恶风寒,舌边尖红,脉浮数;常伴头痛,有汗或无汗,口干微渴,咳嗽,咽喉肿痛等。

证候分析:温病初起,邪在卫分,卫气被郁,则发热,微恶风寒;温为阳邪,则发热重,恶风寒轻;邪在卫表,则舌边尖红,脉浮数;阳邪伤阳位,清空被扰,则头痛;卫气被郁,开合失司,则有汗或无汗;温邪微伤津,则口干微渴;邪郁肌表,肺失宣肃,则咳嗽;咽喉为肺之门户,温邪上灼,则咽喉肿痛等。

2.气分证　气分证是温热病邪由表入里,正邪剧争,阳热亢盛的里实热证。病位较卫分证深。

临床表现:壮热,不恶寒反恶热,汗出而热不解,舌红苔黄,脉数。心烦,口渴喜冷饮,尿赤等。热壅于肺,可见咳喘,咯吐黄稠痰,胸痛;热扰胸膈,可见心烦懊恼,坐卧不安;热在肺胃,可见汗出渴甚,喘急,烦闷,舌苔黄燥,脉数;热迫大肠,多见高热,午后尤甚,腹满疼痛拒按,大便秘结,甚则烦躁神昏谵语,苔黄厚,或焦燥起刺,脉沉实有力。

证候分析:详见阳明腑病证。

3.营分证　营分证是温热病邪内陷的深重阶段,温邪入营,营阴受损,心神被扰。

临床表现:身热夜甚,口干而不甚渴饮,心烦不寐,甚则神昏谵语,斑疹隐隐,舌绛而干,脉细数。

证候分析:温热入营,灼伤营阴,则身热;夜间卫阳之气内入营阴,则身热夜甚;热蒸营阴上承,则口干而不甚渴饮;营气通于心,热扰心神,则心烦不寐,神昏谵语;温入营分,虽未入血但已近于血,则虽未发斑但已隐隐可见;舌绛而干,脉细数为热伤营阴之象。

4.血分证　血分证为邪热深入血分而引起的耗血动血的证候,是卫气营血病变的最后阶段,也是温热病发展演变过程中最为深重的阶段。累及脏腑,以心、肝、肾病变为主。临床上有血分实证和虚证之分。血分实证偏于心肝两经发生病变,血分虚证偏于肝肾两经发生病变。

(1)血分实证

临床表现:在营分证的基础上,可见烦热躁扰,神昏谵语,狂妄,斑疹紫黑,吐血,咯血,衄血,便血,尿血,月经量过多,甚或崩漏,舌绛起刺或紫,脉细数;或见高热神昏,四肢抽搐,颈项强直,角弓反张,两目上视,牙关紧闭,舌红绛,脉弦数。

证候分析:心主血脉,热入血分,热扰心神,轻则烦热躁扰,重则神昏谵语,狂妄;血分热盛,迫血妄行,则见各种出血证,斑疹紫黑;血中热盛,舌绛起刺或紫;热盛伤津耗血,则脉细数;高热神昏,四肢抽搐,颈项强直,角弓反张,两目上视,牙关紧闭,舌红绛,脉弦数,为热盛引动肝风之象。

(2)血分虚证

临床表现:持续低热,暮热朝凉,五心烦热,潮热盗汗,心烦失眠,口干咽燥而饮水不多,颧红,神倦,耳鸣耳聋,身体干瘦,舌红少津,脉细数;或见低热,消瘦,手足蠕动,或微有抽搐,时有惊跳,舌红少津,脉细数。

证候分析:阴虚阳盛,则低热,五心烦热;入夜卫阳入阴,熏蒸阴液,则暮热朝凉;虚火扰心,则心烦失眠;阴亏不能上承清窍,则口干咽燥,耳鸣耳聋;虚火伤津不甚,则饮水不多;阴精亏虚,心神失养,则神倦;阴精与血液皆虚,不能充养机体,则身体干瘦;颧红,舌红少津,脉细数,为阴虚火旺的表现;手足蠕动,抽搐,惊跳,阴虚生风所致。

(三)三焦辨证

三焦辨证是外感温病辨证的方法之一,为清代医家吴鞠通所倡导,标志着温病发展过程的不同阶段。上焦证候主要包括手太阴肺经和手厥阴心包经的病变;中焦证候主要包括足阳明胃经和足太阴脾经的病变;下焦证候主要包括足厥阴肝经和足少阴肾经的病变。

1.上焦病证

临床表现:发热,微恶风寒,自汗,头痛,口渴或不渴,咳嗽,咽喉肿痛,午后热甚,舌边尖红,脉数或两寸独大;舌蹇肢厥,神昏谵语等。

证候分析:邪犯上焦,肺合皮毛而主表,则微恶风寒;肺主气,肺病气郁,则发热,咳嗽;邪犯上焦,则舌边尖红,脉浮数,两寸脉独大;阳邪易伤清窍,则头痛;温邪微伤津,则口干微渴或不渴;咽喉为肺之门户,则咽喉肿痛;午后机体阳气渐衰,抗病能力减弱,邪气独居于身,则午后热甚;若温邪逆传心包,则神昏谵语,舌蹇;阳气被郁,则厥冷。

2.中焦病证 温病自上焦顺传至中焦,表现为脾胃病证。脾胃特性各不相同,脾性喜燥恶湿,胃性喜润恶燥。邪入中焦可从燥化,也可从湿化。因此,在病证上有阳明的燥热证候和太阴的湿热证候之不同。

(1)阳明燥热证

临床表现:全身俱热,面红目赤,呼吸气粗,心烦,不得眠,腹满腹痛,口干咽燥,唇裂舌焦,大便秘结,小便短赤,舌红起芒刺,苔黄焦,脉象沉涩。

证候分析:阳明经多气多血,热入阳明,热盛之极,则全身俱热;阳热上炎,则面红目赤;邪热壅盛,则呼吸气粗;热扰神明,则心烦,不得眠;热与糟粕充斥肠道,结而不通,则腹满腹痛,大便秘结;热盛津伤,则口干咽燥,唇裂舌焦,小便短赤,舌红起芒刺,苔黄焦;津液亏耗,气机不畅,血运不利,则脉象沉涩。本证候与六经辨证中的阳明证候基本相同,但本证候感受的是温邪,传变快,人体阴液消耗多。

(2)太阴湿热证

临床表现:面色淡黄,头重如裹,肢体困重,胸闷不饥,呕恶,身热不扬,午后热甚,汗出热不解,大便不爽或溏泻,小便不利,舌苔黄腻,脉细而濡数。

证候分析:太阴湿热,郁蒸于上,则面色淡黄;湿邪伤头,则头重如裹,困于肢体,则肢体困重,停于胸胃,则胸闷不饥;湿阻中焦,胃气上逆,则呕吐,恶心,脾运不健,则小便不利;湿遏热伏,则身热不扬,汗出热不解;午后机体阳气渐衰,抗病能力减弱,则午后热甚;湿邪下注肠道,则便溏,则排便不爽;舌苔黄腻,脉细濡数,为湿热内阻之象。

3.下焦病证 下焦病证,是指温邪久留不退,劫灼下焦阴精,肝肾受损,而出现的肝肾阴虚证候。

临床表现:低热,颧红,神疲萎顿,消瘦无力,口燥咽干,耳鸣耳聋,手足心热甚于手背,舌绛而干,脉虚;或手足蠕动,或微有抽搐,时有惊跳,心中澹澹大动,舌绛少苔,甚或时时欲脱。

证候分析:温病后期,进入下焦,易损肾之阴液,则持续低热,颧红,手足心热;精亏不能养神,则神疲萎顿,脉虚;形体失养,则消瘦无力;阴亏不能上奉清窍,则口燥咽干,耳鸣耳聋,舌绛而干;肾精亏虚,肝木失养,筋失濡润,则手足蠕动,抽搐;肾水枯竭,不能上济心火,心神不能内舍,则心中澹澹大动;舌绛苔少,甚或时时欲脱,则为有耗竭之象。

(河南理工大学 毋雪梅)

1.如何区分表证和里证?

2.肝气郁结有哪些证候?试对这些证候进行分析。

第五章

中医护理计划

案例

患者,女,52 岁,以胃脘痛 2 年,加重伴便血 2 d 为主诉入院。因劳累,思虑过度,自觉贫乏无力,食少,前 1 d 晚饭后半小时左右,突然胃痛加剧,恶心欲便,排柏油样便约 350 mL,当即晕倒在厕所。现患者乏力、语言低微,胃痛不止,纳呆,睡眠差,柏油样便,小便正常。查体:T 36.1°,CP 96 次/min,R 23 次/min,BP 100/65mmHg(1 mmHg = 0.133 kPa),体重 60 kg,神志清楚,面色苍白,四肢不温。

问题:①列出患者的主要护理诊断及诊断依据。②制订相应的预期目标。③写出主要护理措施。

护理计划是以护理评估和护理诊断为依据,设计如何满足患者的需要、增加患者的舒适、维持和促进患者的功能和促进患者康复的动态决策过程。通过护理计划,可以使护理活动更具体地、更有针对性地满足患者的需要。

(一)护理计划的意义

1. 实施护理活动的基础　护理计划按照护理诊断进行排列之后,护理措施制订的标准,是护士执行护理措施的行为指南。

2. 进行个体化护理的依据　护理计划是针对患者的护理诊断而制订的,以满足不同患者的健康需求为目标,是为患者提供个体化护理的保障。

3. 保障护理质量的关键　护理计划维持了各班次护士对患者情况的有效沟通,从而保证了护理措施连续有效地执行,保障了护理质量。

4. 做出护理评价的标准　护理计划是护理程序中的重要组成部分,是实施护理活动的前提。预期目标的制订又是护理计划的重要步骤,预期目标既指导了护理活动,又为护理评价提供的标准。

5. 增进护患关系的媒介　制订护理计划时,护士要对患者进行评估,充分地沟通和交流使护患双方增进了了解,有效地减少和避免了矛盾和误会的产生。

6. 提高护士能力和水平有效途径　护理计划的制订,要求护士具备扎实的医学、护理学的专业知识和一定的人文社会学知识,以及较强的思维能力。因此,制订护理计划能够促进护士业务能力和水平的提高。

(二)护理计划的种类

护理计划从患者入院开始,直到患者离开医院为止。护理计划的种类包括入院护理计划、住院护理计划、出院护理计划。

1. 入院护理计划　指护士经入院评估后制订的综合护理计划。评估资料不仅来源于书面数据,而且来源于服务对象的身体语言和直觉信息。入院护理计划应在入院评估后尽早开始,并根据情况及时进行修改。

2. 住院护理计划　护士根据获取的新的评估资料和患者对护理活动的反应,制订比入院计划更为个体化的住院护理计划。住院护理计划也可以在护士接班后制订,主要确定本班次护士为患者提供的护理项目。根据住院评估资料,护士每日制订护理计划,来确定患者的健康状况是否发生改变;排列本班次护理活动的优先顺序;决定本班次需要解决核心护理问题;协调护理活动,通过一次护理活动解决患者多个问题。

3. 出院护理计划　根据病情需要,患者出院后仍然需要护理。因此,出院护理计划是总体护理计划的重要组成部分。有效的出院护理计划的制订从首次与患者接触开始,护士以全面而及时地满足患者需要的信息为基础,根据患者住院和出院时的评估资料,推测如何满足患者出院后的需要而制订。

(三)护理计划的过程

护理计划包括四方面的内容:排列护理诊断的顺序、确定预期目标、制订护理措施、护理计划的书写。

第一节　排列护理诊断的顺序

(一)护理诊断的概念

护理诊断是指在全面了解患者有关情况(全身心的健康资料)的基础上,以整体观念和辨证分析的理论作为指导,归纳出需要通过护理手段来解决或部分解决患者身心存在的和潜在的健康问题。

(二)护理诊断的构成

1. 名称　是对被评估者健康状况或疾病反应的概括性描述,分三种类型。①现存的:是对个体、家庭或社区目前正出现的健康状况或生命过程的反应的描述。如体温过高、气体交换受损、焦虑、恐惧、活动无耐力。②潜在的:是对一些易感的个体、家庭或社区健康状况或生命过程可能出现的反应的描述,即目前虽然未发生问题,但若不采取护理措施很可能会出现问题。要求护士具有预见性。如有受伤的危险、有皮肤完整性受损的危险、有感染的危险。③健康的:是对个体、家庭或社区具有加强更高健康水平潜能的描述,护理工作者的任务之一是帮助健康人促进健康,健康的护理诊断是护士在为健康人群提供护理时可以采用的护理诊断,如潜在的精神健康增强、母乳喂养有效等。

2. 定义　是对护理诊断的一种清晰的、精确的描述,并以此与其他护理诊断相

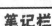

区别。

3.**诊断依据**　是做出护理诊断的临床判断标准,多来自健康评估后所获得的有关被评估者健康状况的主观和客观资料,也可以是危险因素。诊断依据包括必要依据、主要依据和次要依据。①必要依据:即做出某一护理诊断时必须具备的依据;②主要依据:即做出某一护理诊断时需要存在的依据;③次要依据:对做出某一护理诊断有支持作用,但不一定是每次做出该诊断时都存在的依据。

4.**相关因素**　指促进护理诊断成立和维持的原因或情境,现存的和健康的护理诊断有相关因素,潜在的护理诊断起相关因素常为危险因素。常见的相关因素有生理因素、心理因素、遗传因素、环境因素、化学因素。一个护理诊断可以由多个相关因素,如焦虑的相关因素:环境嘈杂、对疾病缺乏认识、病情反复发作等。

(三)护理诊断的陈述

1.**三部分陈述**　PES公式,多用于现存的护理诊断,具有PES三个部分。P(problem):问题,即护理诊断的名称;E(etiology):原因,即相关因素;S(symptoms or signs):症状或体征,也包括实验室检查和医疗器械检查结果。相关因素的陈述常用"与……有关"来连接。如焦虑:烦躁不安、失眠,与身体健康受到威胁有关;气体交换受损:发绀、呼吸困难、PaO_2为60 mmHg,与阻塞性肺气肿有关。

2.**两部分陈述**　PE公式,只有护理诊断名称和相关因素,而无临床表现。多用于潜在的护理诊断,常用"有……的危险"进行描述。如有感染的危险:与化疗后机体抵抗力低有关;有体液不足的危险:与大量利尿有关。

3.**一部分陈述**　只有P,即不存在相关因素,常用于健康的护理诊断,如母乳喂养有效、执行治疗方案有效。

(四)合作性问题

合作性问题是护士不能预防和独立处理的,需要护士进行监测以及时发现其发生和变化的生理并发症,是要护士运用医嘱和护理措施共同处理以减少并发症发生的问题。1983年,Lynda Carpenito提出了"合作性问题"的概念。她认为需要护士提供护理的问题可以分为两大类:一类是经护士提供的护理就可以解决的,属于护理诊断;另一类是要与医疗人员合作才能解决的,属于合作性问题。并非所有的并发症均属于合作性问题,有些可以通过护理措施预防和处理的,属于护理诊断。如长期卧床导致皮肤受压,"有皮肤完整性受损的危险"为护理诊断。只有那些护士不能预防和独立处理的并发症才是合作性问题。如急性广泛前壁心肌梗死,在发病后24 h内最容易出现较为严重的心律失常,即潜在并发症:心律失常。护理无法预防,只有通过连续心电监测及时发现严重心律失常的发生。合作性问题有其固定的陈述方式,即"潜在并发症:并发症的名称"。如潜在并发症:脑疝,潜在并发症:心律失常。潜在并发症英文缩写为PC。如PC:窒息,PC:电解质紊乱。一旦诊断了潜在并发症,护士应严密进行检测,及时发现并发症的出现,并与医生密切配合。

(五)排列护理诊断的顺序

由于护理诊断往往有多个,在计划阶段应当首先明确处理护理诊断提出问题的先后次序。排列护理诊断的顺序就是将所列出的护理诊断按照重要性和紧迫性排出主次。一般来说,对患者生命威胁最大的问题排在最前面,其他的依次排列。根据健康问题的轻、重、缓、急,将多个护理诊断按紧迫性的次序进行排列,问题分首优、中优、次优。

1.首优问题　首优问题指那些对生命威胁最大,需要立即采取行动予以解决的问题,如清理呼吸道无效、气体交换受损、严重体液不足、心输出量减少等。

2.中优问题　中优问题指那些虽然不直接威胁生命,但对患者身心造成痛苦,严重影响患者健康的问题,如体温过高、有受伤的危险、皮肤完整性受损、睡眠形态紊乱等。

3.次优问题　次优问题指那些个人在应对发展和生活变化时所遇到的问题,这些问题虽然不如生理需要和安全需要问题迫切,但并非不重要,同样需要护士给予帮助,使问题得到解决,以便患者达到最佳健康状态,如角色冲突、社交孤立、精神困扰等。

首优、中优、次优的顺序在护理的过程中不是固定不变的,随着病情的变化,威胁生命的问题得以解决,生理需要获得一定程度的满足后,中优或次优的问题可以上升为"首优问题"。

4.护理诊断的排序原则　①优先解决直接危及患者生命、需要立即解决的问题。②按照马斯洛人类基本需要层次论进行排列:按照马斯洛的人类基本需要层次论,生理需要未满足的问题首先解决。但马斯洛学说并未说明各种生理需要的优先顺序,因此,应当将对生理功能平衡状态威胁最大的问题排在最前面。③在不违反治疗原则的基础上,注重患者的主观感受:患者的主观感受即患者认为最为迫切的问题。如果与治疗、护理原则无冲突,可以考虑优先解决。④分析护理诊断之间是否存在相互关系,应先解决问题产生的原因,而后再考虑由此产生的结果。⑤护理诊断的排序,并不意味着将首优问题解决之后才解决其他问题,而是可以同时解决几个问题,但护理重点应放在首优问题上。⑥护理的重点可随病情的变化而改变。⑦关于潜在的问题:一般认为现存问题应当优先解决,但有时潜在的和需要协同处理的问题并非都是首优问题,有时后者比前者更重要。护士应当根据理论知识和临床经验对潜在的问题全面评估。

5.排列顺序　①首优问题威胁患者生命、需要立即采取行动去解决的问题排在首位,多是有关生命体征方面的问题;②中优问题虽不直接威胁患者的生命,但也能导致身体上的不健康或情绪上变化的问题;③次优问题在护理过程中可稍后解决的问题。

第二节　确定预期目标

预期目标也称预期结果,是指患者通过接受护理之后,期望能够达到的健康状态或行为的改变。预期目标针对护理诊断而提出,是选择护理措施的依据,也是评价护理措施的标准。每个护理诊断都应有相应的预期目标。

(一)制订目标的意义

可以明确护理工作的方向,指导护士为达到目标中期望的结果去设计护理措施,并在进行评价时以目标作为评价标准。

(二)目标的种类

根据实现目标所需要的时间可以分为短期目标和长期目标。

1.短期目标　指在较短的时间内(几天、几小时)能够达到的目标,适合于住院时间较短、病情变化快者。例如,"经过交流2 h后患者焦虑减轻"就是短期目标。

2.长期目标　是指需要相对较长时间(数周、数月)才能够达到的目标。可以分为两类:一类是需要护士针对一个长期存在的问题采取连续性行动才能达到的长期目标。例如,一个长期卧床的患者需要护士在整个卧床期间给予精心的皮肤护理以防止褥疮的发生,长期目标可以描述为"卧床期间皮肤完整无破损"。另一类是需要一系列短期目标的实现才能达到的长期目标。例如,"半年内体重减轻10 kg"最好通过一系列短期目标来实现,可以定为"每周体重减轻0.5 kg"。短期目标的实现容易使人看到进步,增强实现长期目标的信心。

(三)预期目标的陈述方式

预期目标的陈述包括:主语、谓语、行为标准、条件状语、评价时间。

1.主语　是指患者,患者在目标陈述中充当主语时,可以被省略。主语也可以是患者的生理功能或身体的一部分。

2.谓语　是指主语将要完成且能被观察到的行为。

3.行为标准　是指主语完成该行为将要达到的程度。包括时间、距离、速度、次数等。

4.条件状语　是指患者完成该行为所必须具备的条件状况,并非所有目标陈述都包括此项。

5.评价时间　指达到预期目标所需要的大致时间。例如,1周后,患者能下床活动。

(四)陈述预期目标的注意事项

1.目标的主语是患者或患者身体的一部分,而不是护士。

2.目标应以患者为中心:目标陈述的是患者的行为,而非护理活动本身。目标应说明患者将要做什么、怎么做、什么时候做、做到什么程度,而不是描述护士的行为或护士采取的护理措施。

3.目标陈述要针对一个问题,即一个目标中只能出现一个行为动词,以免难以评价。

4.目标要有针对性,一个预期目标只能针对一个护理诊断,一个护理诊断可以有多个预期目标。

5.目标要切实可行:预期目标应是患者所能达到的。因此,确定预期目标,不但应考虑患者的能力、物质条件、环境和社会支持系统等,而且还应当考虑医院的条件、设施、护士的知识水平和专业能力等,以便预期目标通过护理活动的帮助能够实现。

6.患者要参与目标的制订,使患者要意识到其健康是护患双方共同的责任,预期目标的实现需要呼唤双方共同努力。

7.目标应具体:预期目标应是可观察和可测量的。避免使用含糊不清、不明确的词,不易被观察和测量,难以进行评价。

8.目标应有时间限制:预期目标应注明具体时间,例如,3 d后,出院时等,为确定何时评价提供依据。

9.护理目标应与医嘱保持一致。

10.关于潜在并发症的目标:潜在并发症是合作性问题,仅通过护理往往无法阻止,潜在并发症的目标重点放在监测其发生或发展及配合抢救上。因此,潜在并发症的目标可以这样书写,并发症被及时发现并得到及时处理。

第三节 制订护理措施

护理措施是护士为帮助患者达到预定目标所需采取的具体方法。通常围绕导致患者健康问题的原因制订护理措施,因此制订措施是一个决策的过程。

(一)中医特色护理措施制定的原则

1.在中医理论指导下,对护理对象及相关因素进行全面、细致评估的基础上制订,因而必须加强与患者及家属的沟通,掌握关键的信息。

2.对收集到的临床资料、症状、体征应进行最基本的辨证分析,确立其病因、病性、病位的前提下,才能提出更有针对性的护理措施。

3.应充分发挥中医护理的优势,开展辨证施护,应用中医传统技术。才能使护理对象获得真正具有中医特色的优质护理。

(二)护理措施的内容

1.内容包括护理级别、饮食护理、病情及心理活动的观察、基础护理、检查及手术前后护理、心理护理、功能锻炼、健康教育、执行医嘱、对症护理。

2.制订措施的类别

(1)按护理措施的性质划分

1)评估性措施 评估是一项特定的活动计划,是保证护理措施得以安全有效执行的措施。评估是任何措施的一部分,而评估措施贯穿于护理活动的全过程,并在每个阶段发挥不同的作用。

2)教育性措施 健康教育可以增加患者对某问题的认识。即教育行为的本身就是护理措施的基本措施,在执行每一项措施时都应配合教育性措施的实施。

3)咨商和协商性措施 咨商:是帮助一个人做生活上改变的决定,或协助患者对健康照顾方式及处置作选择;协商:即与专家的磋商。是指护理问题的解决需要护理措施以外的处理时,部分计划必须与其他人协商或请健康服务人员协助解决,如腹部术后患者出现尿潴留,诱导排尿无效时,须请医生下医嘱进行导尿。

4)治疗性措施 亦称处理问题的特定措施。指可以预防、解决、控制护理诊断或合作性问题的活动。

(2)按护理措施的功能划分

1)独立性措施 指以护士的知识和技能为基础,由其独立决策的一些护理活动。包括对躯体的护理、连续性评估、情绪的支持、健康教育、环境管理和对其他护理专业人员的安排等。

2)依赖性措施 指在医生嘱托、督促或依据常规进行的一些护理活动。包括给药、化验、各种治疗、饮食等。

3)协作性措施 指护士与其他健康服务人员(如体疗师、营养师、医师)共同合作

笔记栏

的一些护理活动。

3.制订护理措施的注意事项　①患者的具体情况;②护理措施应针对护理目标;③护理措施应符合实际,体现个性化护理;④护理措施内容应具体、明确、全面;⑤护理措施应保证患者的安全,患者乐于参与;⑥应有科学的依据;⑦应与医疗工作相协调。

如:

护理诊断:体温升高(恶寒发热),与外感风寒有关。

预期目标:患者无恶寒感,体温降至正常范围。

护理措施:①卧床休息,限制活动;②遵医嘱给予辛温解表中药,服药后喝热牛奶一杯或热稀粥一小碗,加盖衣被,静卧休息2 h;③观察汗出、脉象及体温情况,若微汗出,脉静热退为顺,若大汗淋漓或汗不出,热不退,患者烦躁不安,应及时报告医生;④汗出后及时用温热毛巾擦干,必要时更换衣被;⑤给以清淡半流食,可进葱姜热汤面、香菜肉末粥等具发散解表作用的食品,忌油腻煎炸食物。

(河南理工大学　王荣荣

黄河科技学院　丁　玉)

1.简述护理计划的种类。

2.简述如何陈述预期目标。

3.中医护理措施的制订应遵循哪些原则?

4.护理措施的类型有哪些?

第六章

中医护理实施

案例

王某,男,62 岁,平素体弱,发病前 1 d 偶感风寒,出现全身怕冷,发热阵阵,无汗,乏力倦怠,咳嗽,咳痰无力色白。舌苔薄白,脉浮无力。自诉上午服用"感冒清热颗粒"无效且加重,下午前来就诊。

问题:①请问患者出现什么问题? ②如何为患者进行用药指导? ③针对患者情况,可选择哪种中医护理技术为患者解除痛苦?

《全国护理事业发展规划(2016—2020 年)》明确提出,推动中医护理发展。中医护理在生活起居护理、情志护理、饮食护理、用药护理、技术操作等方面具备丰富的内容,基本上涵盖了护理工作的各个领域,中医护理的实施原则、如何实施中医护理这就是本章要介绍的内容。本章从中医护理原则、生活起居护理、情志护理、饮食护理、中医用药护理、中医护理方法六个方面对中医护理的实施内容进行详细阐述。

第一节　中医护理总则

一、预防为主

预防就是采取一定的措施,防止疾病的发生与发展;保健,就是保养自己的生命和健康。预防保健是中医学理论体系中重要的组成部分。预防疾病的发生同样也是护理工作的任务之一,护理人员不仅要护理好已患疾病的人,还要做好预防疾病的宣传教育,实施预防疾病的具体措施。

(一)未病先防

未病先防是指在疾病未发生之前,做好各种预防措施以防止疾病的发生。疾病的发生关系到正邪两方面因素,邪气侵入是发病的外在条件,而正气不足是疾病发生的内在因素,因此未病先防,除了做到养护人体的正气以外,还应注意避免病邪的侵害。

1.护正气以抵外邪

（1）适时起居，劳逸结合　根据四时气候变化合理安排作息时间，养成规律的起居习惯，如定时起卧、工作、学习、锻炼，提高对自然界环境变化的适应能力。同时注意劳逸适度，量力而行，则能保养神气，使人精力充沛，生命力旺盛;反之，起居无常，过度劳逸，日久则神气衰败，机体抗病能力下降，易于患病。

（2）调理饮食，顾护脾胃　脾胃为后天之本，气血生化之源，对饮食进行消化、吸收并输布其精微物质，而饮食所化生的水谷精微是生成气血的物质基础，若气血充足，正气旺盛，则机体不易被邪气侵袭而发病，中医护理强调饮食有节，是指饮食要适宜、规律，即要寒热调和、五味均衡，不可偏食;食量适中，不可过饱过饥;饮食要因人因时而异;要注意饮食卫生，防止"病从口入"等。如饮食不节，经常过饱，则导致消化不良，影响脾胃化生气血的功能，导致疾病的发生。

（3）调摄精神，锻炼身体　人的情志活动是以精、气、血、津液为物质基础，与脏腑的功能活动、气血运行等密切相关。如愉快的情绪使人体的气机调畅，气血平和，则脏腑功能协调，正气充盛，抗病能力强，可预防疾病的发生;而抑郁的情绪可以导致人体气滞血瘀，功能紊乱，抗病能力下降。体育锻炼是促进人体健康的一项重要措施，我国古代医家发明了多种健身方法，如太极拳、五禽戏、八段锦等。通过合理的运动，不仅能促进血脉流通、关节灵活，而且可使气机调畅，从而增强机体的抗病能力，防止和减少疾病的发生。形神统一，则身体健康。

（4）药物预防，保精抗衰　通过人工免疫的方法能够增强体质，预防某些疾病的发生。我国古人发明了"人痘接种法"，用于预防天花，是我国对预防医学做出的贡献。近年来运用中草药预防疾病已引起人们的重视，如用板蓝根、贯众或大青叶等预防流行性感冒;用马齿苋预防痢疾;用茵陈、栀子预防肝炎等，都有较好的预防效果。此外由于人体的生长发育以及衰老程度与肾中精气的盛衰有着直接关系，如肾中精气充足，则精神旺盛，身体健康，延年益寿。护肾保精可通过节欲保精、食疗保肾、药物调补、按摩固肾以及运动保健等方法，达到养护肾精，增强抗病能力的目的。

2.避虚邪以安其正　病邪疫毒是导致疾病发生的重要条件，因此未病先防除了要养护人体的正气以外，还应注意避免病邪的侵害。《素问·上古天真论》中指出："虚邪贼风，避之有时。"顺应四时气候的变化，春夏之时调养阳气，秋冬之时保养阴精，使肌腠紧致，卫气固密，邪气无隙可乘。在气候反常或遇到传染病流行之时，要避免接触，做好隔离，防止环境、水源和食物等被污染。此外在日常生活中应注意防止外伤、虫兽咬伤等。

（二）既病防变

既病防变是指在发生疾病以后要早期诊断、早起治疗，防止疾病的进一步发展与传变。护理工作的重点是观察病情变化，给予及时的护理。

1.观察病情，早期诊断　疾病初期，病情较轻，病位表浅，正气未衰，如果积极治疗，较易治愈。《素问·阴阳应象大论》中指出："故邪风之至，疾如风雨，故善治者治皮毛，其次治肌肤，其次治筋脉，其次治六腑，其次治五脏。治五脏者半生半死也。"因此护理人员应通过对病情的观察和综合分析，判断病因、病性、病证，为医生的早期诊断、及时治疗提供可靠的依据，防止疾病进一步发展和变化。

2.及时护理，防止传变　《金匮要略·脏腑经络先后病脉证》中指出："治未病者，见肝之病,知肝传脾,当先实脾。"在临床护理工作中,要密切观察患者病情变化,掌握其疾病发生、发展和传变的规律,实施预见性治疗与护理,阻断其病传途径,先安未受邪之地,防止疾病的发展与传变。

(三)预防复病

预防疾病复发是护理工作的重点之一,而病证后期调护则是关键。在患者病后正气渐复,邪气已衰,脏腑功能逐渐恢复,疾病好转,已趋于痊愈的时期,如果调护合理,可使病邪彻底祛除,脏腑功能完全恢复。如果调护不当,可使病邪在体内复燃,脏腑功能失调,导致疾病复发。因此在病证后期,适时起居,合理饮食,适当加强锻炼,注重情志调摄等,对于疾病的康复是非常有益的。

1. **防止因外邪复病**　大病初愈的患者,气血未复,正气尚虚,机体的卫外防御功能低下,常易感受六淫、疫疠等外邪的侵袭而引起疾病的复发。因此做好起居、饮食护理,对于防止虚邪贼风的侵袭有着十分重要的意义。

(1)扶正助卫　人体的卫气布散于体表,又有赖于肺气的宣发,是抵御外邪入侵的屏障,而卫气由脾胃运化的水谷精微所化生,故合理饮食,加强营养,有助于补益脾肾。此外可利用阳光,晒浴背部或全身,调节人体的阳气,注意一般除冬季外,以晨起阳光温煦不烈为日光浴的最佳时间,机体通过与冷空气经常接触,使卫气得到锻炼,可提高卫气的反应能力。

(2)慎避外邪　在病后恢复阶段,气血阴阳平衡渐渐恢复,适应能力较弱,护理人员应注意四时气候的变化,及时嘱咐患者增减衣物,并注意保持居室内适宜的温、湿度,以防外邪的侵入。

2. **防止因食复病**　食复是指大病初愈的患者,脾胃尚虚,因饮食不当,而导致疾病复发。合理的饮食调护在病证后期尤为重要。

(1)合理配膳　由于病后初愈者具有阴阳失衡,正虚邪恋的特点,在饮食调补时,以平补递进为宜,应防止因补滞邪或偏补太过。因此饮食宜清淡、清洁、易消化,切宜少食多餐,不可暴饮暴食及强食不易消化的食物,如肥甘厚味之品,以免加重脾胃负担或因食滞生热,影响疾病的恢复。此外应辨证施食,如热病者,宜清养,应防其过寒;寒病者,偏于温养,但不易过燥。

(2)注意忌口　对于病后初愈之人,由于正气未复,病邪未尽,故凡能增邪伤正的饮食,皆应注意忌口,以免因食复病。如鱼虾海鲜可致瘾疹、哮喘发作,饮食过度或过食辛辣炙煿之物,可诱发痔疮、淋证等。

3. **防止因情复病**　情志所伤可直接影响相应的脏腑,使人体气血逆乱,阴阳失调,脏腑功能紊乱而导致疾病复发。因此在病证后期应注意调畅患者的情志,以免因情复病。

(1)调畅情志　患者在病证后期容易产生焦躁不安等不良情绪,应适时给予解释和疏导,使患者树立乐观情绪,保持身心舒畅,并根据性格和情趣怡情志,提高情绪的自我调控能力,以益于身体健康。

(2)避免情志过极　情志变化影响脏腑气机,易导致气机紊乱,损伤五脏。患者在休养期间,如果出现情志波动过度,不仅影响病后正气的恢复,而且可使人体气血逆乱而导致疾病的复发。因此在病证后期,应使患者尽量避免各种不良刺激,使患者保持平和的心情,则五脏六腑气血调和、畅达,有利于疾病的康复。

4.防止因劳复病 劳复是指病后初愈,因形体劳倦或劳伤心神或房劳过度等引起疾病的复发。劳复可致阴阳不和,气血失调,正气损伤,使余邪再度复燃而致疾病复发。

(1)防形体劳倦 病后初愈之时,应量力进行必要的形体劳动,使气血流畅,增强食欲,增强体质,有助于彻底康复,如散步、打太极拳等,做到动静结合,形劳而不倦。

(2)防劳伤心神 劳神思虑过度不仅会耗伤津血,影响心神,还易影响脾胃的运化功能,不利于疾病的康复。因此,经常与患者交流,进行有针对性的疏导,指导患者练养心功、做放松训练等,缓解精神疲劳,使其感到身心轻松愉快,促进健康恢复。

5.防止因药复病 病证后期护理是重要的阶段,如果调护得当,能促使病证痊愈,并避免复发。当缓缓调理,不可急于求成,以求彻底康复。如滥施补药,补之过早过急,则易致邪留不去;或不辨寒热致药证相悖,则易引起病证复发。在病证后期、休养期应教会患者或家属正确掌握用药的方法、药物的剂量、服药时间、注意事项、可能出现的副作用及处理方法等。另外,还应嘱患者,不可自行停药、减服剂量或次数,否则易造成病证的复发。

二、施护求本

疾病在发展过程中会表现出许多症状,但症状只是疾病的现象而非本质。只有在中医理论指导下综合分析所收集的资料,才能透过现象看到本质,找出疾病的根本原因,从而确立相应的治疗及护理措施。因此施护求本是指在护理疾病时必须辨析出疾病的根本,进行辨证施护,是护理疾病的指导思想。包括正护和反护。

(一)正护

正护指疾病的临床表现与其本质相一致的情况下所采取的护理原则。寒者热之、热者寒之、虚者补之、实者泻之,均为正护法。

例如,寒者热之是指采取温热性质的药物和方法治疗和护理寒性病证。如对风寒外束证,采用辛温解表法,在护理上宜病室温度稍高,稍加衣被使患者感到温暖,药物宜趁热服用,给予温热饮食。

(二)反护

反护是指当疾病的临床表现与其本质不一致的情况下所采取的护理原则。即透过患者寒热虚实的假象,抓住疾病的本质,进行有效的护理。如寒因寒用、热因热用、塞因塞用、通因通用均为反护法。

1.寒因寒用 是指对临床表现出寒证的假象,但本质是热证的患者,采用寒凉的药物和方法进行护理的原则。适用于真热假寒证。此时患者虽然表现出四肢厥冷、脉沉等假寒之象,但同时具有壮热、烦渴引饮、小便短赤等里热之象,为里热盛极,阳盛于内,格阴于外。因此应以寒凉法进行护理。

2.热因热用 是指对临床表现出热证的假象,但本质是寒证的患者,采用温热的药物和方法进行护理的原则。适用于真寒假热证。此时患者虽有身热、面赤的假热之象,但同时有四肢厥冷、脉微欲绝等真寒的表现,属于阴寒内盛,格阳于外。因此应以温热法进行护理。

3.塞因塞用 即用补益药物和护理方法治疗护理因虚而闭塞不通的真虚假实证。

如脾胃虚弱、中气不足、脾阳不运引起腹胀便秘时,用补中益气、温运脾阳、以补开塞的治护措施,使脾气健运,即为塞因塞用。

4. 通因通用　即用通利的药物和护理方法治疗护理具有实热通泄症状的真实假虚证。如热痢腹痛、里急后重、泻下不畅等病症,治疗护理采用消导泻下法,这就是以通治通的通因通用法。

三、标本缓急

标和本是一个相对的概念,它主要说明病变过程中矛盾的主次关系。标是指现象,本是指本质;本是事物的主要矛盾,标是事物的次要矛盾。如从疾病本身分,病因是本,症状是标。治疗护理的原则一般是先护治本,后护治标,即所谓"治病必求其本";但在病情发生变化,标病转化为矛盾的主要方面时就有急则护治其标、缓则护治其本、标本同护治的不同。掌握疾病的标本就能分清主次。

1. 急则护治其标　当标病甚急,成为疾病的主要矛盾,如不及时解决,就要危及生命,或影响本病的预后时,必须采取紧急措施先护治其标。如大出血患者,无论何种出血,均应采取紧急措施先止血,补充血容量,对症处理,待血止后再护治其本。急则护治标是在应急情况下的权宜之计,为护治本创造有利条件,最终是为了更好地护治。

2. 缓则护治其本　因标产生于本,本解决了,标亦自然随之而愈。对于慢性病或急性病恢复期患者,如肺痨咳嗽、热病伤阴等证,虽见有其标证,如咳嗽等,亦应针对其肺肾阴虚之本加以治疗护理。

3. 标本同护治　当标本同时俱急时,则标本兼顾,采用标本同护治法。如素体气虚又患外感,护治宜益气解表。益气为之本,解表是治标。疾病的标本关系在一定条件下可以互相转化,临证时须掌握标本转化规律,根据病情变化灵活应用各种护治方法。

四、扶正祛邪

疾病的过程,即正气与邪气相互斗争的过程。邪正的盛衰变化,对于疾病的发生、发展及其变化和转归有着重要的影响。扶正与祛邪的护理原则,目的在于扶助正气,祛除邪气,改变疾病过程中邪正双方的力量对比,使疾病向痊愈的方向转化,使机体早日得到康复。

扶正与祛邪的护理原则,主要包括以下几种具体的方法:

1. 扶正　扶正即扶助机体的正气,增强体质,提高机体抗邪和康复能力的护理原则。扶正主要适用于虚证,即所谓"虚则补之"。其护理方法主要包括益气、养血、滋阴、扶养等,具体措施和手段除了药物外,还包括针灸、推拿、气功、食疗、体育锻炼、精神调摄等。

2. 祛邪　祛邪即驱除邪气,是指能祛除或削弱病邪侵袭和所害的护理原则。祛邪主要适用于实证,即所谓"实则泻之",主要护理方法包括发汗、攻下、清热、温寒、消导等。

3. 扶正与祛邪　扶正与祛邪虽然是截然不同的互利原则,但是在疾病的发生、发展及其变化的过程中,邪正双方的盛衰变化是密切相关的。扶正与祛邪是相辅相成的

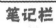

两个方面。扶正有利祛邪,通过增加正气,破邪外出从而恢复健康;祛邪有助扶正,消除致病因素的损害,从而达到保护正气,恢复健康的目的,二者相辅相成,密不可分。

五、同病异护和异病同护

中医护理应着眼于证的区别,证候类型相同,则护理原则和方法相同;证候类型不同,护理原则和方法不同,即同病异护和异病同护,是中医辨证施护的核心。

1. 同病异护 同一种病也可出现不同的证候类型,针对不同的证候类型应使用不同的护理原则和方法,即同病异护。如感冒有风寒感冒与风热感冒证候不同,在护理方法上也有辛温解表和辛凉解表的区别。

2. 异病同护 不同的病若具有相同的证候类型,则可以用同一种护理方法,即异病同护。如脱肛、子宫脱垂是两种疾病,但它们同属中气下陷证,骨都采用补中益气的方法来进行护理。

六、三因制宜

三因制宜,即因时、因地、因人制宜。三因制宜的护理原则体现了中医学整体观念,辨证施护的特色优势。

1. 因时制宜 是指根据四时、昼夜阴阳之气的不同特点,调护患者饮食、起居等护理的原则,称为"因时制宜护理"。如春夏季节,气候由温转热,阳气升发,人体腠理疏松开泄,即使外感风寒,在用药、饮食调护上均不宜过用辛温。服用解表药也当慎加衣被或啜热饮,以免开泄太过,耗气伤阴,并应注意补充津液,倾泻暑热。

2. 因地制宜 根据不同的地理环境和生活习惯的特点,确定患者饮食、起居、药物调护的原则,称为"因地制宜护理"。

不同地域,其地理环境、气候特点以及生活习惯不同,人的生理活动和病情变化也有所差异,因而治疗用药和护理方法亦应有所区别。如我国西北地区地势高而寒冷,护理则应注意保暖,防止冻伤;南方夏季时间较长,天气炎热,小儿易患暑热证,护理时应注意室内通风,保持凉爽,宜给予西瓜、绿豆汤等清凉之品。此外,有些疾病与地理环境有密切关系,如地方性甲状腺肿是与内陆及山区摄入海产品较少,食物中缺碘有关;血吸虫病则流行于南方种水稻的地区。

3. 因人制宜 根据患者的年龄、性别、体质、生活习惯、文化修养、精神状态等不同,考虑护理的原则,称为"因人制宜护理"。

(1)年龄 年龄不同,生理功能及病变特点亦不同,故护理方法也有所不同。如老年人生理功能减退,气血阴阳亏虚,脏腑功能衰弱,且行动不便,患者多为虚证或虚实夹杂证,护理则重在补虚扶正,注意休息,饮食宜清淡。小儿生机旺盛,但气血未充,脏腑娇嫩,肌服肤疏薄,易被邪侵,且寒暖不能自调,乳食不能自节,发热易寒易热、易虚易实,以及病情变化发展较快,因此,小儿病护理应注意调其饮食起居,以薄衣淡食为宜,加强病情观察,并随病情变化及时调整护理方案。

(2)性别 男女性别不同,其生理、病理特点也有所差异,特别是妇女有经、带、胎、产等不同情况,治疗和护理时尤须加以考虑。如月经期间,应慎用破血逐瘀之品,以免造成出血不止;妊娠期间,应注意休息,适当活动,同时禁用或慎用破血、滑利、走审伤胎或有毒的药物,产后则应考虑气血亏损及恶露情况等。

(3)体质　由于先天禀赋和后天调养影响,人的体质各有不同,存在着强弱、寒热等方面的差异,护理应有所区别。如阴虚体质者,用药和饮食慎用温热,宜食具有滋阴潜阳的食品;阴偏盛或阳虚体质者,用药和饮食宜慎用寒凉,宜食温阳散寒之品;痰湿体质则宜健脾利湿,化痰泄浊,宜食温补脾胃,化痰祛湿的食物。此外,某些疾病与患者的职业、生活习惯有关,在诊治和护理时也应注意。

第二节　生活起居护理

一、生活起居护理的原则

1.顺应自然　人与自然界是一个整体。在"人与天地相应"的整体自然规律指导下,顺应自然是疾病护理的基本法则。

"天人合一"的自然观认为,人与自然是和谐统一的,人体的生理活动与自然界变化的周期同步。自然界的各种变化,如四时气候的不同、昼夜晨昏的交替、地理环境的改变等,都将直接或间接地影响人体,从而产生相应的生理或病理反应。人类必须掌握和了解自然环境的特点,顺应自然界的运动变化来进行护养调摄。

中医护理强调顺应四时阴阳的变化规律进行护理和指导养生,如春防风、夏防暑、长夏防湿、秋仿燥、冬防寒、制订出不用的护理方法。春天应注意养阳,应该早起健身,抒发气机,保持心情舒畅,吐故纳新,气血调场,应春天之生机,舒机体之阳气;夏天则应养阳护阴并重,夜卧早起,注意保持心情平和欢畅;秋天应"早睡早起",注意收敛精气,注意冷暖,固护阴津;冬季宜"早卧晚起",早起锻炼必待日光。

2.平衡阴阳　患病的根本原因即阴阳失去平衡。只有阴气平和,阳气秘固,即阴阳协调,人的生命活动才能正常进行。因此,护理疾病首要调理阴阳,从日常起居、生活习惯、饮食调节、生活和治疗环境等各方面都应渗透平衡阴阳的思想,以使人达到"阴平阳秘,精神乃治"。

3.起居有常　指作息和日常生活要合理安排,合乎自然界以及人体生理的正常规律,使机体阴阳两方面始终保持在一个平衡的状态。

一日之中阳气的运行与四时生、长、收、藏的规律相符,故每日的摄生方法与四时摄生一样,应以阴阳的变化为指导,对每日的睡眠、起床、活动、吃饭、娱乐等都要合理的安排。早晨及上午,人的阳气旺盛向外,则精神振奋,朝气蓬勃;夜晚机体阳气收敛,则宜修整、静息,即做到"日出而作,日落而息"。

古人将一天划分为12个时辰。子午流注理论认为,人体内的经气就像潮水一样,会随着时间的流动在各经脉间起伏流注,且每个时辰都会有不同的经脉"值班",即脏腑主时节律。脏腑主时功能最旺盛,如果能够顺应这种经脉的变化,在相应时辰给予脏腑调养,将达到事半功倍的效果。

4.劳逸结合　指应合理地安排各种活动,包括体力活动、脑力活动和性活动。任何活动均应坚持始终有度的原则,不宜太过或不及。

坚持运动可以调畅气机、流通血脉、滑利关节,从而增强机体的抗病能力。但劳累过度,超出自身承受能力,也会引起机体损伤,影响健康。《黄帝内经》云:"久视伤血,久卧伤气,久坐伤肉,久立伤骨,久行伤筋。"人的精神活动也是如此。一定限度内的情志活动,包括脑力劳动和娱乐是正常和必要的,但如果超出限度,出现情志活动过于激烈或持续时间过久,则同样会引发各种疾病。人的性生活也是正常和必要的,但必须适中和有度。肾中精气之盛衰对于人的生老病死起着十分关键的作用,因而应非常重视对肾精的保养。

5.慎避外邪 任何疾病的发生都是正气与外邪双方斗争的过程,正气虚弱者易于感受风、寒、暑、湿、燥、火六淫和疫疠之气等外邪的侵袭,因此,"虚邪贼风,避之有时"就是中医护理的一个基本原则。人们应根据季节、气候、地域和生活居住环境等各方面的情况而采取相应的措施,以避免外界不良因素的影响。在反常气候或遇到传染病流行时,更要注意避之有时,并及时采取其他措施提高机体防御变化的适应力,避免外邪的侵袭。

6.形神共养 人身有"形"有"神"。养形,主要是对人的五脏六腑、气血津液、四肢百骸、五官九窍等形体的调养,应以适当的休息和运动,提供良好的医疗、物质条件等来实现;养神,主要是指人的精神调养,应以各种方式调节人的情志活动,在精神上为其提供愉快的氛围,达到怡情快志、心平气和的境地,从而使其能保持最佳的精神状态,有利于疾病的康复和健康的维持。

形是神的物质基础,神是形的外在表现,形神之间有着密切的关系。人不仅应注意形体的保养,而且还应重视精神的摄护,两者不可偏废。做到形神共养,相辅相成,才能达到形体强健,精力充沛,形神兼备的境界。

7.居处适宜 中医很早就提出人与自然界"天人相应"的学说。管子曰:"寿必居处适宜。"

(1)建房位置和坐向 就我国大部分地区而言,住宅朝向宜坐北朝南,其优点是"冬暖夏凉",阳光充足,空气流通。

(2)环境 在安静优美、整齐清洁、空气新鲜的环境下生活,人们心情舒畅,精神振奋,学习和工作效率可提高。《内经》中曾指出"高者其气寿,低者其气夭"。住处地势高的人多长寿,而地势低的人多早夭。

(3)居室 在居室内环境中,房屋的大小、色彩、家具陈设、清洁卫生等都是非常重要的因素。因此,要求寝室雅素净洁,室温合适,床具舒适,适于休息。

二、生活起居护理的方法

(一)顺应季节变化,指导患者生活起居

中医学认为,人与自然界是一个有机的整体。《黄帝内经》指出:"人以天地之气生,四时之法成","人与天地相应",因此在护理工作中,应根据阴阳四时变化和自然界的规律,指导患者生活起居。

春季阳气生发,但气候变化较大,应"夜卧早起,广步于庭"。运动方面要适度,符合"春夏养阳"的要求。衣着方面应遵循"春捂秋冻"的原则,随时注意增减衣被,注意保暖。饮食上应多吃辛甘发散为阳之品,以顺应肝之疏泄,如葱、大枣、花生等,不宜吃酸味食物,以免影响阳气的升发和肝气的疏泄。此外春季应心情舒畅,心胸开阔,情绪

乐观,顺应肝气的疏泄条达,做到使体内阳气得以疏发,保持与外界环境的协调和谐。

夏季气候炎热,人体阳气易于向外发泄,应"夜卧早起,无厌于日",适当午休,以避炎热,消除疲劳。衣着方面,应选用麻纱、丝绸等散热、透汗、舒适、凉爽的面料,汗出后及时沐浴更衣,以免受凉。居室环境宜阴凉、通风,避免直接吹风,空调温度不宜过低,保持空气新鲜。饮食上应多食清心泻火、清热解暑之品,如苦瓜、菊花茶、绿豆汤、赤豆汤、酸梅汤等,切忌暴食冷饮、冰水、生冷食物等,以免寒凉太过伤及脾胃;忌食肥腻、辛辣、燥热等品,以免助阳化火,酿生湿热,影响脾胃的消化功能。

秋季为"阳消阴长"的过渡阶段,气候冷热多变,易感外邪,旧病也易复发,秋季应"早卧早起,与鸡俱兴"。衣着方面,应遵循"春捂秋冻"的原则,有意识地让人体逐渐适应向寒冷季节转换的环境变化。秋季总的气候干燥,饮食上可适当增加新鲜蔬菜瓜果,如梨、苹果、甘蔗、荸荠等,以润肺生津。

冬季气候寒冷,阴气盛极,阳气潜伏,宜"早卧晚起,必待日光"。衣着方面,随气候变化及时增减衣服。饮食上可在医生指导下适当进补。此外,冬季应心平气和,情绪安静、愉快,避免情志过激,最忌恐惧、惊吓和烦躁,以免影响阳气潜藏。

(二)避免过劳和过逸

1. 避免过劳　中医学认为,过度劳累常常是疾病发生的重要原因之一。实验证明。无论体力劳动还是脑力劳动,若过度劳倦均能降低机体抵抗力,影响内在脏腑器官的功能,即使是看上去并不过分用力的日常坐、卧、立、行,若是持续过久,也会损害机体。

(1)避免久视　久视伤血,"受血而能视",若用目过度,会耗伤气血。无论年轻人还是老年人,若过于用目,如用电脑、看书、看电视、看戏剧、看电影太久,都可能造成血虚,引起头晕目眩,两目干涩。因此在日常生活中用目持续时间不宜过久,若需长时间用目,则必须每隔30～60 min适当休息,眺望远景或闭目养神。

(2)避免久立　站立是人体最基本的体位之一。就站不坐,身体的重量全部压在脊椎和下肢骨上,下肢骨骼、肌肉的负担增加,血液回流不畅,从而出现气滞血瘀,招致疾病。如下肢静脉曲张、痔疮、两足浮肿等。若长期从事久站工作,可在站立时行甩腿动作、扭膝运动或在睡前按摩双腿及温水泡脚。

(3)避免久行　《养生论》指出:"久行伤筋,劳于肝。"人的行动是以气血为基础,还须调动肌肉、筋骨等功能作用才能完成。长时间行走奔跑,不仅耗伤气血,还会使肌肉、筋脉处于疲劳状态。适度的步行有益于健康,但若长时间疾步行走,超过了机体的耐受能力,就有可能使无病者积劳成疾,有病者疾病加重。

(4)避免神劳　神劳即用脑过度,精神过度疲劳。中医学认为,心主神而藏血,脾在志为思,故思虑劳神过度,最易耗伤心血,损伤脾运。脑力劳动者要善于用脑,劳而不倦,保持大脑常用不衰。应注意与体力劳动相结合,用脑时间不宜过长,每天都应有一定时间的体力劳动,如早操、体育锻炼、庭院劳动等,以解除精神疲劳。"思"要有节制,能为者则为之,不能为者即舍之,强求者,常常枉费心神。

2. 避免过逸　过逸是指过度的空闲,包括体力劳动和脑力劳动两个方面。中医学认为"逸则气滞"。一旦形体过度安逸,肌肉筋骨活动过少,容易使人气血迟滞而不得流畅,脾胃消化功能减退,引起食欲减退、身体软弱无力,抵抗力下降。同时筋骨肌肉日久不用,必然会"用进废退",肢体软弱无力或肥胖臃肿,动则气喘、心悸。因此,在日常生活中要避免过度安逸。

（1）避免久卧　适当的躺卧可以使人身心放松，有助于消除疲劳，但卧床过久则会"伤气"。久卧可使人的气血运行迟缓，阳气不伸而伤气，导致气血阻滞，脏腑功能受到影响。研究证明，睡眠并非越多越好，睡眠过多和睡眠不足同样可引起机体功能紊乱，只有合适的睡眠才能达到宁神养气、保持健康的目的。

（2）避免久坐　久坐伤肉，由于长时间处于坐位，臀部皮肤毛囊易受堵塞而生疖、毛囊炎等。久坐可引起脾胃积滞而使脏腑气机不畅，消化不良，气短乏力。此外久坐者还易得颈椎病、肩周炎和冠心病等。因此，脑力劳动者和老年人要避免久坐，可每天做数次转胯运动、旋腰转脊及腰部按摩。

（三）保持病室环境适宜

1.病室安排恰当　良好的环境有助于患者的治疗和康复，在护理中要根据患者的病症性质安置合适的医疗环境，如寒证、阳虚证者多畏寒怕风，应安置在向阳温暖的病室；热证、阴虚证者多恶热喜凉，可安置在背阳凉爽的病室，使患者感到心静、凉爽，有利于养病。病室要保持安静，避免噪声，特别是心气虚患者，以免其因突然的声响而心悸不已。

2.病室通风整洁　病室经常通风换气，保持空气新鲜，可使患者神清气爽，气血通畅，促进疾病康复，但忌强风、对流风，以防感冒。病室的陈设应简单实用，保持地面和床、椅等用品的整洁，并定期消毒。厕所、浴室、水池应每日刷洗，定期消毒，便器应放在指定的位置，以免污浊气味逸进病房。

3.病室温室适宜　病室应保持适宜的温度，一般以 18～20 ℃为宜。室温过高，使患者感到燥热难受，又易感暑邪；室温过低，使患者感到寒冷，又易敢寒邪。不同的病证应视病情做出相应的调整。病室湿度以 50%～60%为宜，湿度过高，患者感到胸中满闷、困倦、乏力，特别是对于风寒湿痹、脾虚湿盛的患者，易加重病情；湿度过低，患者感到口干唇燥、咽喉干痛，特别是对于阴虚肺热的患者，会出现呛咳不止。

4.病室光线适度　一般病室要求光线充足而柔和，使患者感到舒适而不刺眼，避免日光直接射到患者的面部。患者休息时光线宜暗，应用窗帘遮挡。对不同病证可适当调节光线，对感受风寒、风湿、阳虚及里寒证的患者，室内光线宜充足。对感受暑热之邪侵犯的热证患者、阴虚及肝阳上亢、肝风内动的患者，室内光线宜稍暗。痉证、癫狂证患者，强光可诱使病情发作，应用黑窗帘遮挡。

第三节　情志护理

一、情志护理的原则

情志护理应根据患者个体情况，以促进患者的身心康复为目的，采取积极的护理措施，避免因情志而诱发或加重病情。

1.诚挚体贴，全面照顾　由于角色、环境的改变，患者的情志状态和行为不同于常人，常常产生焦虑、紧张、悲观、抑郁等情绪。护士应运用多学科的知识来处理患者的心理反应,了解患者日常生活情况、对自己疾病的看法、存在的思想问题、家庭角色关系、人际交往等情况,调动其主观能动性,帮助树立战胜疾病的信心,以和蔼、诚恳的态度,同情、关怀的心情协助患者适应新的社会角色。

2.因人施护,有的放矢 《灵枢·寿夭刚柔》中指出:"人之生也,有刚有柔,有弱有强,有短有长,有阴有阳。"患者由于家庭、职业、年龄、经济条件、知识经验、生活阅历、性格、所患疾病长短的不同,其心理状态也不同。因此,在情志护理的过程中,应特别强调根据患者的遗传禀赋、性别、年龄、自然状态、社会环境、精神因素等特点因人施护。

3.乐观豁达,怡情养性 孙思邈在《备急千金要方·养性》中指出:"夫养性者,欲所习以成性,性自为善……性既自善,内外百病皆悉不生,祸乱灾害,亦无由做,此养性之大经也。"修身养性,保持心情舒畅,能使机体神气安顺,心清神静,气血调和,脏腑功能平衡协调,从而有益于健康。对患者而言,不管其病情如何,乐观豁达的心情均可以促进疾病的康复。护士应向患者说明保持情绪稳定的重要性,积极向患者宣传心理养生和知识,调动患者的积极性。

4.避免刺激,稳定情绪 人患病后,机体适应噪声的能力减弱。如体质虚弱或犯心惊、癫狂等症的患者听到轻微的声响就会坐立不安,心惊胆战,影响睡眠与休息。安静的环境能使患者心情愉快,身体舒适,睡眠充足,饮食增加,有利于疾病的康复。因此护士在工作中应注意"四轻",对探视者视患者病情,提醒其保持情绪稳定,言语平和,避免给患者带来各种不良刺激。

二、情志护理的方法

情志护理的方法有多种,可根据患者的具体病情选择合适的方法,以取得较好的效果。

1.说理开导 《灵枢·师传》中指出:"人之情,莫不恶死而乐生,告之以其败,语之以其善,导之以其所便,开之以其所苦,虽有无道之人,恶有不听者乎?"护士应针对患者不同的症结,以说理开导的方法,有的放矢,动之以情,晓之以理,喻之以例,明之以法,尽快消除不良情志对人体的损害,帮助患者从各种不正常的心态中解脱出来,促进患者康复。

2.顺情从欲 顺情从欲是指顺从患者的意志、情绪、满足患者身心需要的一种治疗方法,适用于当某种个人欲望未能得到满足,遂致内怀深忧而生的情志病变。护士应鼓励患者毫不保留地进行倾诉,充分宣泄内心深处的心理矛盾和痛苦,将压抑已久的不愉快情绪、欲望与冲突等全部发泄出来。对于患者心理上的欲望,应分析对待,若是合理的,在条件允许下,应尽量满足其所求或所恶,或对其想法表示同情、理解和支持。对那些胡思乱想、淫欲邪念、放纵无稽等错误的、不切实际的欲望,不能纵为迁就,应采取善意的、诚恳的说服教育等方法处理。特别是对所患疾病有思想顾虑的患者,可为其讲述疾病的有关知识,帮助其消除疑虑。

3.移情解惑 移情是指排遣情思,使思想焦点转移他处。有些患者患病后,往往将注意力集中在疾病上,整天胡思乱想,陷入苦闷和忧愁中。对于这类患者,可采取语言诱导的方法,转移患者的注意力,解除思想顾虑,常有不药而愈的疗效。

解惑是通过一定的方法解除患者对事物的误解和疑惑,从而尽快恢复健康。俗话

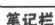

说"病者多疑",特别是性格抑郁、沉默寡言的患者更为突出。患者常常产生各种各样的疑惑和猜测,或小病疑大,或轻病疑重,或久病疑死,最终疑虑成疾,使无病之躯真的疑出一场大病。对于这类患者,医护人员要耐心向他们解释病情,宣传有关疾病的知识,解除患者不必要的疑虑,千万不可搪塞,以免更加怀疑。对严重的疑心病,甚至可以用假解释的方法,巧妙地让其信以为真。

4.发泄宣泄　发泄解郁,发泄即宣泄。郁即郁结,主要指忧郁、悲伤等使人不愉快的消极情绪。发泄解郁是指通过发泄、哭诉等方式,将忧郁、悲伤等不良情绪宣泄出来,达到释情开怀、摆脱苦恼、身心舒畅、恢复心理平衡的目的。古人云:"神者,伸也,人神好伸而恶郁,郁者伤神,为害非浅","郁者发之"。常用的发泄解郁法有:挥泪痛哭法、倾诉苦衷法、"模拟"发泄法等。对于确有悲郁之情的患者,应引导其向医护人员哭诉苦衷,使悲郁之情得以发泄舒展,使气机调畅。但哭泣不宜过久,过重,以免伤身。

5.以情胜情　以情胜情又称情志制约法,是指有意识地采用一种情志抑制另一种情志,达到淡化,甚至消除不良情志,以保持良好的精神状态的一种情志护理方法,五行模式的以情胜情法,是中医学独特的情志治疗护理方法,为历代医学家广为应用。中医名家张子和指出:"悲可以治怒,以怆恻苦楚之言感知;喜可以治悲,以谑浪亵狎之言娱之;恐可以治喜,以迫遽死亡之言怖之;怒可以治思,以侮辱欺罔之言触之;思可以治恐,以虑彼志此之言夺之。"常用以情胜情法有激怒疗法、喜乐疗法、悲哀疗法、惊恐疗法、思虑疗法等。在运用"以情胜情"的方法时,要掌握患者对情感刺激的敏感程度,选择适当的方法,避免太过。

6.暗示法　暗示法指医护人员运用语言、情绪、行为、举止等给患者暗示,从而使患者解除精神负担,相信疾病可以治愈,增强战胜疾病的信心的治疗和护理方法。暗示作用不仅影响人的心理和行为,且能影响人体的主要生理功能。如《三国演义》里"望梅止渴"的故事,即是暗示疗法的典型例证。暗示治疗时要特别注意以下几点:①患者的受暗示性是个不相同的,应区别对待;②施治前要取得患者的充分的信任与合作;③每一次施治过程应尽量取得成功。如不成功,则会动摇患者的信心,影响患者对施治者的信任。

7.药食法　选用适当的方药或食物,可调整五脏虚实,聪明益智,养心安神,疏肝理气,以达到调节情志活动的目的。如逍遥散有疏肝解郁、调畅情志之功效;泻青丸有清泻肝火之功效,可缓解郁怒而致的肝火郁结等。

三、预防七情致病的方法

以中医形神理论和藏象五志论为基础,喜、怒、忧、思、悲、恐、惊七情概括了复杂情感过程的基本状态,是情绪、情感等心理活动的外在表现。要预防七情致病,就必须保持心情舒畅,精神乐观,避免七情过激。

(一)清静养神

我国历代医家认为神气清静,五脏安和,可健康长寿。清净安神,是指采取各种措施使精神保持淡泊宁静的状态,不为七情六欲所干扰。神是生命活动的主宰,它统御精气,是生命存亡的根本和关键。而患病之人对于情志刺激尤为敏感,调摄精神就更为重要。之有将"静"融于人的日常生活中,做到精神内守,心平气和,精气才能日见充实,形体亦可随之健壮,从而达到《黄帝内经》所说的"恬静虚无,真气从之,精神内守,病安从来"的境界。清静养神的方法很多,精神内守、意守为清净养神的主要方法。要清净为本的思想,不过分劳耗心神,乐观随和,做到净神不用,劳神有度,用神不燥。此外,还要努力减少外界对神气的不良刺激,创造清静养神的有利条件。

(二)情志舒畅

情绪乐观,心胸宽广,性格开朗,精神愉快,可使营卫流通,气血和畅,生机旺盛,身心健康。《遵生八笺》说:"安神宜悦乐。"通过各种情趣高雅、动静相参的娱乐活动,如音乐欣赏、书法绘画、读书赋诗、种花养草、弈棋垂钓以及外出旅游等,可以颐养心情,舒畅情怀,陶冶情怀,从而达到远离疾病、延年益寿的目的。此外,要善于化解忧虑、烦恼之事。人一生中不可能不遇到忧虑、烦恼之事,关键在于能正确对待,妥善处理,即时解脱。如退步思量,对减轻烦恼具有积极的作用;如退步思量还不能减轻烦恼时,可通过吐露交谈,听取别人的劝慰以消除心中的烦恼。

(三)修身养性

古人把道德和性格修养作为养生的一项重要内容,认为养生和养德是密不可分的,甚至把养性和养德列为摄生任务。养德可以养气、养神,有利于神定心静,气血调和,精神饱满,形体健壮,使"形与神俱",从而健康长寿。道德和性格良好的人,待人宽厚,性格豁达,志向高远,对生活充满希望和乐趣。他们一般具有良好的心理素质和精神状态,能较好地控制和调节自己的情绪。如道德低下、个性狭隘,则常常会用神不当。

(四)平和七情

1. 以理胜情 即考虑问题要符合客观规律,能用理性客服情志上的冲动,使情志活动保持在适度状态而不过激,思虑有度,喜怒有节。若思乐太过或不及,则可使心神受伤。

2. 以耐养性 即有良好的涵养,遇事能够忍耐而不急躁,日常生活中能淡泊名利,淡忘烦恼。当大怒或暴怒时,可使阳气升发太过,血随气逆则呕血,甚至猝然昏不知人。

3. 以静制动 神静则宁,情动则乱,应倡导清净少欲,避大喜大怒,常保持平和心情。精神之法很多,如书法、绘画等皆能怡神精心。

4. 以宣消郁 悲忧可使人体的气血受损,尤其易损伤肺气,出现气短胸闷、意志消沉、精神萎靡、倦怠乏力等症状。悲哀忧伤的最佳消除方法,就是及时用各种方法宣泄情绪,以免气机郁遏而生疾患。宣泄的方法很多,如向亲朋好友倾诉,用个人喜欢的方法发泄情绪,避免寂寞独处等。

5. 思虑有度 适度的思能强心健脑,有益于健康;若思虑过度,所思不遂,则可影响气的正常运行,引起脾胃功能失调。用心思虑的时间不宜太长,工作 1~2 h 后应当适当运动,以解除持续思虑后的紧张和疲劳。平常应坚持体育锻炼,晚间不宜熬夜太过,要养成按时作息的好习惯。

6. 慎避惊恐 惊恐对人体的危害极大,过度的惊恐可致气机紊乱,心神受损,肾气不固,出现心神不定、手足无措、下焦胀满、遗尿等症状,甚至心惊猝死。要有意识地锻炼自己,培养勇敢坚强的性格,以预防惊恐致病。此外,还应避免接触易导致惊恐的因素和环境。

第四节　饮食护理

人以水谷为本,饮食是维持人体生命活动必不可少的物质基础,是人体脏腑、四肢百骸得以濡养的源泉。通过饮食,吸收水谷精微营养全身,维持人体正常的生命活动。《备急千金要方·食治方》中指出:"食能排邪而安脏腑,悦神爽志,以资血气。若能用食平疴,释情遣疾者,可谓良工。"中医学历来重视饮食调养,并积累了丰富而宝贵的经验,逐渐形成了独特的饮食调养理论和调养原则。

饮食调护是指在治疗疾病的过程中,根据辨证施护的原则,进行营养膳食方面的护理,注重调整阴阳,协调脏腑,损有余而补不足,使五脏功能旺盛,气血充实。合理的饮食,不仅能促使疾病的早日康复,而且能调治疾病,尤其是对于慢性疾病和重病恢复期的患者,能起到巩固疗效的作用。

一、饮食护理的原则

1.因人因病,辨证施食　由于个体生活习惯和体质的不同,感受病邪也不同,即使感受同一病邪,也会因体制的差异而表现出不同的证候,因而饮食调护时应根据病证的性质,选择相宜的食物。如外感风寒患者,若是身体强壮的成年人,可选用发散作用较强的食疗方如姜糖饮、葱白粥等;对于体虚而感风寒的老年患者,食疗时宜搭配补益食品,如人参桂枝粥、木耳粥等。

2.因时因地,灵活选食　选择食物时,应根据四时气候特点及地理环境之差异,因时因地,灵活选择不同性质、不同功效的食物进行调理。夏令宜用清凉饮料或清暑食物,以清洁暑热;秋季宜选用润燥养阴的食物,以防燥邪袭肺。此外各地寒温差异较大,南北生活习惯不同,故饮食调护应因地制宜,灵活选用食物。

二、饮食护理的基本要求

饮食调护是养生防病的重要环节,必须遵循一定的原则和法度,以达到恢复元气,疗疾祛病,改善机体功能的目的。

(一)饮食有节

饮食有节是指饮食要适度而有节制,即进食应定量、定时。

1.饮食定量　是指进食宜饥饱适中,恰到好处,则脾胃足以承受。使人们可以及时得到营养供应,以保证各种生理活动的正常进行。过饱则会加重胃肠负担,使食物停滞于胃肠,不能及时消化,影响营养的吸收和疏布。同时,脾胃功能因承受过重而受到损伤。《素问·痹论》中指出:"饮食自倍,肠胃乃伤。"反之,过饥则机体营养来源不足,无以保证营养供给,就会使机体逐渐衰弱,影响健康。

2.饮食定时　是指进食宜有较为固定的时间。有规律地定时进食,可以保证消化、吸收功能有节奏地进行,脾胃可协调配合,有张有弛。反之,食无定时,或忍饥不食,打乱了肠胃消化的正常规律,则会使脾胃功能失调,消化能力减弱,食欲逐渐减退,损害健康。《老老恒言·饮食》中指出:"日中而阳气隆,日西而阳气虚,故早饭可饱,午后即宜少食,至晚更必空虚。"因此,在平时的护理工作中,应指导患者按时进餐,养成良好的饮食习惯,对身体健康是大有好处的。

(二)平衡配膳

由于各种食物中所含有的营养成分不同,只有做到各种食物兼而有之,全面搭配,才能使人体得到均衡的营养,满足各种生理活动的基本需要,有益于人体的健康。

1. 种类多样,合理膳食　《素问·脏气法时论》中指出:"五谷为养,五果为助,五畜为益,五菜为充,气味合而服之,以补精益气。"粮谷、肉类、蔬菜、果品等是饮食的主要组成内容,具有补益精气的作用。人们必须根据需要,合理调配饮食,使五味和谐,有助于集体消化吸收,滋养脏腑、筋骨、气血,有利于健康长寿。但如果偏食,则会引起气血阴阳的平衡协调。

2. 谨和五味,寒热调和　中医将食物的味道归为"酸、苦、甘、辛、咸"五味,五味对人体的作用各不相同,五味调和,有利于健康。《素问·生气通天论》中指出:"阴之所生,本在五味,阴之五宫,伤在五味。"如果长期偏食,就会引起机体阴阳平衡失调,从而导致疾病。《素问·生气通天论》中指出:"膏粱之变,足生大丁。"指出了嗜食肥甘厚味的人,内多滞热,足以导致疔毒疮疡的发生。此外食物也有寒热温凉的不同性质,若过分偏嗜寒或热,能导致人体阴阳的失调,发生某些病变。如多食生冷寒凉之物,可损伤脾胃阳气,使寒湿内生,发生腹痛、泄泻等病症;多食油煎温热之物,可损伤脾胃津液,使肠胃积热,发生口渴、口臭、嘈杂易饥、便秘等病症。正如《灵枢经·师传》中指出:"食饮者,热无灼灼,寒无沧沧。"

(三)饮食宜卫生

新鲜清洁的食物,可以补充机体所需要的营养,而腐烂变质的食物不可食,否则易出现腹痛、泄泻、呕吐等中毒症状,重者可出现昏迷或死亡。《金匮要略·禽兽鱼虫禁忌并治》中指出:"秽饭、绥肉、臭鱼、食之皆伤人。"此外,大部分食物不宜生食,而是需要经过烹调加热后变成熟食,方可食用。一方面使食物更容易被机体消化吸收,另一方面使食物得到清洁、消毒。《备急千金要方·养性·道林养性》中指出:"勿食生肉伤胃,一切肉唯须煮烂。"

(四)保持良好的进食习惯

1. 进食宜愉悦　良好的环境和愉快的心情有利于食物的消化吸收。整洁的环境和愉悦的情绪可使肝气调达,食欲大增,脾胃健旺。

2. 进食宜和缓　进食时应该从容和缓,细嚼慢咽。急食则食不消化,暴食则会骤然加重肠胃负担,还容易发生噎、呛、咳等意外。

3. 进食宜专注　进食时应将头脑中的各种琐事尽量抛开,把注意力集中到饮食上,既可以品尝到食物的美味,又有助于消化吸收增进食欲。反之,则纳食不香,影响消化吸收。

(五)注重食后护理

食后要注意口腔卫生。经常漱口可使口腔保持清洁,牙齿坚固,并能防止口臭、龋齿等疾病。《饮膳正要》中指出:"晚餐不可多食,食后漱口,清旦刷牙,不分夜分刷牙,齿疾不生。"

三、饮食的性味与功效

食物与药物一样,具有寒、热、温、凉之四性,辛、甘、酸、苦、咸之五味以及升降沉浮等作用。饮食调护必须根据患者的体质、疾病的性质,选择不同性味的食物进行配膳,做到寒热相宜,五味调和,从而有益于健康。

1.平性食物 性味平和,即既没有寒凉的偏性,又没有温热的偏性,具有补益、和中的功效。如猪肉、鸡蛋、山药、木耳、花生、扁豆、香菇、银耳、胡萝卜、白菜、玉米、红薯等,常用于各类患者,尤其是疾病恢复期患者的调护。

2.寒性食物 性味苦寒、甘寒的食物,具有清热、泻火、解毒的功效。如苦瓜、西瓜、丝瓜、冬瓜、莲藕、萝卜、荸荠、梨、葫芦、莴苣、绿豆及各种动物的胆等。常用于湿热证的调护,但寒性食物易损伤阳气,故阳气不足、脾胃虚弱患者慎用。

3.热性食物 性味温和、辛热的食物,具有温中散寒、抑火助阳的功效。如狗肉、生姜、大蒜、花椒、胡椒、辣椒、桂皮、白酒等,常用于各种阴寒内盛的实寒证的调护。但热性食物多辛香燥烈,易助火伤津,故热证、阴虚火旺者忌用。

4.温性食物 性味甘温的食物,具有温中、补气、通阳、散寒的功效。如羊肉、鸽子肉、鲤鱼、鲫鱼、糯米、南瓜、桂圆、荔枝、大枣、红糖等,常用于阳气虚弱的虚寒证或实寒证轻证的调护,热证和阴虚火旺者慎用或忌用。

5.凉性食物 性味甘凉的食物,具有清热、养阴的功效。如鸭肉、兔肉、甲鱼、豆腐、罗汉果、李子、豆芽、芹菜、菠菜、白菜、茶叶、小麦、小米等,常用于虚热证的调护,但久用也能损伤人的阳气,故素体阳虚或脾气虚弱者应慎用。

四、饮食宜忌

《金匮要略》指出:"所食之味,有与病相宜,有与病相害,若得宜则益体,害则成疾。"因此,饮食护理中强调饮食宜忌是十分必要的。

(一)疾病饮食宜忌

1.饮食宜忌与病证的关系 食物有四性五味之别,疾病有寒热虚实、阴阳表里之辨,食物的性味应与疾病的属性相适应,否则会影响治疗效果。在指导患者饮食时,须根据患者体质、疾病的不同,选择不同属性的食物,以"虚则补之""实则泻之""寒者热之""热者寒之"为原则,达到饮食调理治疗疾病的目的。

寒证宜食温性、热性食物,忌食寒凉、生冷食物,不可过食雪梨、鲜藕、芭蕉等蔬果;热证宜食寒凉平性之品,忌辛辣醇酒炙烤等热性的食物,如辣椒、姜、葱、蒜烟酒及油炸之品。阳虚者宜温补,忌用寒凉;阴虚者宜滋补、清淡,忌用温热。一般虚证患者多伴有脾胃虚弱,消化吸收功能减退,食物应以清淡而富于营养为宜,不宜吃耗气伤津、腻滞难化的食物。阳虚者不宜过食生冷蔬果及性偏寒凉的食物;阴虚者不宜吃辛辣刺激食物,如葱、酒、辣椒、生姜等。实证应根据病情之表里寒热、轻重缓解,采取急则治标、缓则治本和标本兼治的原则,选择合适食物。

2.常见病证的饮食宜忌

(1)阳虚病证 阳虚证多元阳不足,宜食用性味甘温的温补之品。忌食生冷或寒凉饮食,以免进一步损伤阳气。阳虚证往往消化功能欠佳,补充营养应循序渐进,忌暴饮暴食。常用补阳食物有羊肉、狗肉、鹿肉、花椒、虾、牛鞭、黄鳝、韭菜、冬虫夏草、蛤蚧、胡桃仁等。常用温补食物有鸡肉、猪肚、带鱼、海参、粳米、糯米、高粱米、洋葱、大蒜、生姜、酒、饴糖、刀豆、扁豆、香菜、大枣、杨梅、杏子、栗子、樱桃、龙眼等。

(2)阴虚病证　阴虚证多真阴不足,宜滋阴与清热兼顾,选用填精、养血、滋阴的食物,兼顾理气健脾。忌油腻厚味、辛辣食物,以防燥热损伤阴液。常用补阴食物有猪肉、鸭蛋、鸭肉、龟甲胶、小麦、番茄、银耳、木耳、芝麻、桑葚、苹果、百合、玉竹、枸杞子、酸枣仁、豆浆等。性平或偏凉的食物有小米、大麦、鲤鱼、螃蟹、鳗鱼、田螺、梨、柿子、香蕉、甜菜、椰子、甘蔗、西瓜、丝瓜、冬瓜、苦瓜、菠菜、芹菜、茄子、竹笋等。

(3)气虚病证　气虚证多与肺、脾、心、肾虚损有关,食疗应以分别补其脏虚为原则,因"气之根在肾",补气时可酌情加枸杞子、桑葚子、蜂蜜等益肾填精之品。补气类食物易致气机壅滞,影响食欲,可配伍少许行气之品如陈皮、砂仁等,忌寒湿、油腻、厚味食物。常用补气食物有鸡肉、猪肚、鹅肉、鹌鹑、牛肉、兔肉、鲈鱼、青鱼、泥鳅、粳米、扁豆、甘蓝、山药、无花果、马铃薯、大枣、栗子、冰糖等。

(4)血虚病证　多食含铁食物,选择优质蛋白,摄入适量维生素,禁食油腻厚味及油炸香燥之物。常用补血食物有乌骨鸡、鸭血、动物肝脏、猪心、猪蹄、鲍鱼、驴肉、阿胶、菠菜、淡菜、荔枝、龙眼肉、花生、红糖等。

(5)外感病证　宜食清淡食物,如面条、米粥、新鲜蔬菜水果等。高热伤津者可多饮水,或以梨汁、藕汁、西瓜汁代茶饮,忌食腥腻、酸涩之品,如肥肉、鱼虾、食醋等,以防外邪内陷入里,变生他证。

(6)肺系病证　饮食宜清淡,多供给各种维生素、无机盐,忌食油腻、辛辣、烟酒及海腥发物。食物避免过咸、过甜、过冷、过热,以免加重病情。咳嗽痰黄者宜多食萝卜、梨、枇杷等清热化痰之品;痰中带血者宜多食藕片、藕汁等清热止血之品;痰白清稀属肺寒者宜多食核桃羹等,忌食生冷瓜果;久病肺阴亏虚者则宜多食百合、银耳、甲鱼等滋阴补肺之品。

(7)心系病证　饮食宜清淡、低盐,食盐应控制在每日 5~6 g 之内。多食富含 C、B 族维生素及豆制品类的食物,尽可能以植物油作为食用油。油脂增高者可多食山楂、洋葱、大蒜,血压增高者可以芹菜煎水代茶饮。忌食高脂肪、高胆固醇食物,如猪油、动物内脏、鱿鱼、黄鳝等。

(8)脾胃系病证　日常应以清淡、细软、易消化、富有营养饮食为主,忌生冷、煎炸、硬固类及刺激性食物。胃酸过多者应避免摄入刺激胃液分泌的食物,如浓茶、咖啡、巧克力、辣椒等,并少食多餐;胃酸缺乏者饭后可进食适量山楂以促进消化;合并消化道出血者应进食无渣流质,如牛奶、米汤等。

(9)肝胆系病证　饮食宜清淡、营养丰富,多食蛋、奶、鱼、瘦肉及豆制品,忌辛辣烟酒刺激之品,少进动物脂肪。肝胆疾病急性期以素食为主,肝硬化腹水者以低盐或无盐饮食为主,肝性脑病者应限制动物蛋白的摄入。

(10)肾系病证　饮食宜清淡、富于营养,可多食动物性补养类食物。水肿者应摄入低盐或无盐饮食;肾功能减退者应以优质低蛋白、低磷、高钙、高维生素、高热量饮食,适当限制钠、钾为原则。

(11)疮疡皮肤病证　宜食清淡饮食,多食蔬菜水果,忌鱼虾、蟹、猪头肉等荤腥发物。

（二）服药饮食禁忌

食物与药物一样，均有自己的性能作用，为避免食物与药物之间发生相互作用而影响病情和治疗效果，在服药期间，要注意服药饮食禁忌。服药期间，忌食生冷、油腻、辛热、酒、腥臭等不易消化及刺激性的食物，并注意不要摄入诱发疾病的食物。如蔬菜中的蘑菇、笋、香菇，瓜果中的南瓜，禽兽中的猪头、鸡头、翅、脚，水产中的黄鱼、带鱼、虾蟹等。

服发汗药后，忌服醋及生冷的食物；服补药后，忌食浓茶和萝卜；疮痈肿毒者忌食虾蟹、羊肉、辣椒等刺激性食物；皮肤病患者忌食海腥之物；麻疹患儿忌饮食过度。某些药物有特殊忌口，如甘草、黄连、桔梗、乌梅忌猪肉，薄荷忌鳖肉，茯苓忌醋，鳖鱼忌苋菜，天冬忌鲤鱼，白术忌大蒜、桃、李，人参忌山楂、萝卜、茶叶，土茯苓忌茶，半夏忌羊肉、羊血、饴糖，厚朴忌豆类，牡丹皮忌蒜、胡荽等。

服用某些西药，饮食方面也要注意一些禁忌。如服铁剂时忌饮茶，以免影响铁剂的吸收；服用维生素 C 时忌食肝类、牛奶、乳酸、咖啡等；服用红霉素时忌食酸性食物，如醋、酸梅汤；使用氨基比林时忌食含亚硝酸丰富的食物，如咸菜、泡菜等。

（三）食物搭配禁忌

根据中医五行学说，有些食物相宜，可以搭配一起进食，有利于健康，如"当归生姜羊肉汤"中，温补气血的羊肉与补血止痛的当归和温中散寒的姜配伍，可增强补虚散寒止痛之功，同时还可以去掉羊肉的腥膻味；薏苡仁粥中添加红枣，可防止薏苡仁清热利湿过偏之性。

某些事物搭配不当会削弱食疗效果，应尽量避免。如吃羊肉、狗肉之类温补气血的食物，不应同时吃绿豆、鲜萝卜、西瓜等，否则会减弱前者的温补作用。有些食物合用，可能产生不良作用，如柿子忌茶、白薯忌鸡蛋、葱忌蜂蜜。

（四）四时饮食宜

针对四时气候的变化，饮食宜忌也不同，依据四时气候的特点，春季为万物生发之始，阳气发越，宜食清淡瓜果豆类，忌油腻、辛辣食物，以免助阳外泄。夏季天气炎热，由于暑热夹湿，脾胃易于受困，宜食甘寒、清淡、少油腻食品，忌食生冷或不洁食物。秋季万物收敛，凉风初长，燥气袭人，早晚凉爽，易致咳嗽或诱发痰喘，宜食清淡蔬菜水果，生津滋润之品，忌食辣燥热食物。冬季天气严寒，万物伏藏，易遇寒邪，宜食温热食物，忌生冷、过咸食品等。

饮食宜忌不是绝对的，要针对具体病情具体分析，注意个体差异。有些饮食经调配后可以改变其性质而使其宜忌改变。因此要根据患者的体质、疾病的性质，因人、因时、因地施食。

第五节　中药用药护理

一、中药与方剂基础知识

(一)中药的性能

中药的性能是指中药的性质和作用,简称药性。中药的性能是历代医家在长期医疗实践的基础上,从大量药物在临床治疗的效果中概括总结出来的。中药的性能主要包括四气五味、升降沉浮、归性及毒性等。

1.四气五味

(1)四气　是指药物具有寒、热、温、凉四种不同的药性,又称四性。寒凉与温热是两类不同的属性,寒凉属阴,温热属阳,而寒与凉、热与温仅是程度上的不同。寒凉之性的药物有清热、泻火、解毒等作用,如黄芩、黄连、大黄等,主要用于治疗热性之病;温热之性的药物有散寒、助阳的作用,如附子、干姜、肉桂等,主要用于治疗寒性病证。

此外,还有一些寒热性质不很明显的药物,因其药性平和、作用平缓,被称为平性药。平性药在实际使用中仍有微温、微凉的不同,未超出四气的范围,故仍称为四气或四性,如党参、山药、甘草等。

(2)五味　是指药物具有酸、苦、甘、辛、咸五种不同的滋味。药味的产生源于口尝的滋味,但更重要的是从药物对人体的治疗作用中总结出来的。人们把药物的口尝滋味与治疗作用联系起来解释和归纳药物的性能。《黄帝内经》最早归纳了五味的基本作用,即辛散、甘缓、酸收、苦坚、咸软。

辛:能散,能行,具有发散、行气、行血、开窍、化湿等作用。常用于表证、气滞、血瘀、湿阻等症。辛味药如麻黄、生姜、香附、红花、藿香等。

甘:能补,能缓,内和,具有补益、缓急止痛、调和药性、和中的作用。常用于正气虚弱、脾胃不和、调和药性等。甘味药如党参、甘草、熟地黄等。

酸:能收,能涩,具有收敛固涩作用。常用于体虚多汗、久泻、遗精、滑精、带下、遗尿等症。酸味药如五味子、乌梅、牡蛎等。

苦:能泄,能燥,能坚,具有清热泻火、降逆止呕、通泄大便、燥湿祛湿、泻火存阴等作用。常用于实热证、热结便秘、寒湿证等。苦味药如杏仁、栀子、大黄、黄连等。

咸:能软,能下,具有软坚散结和泻下通便的作用。常用于瘰疬、热结便秘、痰核等症。咸味药如鹿茸、芒硝等。

此外中药还有“淡”味药和“涩”味药。

淡:能渗,能利。渗即渗湿,利即利水。如茯苓渗湿利水、健脾和胃,薏苡仁利水消肿、渗湿健脾。

涩:能涩能止。涩即收涩,止即固止,涩味与酸味作用相似。如牡蛎止汗涩精,赤石脂涩肠止泻,乌贼骨收敛止血止带。

由于中药的性和味从两个不同角度说明药物的性能,因此对药物性能的准确认识必须把药物的性和味结合起来,才能比较全面地认识药物的功效与作用。如桂枝、薄

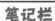

荷都是辛味,都能发散表邪,然桂枝辛温,能发散风寒;薄荷辛凉,能发散风热。又如生地黄、黄芪都是甘味,都能补益正气,然生地黄甘寒,能养阴清热凉血;黄芪甘温,能补中益气。

2.升降沉浮　升降沉浮是指药物对机体有向上、向下、向外、向内四种不同的作用趋向,可以因势利导,却邪外出,或调整气机,恢复机体的正常功能,达到治疗疾病的目的。"升"是指药物具有上升、提升的作用,主要治疗病势向下的疾病。"降"是指药物具有下降、降逆的作用,主要治疗病势向上的疾病。"浮"是指药物具有上浮、发散的作用,主要治疗病位在表的疾病。"沉"是指药物具有沉降、下行的作用,主要治疗病位在里的疾病。药物升降浮沉作用趋向的运用,与病位、病势关系密切。就病位而言,病位在上在表者,宜升浮不宜沉降;病位在下在里者,宜沉降不宜升浮。就病势而言,病势上逆者,宜降不宜升;病势下陷者,宜升不宜降。

药物升降沉浮的作用趋向,与药物的性味、质地、作用有着密切的关系。一般来讲,性属温热,味辛、甘、淡的药物大多升浮;花、叶、皮、枝等质地较轻的药物大多升浮;具有升阳发表、驱散风邪、涌吐开窍等作用的药物,药性大多升浮。性属寒凉,味属苦、酸、咸的药物大多沉降;种子、果实、矿物、贝壳等质地较重的药物大多沉降;具有清热泄下、重镇安神、利尿渗湿、消食导滞、息风潜阳、止咳平喘、降逆收敛的药物,药性大多沉降。此外,炮制加工也可以改变药物的升降沉浮,如酒制则升、姜炒则散、醋炒收敛、盐炒下行。

3.归经　归经表示药物的作用部位,就是指药物对于机体某部分的选择性作用,是以脏腑经络为基础的药物作用的定位,即主要对某一经(脏腑及其经络)或某几经发生明显的作用,而对其他经则作用较小,甚至没有作用。如羌活善治太阳经(项部)头痛,葛根、白芷善治阳明经(前额)头痛,柴胡善治少阳经(两颞)头痛,吴茱萸善治厥阴经(巅顶)头痛。同一归经的药物因其性味或升降沉浮不同而功效不同,而有相同功效的药物因其归经的不同,作用的病位也不同。

4.毒性　有毒与无毒关于毒的含义,在医籍中,常指药物的偏性而言。所谓"毒药攻邪,五谷为养",其中"毒药"一词,就是药物的总称。随着医学的发展,人们对药物的认识逐渐深化。为了区别药物的治疗作用和它对于人体正气的损伤,渐渐地"毒"就不再指药物的偏性了。药物的性味下所"有毒""小毒""大毒""剧毒"等,是指这些药物有大小不等的毒性或副作用,用之不当,可导致中毒。认识药物有无毒性以及毒性的强弱,在治疗中是有一定指导意义的。特别是帮助理解作用的峻利或缓和,可能对人体带来的危害,以便适当选用药物和确定用量,如细辛、乌头、甘遂等有毒药物,在病情需要时可适当选用,但由于其毒性,非特殊需要,一般用量较轻。在特殊情况下,还可采取"以毒攻毒"的方法,治疗某些毒邪炽盛的疾病。

(二)中药的用法

中药的用法包括药物的配伍、用药禁忌、剂量等。掌握这些知识和方法,按照病情和治疗要求正确应用药物,对于充分发挥药效和确保用药安全,采取正确的护理措施具有十分重要的意义。

1.配伍　配伍是根据病情需要和药物性能,有目的地将两种以上的药物配合应用。配伍是组成方剂的基础,也是中医用药治病的主要形式。药物的功效通过配伍之后会发生复杂的变化,有的能增强药效,有的能降低药效,有的能产生毒性和不良反应,有的能抑制和消除毒副作用等。《神农本草经》把单味药的应用和药物配伍关系总结为七方面,称为药物"七情",即单行、相须、相使、相畏、相杀、相恶、相反。

单行:是指用单味药治疗疾病。如独参汤治疗气虚欲脱证,马齿苋治疗痢疾。

相须:是指性能功效相类似的药物配伍使用,可以增强原有的疗效。如大黄配芒硝,能增强攻下泻火的作用。

相使:是指性能功效有某些共性,或性能功效虽不相同,但是治疗目的一致的药物配合使用。一般以一种药物为主,另外一种或几种药物为辅,以提高主药的疗效。如黄芪与茯苓相配,茯苓能提高黄芪补气利水的治疗效果。

相畏:是指一种药物的毒性反应或副作用被另一种药物减轻或消除。如生半夏畏生姜,生姜可减轻或消除半夏的毒性。

相杀:是指一种药物能减轻或消除另一种药物的毒性或副作用。如生姜杀生半夏、生南星的毒。

相恶:是指两种药物合用,一种药物能使另一种药物原有功效降低,甚至丧失。如人参与莱菔子同用,莱菔子会削弱人参的补气作用。

相反:是指两种药物合用,能产生或增强毒性反应或副作用。如甘草反甘遂、乌头反贝母等。

临床用药时,相须、相使可以起到协同作用和增效作用,可尽量使用此种配伍方法,以提高治疗疾病的效果;在运用有毒性的药物或具有副作用的药物时,应尽量使用"相畏""相杀"的配伍,以制约其毒副作用。另外,"相恶""相反"的药物,削弱功效甚至产生毒性,为配伍禁忌,因此临床上应尽量避免使用,防止产生毒副作用。

2.用药禁忌 中医用药禁忌主要包括配伍禁忌、妊娠禁忌、服药禁忌等方面。

(1)配伍禁忌 配伍禁忌是指药物配伍时用会产生或增强药物的毒性反应,或降低药物的疗效。七情中的相反、相恶是复方配伍禁忌中应遵循的原则,此外还有"十八反"和"十九畏"。十八反:甘草反甘遂、大戟、海藻、芫花,乌头反贝母、瓜蒌、半夏、白蔹、白及,藜芦反人参、沙参、丹参、玄参、细辛、芍药。十九畏:硫黄畏朴硝,水银畏砒霜,狼毒畏密陀罗,巴豆畏牵牛,丁香畏郁金,川乌、草乌畏犀角,芒硝畏三棱,官桂畏石脂,人参畏五灵脂。

(2)妊娠禁忌 凡易对母体、胎儿产生损害的药物,均为妊娠用药的禁忌。妊娠禁忌药分为慎用药与禁用药两大类。慎用药主要是活血祛瘀药、行气药、攻下药、大辛大热之品中的部分药物,如桃仁、红花、乳香、没药、王不留行、大黄、枳实、附子、干姜、肉桂、天南星等。禁用药大多系剧毒药或药性作用峻猛,以及堕胎作用较强的药物,如巴豆、牵牛、斑蝥、麝香、虻虫、水蛭、三棱、莪术、芫花、大戟、甘遂、商路、水银、轻粉、雄黄、砒霜等。凡禁用药一般都不能使用,慎用药应根据孕妇病情,斟酌使用。如孕妇患病非用不可,应掌握安全、有效的原则,把握好剂量、炮制和配伍等环节,尽量减轻药物对胎儿及孕妇的危害。

(3)服药禁忌 指服药期间对某些食物的禁忌,又称食忌、忌口。患者在服药期间对某些食物不宜食用,若食用可能会加剧病情,或者延长治愈时间。因此,注意服药时饮食禁忌有利于疾病的治愈。一般在服药期间,应忌食辛辣、油腻、腥膻和有刺激性的食物。此外,病情不同,饮食禁忌也有区别,如忌食生冷、油腻、腥膻、煎炸类食物;寒性病忌食生冷类食物;疮疡及皮肤病患者忌食腥膻发物及辛辣、刺激性食物;失眠烦躁的患者,不宜饮酒和茶等。古代文献记载的饮食禁忌,可供参考。如地黄、何首乌、常山、蜂蜜忌葱、蒜、萝卜;茯苓忌醋;商陆忌犬肉;鳖甲忌苋菜、薄荷;甘草、黄连、桔梗、乌梅、苍耳子忌猪肉等。

3.中药用量　中药用量是指临床用药的分量。通常所说的用量,大多是指每味药物的用量,主要指每味药的成人一日量。药物剂量的大小,对其效用有一定的影响。确定重要的剂量,要从安全、有效的原则和出发,一般来讲,剧毒药或作用峻烈的药物,用量宜小;质松量轻的药物如花、叶、皮、枝或干品药材等用量宜小;质坚体重的药物如矿物、贝壳类用量宜大;鲜药含水分较多,用量宜大;单位药使用时剂量宜大,复方中,君药(主药)比臣药(辅药)剂量要大,入汤剂要比入丸、散剂量大;老人、小儿、妇女产后及体质虚弱者用量宜小;成人及体质壮实者用量宜大。病情轻、病势缓、病程长者用量宜小;病情重、病势急、病程短用量宜大;从季节地域来看,发汗解表药夏季用量宜小,冬季用量宜大;苦寒泻火药夏季用量宜大,冬季用量宜小。解表药在严寒冬天的北方,用量宜大;在炎热性夏天的南方,用量宜小。

中药的剂量,大多以重量单位计算,个别的药物也有以数量、容量计算的。重量计算是以克为单位。

(三)方剂的组成与变化

方剂是在中医基础理论的指导下,在辨证审因决定治法之后,根据组方原则,选择合适的药物,酌定用量、用法,通过妥善配伍,增其药性,调其偏性,制其毒性,消除或减缓其对人体的不利因素,使各具特性的药物发挥综合作用。

1.组方原则　方剂的组成应遵循"君、臣、佐、使"的原则,一般由君药、臣药、佐药、使药四部分组成。

君药:是针对主病或主症起主要治疗作用的药物,药力居方中之首,又称主药。

臣药:又称辅药。臣药的作用根据情况可分为两种,一是辅助君药加强治疗主病或主症的药物;二是针对重要的兼病或兼症其主要治疗作用的药物。臣药的药力次于君药。

佐药:佐药的作用根据情况可分为三种,一是协助君、臣药加强治疗作用或直接治疗次要兼症的药物,可称为佐助药;二是用以消除或减缓君、臣药毒性与烈性的药物,可称为佐制药;三是根据病情需要,用与君药性味相反而又能在治疗中起相成作用的药物,可称为反佐药。

使药:使药的作用根据情况可分为两种,一是能引导方中诸药直达病所,可称为引经药;二是调和诸药,协调药性,可称为调和药。

正是通过这个原则,将各具特性的药物组合成方剂,这样既可使主次分明,配合严谨,又可减轻副作用,使之符合病情的需要,满足辨证论治的要求,产生最理想的疗效。方剂种药物的君、臣、佐、使原则,在具体应用中,应根据辨证立法的需要,以精简有效为原则,灵活应用,不一定强求君、臣、佐、使一应俱全。

2.组方变化　方剂的组成具有严格的原则性,但又有其灵活性,在临床应用时,必须根据病情的轻重缓急、体质、年龄、性别与季节、气候以及生活习惯等各方面的因素,灵活加减化裁,以切合病情,提高疗效。方剂的组方变化,主要为以下三种:

药味增减的变化:是指方剂在主药、主症不变的情况下,随着兼证和次要症状的不同,增减其次要的药味,称为"随症加减"。

药量增减的变化:药物的用量直接决定药力的大小,有时用量的变化还会改变方剂的配伍关系,从而可能改变方剂的功效。在临床实践中为适应病情需要,必须改变药物的用量。

剂型变化:随着主症轻重缓急的变化,在方剂组成药物不变的基础上,通过配置不同的剂型,可以改变功用快慢与药力峻缓,达到治愈病症的目的。如患者服用汤剂后诸症好转,为巩固疗效,改汤剂为丸剂,以方便长期服用。

(四)方剂的剂型

1.汤剂　将药物配伍组成方剂,加水浸泡后,煎煮一定时间,去渣取汁而成的液体称为汤剂,是临床使用最广泛的一种剂型,具有吸收快,作用迅速、加减灵活的特点。汤剂主要供内服,亦可外用熏洗。

2.散剂　是将药物研成粉末,混匀而成的粉状药剂,可供内服、外敷或点吹患处。散剂制作简便,便于服用和携带,不易变质,但吸收稍慢。

3.丸剂　是将药物研磨成极细粉末,或将药物提取物用蜂蜜、水、米糊、面糊、酒、醋、药汁等赋形剂调和制成的圆粒状固定剂型。常用丸剂的种类有蜜丸、水丸、糊丸、浓缩丸等。丸剂吸收虽然慢,但药力持久,体积小,便于服用和携带。

4.膏剂　是将药物反复煎熬,去渣取汁,再加入规定的辅料或基质,用微火浓缩,加冰糖或蜂蜜收膏制成的半流体、半固体、固体三种不同形式的制剂。内服、外用两种。

5.丹剂　是指将药物用含汞、硫黄等的矿物质,在高温条件下烧炼制成的剂量小,作用大的化合制剂。多外用,亦有极少数用于内服,如天王补心丹、小儿回春丹等。

6.胶剂　是用动物皮、骨、甲、角等为原料,用水煎取胶质,浓缩成干胶的内服制剂。如阿胶、龟甲胶、鹿角胶、龟鹿二仙胶等。

7.酒剂　酒剂又称药酒,是将药物浸泡于酒中,经密闭浸泡一段时间,使药物有效成分融入酒中得出澄清浸出液。

8.茶剂　是将药物经粉碎加工而制成的粗末状制品,或加入适宜黏合剂制成的固体制剂。用时以沸水泡汁代茶饮用。

9.露剂　露剂亦称药露,是用芳香性植物药材通过加热蒸馏所收集的蒸馏液。如金银花露。

10.糖浆剂　是将药物煎煮后去渣取汁熬制成浓缩液,加入高浓度蔗糖形成的药物水溶液。

11.冲剂　是将药物浓缩浸膏与适量辅料混合制成的颗粒状散剂。用时加开水冲服。

12.注射剂　是将药物经加工精炼而成的灭菌溶液。可供皮下、肌内、静脉、穴位注射使用。

13.口服剂　是将浓缩提炼的药液装入玻璃罐内,外面封上铝盖的一种剂型。用时打开铝盖,用吸管吸入药液即可。

14.栓剂　是由药和基质混合制成,专供纳入肛门、阴道的一种固体剂型。

15.片剂　把药物加工提炼后与辅料混合压制成圆片状剂型,称为片剂。片剂的特点是用量准确、易于携带、服用方便。如穿心莲、银翘解毒片等。

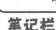

二、中药煎煮法

中药煎煮法是将一种或数种中药加水煎煮后去渣取汁的一种操作方法,煎出的汤剂多用于内服或外治疗法。由于药物的性能和疾病的要求不同,药剂煎服法的恰当与否对疗效有一定的影响。

(一)煎药用具

1. 适宜器具　煎药用具以砂锅、瓦罐和陶瓷罐为佳,因为此类容器材质稳定,在煎煮过程中不易与药物发生化学反应,且受热均匀,导热性能缓和,是较为理想的煎药容器。此外搪瓷、不锈钢和玻璃器皿亦可作为煎药器具,但其传热较快,不利于药物有效成分的析出,且散热较快。

2. 禁忌器具　忌用铁、铜、锡铝等容器煎煮中药,因为铁、铜的金属活动性较强,化学性质不稳定,在煎煮过程中可与中药成分发生化学反应,如与鞣质类的成分可生成鞣酸铁,使药液的颜色加深,与有机酸类成分可生成盐类等,将直接影响汤剂的质量;轻则使药物中的某些有效成分发生沉淀,使药物有效含量降低,重则生成对人体有害的物质,产生毒性。

(二)煎药用水

1. 水质　煎药用水以水质洁净、矿物质少为原则,除处方有特殊规定用水外,一般用井水、自来水、蒸馏水或纯净水。另外,煎药需用凉水或凉开水,忌用开始煎药。因为许多中药是植物药,生药的外层组织细胞如果骤然受热,会立即紧缩、凝固,蛋白质在细胞壁上形成一层不可逆的变性层,是组织内部的药物成分难以析出,影响药物有效成分的利用。

2. 水量　煎煮水量应根据药物的性质、药量、吸水程度和煎煮时间而定。一般汤剂经水煎两次,其中 70% ~ 80% 的有效成分已析出,第三、第四煎中只剩下 20% ~ 30%,所以临床多采用两煎法。一般而言,第一煎的加水量以水超过药物表面 3 cm 为准;第二煎的加水量以水浸过药物表面即可,另一种加水方法是按平均每克药加水 10 mL,计算出该方总的需水量,第一煎一般加入总水量的 70%,第二煎加入剩余的 30%。如煎煮花、叶、全草类药物,加水量要适当增多一些;煎煮矿物类、贝壳类药物时,加水量可稍减。煎药时应一次将水加足,避免在煎药过程中频频加水,如不慎将药煎糊,应弃去,不可加水再煎后服用。

(三)煎前泡药

药材煎前泡药既有利于有效成分的充分溶出,又可缩短煎煮时间,避免因煎煮时间过长,导致部分有效成分耗损,破坏过多。浸泡药材的用水,以常温水为宜,忌用沸水。一般复方汤剂加水搅拌后应浸泡 30 ~ 60 min;以花药草类等药为主的方剂,需浸泡 20 ~ 30 min;以根、茎、种子、果实类等药材为主的方剂,需浸泡 60 min。但浸泡时间也不可过久,以免引起药物酶解或霉变。夏季气温较高,可适当缩短浸泡时间,以防药物变质。另外,煎药前不可用水洗要药,因为某些中药成分中含有糖和苷类等易溶于水的物质;另外,一些中药是经过炮制的,如添加蜜醋和酒等,若用水洗,会丧失一部分有效成分,降低药效。

（四）煎药火候

煎药温度的高低,中医称之为火候,有"文火"和"武火"之分。武火是指大火急煎,文火则指小火慢煎。一般以"先武后文"为原则,即在煎药开始用武火,至水沸后再改用文火,并保持在微沸状态,既可减慢水分的蒸发,又有利于有效成分的煎出。如《本草纲目》曰:"先武后文,如法服上,未有不效者。"解表类、清热类、芳香类药物,其气味芳香,容易挥发,不易久煎,以防药性挥发;滋补药一般为滋腻质重、不易出汁的根或茎一类药物,一般需武火煮沸后,改用文火久煎,否则药物有效成分没有完全析出,浪费药材。

（五）煎药时间

煎药时间主要根据药物和疾病的性质而定。煎药时间从水沸时开始计算;一般药物一煎需 20～30 min,二煎需 10～20 min;解表、芳香类药物,一煎需 15～20 min,二煎需 10～15 min;受热易变性的药物,如钩藤、大黄等,应待其他药物煎好前 5～10 min 加入;滋补类药物,一煎 40～50 min,二煎 30～40 min;有毒性的药物,如附子、乌头等需久煎,需 60～90 min。

（六）特殊药物煎法

有些药材因性质、成分特殊,煎煮时需要特殊处理。

1. 先煎 是将质地坚硬的介壳或矿物质类的药物打碎后煎煮一定时间再下其他中药的煎煮方法。

（1）难溶于水的药 贝壳类、矿石类和角骨甲类药物,因质坚而难煎出味,应打碎后先煎煮 30 min,再下其他药,如海蛤壳、牡蛎、珍珠母、生石膏、寒水石、磁石、龟甲、鳖甲等。

（2）有毒的药物 如附子、乌头、半夏、商路等,需先煎 60～90 min,以消除或降低毒性。

（3）泥沙多及质轻量大的药物 如灶心土、糯稻根、茅根、玉米须等应先煎,澄清后取汁,一起药汁代水再煎其他药。

2. 后下 是将气味芳香借挥发油取效的药物,为防其有效成分挥发,宜在一般药物即将煎好前 5～10 min 放入再与其他药同煎的煎煮方法。如薄荷、藿香、砂仁、豆蔻、沉香等。

3. 包煎 是将药物装进纱布内与其他药物同煎的煎煮方法。以下几类药物宜包煎:①质地比较轻或容易浮在上面,或容易成糊状的药物如蒲黄、海金沙等;②含淀粉黏液质多、易黏锅糊化的药物如车前子、葶苈子等;③带毛的药材,对咽喉有刺激性易引起恶心、呕吐的药物如旋覆花、砂仁、枇杷叶等。

4. 另炖或另煎 是将某些贵重药材单独煎煮,减少同煎时被其他药物吸收以保存其有效成分的煎煮方法。将药物切成小片,单味煎煮 60～120 min 不等,煎好后,单独服用或兑入汤药中同服,如人参、西洋参、鹿茸等。

5. 烊化 是将胶质类或黏性大且易熔的药物,单独加温熔化或置于刚煎好的去渣的药物中,微煮或趁热搅拌,使之溶解的煎煮方法。胶质类或黏性大且易熔的药物与其他药同煎则易粘锅煮糊,且附着他药,影响药效,因此需要烊化,如阿胶、龟甲胶、鹿角胶等。

6.冲服　是将某些不耐高温且又难溶于水的贵重药物,先研成粉末,再用开水或用煎好的药液调匀后服用的方法,如三七、琥珀、珍珠等。

7.泡服　是将某些易出味、不宜煎煮、挥发性较强的药物加沸水泡10~15 min,出味后服用的方法,如番泻叶、胖大海、菊花等。也可将药物放入刚煎煮好的药液中泡服。

8.兑服　液体中药如放入其他药中煎煮,往往会影响其成分。因此,往往待其他药物煎煮去渣取汁后,再行兑入而服用,比如,黄酒、竹沥水、新鲜藕汁、姜汁、梨汁、蜂蜜等。

(七)机器煎药

机器煎药是目前临床较为常用的煎药方法,根据处方将各药混合装入以特殊布料制成的煎药袋内,用冷水浸泡30~60 min,加入适量水,将水和浸泡好的中药连袋投入煎药机内,调节温度和时间,当温度和时间达到设定的标准时,中药即煎好,机器则自动停止加温。药汁可直接进入包装机,被灌注到耐高温的密封塑料袋内。机器煎药加水量为提取量×1.3,公式为:煎药的剂数×2×1.3×150 mL。电煎火候可通过该机的电脑装置控制在80~130 ℃范围,且在规定的时间内完成。该方法与传统煎药法相比,具有患者携带服用方便,剂量均匀、省时省力、一剂或多剂一次煎成等优点,因此在临床广受欢迎。有专家认为传统的煎药与机器煎药疗效的比较值得探讨。

三、中药给药规则

中药给药的规则包括给药途径、给药时间、给药方法、给药注意事项等。中药的给药方法及注意事项已有论述,这里只介绍给药途径和给药时间。

(一)中药的给药途径

传统的中药给药途径主要是口服和外用两种,如口服的有汤剂、散剂、膏剂、丸剂等,如外用的有膏剂、熏剂、栓剂、药条、锭剂等。近代,中药给药途径又增加了注射剂、胶囊剂、气雾剂、膜剂等新剂型。

(二)中药的给药时间

给药时间是中医给药规则的重要内容。中医强调不同的药物,不同的病证,应选择不同的时间给药。给药时间应在人体生命节律的基础上,根据不同的治疗目的和药物的作用及脏腑的四时特点,选择符合生命节律的给药时间,提高药物的治疗效果。

补阳生散的药物,一般应于阳旺气升时服用;补阴沉降的药物,一般应于阴旺气降时服用。根据这一规律,将传统的给药时间划分为两个时区,即清晨至午前,阳旺气升时,服用补阳升散的药物;午后至子夜前,气降阴旺时,服用补阴沉降的药物。

中药的给药时间规则要点如下:①补益阳气的药物宜清晨上午服用,滋养阴血的药物宜夜晚服用;②发汗解表的药物宜上午服用,泻下的药物宜下午后服用;③催吐的药物宜清晨服用,安神的药物宜睡前服用;④行气利湿的药物宜清晨服用,活血化瘀的药物宜傍晚服用;⑤治疗定时发作性病证的药物宜发作前服用。

此外,中药的给药还要把握四时的变化。四时不同,给药自然随时而别。如春有疾可用风药;夏有疾可用寒药,秋有疾可用温药,冬有疾可用热药;同时还要注意四时用药的禁忌,如"用寒远寒""用热远热"。

四、中药内服法护理

中药内服药主要以汤剂、散剂、丸剂为主。服药的方法有口服法、舌下含服法;服药的种类有温服、热服、冷服、频服、顿服等。口服给药的效果不仅受到病情、体质、剂型等因素影响。

（一）依据中药功效确定用药时间

1. 生津润燥、清暑解热药,不拘时间频服。

2. 健胃药宜于饭前服用,以利吸收;涩精止遗药宜早、晚各服一次;安神药宜在睡前半小时服用。

3. 平喘药宜在哮喘发作前 2 h 服用。

4. 催吐药宜清晨、午前服,因为"平旦至日中,天之阳,阳中之阳也",此天气在上,人气亦在上,故宜早不宜夜;驱虫药宜清晨空腹或晚上睡前服用;截疟药发作前 3～5 h 服用。

5. 峻下逐水药宜清晨空腹服用;润肠通便药宜空腹或半空腹服用,以利清除肠胃积滞;泻下药,入夜睡前服用。对病情严重者,不拘泥于此,当随病情酌情给药。

6. 调经一般根据证候,于经前和经期服用不同的药物。如肝气郁滞的痛经患者,经前 3 d 服疏肝理气之剂,使肝气条达,气血流畅;在经期宜服理气活血止痛之剂,这样不仅可使痛经缓解,而且有利于月经周期恢复正常。

（二）依据病情确定服药次数

汤剂一般每日 1 剂,煎煮 2 次,分 2 次服用,上、下午各 1 次,有些滋补药也可以煎 3 次。丸、片、散、膏等成药应定时服用,每日 2～3 次,遵医嘱服用。急性病、热性病和重症患者酌情每日 2～3 剂,不拘时间,遵医嘱服用。病在口腔、咽喉宜缓慢频服或随时含服。呕吐患者或小而患者宜小量频服。

（三）辨证确定服药温度

服药温度是指服用中药汤剂的温度或用于送服的水、酒、药汁等液体的温度。常有温服、热服的凉（冷）服之分。

1. 温服　将煎好的汤剂放温后服用,或用温开水、酒、药汁等液体送服的方法称为温服,一般汤剂多采用温服。中成药则用温开水、酒、药汁等液体送服。中医认为凉（冷）者属阴,阴盛损阳,脾胃之气属阳,患者脾胃之气虚弱时再进冷汤,势必更伤阳气,对病情不利。温服又可减轻某些药物的不良反应,如瓜蒌、乳香、没药等对胃肠道有刺激作用,能引起恶心、呕吐等不良反应,温服后能缓解上述不良反应。应注意汤剂放凉后,要温服时,应先加热煮沸,使汤剂中沉淀的有效成分重新溶解后,再放温服用。不宜只加热到温热不凉就服用,因为汤剂放冷后许多有效成分因溶解度小而析出沉淀,如果只服用上面的清液,舍去沉淀部分,必然影响疗效。如加热至沸,则已沉淀的有效成分又可溶解,放温后服用,基本上与刚煎时效果相近。

2. 热服　将煎好的汤剂趁热服下,或用热开水送服的方法,称为热服。解表药必须热服以助药力发汗。寒证用热药,应热服,属"寒者热之"之法。真热假寒用药,应热服,属"寒药热服""治热以寒,温而行之"之法,以减少患者服药格拒。不论是汤剂,还是中成药,理气、活血、化瘀、补益剂均应热服。

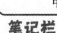

3.凉(冷)服　将煎好的汤剂放凉后服用或将中成药用凉开水送服的方法,称为凉服。热证用寒药应凉服,属"热者寒之,凉而行之"之法。不论是汤剂,还是中成药,一般止血、收敛、清热、解毒、祛暑剂均应凉服。

(四)特殊服药方法

在药饮的选择上,一般是用白开水送下。如果患者不能服药,一旦服用致呕吐者,可以在药中加入少许生姜汁,或在药中加白糖或矫味剂;或者用鲜姜擦舌后,嚼少许陈皮,然后再服药;或者等药物冷却后,用少量频次的方法再服用。送服消瘀活血剂,为增强药效宜以黄酒为饮。如果患者昏迷或吞咽困难,用鼻饲法。另外,在内服中成药时还有一些特殊的送服方法。

1.酒送服　凡治疗气血虚弱、体质虚寒、气滞血瘀、风湿痹证、中风手足不遂、步履艰难等疾病的中成药,用酒送服,疗效更佳。

2.米汤送服　凡补气、健脾、养肠、利胆、止渴、利小便的中成药,都可以用米汤送服。含贝壳等矿物质类的药物难消化,最好选用稀饭送服,以减少对胃肠道的刺激。

3.姜汤送服　即用生姜汤送服药物。凡治疗风寒表证、肺寒、脾胃虚寒、呃逆等病症皆可用姜汤送服。

4.淡盐水送服　凡治疗肾虚、肾亏、下焦疾病的成药,以淡盐水送服为佳。

5.蜂蜜水送服　蜂蜜水有润肺止咳、润肠通便等功效,服用百合固金丸、麻仁丸、润肠丸、养阴清肺丸、清肺抑火丸等可用蜂蜜水送服,但糖尿病患者不要用蜂蜜水送服。

6.红枣水送服　红枣汤有补中益气、缓和药性等功效。一般用红枣 5～10 枚,用水煎成汤药而送服,如送服归脾丸。

(五)服药禁忌

服药期间,凡属生冷、油腻、辛辣、海腥、腥臭等不易消化及有特殊刺激性的食物,应忌口,脾胃虚弱者尤其要注意。服药发汗后,忌服醋及生冷的食物;热性病忌辛辣、油腻、煎炸食物;寒性病忌食生冷;胸痹患者忌食肥肉、烟酒;肝阳上亢、头晕目眩、烦躁易怒者应忌食胡椒、辣椒、葱、蒜、烟酒等;疮疡肿痛者应忌食鱼、虾、蟹、羊肉等刺激之品;服用人参或其他滋补药忌浓茶、萝卜,以免降低或消除滋补效力;地黄、何首乌忌葱、蒜、萝卜;甘草忌鲤鱼;薄荷忌鳖肉;茯苓忌食醋;鳖甲忌食苋菜;服清热凉血药及滋补药忌辛辣、温燥之品。

五、中药外治法护理

(一)中药贴敷法

中药贴敷法可分为干性贴敷法和湿性贴敷法。干性贴敷法即穴位贴敷法,是指在特定的穴位上贴敷药物,通过将药物作用于穴位,以治疗疾病的一种操作方法。湿性贴敷法即湿敷法,是将无菌纱布用药液浸透,敷于局部,通过药液的渗透及冷、热原理,达到治疗疾病的一种方法,具有通调腠理、行气消瘀、提脓祛腐、清热解毒、消肿散结的作用。

1.适应证

(1)内科病证　感冒、咳嗽、哮喘、胸痹、不寐、胃脘痛、胃脘痛、泄泻、呕吐、便秘、

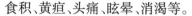

食积、黄疸、头痛、眩晕、消渴等。

（2）外科病证　疮疡肿痛、关节肿痛、肌肉劳损、扭挫伤、湿疹、手足癣。

（3）妇儿科病证　月经不调、痛经、乳痈、乳核、小儿夜啼、厌食、遗尿、流涎等。

2. 禁忌证　①感染性、过敏性皮肤病及有出血倾向者；②孕妇不能应用行气活血的药物，以免发生流产。

3. 操作前准备

（1）穴位贴敷法　治疗盘、药物（如膏药）、乙醇灯、火柴、棉花、0.9% 盐水棉球、棉签、剪刀、弯盘、镊子、汽油或松节油、撒掺药等，必要时备纱布、棉垫、胶布。

（2）湿敷法　中医护理盘（湿敷盘）、药液及容器、敷布、镊子 2 把、弯盘、防水治疗单、无菌纱布等；查对所用药物名称、剂量、温度，必要时根据医嘱调配浓度。

4. 操作要点

（1）穴位贴敷法　①根据所选穴位，采取适当体位，使药物能贴敷稳妥。贴药前，定准穴位，清洁皮肤，如贴药部位有毛发，可剃去较长的毛发，范围应大于膏药。②对于所敷之药，均应注意做好固定，以免移动和脱落。发现局部皮肤有丘疹、水疱、红、瘙痒等过敏反应时，立即停止使用，及时处理。③热敷时，先用背面（布面或纸面）接触患者的皮肤，当患者感觉不烫时，再将膏药贴于患处，防止烫伤患者皮肤。

（2）湿敷法　①嘱患者取合理体位，暴露湿敷部位，下垫一次性防水治疗单及无菌纱布，注意保暖，保护隐私。②根据湿敷部位选择大小合适的敷料，均匀地蘸满药液，以提起敷料不滴为宜。敷料应紧密贴敷在皮肤表面，敷料下无气泡。③根据病情选择敷料厚度，以 4~6 层为宜。根据治疗需求湿敷 5~10 min 后，将敷料再次淋湿，以保持敷料湿度和温度。湿敷时间为 10~30 min 为宜。

5. 注意事项

（1）穴位贴敷法　①贴药的时间一般视病情而定。②膏药应掌握好温度，以免过久烘烤易烫伤皮肤或使膏药泥外溢。③对胶布过敏者。可改用其他方法固定贴敷药物。④对刺激性强，毒性大的药物，贴敷穴位不宜过多，贴敷面积不宜过大，贴敷时间不宜过长，以免药物中毒。孕妇、幼儿应避免贴敷刺激性强、毒性大的药物。⑤对久病体弱以及有严重心脏病、肝病患者，使用药物剂量不宜过大，贴敷时间不宜过久，贴敷期间，注意观察病情变化及有无不良反应。⑥残留在皮肤表面的药膏，不可用汽油或肥皂等有刺激性的物品清洗。

（2）湿敷法　①暴露湿敷部位，注意保暖，保护隐私；②注意湿敷温度，一般以38~41 ℃为宜，防止烫伤；③注意消毒隔离，避免交叉感染；④敷布应大于患部；⑤操作中观察局部皮肤反应，如出现苍白、红斑、水疱、痒痛或破溃等症状，立即停止治疗，报告医师，遵医嘱配合处理。

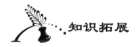 知识拓展

穴位贴敷与冬病夏治

"冬病夏治"是根据"春夏养阳，秋冬养阴"的理论，利用夏季人体阳

气最旺盛之际,治疗某些属于虚性、寒性的疾病,最大限度地以阳克寒,达到标本兼治、预防保健的作用。是中医学"天人合一"的整体观和"未病先防"的疾病预防观的具体运用。

冬病夏治的方法很多,如针刺、艾灸、理疗、按摩、穴位贴敷以及内服温养阳气的中药和食物等。经历代中医学家的反复实践、研究,证明于炎热夏季用中药穴位贴敷治疗冬季发作或容易发作的疾病疗效显著。贴敷疗法一般在夏季三伏天贴敷为最好,三伏是指初伏、中伏、末伏的合称,是一年中最炎热的时候,从夏至后第三个庚日为初伏,第四个庚日为中伏,立秋后第一庚日为末伏。于三伏天各敷 1 次,连贴 3 年。病史较长或病情较为顽固者可适当增加贴敷次数,贴敷时间一般不超过 24 h。

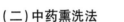

(二)中药熏洗法

中药熏洗法是将中药煎汤煮沸后,利用药液所蒸发的药气熏洗患部,待药液稍温后,再洗涤患部的一种技术。根据所用药物不同,分别具有疏通腠理、行气活血、清热解毒、消肿止痛、祛风除湿、去腐生肌、发汗解表、杀虫止痒等作用。

1. 适应证　①关节疼痛、肿胀、屈伸不利、皮肤瘙痒等;②眼科疾病引起的眼结膜红肿、痒痛、糜烂等;③肛肠疾患的伤口愈合;④妇女会阴部瘙痒。

2. 禁忌证　①急性传染病、严重器质性疾病、有出血倾向者禁用;②妇女妊娠期和月经期禁用;③局部感染性病灶并已化脓破溃禁用;④饱食、饥饿、大汗以及过度疲劳时禁用。

3. 操作前准备　治疗盘、药液、盛装药液的容器、水温计、弯盘、镊子、纱布,必要时备屏风及换药用品,眼部熏洗另备治疗碗、孔巾。

4. 操作要点　根据熏洗部位安排患者体位,暴露熏洗部位,关闭门窗,保护隐私;将加热好的药液倒入盆中,药液温度在 38 ~ 43 ℃。将中药药液倒入熏洗器内,暴露熏洗部位,将患部置于器皿之上,外罩布单,将患部与器皿遮盖严密,进行熏蒸。药液不烫时,以纱布蘸药液洗涤患部,边熏边洗。熏洗过程中,观察患者反应,若有不适,立即停止,报告医生,协助处理。熏洗完毕,清洁擦干局部皮肤,观察患者局部皮肤有无过敏、破溃、烫伤。

5. 注意事项　①熏洗时,冬季应保暖,夏季应避风寒,以免感冒加重病情。暴露部位尽可能不暴露在外,必要时加盖衣被。熏洗后,立即将皮肤擦干,休息 30 min 后方可外出,防止感冒。②熏洗时注意熏洗部位与盛放药液的器皿之间距离合适,洗涤时药液温度以不烫手为宜,严防烫伤。③注意药液温度适宜,避免烫伤或灼伤的风险;但药液温度不可过冷,以免影响治疗效果。④对伤口部位熏洗、塌渍时,应遵循无菌原则;被包扎的患部,熏洗时注意揭去敷料,重新包扎。⑤熏洗时间不宜过长,以 20 ~ 30 min 为宜;一般每日 1 次,依据病情不同也可每日 2 次。⑥熏洗药禁止口服。

(三)中药药熨法

中药药熨法是将中药和适当的辅料经过加热处理后,在患病部位或特定穴位上适时或回旋运动,借助温热之力将药性由表达里,通过体表毛窍透入经络、血脉,疏通经络,温中散寒,疏通气机,镇痛消肿,调整肺腑阴阳,从而防病治病的一种操作方法。

1. 适应证　①脾胃虚寒引起的泄泻、脘腹部胀满、疼痛、呕吐等;②体表急性炎症及风湿肿痛等病症。

2. 禁忌证　①各种原因所致的高热、急性炎症等属于实热证;②癌肿、局部皮肤溃烂、急性出血性疾病;③孕妇的腹部和腰骶部。

3. 操作前准备　治疗盘、治疗碗、遵医嘱配制中药、坎离砂、白酒或食醋、炒具(竹筷或竹铲)、炒锅、电炉、布袋、凡士林、棉签,必要时备大毛巾、屏风等。

4. 操作要点　①将药物用白酒或食醋搅拌后置于锅中,用文火炒至60～70 ℃装袋,大毛巾保温(用时50～60 ℃);或将坎离砂放于治疗碗内加入适量食醋搅拌均匀,装入布袋用力搓,使温度升高。②患处涂凡士林,将药袋置于患处熨敷,随时移动药袋,用力均匀,来回推熨,开始时用力轻而速度快,随着药温降低则用力增加同时速度减慢,药袋温度过低时及时更换药袋或加温。③每次15～30 min,每日1～2次。药熨过程中,观察患者对热感的反应及局部皮肤情况,一旦出现水疱应立即停止,报告医师及时处理。

5. 注意事项　①热证、实证、身体大血管处,皮肤有破损及局部无知觉者禁用。②腹部包块性质不明及孕妇腹部忌用。③烫熨时用毛巾包裹,热熨温度不宜超过70 ℃。老年、婴幼儿及感觉障碍者,温度不宜超过50 ℃,以免烫伤。④操作过程中应注意检查药袋的温度,药熨过程中要及时观察病情变化,若患者感到疼痛或出现水疱时,立即停止操作,报告医师并配合处理。⑤操作完毕后,记录患者烫熨部位、施灸处皮肤及患者感受等情况。

(四)中药保留灌肠法

中药保留灌肠疗法是将中药药液从肛门灌入肠道,使药液保留在肠道内,通过肠黏膜对药物的吸收达到治疗疾病的一种操作技术。临床上常用的中药保留灌肠法有直肠注入法和直肠滴注法两种。中药保留灌肠法具有导便通腑、清热解毒的作用。

1. 适应证　①肝积、肝着、肝癖、腹痛、肠癖、痢疾、泄泻、便秘、高热不退等;②妇科盆腔炎症、盆腔肿块;③慢性肾衰竭等。

2. 禁忌证　①肛门、直肠和结肠等手术后患者;②肠伤寒、严重心脑疾患病人;③妊娠妇女。

3. 操作前准备　治疗盘、中药灌肠液(遵医嘱选择)、灌肠器、水温计、一次性治疗巾、橡胶单、石蜡油纱布、弯盘、纸巾、一次性手套、便盆等。

4. 操作要点　①患者取侧卧屈膝位,暴露肛门,臀下垫橡胶单、治疗巾,查看肛周皮肤情况,注意保暖,保护隐私。②灌肠药物温度以39～41 ℃为宜,连接灌肠器,石蜡油纱布润滑前端,排尽空气。③再次核对患者身份信息,嘱患者哈气,将导管插入肛门10～15 cm,将药液缓慢灌入。观察病情变化,询问患者有无不适。④灌毕,轻轻拔出导管,清洁肛门皮肤,擦干,协助穿衣。⑤合理安排体位,整理床单位;告知注意事项,嘱其灌后尽量保留20～30 min,观察患者排便情况。

5. 注意事项　①灌肠前,先了解病变部位,以便掌握灌肠时的卧位和导管插入的深度,并嘱患者排尽小便,告知操作中的注意事项,取得患者配合。②导管插入肛门时不可用力过猛,以免损伤肠道黏膜,如插入受阻时,嘱患者张口呼吸,调整肛管位置。③灌肠后需观察大便次数、颜色、性质,如有特殊臭气或夹有脓液、血液等,应留取标本。④肠道患者选择晚间睡前灌入为宜;儿童及肛门松弛者,操作时应将便盆置于臀下,以免污染衣物。

(五)中药离子导入法

中药离子导入法是将浸有中药液的电极板,放置在人体穴位上,通过药物离子投入仪输出的直流电场,将中药药液离子投入穴位,从而使穴位得到药物与电刺激双重治疗效应的一种操作技术。

1. 适应证 ①风寒湿痹、关节肿痛、骨质增生;②神经痛、盆腔炎、中耳炎、肺部炎症。

2. 禁忌证 ①高热、皮肤破溃者、出血疾患者;②活动性结核、妊娠、严重心功能不全者;③对药物过敏者。

3. 操作前准备 直流感应电疗机、治疗盘、治疗碗、镊子、衬垫、纱布、绷带、塑料薄膜、沙包,必要时备屏风。

4. 操作要点 ①根据病情取舒适体位,冬季注意保暖,必要时备好屏风。②将药物浸润的衬垫拧至不滴水,放在患处贴近皮肤,根据药物选择电极,带负离子药物衬垫放在负极板下;带正离子的药物衬垫放在正极板下。把塑料薄膜放在电极板上,然后用沙包和绷带固定。③电击板的金属部分必须用衬垫垫好,不能与皮肤接触,防止烧伤。如在治疗中需要多种中药时或者中药极性目前尚未清楚时,可暂时在两极板上同时放药,单味中药要知道极性,切勿搞错。④一般局部电流不超过 40 mA,全身电流不超过 60 mA,小部位如指关节电流不超过 10 mA,面部电流不超过 5 mA。⑤治疗过程中,不得变换电极板上的极性,若需要变换时,应先将输出强度旋钮退回至零位之后,方可变换极性,再重新调节治疗电流量。⑥治疗中要经常巡视患者,了解治疗中的感觉,如出现灼热痛感,可能是皮肤与电极接触不好,先关闭电源再作调整。⑦成人治疗时间一般为 20~30 min,儿童不超过 10~15 min,每日一次。⑧治疗结束,先将输出调节器逐渐调至"0"位,再关闭电源开关。拆离沙包或绷带,取出衬垫,擦净局部皮肤。

5. 注意事项 ①带正电的药物离子从正极导入,带负电的药物离子从负电导入,药物离子极性必须和仪器的极性一致;②电流强度不宜过大、应由小逐渐加大,以患者耐受为宜;③衬垫应有记号,正负性分开,一个衬垫供一种药物使用,用后洗去药液并消毒;④治疗过程中随机观察患者的反应,及时调节电流量,防止电灼伤;⑤患者不可触动仪器,不可移动电位,不能移动衬垫,不能触摸金属物体。

第六节　中医护理基本技术

一、针刺护理技术

针刺技术,是在中医基本理论指导下,利用金属制成的针具,采用一定的手法,刺激人体腧穴的一种操作技术。该技术通过刺激腧穴,激发经络之气,调理脏腑功能,以疏通经络、行气活血、调和阴阳、扶正祛邪,从而达到防病治病的目的。

（一）毫针法

1.毫针的结构和规格

（1）毫针的结构　毫针大多有不锈钢制成,也有金银或合金制成。结构由针尖、针身、针根、针柄、针尾五个部分组成。

（2）毫针的规格　由针身的直径和长度加以区别。临床上一般以粗细为28～31号(0.30～0.38 mm)、长短为1～3寸(25～75 mm)最为常用。

2.毫针法的适用范围　各种急慢性疾病。

3.操作前准备

（1）患者准备　对初诊的患者和对针刺有恐惧心理的患者做好解释工作,消除其思想顾虑。患者体位的选择以患者舒适、耐久和医者便于针刺操作为原则。针刺时应依据病情和患者的具体情况,选择舒适适当的体位,使患者不易出现疲劳,也有利于腧穴的正确定位,防止出现晕针、滞针、弯针甚至折针等意外。

（2）用物准备　治疗盘、一次性毫针、皮肤消毒液、无菌棉球、镊子、弯盘,必要时备毛毯、屏风。

4.操作要点

（1）进针方法　临床上常用的进针法有单手进针法和双手进针法。单手进针法是用刺手的拇、示指持针,中指指端紧靠穴位,中指指腹抵住针身下端,当拇、示指向下用力按压时,中指随势屈曲将针刺入,直刺至所要求的深度。此法适用于短针进针。双手进针法可有指切进针法、加持进针法、舒张进针法、提捏进针法。

指切进针法:用左手拇指或示指端切按在腧穴位置的旁边,右手持针,紧靠左手指甲将针刺入腧穴。此法适用于短针进针。

加持进针法:以左手拇、示二指夹持消毒干棉球,夹住针身下端,露出指尖1～2 mm,将针尖固定于针刺穴位得皮肤表面,右手持针柄,使针身垂直,在右手指力下降时,左手拇、示指同时用力,两手协同将针刺入皮肤。此法适用于肌肉丰富部位及长针的进针。

舒张进针法:用左手拇、示指将所刺腧穴部位的皮肤向两侧撑开,使皮肤绷紧,右手持针,使针从左右拇、示指二指的中间刺入。此法主要用于皮肤松弛部位的腧穴。

提捏进针法:用左手拇、示指将所刺腧穴部位的皮肤捏起,右手持针,从捏起的上端将针刺入。此法主要用于皮肉浅薄处的腧穴。

（2）进针的角度和针刺的深度　进针的角度是指进针时针身与皮肤表面所呈的夹角。

直刺:是针身与皮肤表面呈90°角垂直刺入。此法使用于人体大部分腧穴。

斜刺:是针身与皮肤表面呈45°角左右倾斜刺入。此法适用于肌肉较浅薄处或内有重要脏器或不宜与直刺、深刺的腧穴。

平刺:即横刺或沿皮刺。是针身与皮肤表面呈15°角左右沿皮刺入。此法适用于皮薄肉少部位的腧穴。

针刺的深度是指针身刺入人体内的深浅度数。一般根据患者体质、年龄、病情及针刺部位而定。

体质:身体瘦弱宜浅刺,身强体肥宜深刺。

年龄:年老体弱及小儿宜浅刺,中青年身体强壮者宜深刺。

 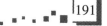

病情：阳证、新病宜浅刺，阴证、久病宜深刺。

部位：头面和胸背及皮薄肉少处的腧穴，宜浅刺；四肢、臀、腹及肌肉丰满处的腧穴，宜深刺。

（3）得气与行针手法

得气：亦称针感，是指将针刺入腧穴后，通过捻转、提插等手法，使针刺部位产生特殊的感觉和反应。当这种经气感应产生时，术者会感到针下有徐和或沉紧感；同时患者会相应出现酸、麻、重、胀的感觉，且这种感觉可沿一定的部位、方向扩散传导。得气与否直接关系到针刺的治疗效果。故《标幽赋》道："气速至而速效，气迟至而不治。"

行针：又名运针，指进针后为了使之得气或增强针感而施行的操作方法。一般分为基本手法和辅助手法两类。基本手法有提插法和捻转法两种。提插法，是指针刺入腧穴后，使针在穴内进行上下进退的操作手法。反复上下提插，可加大刺激量。操作时应注意幅度相同，指力均匀。捻转法，是指将针刺入腧穴后，以右手拇指和中指、示指持住针柄进行一前一后的来回旋转捻动的操作方法。捻转的幅度越大，频率越快，刺激量也就越大。操作时应注意捻转的前后角度应一致，避免单向捻转。

辅助手法，循法，指用手指在所刺腧穴的四周或沿经脉循行部位进行徐和循按的方法。此法有激发经气的作用。刮柄法，指将针刺入腧穴后，拇指或示指的指腹抵住针尾，用示指或中指的指甲，由下而上的频频刮动针柄。此法有促使得气和增强针感的作用。弹柄法，指以右手的拇指和示指轻轻叩弹针柄，使针身产生轻微的震动，使经气速行。震颤法，指将针刺入腧穴后，右手持针柄，用小幅度、快频率的提插捻转动作，使针身产生轻微的震颤，可以促使得气或增强祛邪扶正的作用。

（4）补泻手法　针刺补泻是根据《灵枢·经脉》中"盛则泻之，虚则补之，热则疾之，寒则留之，陷下则灸之"这一基本原则而确立的两种方法。即通过针刺腧穴，采用适当的手法激发经气以补益正气、疏泄病邪而调节脏腑经络功能，促使阴阳平衡而恢复健康。补法泛指能鼓舞人体正气，使低下的功能恢复旺盛的方法。泻法泛指能疏泄病邪，使亢进的功能恢复正常方法。补泻效果的产生主要取决于机体的功能状态、腧穴特性、针刺手法。针刺手法是产生补泻作用的主要手段。

补法：进针慢而浅，提插、捻转幅度小，频率慢，用力轻，留针后不捻转，出针后多揉按针孔。多用于虚证。

泻法：进针快而深，提插、捻转幅度大，频率快，用力重，留针时间长，并反复捻转，出针后不揉按针孔。多用于实证。

平补平泻：进针深浅适中，采用均匀的提插、捻转，幅度、频率中等。进针、出针用力均匀。适用于一般患者。

（5）留针与出针

留针：是指进针后将针留置在穴内一定时间，以便于继续施行手法和加强针刺的功用。一般病证可在针下得气后留针 20~30 min；对一些慢性、顽固性、疼痛性、痉挛性等疾病，可延长留针时间，甚至长达数小时。

出针：以左手捏消毒干棉球压住针孔周围皮肤，右手持针轻微捻转，先将针退至皮下，然后迅速将针起出，以防出血。最后检查针数，防止漏针。

5.注意事项

（1）治疗室内要经常保持清洁安静、空气流通、温度适宜，定期进行空气消毒。

(2)针前做好患者的思想工作,以解除各种顾虑。为患者安排舒适的体位,以利于治疗。

(3)做好针具的检查工作,对有弯曲、锈蚀、带钩、断裂的针应剔除不用。采用正确的进针方法,并注意进针的角度和深度。在行针、留针期间,不宜将针身全部刺入皮内。进针、行针的手法不宜过猛过速,以免弯针、断针。

(4)严格无菌操作,针刺前应对针具、患者皮肤、术者手指进行消毒。

(5)患者在饥饿、疲劳、精神紧张时不宜针刺,体弱者不宜强刺激。针刺过程中密切观察患者的反应,如有针刺意外情况发生,应正确及时处理。

(6)患者的胸、背部不宜直刺或深刺,以免损伤心肺。妇女节怀孕3个月以内,不宜针刺小腹部的腧穴;若怀孕3个月以上,腹部、腰骶部的腧穴及合谷、三阴交、昆仑、至阴等一些通经活血的腧穴均不宜刺针。小儿囟门未闭合者,头部不宜针刺。

(7)皮肤有感染、溃疡、瘢痕、肿瘤、出血倾向及高度水肿者,局部不宜针刺。

(8)对尿潴留患者在针刺小腹腧穴时,应掌握针刺方向、角度和深度,避免误伤膀胱。

(9)留针时应记录针数,出针时再进行核对,以防遗漏。

(10)针具用后,集中处理。

(11)嘱患者针刺后勿马上洗澡,以防感染。

6.针刺意外情况的护理和预防

(1)晕针 针刺过程中患者出现头晕目眩、恶心欲呕、胸闷心慌、面白肢冷,甚则晕厥,称晕针。

原因:患者体质虚弱、精神紧张,或疲劳、饥饿、大汗、大泻、大出血之后,或选择体位不当,或针刺手法过重,或夏季天气闷热、诊室空气大流通。

症状:患者突然出现精神疲倦,头晕目眩,面色苍白,恶心欲吐,心慌,汗出肢冷。严重者出现晕厥,唇甲青紫,二便失禁,血压下降,脉象微弱。

护理:立即停止针刺,将针全部起出。让患者平卧,注意保暖,轻者给饮温开水或糖水后即可恢复正常。重者在上述处理的基础上,可遵医嘱针刺人中、素髎、内关、足三里,灸百会、关元、气海等穴,即可恢复。若仍不省人事者可考虑其他治疗或采用急救措施。

预防:对初诊、精神紧张或体质虚弱者,应先做好解释说明工作,消除患者顾虑,采用卧位,选穴宜少,手法要轻。若患者处于饥饿、疲劳、大渴时,应嘱其稍许进食、充分休息、适当饮水后再行针刺。同时应注意室内通风,保持空气新鲜。密切观察患者神色,一旦有晕针先兆,及时处理。

(2)滞针 是指在行针时或留针后,操作者感到针下涩带,提插、捻转、出针均感困难,同时患者感到疼痛异常的现象,称滞针。

原因:患者精神紧张而致局部肌肉痉挛。或单向捻转太过,而致肌纤维缠绕针身。或留针时间过长,有时也可出现滞针。

症状:针在体内提插、捻转、出针均感困难,同时患者感觉局部疼痛。

护理:对惧针者,应进行精神抚慰,分散其注意力,或进行循按、叩弹针柄,或在附近再刺一针,以宣散气血,待痉挛缓解后再起针。因单向捻转而致者,可向反方向将针捻回,并用刮柄法、弹柄法,使缠绕的肌纤维回释,即可消除滞针。

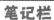

预防:对精神紧张者,应做好解释工作,减轻或打消患者顾虑。操作时避免单向捻转,应注意与提插法配合,可避免肌纤维缠绕。

(3)弯针　是指进针后,针身在体内发生弯曲的现象,称弯针。

原因:进针时用力过猛、过速,以致针尖碰到坚硬的组织,将针折弯。或患者在针刺、留针过程中移动体位。或针柄受外力撞击、压迫。

症状:针柄改变了进针或留针时的方向,捻转不动,提插、出针均感困难,患者感到局部疼痛。

护理:针轻微弯曲,可将针慢慢起出。若弯曲角度过大,应顺着弯曲方向将针起出。若由患者移动体位所致,应协助患者恢复原来体位,待肌肉放松后,再起针。

预防:手法要熟练,避免进针过猛、过速。体位要舒适,应嘱咐患者在针刺过程中不要随意改变体位,注意保护针刺部位,使针柄免受外力撞击。

(4)断针　或称折针,是指针身折断在人体内。

原因:针具质量欠佳,针身或针根有损伤剥蚀,进针前未检查。或针刺时将针身全部刺入。行针时强烈的提插、捻转,肌肉猛烈收缩。留针过程中随意变动体位。弯针、滞针处理不当。

症状:针身折断,断端部分针身尚露于皮肤外,或断端全部陷入体内。

护理:发现断针,嘱咐患者不要变动原有体位,以防断针向肌肉深部陷入。若断端露于体外,可用手或镊子将残针起出。若断端与皮肤相平或微露于皮肤表面,可用左手拇、示二指垂直向下轻压针身两旁,使断针显露后,右手持镊子将针起出。若断端全部陷入体内,应报告医生,在 X 射线定位下,手术取针。

预防:针刺前应认真检查针具,不合格者,应剔出不用。避免过猛、过强的行针。针刺时不宜将针身全部刺入腧穴。行针、留针时应嘱咐患者不要随意改变体位。发生滞针、弯针时应及时正确处理。

(5)血肿　是指针刺部位出现皮下出血而引起肿痛,称血肿。

原因:针尖带钩弯曲,损伤皮肉。或针刺时刺破血管。

症状:出针后,针刺部位出现肿胀疼痛,继则皮肤呈现青紫色。

护理:微量皮下出血而致的小块青紫,一般不必处理,可自行消退。若局部肿胀疼痛较剧,青紫面积较大时,先冷敷止血,再做热敷或局部按摩,以促使瘀血消散。

预防:仔细检查针具,熟悉人体解剖部位,避开血管针刺。出针时立即用消毒干棉球按压针孔。

(二)皮肤针法

皮肤针法是以多支短针浅刺人体一定部位的治疗方法。以多针浅刺,刺皮及肌肉为特点。主要作用机制在于通过对人体体表的一定部位进行刺激,激发并调节脏腑机能,已达到防治疾病的目的。依据针数和式样的不同,可有"梅花针""七星针""罗汉针""滚动式皮肤针"等。

1.适用范围　皮肤针法多适用于头痛、胁痛、腰背痛、皮肤麻木、神经性皮炎、斑秃、顽癣、高血压、失眠、慢性胃肠病、消化不良、痛经、近视等。

2.操作前准备　治疗盘、皮肤针、皮肤消毒液、棉签、弯盘。

3.操作要点

(1)持针式　手握针柄,用无名指和小指将针柄末端固定于手掌小鱼际处,针柄尾端露出手掌 1～1.5 cm,再以中指和拇指夹持针柄,示指按于针柄中段,充分利用手腕弹力。

(2)叩刺法　将针具及皮肤消毒后,针尖对准叩刺部位,使用手腕之力,将针尖均匀而有节奏弹刺于皮肤上。弹刺时,落针要稳、准,针尖与皮肤呈垂直接触,提针要快,发出短促而清脆的"哒"声。

(3)刺激强度　可有弱刺激、中刺激、强刺激三种。

弱刺激:用较轻腕力进行叩刺,使局部皮肤潮红、患者无疼痛为度。适用于老弱妇儿、虚证患者和皮肉浅薄部位。

中刺激:用力介于强、弱两种刺激之间,局部皮肤潮红,但无渗血,患者稍觉疼痛为度。适用于一般疾病和多数患者。

强刺激:用较重腕力进行叩刺,以局部皮肤隐隐出血、患者有疼痛为度。适用于年轻力壮、实证患者和肌肉丰厚处。

(4)叩刺部位　一般可分为循径叩刺、穴位叩刺和局部叩刺三种。

4.注意事项

(1)仔细检查针具。皮肤针针尖必须平齐、无钩,针柄与针头联结处牢固。

(2)严格遵循无菌操作原则,针刺部位及针具均应消毒。

(3)注意针刺手法。叩刺时针尖须垂直向下,避免斜、钩、挑,以减少患者不适。

(4)局部皮肤溃疡、破损处不宜使用本法。

(5)叩刺局部皮肤,如有出血者,应进行清洁及消毒,以防感染。

(6)循径叩刺时,每隔 1 cm 左右叩刺一下,一般可循径叩刺 8～16 下。

(三)皮内针法

皮内针刺法又叫"埋针""掀针",是一种专于腧穴的皮内或皮下,进行较长时间埋藏留针的方法,是古代留针方法的发展,如《素问·离合真邪论》"静以久留"的刺法。其作用机制为将特制的不锈钢小针具刺入皮内,固定留置较长时间,给局部以弱而长时间的刺激,调整经络脏腑功能,达到防病治病的目的。皮内针分麦粒型和图钉型两种。

1.适用范围　皮内针多适用于需要长时间留针的慢性顽固性疾病和经常发作的疼痛性疾病。如神经性头痛、三叉神经痛、牙痛、痹病、胃痛、月经不调、痛经、高血压、哮喘、遗尿等。

2.用物准备　治疗盘、针盘(皮内针)、皮肤消毒液、棉签、镊子、胶布、弯盘。

3.操作要点　皮内针、镊子和埋刺部皮肤消毒后,实施相应的皮内针刺法。

(1)麦粒型皮内针法　用镊子夹住针柄,沿皮下横刺入真皮内,针身埋入皮内0.5～1 cm,然后用胶布顺针身方向固定留在皮肤外的针柄。

(2)图钉型皮内针法　用镊子夹住针圈,将针尖对准穴位刺入,使环形针柄平附于皮肤上,用胶布固定。此针较多用于耳穴。

皮内针留置时间,天热时一般 1～2 d,天气凉一般 3～7 d。留置期间,每隔 4 h 左右用手按压埋针处 1～2 min,以加强刺激,增强疗效。

4.注意事项

(1)关节附近不可埋针,胸腹部处不宜埋针。

(2)埋针时严格遵守无菌操作原则,防止感染。

（3）埋针后，如患者感染疼痛或妨碍肢体活动时，应将针取出，选穴重埋。

（4）埋针期间，针处不可着水。天气炎热时，埋针时间勿过长，以防感染。

（四）水针法

水针法又称穴位注射，是将药物注入穴位以防治疾病的一种疗法。他把针刺刺激与药物对穴位的渗透刺激作用结合在一起，发挥综合作用，从而提高对疾病的疗效。

1. 适应证　水针的适用范围很广，各种急慢性疾病，如痹病、腰腿痛等。

2. 禁忌证

（1）疲乏、饥饿或精神高度紧张状态。

（2）局部皮肤有感染、瘢痕或有肿瘤的部位。

（3）有出血倾向及高度水肿者。

（4）孕妇的下腹部、腰骶部腧穴以及能引起子宫收缩（三阴交、合谷）的穴位尽量不用，以免引起流产。

3. 操作前准备　治疗盘、药物、无菌注射器及针头、砂轮、皮肤消毒液、镊子、棉签、弯盘。

4. 操作要点　首先协助患者取舒适体位，选择大小适宜的一次性消毒注射器和针头，抽好适量的药液。确定注射腧穴，常规消毒局部皮肤。右手持注射器（排除空气），另一手紧绷皮肤，针尖对准穴位（或阳性反应点），快速刺入皮下，然后缓慢进针，"得气"后回抽无血，即可将药液注入。

5. 注意事项

（1）严格三查七对及无菌操作规程，防止感染。

（2）注意药物的性能、药理作用、剂量、有效期、配伍禁忌、副作用和过敏反应。凡能引起过敏反应的药物，必须先做皮试，结果阴性者，方可使用。副作用较严重的药物，不宜采用。

（3）按医嘱处方选穴操作，准确掌握穴位的部位、深度。每穴药量，一般四肢部为1~2 mL，胸背部可注入0.5~1 mL，腰臀部通常注入2~5 mL。肌肉丰厚处可达10~20 mL。

（4）药液不可注入血管内，注射时如会抽有血，必须避开血管后再注射。患者有触电感时，针刺应往外退出少许后再进行药液推注。药液一般不能注入关节腔、脊髓腔。

（5）操作前应检查注射器有无漏气、针尖是否有钩等情况。

（6）须注意预防晕针、弯针、折针，如发生晕针等情况，处理方法同毫针刺法。

（五）刺络疗法

刺络疗法，又称放血疗法，是用三棱针或粗而尖锐的工具刺破穴位或浅表血络，放出少量的血液，以治疗疾病的一种方法。该法通过针刺放血，作用于某腧穴或部位，使内蕴热毒随血外泄，以达到清热解毒、消肿止痛、镇吐止泻、开窍邪热、通经活络、防治疾病的目的。

1. 适应证　其适用范围较为广泛，凡各种实证、热证、瘀血、疼痛等均可应用。目前较常用于昏厥、高热、中暑、中风闭证、急性咽喉肿痛、目赤肿胀、顽癣、疖痈初起、扭挫伤、疳积、痔疾、久痹、头痛、丹毒、指（趾）麻木等。

2. 禁忌证

（1）身体虚弱、气血两亏的虚证患者，如孕妇、产妇、年老体虚及贫血患者应慎用。

（2）伤后大出血、烈性传染病及严重心、肺、肾功能不全者禁刺。

（3）贫血、低血压、重度下肢静脉曲张及伴有自发性出血性疾病者不宜使用。

（4）在疲乏、饥饿或精神高度紧张时不宜针刺。

3. 操作前准备

（1）患者准备　核对并了解患者当前的主要症状、相关因素。评估患者当前心理状态、体质、劳倦饥饿程度、耐受能力、有无晕血史等。准确检查患者的刺络部位及局部皮肤情况。了解患者的性别、年龄，若女性需了解月经情况、孕产史。向患者解释操作目的、主要步骤、配合要点以及相关事项，以取得患者和（或）家属对执行该操作的知情同意。根据不同的穴位安置患者于安全舒适体位。

（2）用物准备　三棱针或大号注射针头、皮肤消毒液、无菌棉签（棉球）、镊子、无菌纱块、止血带或橡胶带、弯盘、抹手消毒液，必要时备毛毯、屏风。

4. 操作要点

（1）协助患者取合理体位，按医嘱定穴，暴露针刺部位，注意保暖。

（2）检查针具是否锋利，有无带钩。

（3）遵医嘱选用不同的刺激形式和方法针刺。针刺方法一般分为点刺法、散刺法、刺络法、挑刺法四种。

（4）操作中注意观察患者情况，如面色、表情、局部皮肤情况等。刺毕，用无菌棉签清除血迹，再次消毒所刺部位。

（5）再次核对，整理床单位，协助患者取舒适卧位，清理物品，洗手，记录。

5. 注意事项

（1）严格无菌技术操作。

（2）点刺、散刺时，手法宜轻、准、浅、快，切勿刺伤动脉，出血不宜过多，一般以数滴为宜。

（3）刺血过程密切观察患者情况，如出现不适或异常情况，立即报告医生协助处理。

（4）严格掌握刺入深度，切勿刺伤深部大动脉，若不慎误伤，可用消毒棉球加压止血。针刺部位若发生血肿，可用手指挤压出血或用火罐拔出，若仍不消退，可用热敷促使消散。

（5）每日或隔日治疗 1 次，1～3 次为一个疗程，一般每次出血量以数滴至 3～5 mL 为宜。刺血疗法不宜做常规、长期的治疗方法。

（6）操作结束后，嘱患者休息半小时方可离开。刺血后短时间内一般不宜洗澡或游泳，以防感染。

二、灸法

艾灸法，简称灸法，是指用艾绒或药物为主要灸材，点燃后悬置或放置在指定穴位或病变部位，进行熏灼或熨烫，借助火和药物的作用，通过刺激经络腧穴达到温经通络、活血行气、祛风解表、温中散寒、消肿散结、温肾健脾及预防保健的作用。

1. 适应证　灸法主要适用于慢性虚弱性疾病以及风寒湿邪为患的病证。

(1)治疗寒凝血滞、经络痹阻引起的风寒湿痹、痛经、经闭、腹痛等证。

(2)外感风寒表证及中焦虚寒性呕吐、腹痛、腹泻。

(3)脾肾阳虚、元气暴脱所致久泄、遗尿、遗精、阳痿、虚脱、休克。

(4)中气不足,气虚下陷所致脏器下垂;风寒湿痹而致腰腿痛。

2. 禁忌证

(1)脉象数疾者,均禁灸。

(2)热毒炽盛、阴虚阳亢及邪实内闭等证,禁灸。

(3)高热、抽搐或极度虚弱、形瘦骨若者,不宜灸。

(4)颜面部不宜灸,心尖搏动处,大血管处,妊娠期妇女下腹部及腰骶部、睾丸、乳头、阴部不可灸。

3. 操作前准备　治疗盘、艾条或艾柱、火柴、凡士林、棉签、镊子、弯盘、浴巾、屏风。间接灸时应备用姜片、蒜片、食盐、附子饼等。

4. 操作要点

(1)艾柱灸　指把艾绒捏成规格大小不同的圆锥形艾柱,置于施灸部位,点燃灼烧治疗疾病的一种方法。燃烧一个艾柱,叫一壮。艾柱灸可分为直接灸和间接灸。

1)直接灸　即选择大小合适的艾柱,直接放在所选部位的皮肤上施灸的方法。根据灸后皮肤是否留有瘢痕,可分为瘢痕灸和无瘢痕灸。施灸时,每壮必须燃尽,然后除去灰烬,继续易柱再灸,一般灸7~9壮,灸后局部起疱化脓,愈后留有瘢痕,叫瘢痕灸。每壮不必燃尽,当燃剩2/5左右,患者有灼痛感时,即易柱再灸,连久3~7壮,以局部皮肤充血、红润为度,灸后不化脓,不留瘢痕,叫无瘢痕灸。

2)间接灸　又称隔物灸,在艾柱与施灸部位之间,隔垫上某种物品而施灸的一种方法。常用的有隔姜灸、隔蒜灸、隔盐灸和隔附子饼灸等。

隔姜灸:是用生姜作为间隔物而施灸。①将生姜切成直径为2~3 cm,厚0.2~0.3 cm的薄片,中间以针刺数孔;②在施灸部位的皮肤上涂少许凡士林,放上姜片,再将艾柱置于姜片上,点燃施灸;③待艾柱燃尽后,除去灰烬,换柱再灸;④一般灸5~10壮,以局部皮肤红晕,但不起泡为度。临床常用于治疗虚寒性病证,如腹痛、泄泻、呕吐及痛经等。

隔盐灸:是用盐作为间隔物而施灸,一般多选用神阙穴。①先用精盐将肚脐填平,在盐上放一刺有针孔的姜片,以防食盐受热爆起而烫伤;②再将艾柱置于姜片之上,点燃施灸;③燃尽后,除去灰烬,换柱再灸,壮数不限,直至病情缓解。常用于急性寒性腹痛、吐泻、痢疾以及中风脱证等病证。

隔蒜灸:是大蒜作为间隔物而施灸。①大蒜切成0.2~0.3 cm的薄片,中间以针刺数孔;②在所选部位的皮肤上涂少许凡士林,放上大大蒜片,再将艾柱置于蒜片上,点燃施灸;③待艾柱燃尽后除去灰烬,换柱再灸;④一般灸5~7壮,以局部皮肤红晕,不起疱为度。临床上主要用于治疗肺结核及疮疡初期病证。

隔附子饼灸:是以附子片或附子饼为间隔物的一种治疗方法。①将附子研成细末,用黄酒调和制成直径为3 cm,厚约0.8 cm的附子饼,中间用针刺数孔;②再将艾柱置于附子饼上施灸;③待艾柱燃尽后除去灰烬,换柱再灸;④一般灸5~7壮,临床上用于治疗因命门火衰引起的阳痿、早泄、疮疡久溃不愈等证。

(2)艾条灸　是指用特制艾条,将其一端点燃,对准腧穴或患处施灸的一种方法。

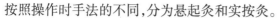

按照操作时手法的不同,分为悬起灸和实按灸。

1)悬起灸　按其操作方法又可分为温和灸、雀啄灸及回旋灸。

温和灸:施灸时,将艾条一端点燃,一手持艾条,与施灸部位皮肤保持2~3 cm的距离进行持续熏灸,以患者局部皮肤有温热感而无灼痛感为宜。一般每个部位灸10~15 min,直至局部皮肤红晕为度。对昏厥或局部感觉减退的患者及儿童,施术者应将示指、中指两指置于施灸部位两侧,以测知局部受热程度,随时调节施灸距离,掌握施灸时间,防止烫伤。临床常用于治疗慢性虚寒性疾病,如腹痛、痛经等。

雀啄灸:施灸时,将艾条一端点燃,一手持艾条与施灸部位皮肤保持2~5 cm距离,如鸟雀啄食一样,一上一下地活动,反复熏灸,一般每个部位灸5 min左右。此法温热感较强烈,常用于治疗急性病证。

回旋灸:施灸时,将艾条一端点燃,在距离施灸部位皮肤约3 cm处,以施灸部位为中心,均匀地向左右方向移动或反复地旋转着施灸,一般每个部位可灸20~30 min。临床常用于治疗急性病证。

2)实按灸　施灸时,先在施灸腧穴或患处垫上布或纸数层。点燃艾条的一端,并将其按到施术部位上,使热力透达深部。若艾火熄灭,再点燃再按。常用于风寒湿痹和虚寒证。

(3)温针灸　温针灸是针刺与艾灸相结合的一种方法。将针刺入腧穴得气后,将纯净细软的艾绒捏在针尾上,或用一段2 cm左右的艾条插在针尾上,点燃施灸。待艾绒或艾条烧完后除去灰烬,将针取出。

5.注意事项

(1)施灸前根据患者的体质和病情,选择合适的灸疗法,并取得患者的合作,大饥大饱、劳累醉酒、情绪不宁时不宜施灸。

(2)黏膜附近、颜面、五官和大血管的部位,不宜采用瘢痕灸。实证、热证、阴虚发热、孕妇腹部和腰骶部也不宜施灸。

(3)令患者充分暴露施灸部位,并采取舒适的且能长时间维持的体位。

(4)遵循施灸的先后顺序。施灸顺序,临床上一般是先灸上部,后灸下部;先腰背部,后胸腹部,先头身,后四肢。壮数是先少而后多,艾炷是先小而后大。

(5)操作者可用自己的手来测知温度,以便及时调整距离,防止烫伤。及时除去灰烬,防止烫伤皮肤。污物盘内可盛少许水,将燃剩的艾灰放入,以防复燃。

(6)施灸后如局部皮肤出现潮红或有灼热感,属正常现象,无须处理。施灸过程中如感觉太热,可适当将艾条抬高散热;如灸后局部起疱,若水疱不大,可用甲紫药水擦涂。如水疱过大,宜用消毒针具,引出水疱内液,外用消毒敷料保护,也可在数日内痊愈。

(7)在施灸过程中,一旦患者有晕灸先兆症状,应立即处理。灸疗结束后,嘱患者在诊室休息5~10 min后再离开,以防延迟晕灸。

(8)施灸后当天需避风寒,保持情绪平稳,饮食素淡为宜,切忌生冷厚味。

三、拔罐法

拔罐法,古称角法、吸筒法,是一种以罐为工具,借助热力排除其中的空气,造成负压,使罐吸附于相应部位,造成局部充血或瘀血现象,达到温经通络、祛风散寒、消肿止痛、吸毒排脓为目的的一种操作方法。

1. 适应证 ①风寒湿邪而致的腰背酸痛、痛经等;②脏腑功能紊乱所致的虚寒性咳嗽、感冒、咳喘、消化不良、胃脘痛、眩晕等;③丹毒、红丝疔、毒蛇咬伤、疮疡初起未溃等外科疾病及毒蛇咬伤的急救排毒。

2. 禁忌证 ①高热抽搐,凝血机制障碍患者;②皮肤过敏、溃疡破溃处,肿瘤和大血管处;③孕妇腹部及腰骶部等。

3. 操作前准备 治疗盘,95%的乙醇棉球,直血管钳,罐具,打火机,治疗碗(盛水),棉签,手消毒液,纱布、干棉球、浴巾、记号笔、医嘱卡等。必要时备凡士林、纸巾、屏风。

4. 操作要点

(1)罐的种类

竹罐:用直径3~5 cm坚固无损的竹子,截成6~8 cm或8~10 cm长的竹管,一端留节作底,另一端做罐口,用刀刮去青皮及内膜,制成形如腰鼓的圆筒,用砂纸磨光,使罐口光滑平正。其优点是取材容易、经济易制、轻巧、不易摔碎。缺点是容易燥烈漏气、吸附力不大。

陶罐:用陶土烧制而成,罐的两端较小,中间略向外凸出,状如瓷鼓,底平,口径大小不一,口径小者较短,口径大者略长。优点是吸力大,但质地较重,容易破碎。

玻璃罐:是在陶制罐的基础上,改用玻璃加工而成,其形如球状,罐口平滑,分大、中、小三种型号。其优点是质地透明,使用时可直接观察局部皮肤的变化,便于掌握时间,临床应用较普遍。其缺点也是容易破碎。

抽气罐:即用青霉素药瓶或类似的小药瓶,将瓶底切去,磨光滑,瓶口的橡胶塞须保留完整,以便于抽气时使用。现有透明塑料制成的抽气罐,上面加制活塞,便于抽气。

(2)罐的吸附方法 火罐法、水罐法、负压吸引法,其中以火罐法最为常用。

1)火罐法 包括闪火法、投火法、贴棉法。

闪火法:用镊子或止血钳夹住95%的乙醇棉球,点燃后在罐内绕一圈后,立即退出,然后速将罐扣在施术部位。

投火法:将乙醇棉球或纸片点燃后投入罐内,迅速将罐扣在施术部位。此法适用于侧面横位拔罐。

贴棉法:将乙醇棉球贴在罐壁内中部,点燃后迅速扣在施术部位。

2)水罐法 煮锅内加水或加水后放入中药包,将竹罐投入锅内煮5~10 min,用长镊子将罐夹出,罐口朝下,迅速用湿毛巾紧扪罐口,再立即将罐扣在应拔部位上,留罐10~20 min。观察水罐吸附情况,如患者感到过紧疼感或烫痛,应立即起罐。

3)负压吸引法 选定穴位后将玻璃罩口按扣在局部皮肤上,连续抽气数次,吸牢后可留置20~30 min。留置过程中,可从玻璃罩外观察皮肤呈现稍微红肿或有细小出血点,若无其他变化和不适,可增加负压,继续留置10 min左右起罐。

(3)拔罐方法

留罐:拔罐后留置10~15 min,使局部皮肤充血。起罐时,以一手指按压罐口皮肤,使空气进入罐内,罐体即可取下。

走罐:在施术部位和罐口涂上一层凡士林或按摩乳,将罐拔好后,用手握住,向上下或左右往返推移,直至皮肤充血为止。适用于脊背、腰臀、大腿等肌肉丰厚、面积较大的部位。

闪罐:将罐拔住后立即起下,反复多次地拔住、起下,直至皮肤潮红、充血或瘀血即可。

针罐:此法是针刺与拔罐相结合的一种方法。在针刺得气留针时,将罐拔在以针为中心的部位上,留罐与针5~10 min,然后起罐起针。

(4)留罐期间随时检查火罐吸附情况,检查局部皮肤红紫的程度,皮肤有无烫伤或小水疱,询问患者感受。

(5)起罐时,一手按压罐口皮肤,使空气进入罐内,另一手将罐取下。

5.注意事项

(1)遵医嘱实施拔罐,正确选择拔罐部位及方法。

(2)取合理体位,充分暴露拔罐部位,注意保暖及保护隐私。

(3)操作前检查罐口是否光滑、有无裂缝。根据不同部位,选用大小适宜的火罐。

(4)拔罐时应采取合适的体位,使之舒适持久。并尽量选择肌肉丰厚的部位拔罐。骨骼凹凸不平和毛发较多处不宜拔罐。皮肤有过敏、水肿、溃疡、肿瘤、大血管处,孕妇腰骶部、腹部均不宜拔罐。

(5)拔罐时,动作要快、稳、准,起罐时切勿强拉。用火罐时应注意勿灼伤或烫伤皮肤。若烫伤或留罐时间太长而皮肤起水疱时,小的无须处理,仅敷以消毒纱布包敷,防止擦破即可。水疱较大时,用消毒针将水疱刺破放出水液,涂以龙胆紫,或用消毒纱布包敷,以防感染。

(6)在使用多罐时,火罐排列的距离适宜,否则因火罐牵拉会产生疼痛。

(7)起罐后,一般局部皮肤呈现红晕或发绀色(瘀血),为正常现象,会自行消退。如局部瘀血严重者,不宜在原位再拔。

(8)凡使用过的罐,均应消毒处理后备用。

四、刮痧法

刮痧法是应用边缘钝滑的器具,如牛角刮板、瓷匙等,蘸上水或刮痧油等介质,在人体体表某一部位反复刮动,使局部皮下出现痧斑或痧痕,使脏腑秽浊之气经腠理通达于外,促使气血流畅,达到防治疾病的一种操作方法。

1.适应证

(1)内科病证　眩晕、失眠、感冒、发热、咳嗽、中暑、头痛、眩晕、脑中风后遗症、呕吐、泄泻、呃逆等。

(2)骨外科病证　颈椎病、腰腿痛、肩周病、落枕、软组织损伤等。

(3)五官科病证　牙痛、鼻出血、近视、弱视、咽喉肿痛、耳聋、耳鸣等。

(4)妇科病证　月经不调、痛经、带下病、产后缺乳、乳腺增生、慢性盆腔炎等。

(5)儿科病证　发热、惊风、疳积、腹泻、遗尿等。

(6)其他　用于减肥、美容、消斑除痘。

2.禁忌证

(1)急性传染病、急腹症、危重病证,如严重心脑血管疾病、中风,以及有出血倾向者。

（2）形体过于消瘦者或旧病体弱者、空腹者、皮肤有缺损或病变、水肿患者。

（3）妇女经期或妊娠期禁用。

3.操作前准备　刮痧盘、弯盘、刮具、纱布、治疗碗（内盛少量清水、刮痧油或药液）、纱布，必要时备浴巾、屏风等。

4.操作要点

（1）暴露刮痧部位，注意保暖，保护隐私。

（2）检查刮具边缘有无缺损；手持刮具蘸水、油或药液，在选定部位使刮痧用具与皮肤保持45°～90°，从上至下、由内向外、单一方向刮擦局部皮肤；每次刮8～10条，每条刮6～15 cm；一般1个部位刮擦20次左右。

（3）保持刮痧板的湿润，如操作者感觉刮具涩滞，随时蘸湿再刮，直至皮肤发红或红紫色痧点出现，时间合理。

（4）痧斑均匀紫红色属于正常现象，痧斑鲜红或绛红为体内热盛，痧斑紫黑不均匀为体内夹瘀。

（5）操作完毕，清洁局部皮肤或用手掌按摩，刮痧出痧后，嘱患者饮一杯温开水，休息15～20 min。

（6）刮痧板用肥皂和清水清洗或用乙醇、消毒液浸泡消毒后，涂刮痧油或食用油，置塑料袋中阴凉保存。如出现裂纹，可用细砂纸打磨。

5.注意事项

（1）遵医嘱实施刮痧治疗，根据部位选择适宜的刮痧用具。

（2）室温保持在22～24 ℃，非刮痧部位盖上大毛巾或棉被，注意保暖。

（3）刮痧手法、力度以患者能耐受为度，以局部皮肤发红或有紫色痧点为宜，但不强求出痧，禁用暴力。婴幼儿皮肤娇嫩，可使用间接刮法，老年人刮痧力度宜轻柔。

（4）勿在患者过饥、过饱和过度紧张的情况下实施刮痧。宜饭后1～2 h刮痧。

（5）关节部位、脊柱、头面部禁止采用重手法，刮痧时间宜相对较短；糖尿病患者刮痧的力度不宜过大，速度不宜过快，时间不宜过长。下肢静脉曲张及下肢浮肿者，宜从下往上刮。

（6）刮痧过程中询问患者有无不适，如果出现头晕、恶心，甚至晕厥等现象称为晕痧，应立即停止，迅速让其平卧，报告医师，配合处理。

（7）刮痧后，记录刮痧的部位、时间及患者感受等情况；嘱患者休息，禁食生冷、酸辣、油腻或难消化之品。

（8）刮痧间隔时间一般为3～6 d，或以痧斑消退为宜。

五、推拿护理技术

推拿又称按摩，是指操作者按照特定技巧和规范化动作在受术者体表操作，通过手法所产生的外力，在人体特定的部位或穴位上做功，起到纠正解剖位置、治疗疾病和保健强身的一项技能。根据手法的动作形态特点可分为摆动类、摩擦类、振动类、挤压类、叩击类及运动关节类等。推拿具有疏通经络、滑利关节、舒筋整复、活血祛瘀、调整脏腑气血、增强人体抗病能力等治疗作用。

附1　常用推拿手法

常用的推拿手法根据其动作形态，可分为摆动类、摩擦类、振动类、挤压类、叩击类

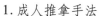

和运动关节类,每大类又包括数种手法。上述六类推拿手法,临床使用中因患者年龄不同,又可分为成人推拿手法和小儿推拿手法。

1.成人推拿手法

(1)摆动类手法　以指或掌、腕关节做协调的连续摆动,称摆动类手法。包括一指禅推法、滚法和揉法等。

(2)摩擦类手法　以掌、指或肘贴附在体表做直线或环旋移动称摩擦类手法。包括摩法、擦法、推法、搓法和抹法等。

(3)振动类手法　以较频的节律性轻重交替刺激,持续作用于人体,称振动类手法。包括振法或抖法。

(4)挤压类手法　用指、掌或肢体其他部分按压或对称性地挤压体表,称挤压类手法,包括按法、点法、捏法、拿法、捻法和踩法等。

(5)叩击类手法　用手掌、脊背、手指、掌侧面或桑枝棒叩打体表,称叩击类手法。包括拍法、击法和弹法等。

(6)运动关节类手法　对关节做被动性活动的手法,称为运动关节类手法。包括摇法、背法和板法等。

2.小儿推拿手法　小儿常用推拿手法包括推法、揉法、运法、按法、摩法、捏法、掐法、拿法等。

附2　常用推拿手法训练及应用

(一)常用推拿手法训练

1.成人推拿手法

(1)摆动类手法　包括一指禅推法、滚法和揉法等。

一指禅推法:用大拇指指端、螺纹面着力于一定部位或穴位上,腕部放松、沉肩、垂肘、悬腕,肘关节略低于手腕,以肘部为支点,前臂做主动摆动,带动腕部和拇指关节做屈伸运动,手法频率为每分钟120～160次。腕部摆动时,尺侧要低于桡侧,使产生的力持续地作用在治疗部位上。本法接触面积较小,但渗透度大,适用于全身各部穴位,用于治疗头痛、胃痛、腹痛及关节筋骨酸痛等疾病。

滚法:用小鱼际和第五、四、三掌骨及其掌指关节部分着力于一定部位上,使腕关节做屈伸外转的连续活动,带动着力部位的运动。适用于肩、背、臀及四肢等肌肉较丰厚的部位,常用于治疗关节、肌肉等软组织挫伤、半身不遂、腰椎间盘突出、颈椎病、肩周炎等疾病。

揉法:分掌揉法和指揉法两种。掌揉法是用大鱼际或掌根吸定于一定部位或穴位上,腕部放松,以肘部为支点,前臂做主动摆动。指揉法是用手指螺纹面吸定,其他要领与掌揉法相同。频率为每分钟120～160次,本法轻柔缓和,适用于全身各部,常用于治疗慢性胃炎、胃及十二指肠溃疡、便秘、面神经麻痹、腰肌劳损等疾病。

(2)摩擦类手法　包括摩法、擦法、推法、搓法和抹法等。

摩法:用掌面或示、中、无名指面,附着于一定部位,以腕关节为中心,连同前臂做环旋移动。频率为每分钟120次左右。适用于胸腹、胁肋部,常用于治疗胃脘痛、食积腹胀、腹痛等疾病。

擦法:用手掌的大鱼际、掌根或小鱼际附着在一定的部位,进行直线来回摩擦。频率每分钟100~120次。适用于胸胁、腹、肩背、腰臀及下肢部,常用于治疗内脏虚损和气血功能失常的疾病。

推法:用指掌或肘部着力于一定部位上做单方向的直线移动,分为指推法、掌推法和肘推法。适用于人体各部,常用于治疗肌肉损伤、术后肠粘连、颈椎病、肌腱周围炎等疾病。

搓法:用双手掌面抓住一定部位,相对用力做快速搓揉,同时做上下往返移动。适用于腰部、背部、胁肋及四肢部,一般作为结束手法。

抹法:用单手或双手拇指螺纹面紧贴皮肤,做上下或左右往返移动。适用于头面及颈项部,常用于配合治疗头晕、头痛及颈项强痛等疾病。

(3)振动类手法 包括振法或抖法。

振法:用手指或掌着力于体表,前臂和手部的肌肉强力地静止性用力,产生振颤动作。分为指振法和掌振法。适用于全身各部位和穴位,常用于高血压病、失眠健忘、胸腹痛、中暑恶心等病症。

抖法:用双手握住患者的上肢或下肢远端,用力做连续的小幅度的上下颤动。适用于四肢,尤其是上肢,多作为治疗的结束手法。

(4)挤压类手法 包括按法、点法、捏法、拿法、捻法和踩法等。

按法:用拇指端或指腹、单掌或双掌重叠按压一定部位,分指按法和掌按法。适用于人体各部位,常用于治疗头痛、失眠、胃痛、半身不遂、颈椎病、腰椎间盘突出等疾病。

点法:用拇指端或拇指、示指指间关节点压体表。适用于肌肉较薄的骨缝处,常用于脘腹挛痛、腰腿痛等疾病。

捏法:用拇指和示、中两指,或其余四肢夹住肢体,相对用力挤压。适用于头部、颈项部、四肢及背脊部,常用于伤风感冒、恶心呕吐、腹痛泄泻、四肢厥冷、伤筋错节、跌打损伤等病症。

拿法:用拇指和示、中两指,或其余四肢相对用力,在一定部位上或穴位上,做一松一紧的提捏。适用于颈项、肩、四肢等部位,常用于治疗颈椎病、肩周炎、失眠、感冒等病症。

捻法:用拇、示指螺纹面捏住一定部位,两指相对做搓揉动作。适用于四肢小关节,常配合其他手法治疗小关节疼痛、肿胀或屈伸不利等病症。

踩法:患者俯卧,在胸部和大腿部各垫3~4个枕头,使腰部腾空。操作者双手扶住预先设置好的横木,以控制自身体重和踩跳时的力量,同时用脚踩患者腰部并做适当的弹跳动作,跳时足尖不要离开腰部。根据患者体质,可逐渐加重踩踏力量和弹跳速度,同时嘱患者随弹跳的起落,配合呼吸,跳起时吸气,踩踏时呼气,切忌屏气。常用于治疗腰椎间盘突出、肥大性脊柱炎、腰部肌肉僵硬等疾病。

(5)叩击类手法 包括拍法、击法和弹法等。

拍法:用虚掌拍打体表一定部位。适用于肩背、腰臀及下肢部,常用于肌肉痉挛、肌肉萎缩、风湿痹痛、关节麻木、胃肠痉挛疼痛等疾病。

击法:用拳背、掌根、掌侧小鱼际、指尖或借助于桑枝叩击体表一定部位。适用于腰背、臀、四肢等部位,常用于风湿痹痛、脘腹疼痛、头痛、闪腰岔气等疾病。

弹法:用一手指指腹紧压另一手指甲,用力弹出,连续弹击体表一定部位。频率为每分钟120～160次。适用于全身各部,尤以头面、颈项部常用,常配合其他手法治疗项强、头痛、面神经麻痹等疾病。

(6)运动关节类手法　包括摇法、背法和扳法等。

摇法:用双手托拿所摇关节的两端做环旋摇动;或用一手固定关节近端肢体,另一手握住关节远端肢体,以关节为轴,使肢体做被动的环旋动作,适用颈腰和四肢各关节,用以治疗半身不遂,颈椎病、肩周炎、急性腰扭伤、腰椎间盘突出、四肢关节扭伤等病症。

背法:操作者和患者背靠背站立,操作者两肘套住患者肘弯部,然后弯腰屈膝挺臀,将患者反背起,使其双脚离地,以牵伸患者腰脊柱,再做快速伸膝挺臀动作,同时以臀部着力颤动或摇动患者腰部。治疗腰部扭伤疼痛、腰椎间盘突出症常用本法做配合治疗。

扳法:以一手指扶住关节近端,另一手握住关节远端,双手向同一方向或不同方向用力,使关节被动地在正常伸度内得以伸展。常用于腰、肩、颈、四肢关节。治疗关节错位或关节功能障碍等疾病。

2.小儿推拿手法

(1)推法　直推法,以拇指桡侧或指腹,或用示、中指螺纹面在穴位上做直线推动;旋推法,以拇指螺纹面在穴位上做回旋推动;分推法,用两手拇指桡侧面或指腹,或用示、中只指面自穴位向两旁做"八"字推动。动作要领是要有节奏,蓄力于指腹,用力要均匀,频率为每分钟200～300次。

(2)揉法　以拇指、示指或中指固定在穴位或部位上,带动皮肤做回旋揉动。动作要领是操作时要由腕关节发力,手法轻柔和缓,揉动时带动皮肤,频率为每分钟200次。

(3)运法　以拇指桡侧面或示、中指指腹从一穴位向另一穴位做弧形运动或在选定穴位上做轻缓的环行运动。动作要领同推法,但运动时不要带动皮肤,力量要比推法轻,速度宜慢,频率为每分钟120次。

(4)按法　以拇指或掌根在一定穴位上巨剑向下用力按压,一般用手指按压适用于头、面、肩及四肢,用掌根按压适用于胸腹部。动作要领是由一定压力,且由轻到重,逐渐增加,力量大小以小儿感到有酸麻胀重为宜,力求做到压力在皮肤,而作用力深达肌肉、脏腑。

(5)摩法　以手掌或示、中、无名指指腹,放在一定穴位或部位上开始研磨动作。动作要领要协调,用力要轻,速度要均匀,频率为每分钟120～150次。

(6)捏法　也称捏脊法,以拇指螺纹面在前,是指屈曲面在后,在拇指螺纹面及示指第二指关节之间捏住皮肤,两手同时交替向前捏动皮肤;或拇指在后,示中两指在前,捏住皮肤交替向前移动也可。动作要领是动作轻柔迅速,操作者用拇指桡侧缘分别顶住脊柱两侧皮肤,示、中指前按,三指同时用力捏皮肤,双手交替捻动,直线向前,自长强穴直捏到大椎穴。

(7)掐法　以指甲重刺穴位或局部,如人中穴。此是推拿收费中最强刺激者,切忌用蛮力,指甲要剪短,不能损伤小儿皮肤,可在施术部位垫置薄布。

(8)拿法　同成人手法,操作时适当减少作用力。

(二)常用推拿手法的应用

1.适应证和禁忌证

(1)适应证 ①骨伤科疾病:颈椎病、落枕、腰椎间盘突出、肩周炎、软组织扭伤等;②科疾病:术后肠粘连、慢性前列腺炎、慢性阑尾炎、下肢静脉曲张、乳痈等;③内科疾病:胃脘痛、失眠、头痛、感冒、久泻、中风后遗症、尿潴留等;④妇科疾病:月经失调、痛经、闭经、慢性盆腔炎、产后耻骨联合分离症等;⑤儿科疾病:小儿发热、腹泻、疳积、惊风、便秘、脱肛、肠套叠、哮喘、遗尿、夜啼、小儿麻痹后遗症等;⑥五官科疾病:鼻炎、耳聋、耳鸣、斜视、近视等。

(2)禁忌证 ①未确诊的急性脊柱损伤;②各种骨折、骨质疏松、骨结核;③严重的心、脑、肺疾病;④有出血倾向者;⑤皮肤破损处及瘢痕部位;⑥急性传染病;⑦妊娠妇女、精神疾病者。

2.推拿法在护理中的应用

(1)头痛

取穴:印堂、头维、太阳、鱼腰、百会等头部穴位;风池、风府、天柱及项部两侧膀胱经。风寒头痛者,加肺俞、风门、委中等穴;风热头痛者,加合谷、肺俞、大椎等穴;风湿头痛者,加曲池、肩井、中脘、阳陵穴、三阴交等穴;肝阳头痛者,加太冲、行间、涌泉等穴。

手法:一指禅推法、揉法、按法、拿法。

操作:①患者取坐位。操作者用一指禅推法从印堂开始,向上沿前额发际至头维、太阳,往返3~4次,配合按印堂、鱼腰、太阳、百会等穴。再用五指拿法从头顶拿至风池,最后改用三指拿法,沿膀胱经拿至大椎两侧,往返4~5次,时间约5 min。②患者取坐位。操作者用一指禅推法沿项部两侧膀胱经上下往返治疗3~4 min后,按风池、风府、天柱等穴。再拿两侧风池,沿项部两侧膀胱经自上而下操作4~5次,时间约5 min。

(2)牙痛

取穴:合谷、颊车、内庭、下关。胃火牙痛者,加手三里、曲池等穴;虚火牙痛者,加太溪穴。

手法:一指禅推法、掐法、揉法。

操作:患者坐位,用一指禅推法在颊车、下关穴位治疗3~4 min,再用掐法、揉法在合谷、内庭穴位治疗3~4 min。

(3)胃痛

取穴:中脘、气海、天枢、足三里;肝俞、脾俞、胃俞、三焦俞;肩井、手三里、内关、合谷及两肋部穴位。肝气犯胃者,加太冲、章门等穴;寒邪犯胃者,加公孙穴;食滞胃脘者,加不容、大巨、梁丘等穴;脾胃虚寒者,加命门、肾俞穴、章门等穴;胃热炽盛者,加梁丘、内庭等穴。

手法:摩、按、揉、一指禅推法、拿、搓、抹法。

操作:①患者取仰卧位。操作者坐于患者右侧,先用一指禅推法、摩法在胃脘部治疗,使热量渗透于胃腑,然后按揉中脘、气海、天枢等穴,同时配合按揉足三里。②患者取仰卧位。用一指禅推法,从背部脊柱两旁沿膀胱经顺序而下至三焦俞,往返4~5次,然后用按、揉法治疗肝俞、脾俞、胃俞、三焦俞,时间约5 min。③患者取坐位。拿肩井循臂肘而下,在手三里、内关、合谷等穴做较强刺激。然后搓肩、臂,再搓抹两肋,由上而下往返 4~5 次,时间约 5 min。

(4)腹胀

取穴:中脘、天枢、脾俞、胃俞、大肠俞等。

手法:摩、推、按、揉法。

操作:①患者取仰卧位。用摩法在腹部沿升结肠、横结肠、降结肠顺序推摩 3 min,并在腹部做环形摩法 3 min。按中脘、天枢及双侧足三里,约 3 min。②患者取俯卧位。按两侧脾俞、胃俞、大肠俞,用掌推法沿腰椎两侧轻推 2 min。

(5)便秘

取穴:中脘、天枢、大横、关元、肝俞、脾俞、胃俞、肾俞、大肠俞、长强。

手法:一指禅推法、摩法、按法、揉法。

操作:①患者取仰卧位。操作者用一指禅推法在中脘、天枢、大横穴位处治疗,每穴约 1 min,然后以顺时针方向摩腹约 10 min。②患者取俯卧位。用一指禅推法沿脊柱两侧从肝俞、脾俞到八髎穴(双侧上、次、中、下髎)往返治疗,再用按、揉、摩法在肾俞、大肠俞、八髎、长强等穴治疗,往返 2~3 次,时间约 5 min。

(6)失眠

取穴:睛明、印堂、攒竹、鱼腰、太阳、迎香、风池、百会、神门、足三里。心脾两虚者,加脾俞、胃俞、心俞等穴;阴虚火旺者,加肾俞、太溪、解溪等穴;痰火内扰者,加脾俞、丰隆等穴;肝郁化火者,加章门、太冲、行间等穴;心胆气虚者,加心俞、胆俞、丘墟、郄门等穴。

手法:按、推、摩、揉法,一指禅推法。

操作:①患者取仰卧位。操作者坐于患者头部前方,用按法或揉法在睛明穴治疗 5~6 次,再以一指禅推法自印堂穴向两侧眉弓至太阳穴往返 5~6 次,重点按揉印堂、攒竹、鱼腰、太阳等穴。推印堂沿鼻两侧向下经迎香沿颧骨至两耳前,往返 2~3 次。用指推法自印堂穴沿眉弓分别推至两侧太阳穴,再换用其余四指搓推脑后部,沿风池至颈部两侧,重复两次,然后点按百会,双侧神门、足三里穴。操作时间约为 10 min。②患者取仰卧位。顺时针方向摩腹,同时按中脘、气海、关元等穴,时间约 6 min。

3. **注意事项**

(1)依据患者的年龄、性别、病情、病位选择相应的部位,采用合适的体位和手法。

(2)操作者严格掌握禁忌证,操作前应修剪指甲,避免损伤患者皮肤。

(3)腰腹部操作前,应嘱患者提前排空大、小便。治疗过程要注意保暖,并遮挡隐私部位。

(4)手法应柔和、有力、持久、均匀,运力能达组织深部,一般每次 15~20 min。扳法、踩法刺激量大,必须严格把握力度。

(5)小儿患者需有家属或监护人陪伴,3 岁以下小儿为方便操作可由家长抱起放在双大腿上进行推拿。

六、耳穴贴压法

耳穴贴压法是在耳穴表面贴敷坚硬而表面光滑的小颗粒,可选用王不留行籽、油菜籽、莱菔子、磁珠等,给予适度的揉、按、捏、压,使其产生热、麻、胀、痛等刺激感应,以达到治疗目的的一种疗法,又称耳穴埋豆法等。

1.适应证

(1)各种疼痛性疾病,如扭挫伤、头痛及神经性疼痛。

(2)炎症性疾病和传染病,如急慢性结肠炎、牙周炎、咽喉炎、扁桃体炎、胆囊炎、腮腺炎等。

(3)内分泌代谢性紊乱性疾病,如甲状腺功能亢进或低下、糖尿病、肥胖症、更年期综合征。

(4)功能紊乱和变态反应性疾病,如眩晕综合征、高血压、心律不齐、神经衰弱、荨麻疹、哮喘、鼻炎、紫癜等。

2.禁忌证

(1)外耳有湿疹、溃疡、冻疮破溃者禁用。

(2)严重器质性疾病禁用。

(3)妊娠妇女、有习惯性流产史者慎用。

3.耳部外部结构　见图6-1。

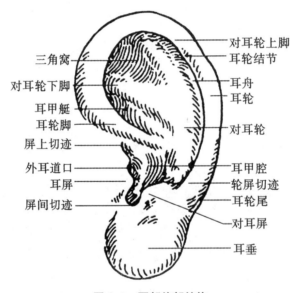

图6-1　耳部外部结构

耳轮:耳郭最外圈的卷曲部分。

耳轮脚:耳郭深入到耳腔内的横行突起部分。

耳轮结节:耳轮后上方稍突起处。

耳轮尾:耳轮末端与耳垂的交界处。

对耳轮:在耳轮内侧,与耳轮相对的隆起部。其上方有两分叉,向上分叉的一支称对耳轮上脚,向上分叉的一支称对耳轮下脚。

三角窝:对耳轮上、下角之间的三角形凹窝。

耳舟:对耳轮上、下角之间的三角形凹陷。

耳屏:耳廓前面的瓣状突起,又称耳珠。

屏上切迹:耳屏上缘与耳轮脚之间的凹陷。

对耳屏:对耳轮下方与耳屏相对的隆起部。

屏间切迹:耳屏与对耳屏之间的凹陷。

屏轮切迹:对耳屏与对耳轮之间的稍凹陷处。

耳垂:耳部下部无软骨之皮垂。

耳甲艇:耳轮脚以上的耳腔部分。

耳甲腔:耳轮脚以下的耳腔部分。

外耳道开口:在耳甲腔内,为耳屏所遮盖处。

4.耳穴的分布 人体发生疾病时,常会在耳部的相应部位出现"阳性反应点",如压痛、变形、变色、水疱、结节、丘疹、凹陷、脱屑、电阻降低等,这些反应点就是防治疾病的刺激点,又称耳穴。

(1)耳穴的分布规律 耳穴在耳部的分布有一定的规律,一般来说,耳部好像一个倒置的胎儿,头部朝下,臀部朝上。其分布规律是:与头面部相应的穴位在耳垂或耳垂邻近;与上肢相应的穴位在耳舟;与躯干和下肢相应的穴位在对耳轮和对耳轮上、下脚;与内脏相应的穴位多集中在耳甲艇和耳甲腔;消化道在耳轮脚周围环形排列(图6-2)。

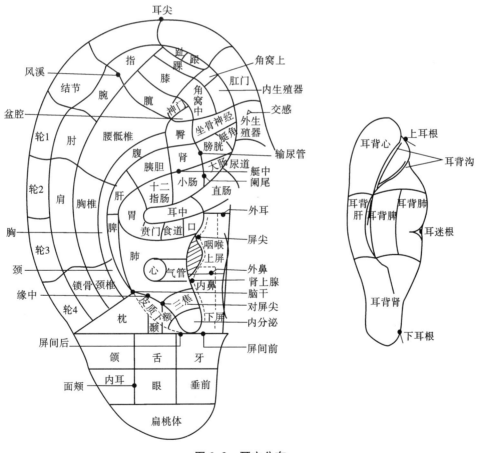

图6-2 耳穴分布

(2)耳穴的定位与主治 常用耳穴的定位与主治见表6-1。

表 6-1　常用耳穴的定位与主治

解剖部位	穴名	定位	主治
耳舟部	腕	平耳轮结节凸起处的耳舟部	腕部扭伤,肿痛
	肘	在腕与肩穴之间	肘痹
	肩	与屏上切迹同水平的耳舟部	肩痹
对耳轮上脚部	踝	在对耳轮上脚的内上角	踝关节炎,踝部扭挫伤
	膝	在对耳轮上脚的起始部	膝关节炎
对耳轮下脚部	臀	在对耳轮下脚外的 1/2 处	坐骨神经痛
	坐骨	在对耳轮下脚内的 1/2 处	坐骨神经痛
三角窝	神门	在三角窝的外 1/3 处,对耳轮上、下角交叉之前	失眠,多梦,健忘,眩晕,荨麻疹,各种痛证
耳屏部	屏尖	在耳屏上部隆起的尖端	发热,压痛
	肾上腺	在耳屏下部隆起的尖端	低血压,风湿,眩晕,腮腺炎,哮喘
对耳屏部	皮质下	在对耳屏的内侧面	失眠,多梦,痛证,哮喘,眩晕,耳鸣
屏尖切迹部	目1	在屏间切迹前下方	青光眼,近视眼
	目2	在屏间切迹后下方	屈光不正,外眼炎症
	屏间(内分泌)	在屏间切迹内耳甲腔底部	生殖器功能失调,更年期综合征,皮肤病
耳轮脚周围部	胃	在耳轮脚消失处	胃痛,呃逆,呕吐,消化不良,胃溃疡,失眠
	十二指肠	在耳轮脚上方外 1/3 处	胆道疾病,十二指肠溃疡
	小肠	在耳轮脚上方中 1/3 处	消化不良,心悸
耳甲艇部	肾	在对耳轮下脚的下缘,小肠穴直上方	泌尿,生殖,妇科疾病,腰痛,耳鸣,失眠
	肝	胃、十二指肠穴的后方	肝气郁滞,眼病,胁痛,月经不调,痛经

续表6-1

解剖部位	穴名	定位	主治
耳甲腔部	脾	在肝穴下方,耳甲腔的外上方	消化不良,腹胀,慢性腹泻,胃痛,口腔炎,崩漏,血液病
	心	在耳甲腔中心最凹陷处	心血管系统疾病,中暑,急惊风
	肺	心穴的上、下、外三面	呼吸系统疾病,皮肤病,感冒
耳轮部	耳尖	将耳轮向耳屏对折时,耳郭上尖端处	发热,高血压,目赤肿痛,睑腺炎
耳垂部	升压点	在屏间切迹下方	低血压,虚脱
	牙痛点1	在耳垂1区的外下角	拔牙,牙痛
	牙痛点2	在耳垂4区的中央	拔牙,牙痛
	眼	在耳垂5区的中央	急性结膜炎,电光性眼炎,近视
耳郭背面部	降压沟	在耳郭背面,由内上方斜向外下方行走的凹沟里	高血压

5.操作前准备　治疗盘、王不留行籽或磁珠、皮肤消毒液、棉签、镊子、探棒、胶布、弯盘等。

6.操作要点　进行耳穴探查,找出阳性反应点,并结合病情,确定主、辅穴位。皮肤消毒后,左手手指托持耳郭,右手用镊子夹取割好的方块胶布,中心粘上准备好的药豆或磁珠,对准穴位紧贴其上,并轻轻揉按1~2 min。每次以贴压5~7穴为宜,每日按压3~5次,隔1~3天换1次,两组穴位交替贴压。两耳交替或同时贴用。

7.注意事项

(1)操作所选用的王不留行籽及胶布等应常规消毒,以防感染。

(2)贴压耳穴应注意防水,以免脱落。

(3)胶布不能潮湿,不能污染,对胶布过敏者可改用其他耳穴刺激方法。

(4)贴压后,患者自行按摩时,以按压为主,不可揉搓,以免搓破皮肤,造成污染。

(5)对过度饥饿、疲劳、精神高度紧张、年老体弱及孕妇按压宜轻,急性疼痛性疾病症的患者宜重手法刺激,习惯性流产者和严重心脏病患者禁用。

(6)耳郭皮肤有炎症或冻伤者不宜采用。

(7)根据不同病症采用相应的体位,如胆石症取右侧卧位,冠心病取正坐位,泌尿系结石取病侧在上方的侧卧位等。

(河南中医药大学　钟　远)

1.简述生活起居护理的基本原则、内容和方法。

2.简述饮食护理的基本要求,食物的性味、功效和饮食禁忌。

3.简述中药的性能和用法、方剂的组成和剂型、中药用药护理。

4.简述灸法、拔罐、刮痧、耳穴贴压法等中医护理技术的适用范围、操作要点、注意事项。

第七章

内科常见病证护理

第一节 感 冒

感冒是感受触冒风邪而导致的常见外感疾病,临床表现以鼻塞、流涕、喷嚏、咳嗽、头痛、恶寒、发热、全身不适、脉浮为特征,病情轻者多为感受当令之气,称为伤风、冒风、冒寒;病情重者多为感受非时之邪,称为重伤风。在一个时期内广泛流行、证候相类似者,称为时行感冒。

案例

> 王某,女,55岁,干部。患者平素常自汗出,动则尤甚,易反复感冒。近3 d 来出现发热,体温37.8 ℃,鼻塞流涕,头痛,汗出,倦怠乏力,气短,咳嗽咯痰,无力,舌质淡苔薄白,脉浮无力。医生诊断为:气虚感冒。治疗原则为益气解表,拟用参苏饮加减治疗。
>
> 问题:①医生的诊断有道理吗? 请说出你的依据。②常见的感冒类型有哪些? 各有什么特点? ③该患者的辨证施护有哪些?

【辨证要点】

1. 辨风寒感冒与风热感冒　感冒常以风夹寒、夹热而发病,因此临床上应首先分清风寒、风热两证。两者均有恶寒、发热、鼻塞、流涕、头身疼痛等症,但风寒证恶寒重发热轻,无汗,鼻流清涕,口不渴,舌苔薄白,脉浮或浮紧;风热证发热重恶寒轻,有汗,鼻流浊涕,口渴,舌苔薄黄,脉浮数。

2. 辨普通感冒与时行感冒　普通感冒呈散发性发病,肺卫症状明显,但病情较轻,全身症状不重,少有传变;时行感冒呈流行性发病,传染性强,肺系症状较轻而全身症状显著,症状较重,且可以发生传变,入里化热,合并他病。

3. 辨常人感冒与虚人感冒　普通人感冒后,症状较明显,但易康复。平素体虚之人感冒之后,缠绵不已,经久不愈或反复感冒。在临床上还应区分是气虚还是阴虚。

气虚感冒者,兼有倦怠乏力,气短懒言,身痛无汗,或恶寒甚,咳嗽无力,脉浮弱等症。阴虚感冒者,兼有身微热,手足心发热,心烦口干,少汗,干咳少痰,舌红,脉细数。

【护治原则】

1. 解表达邪　感冒由外邪客于肌表引起,采用辛散解表的法则,祛除外邪,邪去则正安,感冒亦愈。解表之法应根据所感外邪寒热暑湿的不同,而分别选用辛温、辛凉、清暑解表法。时行感冒的病邪以时行病毒为主,解表达邪又很重视清热解毒。

2. 宣通肺气　感冒的病机之一是肺失宣肃,因此宣通肺气有助于使肺的宣肃功能恢复正常,肺主皮毛,宣肺又能协助解表,宣肺与解表相互联系,又协同发挥作用。

3. 照顾兼证　虚人感冒应扶正祛邪,不可专事发散,以免过汗伤正。病邪累及胃肠者,又应辅以化湿、和胃、理气等法治疗,照顾其兼证。

【证治分类】

1. 风寒束表证

症状:恶寒重,发热轻,无汗,头痛,肢节酸疼,鼻塞声重,时流清涕,喉痒,咳嗽,痰吐稀薄色白,舌苔薄白,脉浮或浮紧。

治法:辛温解表,宣肺散寒。

方药:荆防败毒散加减。常用药为荆芥、防风、柴胡、薄荷、羌活、独活、川芎、枳壳、前胡、桔梗、茯苓、甘草等。

2. 风热犯表证

症状:发热,微恶风寒,或有汗,鼻塞喷嚏,流稠涕,头痛,咽喉疼痛,咳嗽痰稠,舌苔薄黄,脉浮数。

治法:辛凉解表,宣肺清热。

方药:银翘散加减。常用药为金银花、连翘、薄荷、荆芥、淡豆豉、桔梗、牛蒡子、甘草、竹叶、芦根等。

3. 暑湿袭表证

症状:发生于夏季,面垢身热汗出,但汗出不畅,身热不扬,身重倦怠,头昏重痛,或有鼻塞流涕,咳嗽痰黄,胸闷欲呕,小便短赤,舌苔黄腻,脉濡数。

治法:清暑祛湿解表。

方药:新加香薷饮。常用药为香薷、金银花、连翘、厚朴、扁豆等。

4. 气虚感冒证

症状:素体气虚者易反复感冒,感冒则恶寒较重,或发热,热势不高,鼻塞流涕,头痛,汗出,倦怠乏力,气短,咳嗽咯痰无力,舌质淡苔薄白,脉浮无力。

治法:益气解表。

方药:参苏饮加减。常用药为人参、茯苓、甘草、苏叶、葛根、半夏、陈皮、桔梗、前胡、木香、枳壳等。

5. 阴虚感冒证

症状:阴虚津亏,感受外邪,津液不能作汗外出,微恶风寒,少汗,身热,手足心热,头昏心烦,口干,干咳少痰,鼻塞流涕,舌红少苔,脉细数。

治法:滋阴解表。

方药:加减葳蕤汤加减。常用药为白薇、玉竹、葱白、薄荷、桔梗、豆豉、甘草、大枣等。

【护理】

(一)护理评估

1. 体温、寒热、汗出情况。

2. 有无咳嗽、咯痰。

3. 心理社会状况。

4. 辨证:风寒束表证、风热犯表证、暑湿袭表证、气虚感冒证、阴虚感冒证。

(二)辨证施护

1. 风寒束表证

(1)患者需要安静休息,所居之所宜偏暖,宜加衣被以防重复受邪气侵扰。

(2)服用发汗剂应当热服,服后略加衣服棉被,以助汗出,但勿使汗大出,大汗淋漓可伤阴亡阳,汗出后用温毛巾擦干,防当风而复感风寒之邪。

(3)若发热,不宜冰块冷敷或者乙醇降温,因寒主收引,若发热时骤以冰块或乙醇降温,可导致毛孔闭塞而邪无出路,使病情更为严重。

(4)可适当配合针刺退热用泻法,取大椎、曲池、风池、合谷等穴。

(5)饮食宜清淡半流质饮食,忌生冷、油腻、肉面、五辛等食品。

(6)其药煎熬在15 min左右,服用频次因病情而定,以汗出为度,不必拘于固定频次。

2. 风热犯表证

(1)患者所居之地宜通风凉爽,但避免直接吹风,若发热身痛宜卧床休息,忌过度运动劳累。

(2)药宜偏温凉而服,此法遵循"寒则热之""热则寒之"的服药原则,可提高药效。

(3)服药后及时观察患者体温、出汗、伴随症状的变化。若汗出热退、身凉脉静则为正胜邪退,则可不必尽剂。

(4)可多食当季性质偏凉的多汁水果,如苹果、橙子、柚子等,但不宜多食荔枝、龙眼等偏热性水果,食后必不利其病。

(5)若高热,可温水擦浴,便于引邪外出,同时可同风寒证采用针刺退热。

(6)饮食宜清淡半流食饮食,多补充水分,可食用清凉的黄瓜、西瓜、苦瓜或绿豆汤等;忌辛辣、油煎肥厚食品,戒酒戒烟,过劳。

(7)药物煎服不宜过长,一般在沸后即可,频次亦以汗出为度。

3. 暑湿袭表证

(1)所居之室应凉爽通风,以防暑热。

(2)可与按摩局部穴位,通常的施术部位是太阳、印堂、风池及颈部的多处穴位,此法可解除恶心呕吐、脘痞等症状。

(3)亦可配合刮痧疗法:部位以夹背两侧、背部胸肋处、肘窝、过腘窝处为主。

(4)忌食肥甘厚腻之品,食之恐加重呕心呕吐之症,宜多服清凉解暑之品,如绿豆汤、黄瓜、西瓜等。

(5)此型患者所用药物多有芳香之品,故需后下,煎熬时间不宜过长,以沸后5 min

为佳。

4.气虚感冒证

(1)患者应注意保暖,同时患者应加强身体素质的锻炼,多参加体育活动或者其他的娱乐活动。

(2)注意营养的补给,忌厌食挑食,生冷。

(3)因所服用方剂之中多有补虚之品,且不宜发汗过度,因其中含有补虚之药,煎药时注意时间比上述证型之药长,使药物的有效成分最大程度地溶出,一般以沸后15 min为佳,服用药物需要固定频次,以每日3次为佳。

5.阴虚感冒证

(1)患者发汗宜相当谨慎,若过汗伤阴可导致痉挛,故需严格观察其出汗情况。

(2)除服用养阴解表之剂外,可嘱咐患者多服用养阴之品,如海鲜类,水果类中的柚子、葡萄等,并可顿服沙参、麦冬等以达到滋阴之效。

(3)患者药物煎服方法同气虚感冒。

(三)健康指导

1.平时加强锻炼,增强御邪能力;可从夏天开始进行冷水锻炼(冷水洗面,洗澡)。

2.随气候变化增减衣服,切忌贪凉,避免汗出当风。

3.感冒流行期,尽量少去公共场所。外出时戴口罩,家中谢绝流感患者探视、来访,防止交叉感染。

4.用抗流感病毒的中药或30%~50%的食醋蒸汽消毒空气。

第二节 哮 证

哮证是由于宿痰伏肺,遇诱因或感邪引触,以致痰阻气道,肺失肃降,痰气搏击所引起的发作性痰鸣气喘疾患。发作时喉中哮鸣有声,呼吸气促困难,甚至喘息不能平卧为主要表现。

西医学的喘息性支气管炎或其他急性肺部过敏性疾病所致的哮喘均可参考本节辨证护治。

🌀 **案例**

熊某,女,44岁。患者素有咳嗽气喘,时好时发。1周前因不慎感受风寒,咳喘复作,入夜加重,呼吸困难,难以平卧,发热(体温38.4 ℃)汗多,喉中痰鸣,吐白沫痰,舌苔白滑,脉浮紧。医生诊断为:哮证寒哮。治疗原则为温肺散寒,化痰平喘,拟用射干麻黄汤加减治疗。

问题:①医生的诊断有道理吗?请说出你的依据。②常见的哮证类型有哪些?各有什么特点?③该患者的辨证施护有哪些?

【辨证要点】

1.辨哮证发作的诱因 伏痰作为潜在的病理因素,如遇饮食不节、气候突变、情志

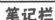

失调、劳累过度等多种诱因,均可导致本病复发。这些诱因,每多互相联系,其中尤以气候为主。

2.发作期辨寒、热、风、浊 本病发作时,因痰壅肺气,以邪实为主,故尤以呼气为困难,而自觉呼出为快。若病因于寒,痰从寒化,则属寒痰为患,症见喉中哮鸣有声,痰清稀而多泡沫。若病因于热,痰从热化,则痰热为患,症见喉中哮鸣如吼,气粗息涌,面赤,痰黏稠厚,咯吐不利。若因痰浊壅盛致肺脾气郁,则见喉中痰涎壅盛,声如拽锯,喘急胸满,痰黏多易出。若因宿痰遇风邪引触而发病,则见病情反复,时发时止,发时喉中哮鸣有声,呼吸急促,不能平卧,止时有如常人。

3.缓解期辨肺、脾、肾虚 肺虚主要表现为气短声低,喉中时有轻度哮鸣,咯痰清稀色白,自汗怕风,常易感冒,每因气候变化而诱发,舌淡苔白,脉细弱;脾虚主要表现为痰多,倦怠无力,食少便溏,或食油腻易腹泻,每因饮食不当而引发,舌淡苔薄腻或白滑,脉细软;肾虚主要表现为气短不足以息,心慌,动则为甚,吸气不利,痰吐起沫,腰酸腿软,脑转耳鸣,不耐劳累,舌淡苔白质胖嫩,脉象沉细。

【护治原则】

发作时治标,平时治本是本病的护治原则。发作时痰阻气道为主,故治以祛邪治标,豁痰利气,但应分清痰之寒热,寒痰则温化宣肺,热痰则清化肃肺,表证明显者兼以解表。平时正虚为主,故治以扶正固本,但应分清脏腑阴阳,阳气虚者予以温补,阴虚者予以滋养,肺虚者补肺,脾虚者健脾,肾虚者益肾,以冀减轻、减少或控制其发作。至于病深日久,发时虚实兼见者,不可拘泥于祛邪治标,当标本兼顾,攻补兼施,寒热错杂者,当温清并用。

【证治分类】

1.发作期

(1)寒哮

症状:呼吸急促,喉中哮鸣有声,胸膈满闷如窒,咳不甚,痰少咳吐不爽,白色黏痰,口不渴,或渴喜热饮,天冷或遇寒而发,形寒怕冷,或有恶寒、喷嚏、流涕等表寒证,舌苔白滑,脉弦紧或浮紧。

治法:温肺散寒,化痰平喘。

方药:射干麻黄汤加减。常用药为射干、麻黄、细辛、半夏、生姜、紫菀、款冬花、甘草、五味子、大枣等。

(2)热哮

症状:气粗息涌,喉中痰鸣如吼,胸高胁胀,张口抬肩,咳呛阵作,咯痰色黄或白,黏浊稠厚,排吐不利,烦闷不安,汗出,面赤,口苦,口渴喜饮,舌质红,苔黄腻,脉弦数或滑数。

治法:清热宣肺,化痰定喘。

方药:定喘汤加减。常用药为麻黄、杏仁、黄芩、桑白皮、半夏、款冬花、苏子、白果等。

2.缓解期

(1)肺虚

症状:气短声低,动则尤甚,或喉中有轻度哮鸣声,咳痰清稀色白,面色㿠白,常自汗畏风,易感冒,每因劳倦、气候变化等诱发哮证,舌淡苔白,脉细弱或虚大。

治法:补肺固卫。

方药:玉屏风散加减。常用药为黄芪、白术、防风等。

（2）脾虚

症状:平素痰多气短,倦怠无力,面色萎黄,食少便溏,或食油腻易于腹泻,每因饮食不当则易诱发哮证,舌质淡,苔薄腻或白滑,脉细弱。

治法:健脾化痰。

方药:六君子汤加减。常用药为党参、茯苓、白术、甘草、陈皮、半夏等。

（3）肾虚

症状:平素短气息促,动则尤甚,吸气不利,或喉中有轻度哮鸣,腰膝酸软,脑转耳鸣,劳累后易诱发哮证。或畏寒肢冷,面色苍白,舌淡苔白,质胖嫩,脉象沉细。或颧红,烦热,汗出黏手,舌红苔少,脉细数。

治法:补肾摄纳。

方药:金匮肾气丸或七味都气丸加减。

【护理】

（一）护理评估

1. 既往史、家族病史、发病的诱因及是否接触过敏原。

2. 哮喘发作的症状及伴随症状。

3. 生活自理能力。

4. 心理社会状况。

5. 辨证:寒哮证、热哮证、肺气虚证、脾气虚证、肾气虚证。

（二）辨证施护

1. 寒哮证

（1）中药汤剂趁热服用,微汗解表。

（2）病室保持空气清新,阳光充足,注意防寒保暖。

（3）注意患者的防寒保暖,特别是胸背部易受风寒所袭,故应当添加背心等御寒衣物。

（4）选食生姜大枣糯米粥(鲜生姜 10 g、大枣 10 g、糯米 50 g,冰糖适量,煮成粥)热食以散寒解表,经痰降气;忌生冷、寒凉、甘肥、黏腻之品。

（5）发作时,可针灸天突、膻中、定喘等穴位,每日 3～5 次,并加拔火罐。也可用洋金花叶放在纸卷中点火燃烧,作吸入剂用。缓解期可采用指压疗法,以双手指按压风池穴,每次 30～60 下,每日 2～3 次。

2. 热哮证

（1）中药汤剂温服;药后观察哮喘发作程度和痰色的改善情况。服药期间饮食要清淡,忌油腻、海腥之品。

（2）病室宜凉爽通风,空气清新,避免直接当风,衣被适中。发热者,定时测量体温,并多饮水。汗多者,及时用毛巾擦汗,更换湿衣被,防止受凉。

（3）咯痰不爽可给予雾化吸入,必要时给予吸痰。

（4）宜进食清淡、易消化的半流质或软食,但忌过食生冷;可饮梨汁、荸荠汁、枇杷叶粥、川贝粥等清热化痰,禁食辣椒、酒类、咖喱、葱蒜、韭菜、肉桂等辛燥之品;口干者多饮水,多食新鲜水果。注意口腔卫生,可用菊花、薄荷等泡水漱口。

(5)可取双侧肺俞、大椎、双风门、伏兔、丰隆等穴拔火罐,或遵医嘱选曲池、合谷等穴进行穴位注射以清热化痰。也可针刺或指压腹中、列缺、肺俞、尺泽等穴,以清热宣肺平喘。

3.肺虚证

(1)卫外不固,须慎起居,避风寒。

(2)发作时卧床休息,取舒适体位,缓解后指导做呼吸操、练气功、打太极拳。

(3)饮食宜清淡、可口、营养,宜进食益气补肺之品,如猪肺、黄芪、灵芝等。平时可饮服党参红枣汤、百合杏仁汤等以益气固表。

(4)灸膻中、肺俞等穴位。

4.脾虚证

(1)起居有常,劳逸结合,可进行呼吸操或保健操锻炼。按摩三阴交、关元、气海等穴,每日2次,每次100下左右。保持呼吸道通畅,经常拍背翻身,遵医嘱口服化痰药。

(2)食物宜软、烂、易消化、富营养,少食多餐,适当进食健脾益气化痰之品,如山药、红枣、薏苡仁、莲肉、柚子肉鸡、参芪粥、淮山半夏粥等,也可以橘皮泡水代茶饮。

(3)六君子汤宜空腹服。

5.肾虚证

(1)密切观察病情变化,如出现喘息鼻煽、张口抬肩、心慌、烦躁不安或昏昧、汗出肢冷、面唇紫青等,为心肾阳虚喘脱危象,应立即报告医生,配合抢救。

(2)寒温适度,起居有常,节制房事,避免劳欲过度。气短喘促紫绀者,予低流量间歇吸氧。临睡前用热水泡双足,然后摩擦涌泉穴。

(3)宜进食补肾纳气之品,如核桃、黑木耳、桑葚、紫河车、虫草等。平素用鹌鹑蛋冲服,或食用芡实粥、黄精冬虫夏草粥、紫河车瘦肉粥。

(4)中药汤剂宜空腹温服。金匮肾气丸宜在饭前服用,或空腹用淡盐水送服。

(5)可灸神阙、气海、关元、肾俞、肺俞、风门、三阴交等穴。也可将补骨脂研为细末,每次取10 g,以生姜调为膏状,敷于双侧足心,用纱布与胶布固定,每日换药1次。

(6)根据个人体质,加强锻炼。可选太极拳、内养功、散步或慢跑、呼吸操等。

(三)健康指导

1.居室内禁放花、草、地毯、羽毛制品等;忌食诱发哮喘的食物,如鱼、蛋、虾等;避免刺激气体、烟雾、灰尘和油烟等。

2.根据个人体质及病情,选择呼吸操、太极拳、内养功、散步或慢跑等方法长期锻炼,循序渐进,不宜剧烈运动。

3.注意保暖,避免受凉及上呼吸道感染;寻找变应原,避免接触变应原。

4.饮食宜清淡、富营养,少食多餐。忌油腻、过冷、过热、过饱。宜多食萝卜、丝瓜、薏苡仁、柑橘等以化痰利湿。戒烟。

5.指导患者哮喘发作的先兆,如出现胸部发紧、呼吸不畅、喉部发痒、打喷嚏、咳嗽等症状,应及时告诉医护人员,及时采取预防措施。

第三节 胸 痹

胸痹是由于正气亏虚,饮食、情志、寒邪等所引起的以痰浊、瘀血、气滞、寒凝痹阻心脉,以膻中或左胸部发作性憋闷、疼痛,甚则胸痛彻背,喘息不得卧为主要临表现的一种病证。

胸痹相当于西医的缺血性心脏病心绞痛,胸痹重症即真心痛相当于西医学的缺血性心脏病、心肌梗死。西医学其他疾病表现为膻中及左胸部发作性憋闷疼痛为主症时也可参照本节辨证护治。

案例

> 李某,男,50 岁。胸痛年余,腹胀半月余。咳痰不多,消化力弱,现左胸部闷痛。舌苔白腻,脉浮候缓,中候弦滑,沉候有力。医生诊断:胸痹痰浊闭阻证。治宜通阳泄浊,豁痰开结,拟用瓜蒌薤白半夏汤加减。
>
> 问题:①医生的诊断是否正确? 请说出你的依据。②该患者的辨证施护有哪些?

【辨证要点】

胸痹总属本虚标实之证,辨证首先辨别虚实,分清标本。标实应区别气滞、痰浊、血瘀、寒凝的不同,本虚又应区别阴阳气血亏虚的不同。标实者:闷重而痛轻,兼见胸胁胀满,善太息,憋气,苔薄白,脉弦者,多属气滞;胸部窒闷而痛,伴唾吐痰涎,苔腻,脉弦滑或弦数者,多属痰浊;胸痛如绞,遇寒则发,或得冷加剧,伴畏寒肢冷,舌淡苔白,脉细,为寒凝心脉所致;刺痛固定不移,痛有定处,夜间多发,舌紫暗或有瘀斑,脉结代或涩,由心脉瘀滞所致。本虚者:心胸隐痛而闷,因劳累而发,伴心慌,气短、乏力,舌淡胖嫩,边有齿痕,脉沉细或结代者,多属心气不足;若绞痛兼见胸闷气短,四肢厥冷,神倦自汗,脉沉细,则为心阳不振;隐痛时作时止,缠绵不休,动则多发,伴口干,舌淡红而少苔,脉沉细而数,则属心阴不足表现。

【护治原则】

护治原则应先治其标,后治其本,先从祛邪入手,然后再予扶正,必要时可根据虚实标本的主次,兼顾同治。标实当泻,针对气滞、血瘀、寒凝、痰浊而疏理气机,活血化瘀,辛温通阳,泄浊豁痰,尤重活血通脉治法;本虚宜补,权衡心脏阴阳气血之不足,有无兼见肺、肝、脾、肾等脏之亏虚,补气温阳,滋阴益肾,纠正脏腑之偏衰,尤其重视补益心气之不足。

【证治分类】

1.寒凝心脉证

症状:卒然心痛如绞,或心痛彻背,背痛彻心,或感寒痛甚,心悸气短,形寒肢冷,冷汗自出,苔薄白,脉沉紧或促。多因气候骤冷或感寒而发病或加重。

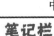

治法:温经散寒,活血通痹。

方药:当归四逆汤加减。常用药为桂枝、细辛、当归、芍药、甘草缓急止痛;通草、大枣等。

2.气滞心胸证

症状:心胸满闷不适,隐痛阵发,痛无定处,时欲太息,遇情志不遂时容易诱发或加重,或兼有脘腹胀闷,得嗳气或矢气则舒,苔薄或薄腻,脉细弦。

治法:疏调气机,和血舒脉。

方药:柴胡疏肝散加减。常用药为柴胡、白芍、枳壳、甘草香附、川芎、陈皮等。

3.痰浊闭阻证

症状:胸闷重而心痛轻,形体肥胖,痰多气短,遇阴雨天而易发作或加重,伴有倦怠乏力,纳呆便溏,口黏,恶心,咯吐痰涎,苔白腻或白滑,脉滑。

治法:通阳泄浊,豁痰开结。

方药:瓜蒌薤白半夏汤加味。瓜蒌、薤白、半夏、枳实、陈皮、石菖蒲、桂枝、干姜、细辛等。

4.瘀血痹阻证

症状:心胸疼痛剧烈,如刺如绞,痛有定处,甚则心痛彻背,背痛彻心,或痛引肩背,伴有胸闷,日久不愈,可因暴怒而加重,舌质暗红,或紫暗,有瘀斑,舌下瘀筋,苔薄,脉涩或结、代、促。

治法:活血化瘀,通脉止痛。

方药:血府逐瘀汤加减。常用药为川芎、桃仁、红花、赤芍、柴胡、桔梗、枳壳、牛膝、当归、生地黄、降香、郁金等。

5.心气不足证

症状:心胸阵阵隐痛,胸闷气短,动则益甚,心中动悸,倦怠乏力,神疲懒言,面色㿠白,或易出汗,舌质淡红,舌体胖且边有齿痕,苔薄白,脉细缓或结代。

治法:补养心气,鼓动心脉。

方药:保元汤。常用药为人参、黄芪、肉桂、生姜等。

6.心阴亏损证

症状:心胸疼痛时作,或灼痛,或隐痛,心悸怔忡,五心烦热,口燥咽干,潮热盗汗,古红少泽,苔薄或剥,脉细数或结代。

治法:滋阴清热,养心安神。

方药:天王补心丹加减。常用药为生地、玄参、天冬、麦冬、人参、炙甘草、茯苓、柏子仁、酸枣仁、五味子、远志、丹参、当归等。

7.心阳不振证

症状:胸闷或心痛较著,气短,心悸怔忡,自汗,动则更甚,神倦怯寒,面色㿠白,四肢欠温或肿胀,舌质淡胖,苔白腻,脉沉细迟。

治法:补益阳气,温振心阳。

方药:参附汤合右归饮加减。常用药为人参、附子、肉桂、炙甘草、熟地黄、山萸肉、仙灵脾、补骨脂等。

【护理】

（一）护理评估

1. 疼痛发作时间、部位、性质，是否有辐射，伴随症状及缓解的方法。

2. 对疾病的认知程度及生活自理能力。

3. 心理社会情况。

4. 辨证：心血瘀阻证、寒凝心脉证、痰浊闭阻证、气阴两虚证、心肾阴虚证、心肾阳虚证、气滞心胸证。

（二）辨证施护

1. 寒凝心脉证

（1）注意保暖、防止受凉，居室应向阳，随气候变化调整衣被厚薄。

（2）胸痛时可喷吸宽胸气雾剂，或口服冠心苏合丸，或予沉香、肉桂粉调服。

（3）中药汤剂宜温热服。

（4）饮食宜温热，忌生冷和寒凉食物。

2. 气滞心胸证

（1）多因情志不遂而诱发，应做好心理护理，使患者心情舒畅，以利气血条达。

（2）中药宜热服，以利活血化瘀、温阳补气。

（3）饮食宜清淡、易消化，少食多餐，晚餐不可过饱。

3. 痰浊闭阻证

（1）饮食宜素食为主，忌肥甘厚味之品，戒烟酒，以免助湿生痰。

（2）肥胖患者应限制饮食，控制体重，减轻脾胃负担，宜进水果蔬菜等富含纤维素食物。

（3）胸痛发作时可用宽胸气雾剂或速效救心丹。

4. 瘀血痹阻证

（1）饮食易清淡、少油腻。

（2）若患者出现剧烈胸痛、脉结代或细微欲绝，及时报告医生，做好抢救准备。

（3）保持大便通畅，避免用力排便。

5. 心气不足证

（1）以休息为主，体力允许适当运动，活动量以不引起心痛发作为度。

（2）饮食宜进补益气阴之品，如红枣、龙眼、赤豆等。

（3）心痛发作时可喷吸宽胸气雾剂或口含速效救心丹。

6. 心阴亏损证

（1）饮食宜滋润之品，如木耳、香菇等。可常食银耳羹、百合绿豆汤等。

（2）中药汤剂宜饭后 1～2 h 稍凉服用。服药后避免情志过激化火伤阴。

（3）头晕、腰酸、耳鸣等症状明显者，可按医嘱加服六味地黄丸。

7. 心阳不振证

（1）饮食以益气温阳、活血通络的食物为主，可适当选食牛肉汤、羊肉汤，并且注意饮食宜细软勿过饱。

（2）应严密观察胸痛发作的性质、程度，若剧痛、心慌、气短、唇紫、手足冷，遵医嘱立即给予吸氧，做好抢救准备。

(三)健康指导

1.保持大便通畅,嘱患者排便时勿屏气,排便不畅时可用开塞露。

2.合理调整饮食,适当控制进食量,禁忌刺激性食物及烟、酒,少食动物脂肪及胆固醇含量较高的食物,多吃蔬菜、水果。

3.避免紧张、劳累、情绪激动、便秘、感染等诱发因素,注意劳逸结合,康复期适当进行康复锻炼。

4.指导患者及家属掌握在病情突然变化时的简易应急措施。

第四节 中 风

中风病是由于正气亏虚,饮食、情志、劳倦内伤等引起气血逆乱,产生风、火、痰、瘀,导致脑脉痹阻或血溢脑脉之外为基本病机,以突然昏仆、半身不遂、口舌歪斜、言语謇涩或不语、偏身麻木为主要临床表现的病证。根据脑髓神经受损程度的不同,有中经络、中脏腑之分。本病多见于中老年人,四季皆可发病,但以冬春两季最为多见。

中风病的临床表现与西医所称的脑血管病相似。脑血管病主要包括缺血性和出血性两大类型。不论是出血性还是缺血性脑血管病均可参考本节辨证护治。

案例

傅某,男,63岁,工人。患者2个月前,因生气后,左半身不灵活。左手肿胀,舌强言涩,胃纳尚可,二便调。经西医确诊为脑血栓形成。现症:左侧半身不遂,上下肢疼痛,左手肿胀,言语迟涩,心烦少眠,饮食尚好,二便调,舌苔薄白,脉沉细缓。医生诊断为:中风之后气虚络瘀证。治则:益气养血,祛瘀通络。拟补阳还五汤加味。

问题:①医生的诊断有道理吗?请说出你的依据。②中经络与中脏腑的区别是什么?③该患者的辨证施护有哪些?

【辨证要点】

1.辨中经络与中脏腑 中经络者虽有半身不遂、口眼㖞斜、语言不利,但意识清楚;中腑则见二便闭塞不通,虽有神志障碍但无昏迷;中脏则肢体不用,昏不知人。中脏腑闭证属实,因邪气内闭清窍所致。症见神志昏迷、牙关紧闭、口噤不开、两手握固、肢体强痉等。脱证属虚,乃为五脏真阳散脱、阴阳即将离决之候。临床可见神志昏愦无知、目合口开、四肢松懈瘫软、手撒肢冷汗多、二便自遗、鼻息低微等。

2.辨中脏腑闭证与脱证 闭证属实,因邪气内闭清窍所致。症见神志昏迷、牙关紧闭、口噤不开、两手握固、肢体强痉等。脱证属虚,乃为五脏真阳散脱、阴阳即将离决之候。临床可见神志昏愦无知、目合口开、四肢松懈瘫软、手撒肢冷汗多、二便自遗、鼻息低微等。

3.辨阴闭与阳闭 阳闭有瘀热痰火之象,如身热面赤、气粗鼻鼾、痰声拽锯、便秘溲黄、舌苔黄腻、舌绛干,甚则舌体卷缩,脉弦滑而数。阴闭有寒湿痰浊之征,如面白唇紫、痰涎壅盛、四肢不温、舌苔白腻、脉沉滑等。

4. 辨病期　中风的急性期是指发病后 2 周内,中脏腑类最长病期可至 1 个月;恢复期是发病 2 周或 1 个月至半年内;后遗症期系发病半年以上者。

【护治原则】

中风病急性期标实症状突出,急则治其标,治疗当以祛邪为主,常用平肝熄风、清化痰热、化痰通腑、活血通络、醒神开窍等治疗方法。闭、脱二证当分别治以祛邪开窍醒神和扶正固脱、救阴回阳。内闭外脱则醒神开窍与扶正固本可以兼用。在恢复期及后遗症期,多为虚实夹杂,邪实未清而正虚已现,治宜扶正祛邪,常用益气活血等法。

【证治分类】

1. 中经络

(1)风痰入络证

症状:肌肤不仁,手足麻木,突然发生口眼㖞斜,语言不利,口角流涎,舌强言謇,甚则半身不遂。或兼见恶寒、发热、手足拘挛、关节酸痛等症。舌苔薄白,脉浮数。

治法:祛风化痰通络。

方药:真方白丸子加减。常用药为半夏、南星、白附子、天麻、全蝎、当归、白芍、鸡血藤、豨莶草等。

(2)风阳上扰证

症状:平素头晕头痛,耳鸣目眩,突然发生口眼㖞斜,舌强语謇,或手足重滞,甚则半身不遂等症。舌质红苔黄,脉弦。

治法:平肝潜阳,活血通络。

方药:天麻钩藤饮加减。常用药为天麻、钩藤、珍珠母、石决明、桑叶、菊花、黄芩、山栀、牛膝等。

(3)阴虚风动证

症状:平素头晕耳鸣,腰疼,突然发生口眼㖞斜,言语不利,手指动,甚或半身不遂,舌质红苔腻,脉弦细数。

治法:滋阴潜阳,熄风通络。

方药:镇肝熄风汤加减。常用药为白芍、天冬、玄参、枸杞子、龙骨、牡蛎、龟板、代赭石、牛膝、当归、天麻、钩藤等。

2. 中脏腑

(1)闭证　闭证的主要症状是突然昏仆,不省人事,牙关紧闭,口噤不开,两手握固,大小便闭,肢体强痉。根据有无热象,又有阳闭和阴闭之分。

1)阳闭

症状:除上述闭证的症状外,还有面赤身热,气粗口臭,躁扰不宁,苔黄腻,脉弦滑数。

治法:熄风清火,豁痰开窍。

方药:羚角钩藤汤加减。常用药为羚羊角(山羊角代)、钩藤、珍珠母、石决明、胆南星、竹沥、半夏、天竺黄、黄连、石菖蒲、郁金等。

2)阴闭

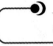

症状:除上述闭证的症状外,还有面白唇暗,静卧不烦,四肢不温,痰涎壅盛,苔白腻,脉沉滑缓。

治法:化痰熄风,宣郁开窍。

方药:涤痰汤加减。常用药为半夏、茯苓、橘红、竹茹、郁金、石菖蒲、胆南星、天麻、钩藤、僵蚕等。

(2)脱证

症状:突然昏仆,不省人事,目合口张,鼻鼾息微,手撒肢冷,汗多,大小便自遗,肢体软瘫,舌痿,脉细弱或脉微欲绝。

治法:回阳救阴,益气固脱。

方药:参附汤合生脉散加味。常用药为人参、附子、麦冬、五味子、山萸肉等。

3.中风恢复期

(1)风痰瘀阻证

症状:口眼㖞斜,舌强语謇或失语,半身不遂,肢体麻木,苔滑腻,舌暗紫,脉弦滑。

治法:搜风化痰,行瘀通络。

方药:解语丹加减。常用药为天麻、陈胆星、天竺黄、半夏、陈皮、地龙、僵蚕、全蝎、远志、石菖蒲、稀莶草、桑枝、鸡血藤、丹参、红花等。

(2)气虚络瘀证

症状:肢体偏枯不用,肢软无力,面色萎黄,舌质淡紫或有瘀斑,苔薄白,脉细涩或细弱。

治法:益气养血,化瘀通络。

方药:补阳还五汤加减。常用药为黄芪、桃仁、红花、赤芍、当归尾、川芎、地龙、牛膝等。

(3)肝肾亏虚证

症状:半身不遂,患肢僵硬,拘挛变形,舌强不语,或偏瘫,肢体肌肉萎缩,舌红脉细,或舌淡红,脉沉细。

治法:滋养肝肾。

方药:左归丸合地黄饮子加减。常用药为干地黄、首乌、枸杞子、山萸肉、麦冬、石斛、当归、鸡血藤。

【护理】

(一)护理评估

1.生命体征、意识、神志、瞳孔、肢体活动、语言表达等情况。

2.生活方式、休息、排泄等状况。

3.心理社会状况。

4.辨证:中经络——肝阳暴亢、风火上扰证,风痰瘀血阻脉络证,痰热腑实、风痰上扰证,气虚血瘀证,阴虚风动证;中脏腑——风失上扰清窍证,痰湿蒙闭心神证,元气败脱、心神散乱证,邪热内闭心窍证。

(二)辨证施护

1.中经络

(1)风痰入络证 ①室温不宜太高,衣被不可太厚,避免冷风直接吹入。②用通腑化痰饮服药后 3~5 h 泻下 2~3 次稀便即可说明腑气已通,不需再服。若服完上药后,未见大便,可报告医生,继续服药,以泻下为度。③如果出现嗜睡、朦胧,说明病情加重向中脏腑转化,即汇报医生。④饮食宜清热、化痰、润燥为主,如萝卜、绿豆、丝瓜、冬瓜、梨、香蕉、芹菜等,忌羊肉、牛肉、鸡肉、对虾、鱼、韭菜、辣椒、大蒜等。

(2)风阳上扰证 ①保持居室安静,严格限制探视,避免噪音、暴怒、抑郁,保持情绪稳定;②入睡困难者,辗转反侧,烦躁不安者,可适当给予镇静剂或睡前按摩涌泉穴100 次;③饮食宜清淡甘寒为主,如绿豆、黄瓜、梨等,忌大蒜、葱等辛香走窜之品。

(3)阴虚风动证 ①病房宜通风凉爽,但避免凉风直接吹入;②避免情志刺激,勿惊恐、郁怒,防止复中;③饮食以养阴清热为主,如百合莲子粥、薏苡仁粥、甲鱼汤、淡菜汤、面汤、银耳汤、黄瓜、鹿角菜汤、芹菜等。

2.中脏腑

(1)闭证 ①阳闭:轻轻按摩强痉的肢体,疏松缓解肌肉筋脉的拘挛。保持功能位置,切忌强劲拉伸;若有大便干结,可用生大黄粉 1~3 g 装胶囊口服或溶化鼻饲以通腑泻热;饮食可加白菜汤、丝瓜汤、萝卜汤、芹菜汤、小米粥、面汤、橘汁、西瓜汁、油菜、鲜木瓜汤等,忌油腻、厚味肥甘、生湿助火之品。②阴闭:肢体瘫软者,要保持肢体功能位置,防止足下垂和肩关节脱臼,四肢不温;饮食宜偏温性食物,如石菜花、萝卜汤、糯米、油菜、南瓜等。

(2)脱证 ①元阳败脱重危阶段,应积极进行中西医综合措施抢救。中药可用红人参、附子煎汤鼻饲或参附注射液,或生脉注射液静脉滴注,以回阳固脱。②观察病情变化:若舌体紧缩、卷曲,为肝气欲绝的垂危表现;若舌苔花剥而腻,多为痰浊未化、正气枯竭、胃气大伤的重危证。若全身大汗淋漓、汗液较清稀、淋漓不止、汗冷、黄豆珠样、颗粒不明,标志病重。观察是否有神、无神、假神。详细记录,及时汇报医生。③口张不合用湿纱布覆盖口部,保持湿润。④四肢厥冷,适当给予热水袋保暖。

3.中风恢复期

(1)指导患者做肢体运动功能及生活活动能力的训练。

(2)语言功能障碍的训练,根据失语的不同类型采取相应的训练方法,训练原则为由粗到细、由小到大、由简单到复杂。

(3)吞咽功能障碍康复护理,根据吞咽功能障碍特点,选择进食方法、体位、食物的状态和种类。

(4)自理能力的训练,锻炼患者梳头、洗脸、刷牙等。

(三)健康指导

1.保持心情愉快,避免急躁恼怒、情志过激而使疾病再度复发。

2.生活起居有常,避免过劳,适度休息。随着气候的变化增减衣服,注意保暖。

3.饮食以低盐、低脂肪、低胆固醇食物为宜,多食新鲜水果、蔬菜及豆制品,不宜过饱,忌食辛辣刺激之品,戒烟酒。

4.避免用力过度,以免复中。

5.保持大便通畅,经常使用含纤维素高的新鲜蔬菜、水果,以保持大便通畅。

6.积极治疗原发病,按时服药,观察血压变化,定时到医院复查。

第五节　胃　痛

胃痛是由于胃气阻滞,胃络瘀阻,胃失所养,不通则痛导致的以上腹胃脘部发生疼痛为主症的一种脾胃肠病证。胃痛,又称胃脘痛。

本病证以胃脘部疼痛为主症,西医学中的急性胃炎、慢性胃炎、消化性溃疡、胃痉挛、胃下垂、胃黏膜脱垂症、胃神经官能症等疾病,当其以上腹部胃脘疼痛为主要临床表现时,均可参照本节辨证护治。

案例

　　张某,男,38岁,工人。患者上腹部隐隐作痛,脘部觉凉,喜温喜按,空腹时痛甚,进食后疼痛缓解,面色萎黄,神疲乏力,四肢欠温,大便溏薄,舌质淡,苔薄白,脉象细。医生诊断为:胃痛脾胃虚寒证。治宜温中健脾,和胃止痛,拟用黄芪建中汤加味。

　　问题:①医生的诊断有道理吗? 请说出你的依据。②常见的胃痛类型有哪些? 各有什么特点? ③该患者的辨证施护有哪些?

【辨证要点】

1.辨虚实　实者多痛剧,固定不移,拒按,脉盛。虚者多痛势徐缓,痛处不定,喜按,脉虚。

2.辨寒热　胃痛遇寒则痛甚,得温则痛减,为寒证。胃脘灼痛,痛势急迫,遇热则痛甚,得寒则痛减,为热证。

3.辨气血　在气者,多为初病,呈胀痛,或涉及两胁,或兼见恶心呕吐,嗳气频频,疼痛与情志因素显著相关。在血者,多为久病,疼痛部位固定不移,痛如针刺,舌质紫暗或有瘀斑,脉涩,或兼见呕血、便血。

各证往往互相转化和兼杂,如寒热错杂、虚中夹实、气血同病等。

【护治原则】

护治以理气和胃止痛为主,再分虚实施治。属于胃寒者,散寒即所谓通;属于食停者,消食即所谓通;属于气滞者,理气即所谓通;属于热郁者,泄热即所谓通;属于血瘀者,化瘀即所谓通;属于阴虚者,益胃养阴即所谓通;属于阳虚者,温运脾阳即所谓通。根据不同病机而采取相应治法,才能善用"通"法。

【证治分类】

1.寒邪客胃证

症状:胃痛暴作,恶寒喜暖,得温痛减,遇寒加重,口淡不渴,或喜热饮,舌淡苔薄白,脉弦紧。

治法:温胃散寒,行气止痛。

方药:良附丸加味。常用药:高良姜、吴茱萸、香附、乌药、陈皮、木香等。

2. 饮食伤胃证

症状：胃脘疼痛，胀满拒按，嗳腐吞酸，或呕吐不消化食物，其味腐臭，吐后痛减，不思饮食，大便不爽，得矢气及便后稍舒，舌苔厚腻，脉滑。

治法：消食导滞，和胃止痛。

方药：保和丸加减。常用为神曲、山楂、莱菔子、茯苓、半夏、陈皮等。

3. 肝气犯胃证

症状：胃脘胀痛，痛连两胁，遇烦恼则痛作或痛甚，嗳气、矢气则痛舒，胸闷嗳气，喜长叹息，大便不畅，舌苔多薄白，脉弦。

治法：疏肝解郁，理所止痛。

方药：柴胡疏肝散加减。常用药为柴胡、芍药、川芎、郁金、香附、陈皮、枳壳、佛手、甘草等。

4. 脾胃湿热证

症状：胃脘疼痛，痛势急迫，脘闷灼热，口干口苦，口渴而不欲饮，身重疲倦，纳呆恶心，小便色黄，大便不畅，舌苔黄腻，脉滑数。

治法：清化湿热，理气和胃。

方药：清中汤加减。常用药为黄连、栀子、制半夏、茯苓、草豆蔻、陈皮、甘草等。

5. 瘀血停胃证

症状：胃脘疼痛，如针刺、似刀割，痛有定处，按之痛甚，痛时持久，食后加剧，入夜尤甚，或见吐血黑便，舌质紫黯或有瘀斑，脉涩。

治法：化瘀通络，理气和胃。

方药：失笑散合丹参饮加减。常用药为蒲黄、五灵脂、丹参、檀香、砂仁。

6. 胃阴不足证

症状：胃脘隐隐灼痛，似饥而不欲食，口燥咽干，五心烦热，消瘦乏力，口渴思饮，大便干结，舌红少津，脉细数。

治法：养阴益胃，和中止痛。

方药：一贯煎合芍药甘草汤加减。常用药为沙参、麦冬、生地黄、枸杞子、当归、川楝子、芍药、甘草等。

7. 脾胃虚寒证

症状：胃痛隐隐，绵绵不休，喜温喜按，空腹痛甚，得食则缓，劳累或受凉后发作或加重，泛吐清水，神疲纳呆，四肢倦怠，手足不温，大便溏薄，舌淡苔白，脉虚弱或迟缓。

治法：温中健脾，和胃止痛。

方药：黄芪建中汤加减。常用药为黄芪补、桂枝、生姜、芍药、炙甘草、饴糖、大枣。

【护理】

(一)护理评估

1. 疼痛的部位，性质，时间，程度，疼痛有无规律性及饮食的关系。

2. 饮食、生活习惯及既往史。

3. 心理社会状况。

4. 辨证：寒邪客胃证，饮食停滞证，肝气犯胃证，肝胃郁热证，瘀血停胃证，胃阴亏虚证，脾胃虚寒证。

（二）辨证施护

1.寒邪客胃证　①内服生姜、胡椒汤,在中脘部行拔火罐治疗;②药宜温服,忌生冷寒凉之品,避免胃部受寒。

2.饮食伤胃证　暂禁食,可服蜜饯山楂、萝卜,以行气导滞。病情缓解后亦当节食,不宜过饱或食不消化食物。

3.肝气犯胃证　①可饮香橼、绿萼梅茶,饮食宜清淡,忌烟酒茶和刺激性食品,少食肥甘厚味,以防阻碍气机;②注意调节情志,保持心情舒畅。

4.脾胃湿热证　①药宜凉服,以菊花苦丁茶饮之,食宜甘淡,常食绿豆汤,忌油腻和辛烈香燥之品;②调节情志,避免动怒。

5.瘀血停胃证　①可服红花茶、田七粉,食宜甘辛,量少多餐,以免食瘀互积,忌黏腻之品,以防滞气碍血;②宜情志舒畅以和血气;③应保持大便通畅。

6.胃阴不足证　①饮食以生津养液之品为宜,忌辛热香燥坚硬之品,多进水果,服食八宝粥;②保持大便通畅,便结者,可服蜂蜜。

7.脾胃虚寒证　①以食盐炒热后熨中脘,可于神阙、足三里穴隔姜艾炙;②药宜温服,忌生冷瓜果和寒凉食品,平时可选具有温补作用的狗肉、羊肉之类;③注意保暖,避御寒邪。

（三）健康指导

1.禁烟、酒、浓茶、咖啡等刺激性食物,了解患者饮食习惯,必要时推荐食谱,改善原有饮食。

2.生活有规律,劳逸结合,保证睡眠,保持乐观情绪,如出现疼痛、反酸、呕吐等症状,及时就医。

3.指导患者和家属了解本病的性质,掌握控制疼痛的简单方法,减轻身体痛苦和精神压力。

第六节　便　秘

便秘是指粪便在肠内滞留过久,秘结不通,排便周期延长,或周期不长,但粪质干结,排出艰难,或粪质不硬,虽有便意,但便而不畅的病证。

功能性便秘,同时肠道激惹综合征、肠炎恢复期肠蠕动减弱引起的便秘、直肠及肛门疾患引起的便秘、药物性便秘、内分泌及代谢性疾病的便秘,以及肌力减退所致的排便困难等,可参照本节辨证护治。

案例

　　邢某,男,38 岁,干部。嗜食辛辣,素常大便干结,服药(不详)后稍得缓解。近日又食炙博之品,遂致便结难解。服"果导"不应。且见唇干口臭,面赤身热,烦躁,腹胀满,小便短赤,舌红,苔黄燥,脉滑数。医生诊断为:便秘肠胃积热证。治疗以泻热导滞,润肠通便,拟用麻子仁丸加减。

　　问题:①医生的诊断有道理吗? 请说出你的依据。②常见的便秘类型有哪些? 各有什么特点? ③该患者的辨证施护有哪些?

【辨证要点】

　　便秘分虚实论治,实者当辨热秘和气秘和冷秘,虚者当辨气虚、血虚、阴虚和阳虚的不同。

【护治原则】

　　原则是实证以祛邪为主,据热、冷、气秘之不同,分别施以泻热、温散、理气之法,辅以导滞之品,标本兼治,邪去便通;虚证以养正为先,依阴阳气血亏虚的不同,主用滋阴养血、益气温阳之法,酌用甘温润肠之药,标本兼治,正盛便通。

【证治分类】

1.肠胃积热

症状:大便干结,腹胀腹痛,面红身热,口干口臭,心烦不安,小便短赤,舌红苔黄燥,脉滑数。

治法:泻热导滞,润肠通便。

方药:麻子仁丸加减。常用药为大黄、枳实、厚朴、麻子仁、杏仁、白蜜、芍药等。

2.气机郁滞

症状:大便干结,或不甚干结,欲便不得出,或便而不畅,肠鸣矢气,腹中胀痛,胸胁满闷,嗳气频作,饮食减少,舌苔薄腻,脉弦。

治法:顺气导滞。

方药:六磨汤加减。常用药为木香、乌药、沉香、大黄、槟榔、枳实等。

3.阴寒积滞

症状:大便艰涩,腹痛拘急,胀满拒按,胁下偏痛,手足不温,呃逆呕吐,舌苔白腻,脉弦紧。

治法:温里散寒,通便导滞。

方药:大黄附子汤。常用药为附子、大黄、细辛等。

4.气虚

症状:粪质并不干硬,也有便意,但临厕排便困难,需努挣方出,挣得汗出短气,便后乏力,体质虚弱,面白神疲,肢倦懒言,舌淡苔白,脉弱。

治法:补气润肠,健脾升阳。

方药:黄芪汤。常用药为黄芪、火麻仁、白蜜、陈皮等。

5.血虚

症状:大便干结,排出困难,面色无华,心悸气短,健忘,口唇色淡,脉细。

治法:养血润肠。

方药:润肠丸。常用药为当归、生地黄、火麻仁、桃仁、枳壳等。

6. 阴虚

症状:大便干结,如羊屎状,形体消瘦,头晕耳鸣,心烦失眠,潮热盗汗,腰酸膝软,舌红少苔,脉细数。

治法:滋阴润肠通便。

方药:增液汤。常用药为玄参、麦冬、生地黄、芍药、玉竹、石斛、火麻仁、柏子仁、瓜蒌仁等。

7. 阳虚

症状:大便或干或不干,皆排出困难,小便清长,面色㿠白,四肢不温,腹中冷痛,得热痛减,腰膝冷痛,舌淡苔白,脉沉迟。

治法:温阳润肠。

方药:济川煎。常用药为肉苁蓉、牛膝、当归、升麻、泽泻、枳壳、肉桂。

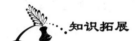知识拓展

    李东垣强调饮食劳逸与便秘的关系,并指出治疗便秘不可妄用泻药,如《兰室秘藏·大便结燥门》谓:"若饥饱失节,劳役过度,损伤胃气,及食辛热厚味之物,而助火邪,伏于血中,耗散真阴,津液亏少,故大便燥结。""大抵治病,不可一概用巴豆、牵牛之类下之,损其津液,燥结愈甚,复下复结,极则以至引导于下而不通,遂成不救。"

【护理】

(一)护理评估

1. 排便间隔时间、大便性质、便后有无出血。

2. 既往饮食习惯。

3. 心理社会状况。

4. 辨证:实者当辨热秘和气秘和冷秘,虚者当辨气虚、血虚、阴虚和阳虚的不同。

(二)辨证施护

1. 肠胃积热证

(1)保持病室安静,光线柔和,避免强光和噪音的刺激。

(2)饮食宜清淡,偏凉润为主,如蜂蜜、雪梨、西瓜、扁豆、苦瓜等。禁忌辛辣厚味,烟酒油腻。

(3)鼓励患者多饮白开水或果汁,以泻热而通利小便。

(4)热邪熏蒸于上,口臭、口舌生疮者,应注意做好口腔护理。

(5)服泻药后应注意患者排便的次数及大便量,观察有无腹痛和泻下不止的情

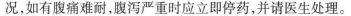

况,如有腹痛难耐,腹泻严重时应立即停药,并请医生处理。

(6)用肥皂水灌肠通便时,应注意患者有无胸闷、腹痛、腹胀等反应,必要时中止灌肠。

2.气机郁滞证

(1)对患者关心体贴,了解其心理活动,予以劝导;并应做好家属工作,避免不良环境的恶性刺激,尽量使之心情舒畅。

(2)鼓励患者在病情和体力允许的情况下,尽量多运动,如散步、做操、打太极拳等,促进气机通畅。

(3)宜多食新鲜水果蔬菜和有疏利作用的食品,如香菇、大蒜、洋葱、芦根、竹笋、萝卜等,禁忌甜黏生冷油腻不易消化之品。

(4)腹胀时可用肛管排气,腹中胀痛时不可盲目用大量肥皂水灌肠。

3.阴寒积滞证

(1)病室应温暖向阳,注意防寒保暖。

(2)本证多年老体虚患者,应限制活动量,勿使过劳。

(3)注意保持肛门部清洁,便后用温水清洗。

(4)饮食应营养丰富、高热量之补益之物,如牛羊肉、鸡蛋、牛奶、胡萝卜、鲫鱼、鲜虾等。

(5)鼓励患者多晒太阳,适当运动。

4.气虚证

(1)排便无力时可按摩腹部,在腹壁由右下腹顺结肠方向,向上、向下推,反复按摩10~15 min。

(2)可用温热疗法,如腹部热敷、艾灸、熨帖等。

(3)鼓励适当锻炼,如做扩胸运动等,促使气血运行。

(4)保持心情愉快,防止因气滞而加重病情。

(5)大便难下时,勿蹲之过久,以预防中气下陷,必要时用开塞露或甘油栓注入肛门,或用液体石蜡30~50 mL保留灌肠,以润肠通便。

5.血虚证

(1)应注意保暖,充分休息,以养心血。

(2)饮食以易消化,补益为主,如饴糖、大枣、花生、莲子、羊肉、甲鱼、海参、芝麻、桑葚、荔枝等,并尽可能地补充一些油脂。

(3)大便时应选用坐坑,不宜用力过猛,防止因大便不下而引起虚脱;病情严重者,应有人陪同,预防跌伤。

6.阴虚证

(1)选择一些具有生津、下气、滋阴作用的食物,如小米、红米、百合、银耳、红枣等。

(2)忌食温燥、辛辣、香浓的食物,如汤肉、狗肉、韭菜、茴香、辣椒、酒等。

(3)不宜多食桂湿类食物,如冬瓜、木瓜、扁豆、薏苡仁等。

(4)尽量避免工作紧张、熬夜、剧烈运动、高温酷暑的工作生活环境,免汗出过多,加重阴虚倾向。

7.阳虚证

（1）病室应温暖向阳，注意防寒保暖，多晒太阳，适当运动，但应避免过劳。

（2）饮食应营养丰富、高热量之补益之品，如牛肉、羊肉、鸡蛋、牛奶、胡萝卜、鲫鱼、鲜虾等。

（3）保持肛门清洁，便后用温水清洗。

（三）健康指导

1. 起居有序，适当增加活动，避免久坐少动，体虚患者，应加强腹肌的锻炼。

2. 加强饮食调养。多吃蔬菜、小米、粗粮等含膳食纤维素多的食物，多食瓜果，多饮水，常服蜂蜜、牛乳。忌食辛辣刺激食品，戒烟酒。

3. 养成定时排便的习惯，排便时尽量提供隐蔽条件，并保证充足的时间。

4. 保持心情舒畅，戒躁怒、紧张，避免情志所伤引致便秘。掌握简单的处理便秘的方法和使用泻剂的原则。

第七节　水　肿

水肿是指因感受外邪，饮食失调，或劳倦过度等，使肺失宣降通调，脾失健运，肾失开合，膀胱气化失常，导致体内水液潴留，泛滥肌肤，以头面、眼睑、四肢、腹背，甚至全身浮肿为临床特征的一类病证。

急慢性肾小球肾炎、肾病综合征、充血性心力衰竭、内分泌失调，以及营养障碍等疾病出现的水肿，可参考本节辨证护治。

案例

朱某，男，24岁。患者头面四肢浮肿，反复发作，已经2年。近1年来，用过健脾、滋肾中成药，浮肿未能控制。现见浮肿上半身偏重，尤其以头面及胸部明显，伴见胸闷烦热，咳嗽，不能平卧，口渴食少，两手皮肤干燥如泡碱水，小便短黄，脉象沉弦而数，舌净质淡。医生诊断为：水肿风水相搏证。治疗以疏风清热，宣肺行水，拟以越婢汤加减。

问题：①医生的诊断有道理吗？请说出你的依据。②常见的水肿类型有哪些？各有什么特点？③阳水与阴水的区别是什么？④该患者的辨证施护有哪些？

【辨证要点】

水肿病证首先须辨阳水、阴水，区分其病理属性。阳水病因多为风邪、疮毒、水湿。发病较急，每成于数日之间，肿多由面目开始，自上而下，继及全身，肿处皮肤绷紧光亮，按之凹陷即起，兼有寒热等表证，属表、属实，一般病程较短；阴水病因多为饮食劳倦，先天或后天因素所致的脏腑亏损。发病缓慢，肿多由足踝开始，自下而上，继及全身，肿处皮肤松弛，按之凹陷不易恢复，甚则按之如泥，属里、属虚或虚实夹杂，病程较长。其次应辨病变之脏腑，在肺、脾、肾、心之差异。最后，对于虚实夹杂，多脏共病者，应仔细辨清本虚标实之主次。

【护治原则】

水肿的护治原则应分阴阳而治,阳水主要治以发汗、利小便、宣肺健脾,水势壅盛则可酌情暂行攻逐,总以祛邪为主;阴水则主要治以温阳益气、健脾、益肾、补心,兼利小便,酌情化瘀,总以扶正助气化为治。虚实并见者,则攻补兼施。

【证治分类】

1. 风水相搏证

症状:眼睑浮肿,继则四肢及全身皆肿,来势迅速,多有恶寒发热,肢节酸楚,小便不利等症。偏于风热者,伴咽喉红肿疼痛,舌质红,脉浮滑数。偏于风寒者,兼恶寒、咳喘,舌苔薄白,脉浮滑或浮紧,如浮肿较甚,亦可见沉脉。

治法:疏风清热,宣肺行水。

方药:越婢加术汤加减。常用药为麻黄、杏仁、防风、浮萍、白术、茯苓、泽泻、车前子、石膏、桑白皮、黄芩等。

2. 湿毒浸淫证

症状:眼睑浮肿,延及全身,皮肤光亮,尿少色赤,身发疮痍,甚则溃烂,恶风发热,舌质红,苔薄黄,脉浮数或滑数。

治法:宣肺解毒,利湿消肿。

方药:麻黄连翘赤小豆汤合五味消毒饮加减。常用药为麻黄、杏仁、桑白皮、赤小豆、银花、野菊花、蒲公英、紫花地丁、紫背天葵等。

3. 水湿浸渍证

症状:全身浮肿,下肢明显,按之没指,小便短少,身体困重,胸闷,纳呆,泛恶。苔白腻,脉沉缓,起病缓慢,病程较长。

治法:健脾化湿,通阳利水。

方药:五皮饮合胃苓汤加减。常用药为桑白皮、陈皮、大腹皮、茯苓皮、生姜皮、苍术、厚朴、陈皮、草果、桂枝、白术、茯苓、猪苓、泽泻等。

4. 湿热壅盛证

症状:遍体浮肿,皮肤绷紧光亮,胸脘痞闷,烦热口渴,小便短赤,或大便干结,舌红苔黄腻,脉沉数或濡数。

治法:分利湿热。

方药:疏凿饮子加减。常用药为羌活、秦艽、防风、大腹皮、茯苓皮、生姜皮、猪苓、茯苓、泽泻、椒目、赤小豆、黄柏、商陆、槟榔、生大黄等。

5. 脾阳虚衰证

症状:身肿日久,腰以下为甚,按之凹陷不易恢复,脘腹胀闷,纳减便溏,面色不华,神疲乏力,四肢倦怠,小便短少,舌质淡,苔白腻或白滑,脉沉缓或沉弱。

治法:健脾温阳利水。

方药:实脾饮加减。常用药为干姜、附子、草果仁、桂枝、白术、茯苓、炙甘草、生姜、大枣、茯苓、泽泻、车前子、木瓜、木香、厚朴、大腹皮等。

6. 肾阳衰微证

症状:水肿反复消长不已,面浮身肿,腰以下甚,按之凹陷不起,尿量减少或反多,腰酸冷痛,四肢厥冷,怯寒神疲,面色㿠白,甚者心悸胸闷,喘促难卧,腹大胀满,舌质淡胖苔白,脉沉细或沉迟无力。

治法:温肾助阳,化气行水。

方药:济生肾气丸合真武汤加减。常用药为附子、肉桂、巴戟肉、仙灵脾、白术、茯苓、泽泻、车前子、牛膝等。

7. 瘀水互结证

症状:水肿延久不退,肿势轻重不一,四肢或全身浮肿,以下肢为主,皮肤瘀斑,腰部刺痛,或伴血尿,舌紫暗,苔白,脉沉细涩。

治法:活血祛瘀,化气行水。

方药:桃红四物汤合五苓散加减。常用药为当归、赤芍、川芎、丹参、益母草、红花、莪术、桃仁、桂枝、附子、茯苓、泽泻、车前子等。

【护理】

(一)护理评估

1. 血压、水肿、尿量、恶心、呕吐等情况。

2. 对疾病的认知及生活自理能力。

3. 心理社会状况。

4. 辨证:风水相搏证、湿热壅盛证、水湿浸渍证、湿毒浸淫证、脾阳虚衰证、肾阳衰微证、瘀水互结证。

(二)辨证施护

1. 风水相搏证

(1)病室温暖向阳、空气新鲜、光线充足、注意保暖、防外邪侵犯。

(2)饮食以易消化、低盐、高热、营养丰富的膳食为主,避免辛辣、生冷之品,可食清热利水之品,如西瓜、冬瓜、赤小豆等以利水消肿。

(3)可给予白茅根 30 g 或玉米须 15 g,开水泡代茶饮。

2. 湿毒浸淫证

(1)病室温湿度适宜,空气定期消毒,可用紫外线照射或食醋熏蒸,每日 1 次,并注意开窗通风,加强皮肤护理,保持会阴部清洁。

(2)饮食清淡,营养丰富,禁烟酒,低盐饮食,忌腥发类食物,适当进食温性类食物如生姜、胡椒、葱、蒜等以温阳化湿。

(3)可给予用金银花 30 g,蒲公英 30 g,开水泡代茶饮。

3. 水湿浸渍证

(1)卧床休息,水肿严重者取半卧位,床铺平整、干燥、清洁,勤翻身,防止褥疮发生。

(2)饮食营养丰富,低盐,水肿严重者可短期内无盐饮食,可选用鲤鱼冬瓜汤以利尿消肿。

(3)呕吐者可指压内关、合谷穴或生姜汁滴舌,以降逆止呕。

4. 湿热壅盛证

(1)患者病室应干燥、清洁,宜偏凉爽,空气新鲜,光线充足。

(2)饮食以易消化、低盐、高热、营养丰富的膳食为主,避免辛辣、生冷之品,可食清热利水之品,如西瓜、冬瓜、赤小豆等以利水消肿。

(3)因大便干结,多食蔬菜、水果及含粗纤维的食物,并可适当用缓泻药如麻仁丸,润肠通便,切忌用药过猛,使体力不支而晕倒。

5.脾阳虚衰证

(1)居室温暖向阳,严防感冒。

(2)饮食宜温热与低盐低钠,水肿严重者忌盐,少量多餐,忌生冷刺激辛辣油腻食品。

(3)不宜针灸。

6.肾阳衰微证

(1)居室温暖向阳,避免受凉。

(2)饮食上以温肾利水之品,严格控制饮水量,一般以总入量等于前1 d总出量加500 mL为宜。

(3)尿量<1 000 mL/d,应密切观察高钾血症的征象。如口唇四肢麻木,腹泻,脉搏不规则,肌无力,心电图改变。

(4)观察是否有低钙血症,如手指麻木,易激惹,腱反射亢进,抽搐。

(5)禁食含钙高的食物牛奶,含钾高的食物白菜、蘑菇、香蕉、橙子、土豆、花生米、榨菜等。

7.瘀水互结证

(1)注意休息。

(2)清淡饮食,可选用赤小豆、扁豆、西葫芦、山药等行水利尿,丹参、红花、大黄等煎茶代水饮化瘀通络。

(3)腰酸痛者卧床休息,亦可按摩肾俞穴或针刺肾俞、腰阳关、委中、志室、太溪。

(三)健康指导

1.告知患者出现水肿的原因,水肿与钠、水潴留的关系。合理安排每天食物的含盐量和饮水量。

2.指导患者避免进食腌制食品、罐头食品、啤酒、汽水、味精、面包、豆腐干等含钠丰富的食物,并指导其使用无钠盐、醋和柠檬等增进食欲。

3.正确测量每日出入液量、晨起餐前排尿后测量体重。如出现严重全身性水肿、体重增加过快过多或在夜间及劳累后出现呼吸困难加重,可能是早期心力衰竭,应及时就医。

4.坚持治疗,定期随访。若已治愈,仍应长期随访,定期复查。若脏气已伤,未能治愈,必须长期治疗,以期延缓病情进展,保持相对健康,尽量带病延年。

第八节 消 渴

消渴病是由于先天禀赋不足,复因情志失调、饮食不节等原因所导致的以阴虚燥热为基本病机,以多尿、多饮、多食、乏力、消瘦,或尿有甜味为典型临床表现的一种疾病。

消渴病与西医学的糖尿病基本一致。西医学的尿崩症,因具有多尿、烦渴的临床

笔记栏

特点,与消渴病有某些相似之处,可参考本节辨证护治。

案例

> 朱某,男。近几年来,善饥能吃,2009年发现糖尿病。1年来体重下降,疲乏无力,口渴思饮,1 d约喝4.5 kg水,多尿,控制饮食在每日0.4 kg左右,时感饥饿,腰膝酸软,乏力,头晕耳鸣,口干唇燥,皮肤干燥,瘙痒,舌红苔少,脉细数舌质偏红,脉缓。医生诊断为消渴肾阴亏虚证,治疗以滋阴固肾,拟用六味地黄丸加减。
>
> 问题:①医生的诊断有道理吗? 请说出你的依据。②常见的消渴类型有哪些? 各有什么特点? ③该患者的辨证施护有哪些?

【辨证要点】

1.辨病位 以肺燥为主,多饮症状较突出者,称为上消;以胃热为主,多食症状较为突出者,称为中消;以肾虚为主,多尿症状较为突出者,称为下消。

2.辨标本 一般初病多以燥热为主,病程较长者则阴虚与燥热互见,日久则以阴虚为主。进而由于阴损及阳,导致阴阳俱虚之证。

【护治原则】

本病的基本病机是阴虚为本,燥热为标,故清热润燥、养阴生津为本病的护治原则。由于本病常发生血脉瘀滞及阴损及阳的病变,以及易并发痈疽、眼疾、劳嗽等症,故还应针对具体病情,及时合理地选用活血化瘀、清热解毒、健脾益气、滋补肾阴、温补肾阳等治法。

【证治分类】

1.上消 肺热津伤证。

症状:烦渴多饮,口干舌燥,尿频量多,舌边尖红,苔薄黄,脉洪数。

治法:清热润肺,生津止渴。

方药:消渴方加减。常用药为天花粉、葛根、麦冬、生地黄、藕汁、黄连、黄芩、知母等。

2.中消 胃热炽盛证。

症状:多食易饥,口渴,尿多,形体消瘦,大便干燥,苔黄,脉滑实有力。

治法:清胃泻火,养阴增液。

方药:玉女煎加减。常用药为生石膏、知母、黄连、栀子、玄参、生地黄、麦冬、川牛膝等。

3.下消

(1)肾阴亏虚证

症状:尿频量多,混浊如脂膏,或尿甜,腰膝酸软,乏力,头晕耳鸣,口干唇燥,皮肤干燥,瘙痒,舌红苔少,脉细数。

治法:滋阴固肾。

方药:六味地黄丸加减。常用药为熟地黄、山萸肉、枸杞子、五味子、淮山药、茯苓、泽泻、牡丹皮等。

（2）阴阳两虚证

症状：小便频数，混浊如膏，甚至饮一溲一，面容憔悴，耳轮干枯，腰膝酸软，四肢欠温，畏寒肢冷，阳痿或月经不调，舌苔淡白而干，脉沉细无力。

治法：滋阴温阳，补肾固涩。

方药：金匮肾气丸加减。常用药为熟地黄、山萸肉、枸杞子、五味子、淮山药、茯苓、附子、肉桂等。

4.并发症的治疗　并发白内障、雀盲、耳聋，主要病机为肝肾精血不足，不能上承耳目所致，宜滋补肝肾，益精补血，可用杞菊地黄丸或明目地黄丸。并发疮毒痈疽者，治宜清热解毒，消散痈肿，用五味消毒饮。

【护理】

（一）护理评估

1.既往饮食结构和习惯、家族史。

2.病程长短、患者对疾病的认知程度及生活自理能力。

3.并发症。

4.心理社会状况。

5.辨证：燥热伤肺证、胃燥津伤证、肾阴亏虚证、阴阳两虚证。

（二）辨证施护

1.燥热伤肺证

（1）饮食以清淡为宜，多食具有清热养阴生津的食物，如苦瓜、菠菜、番茄、萝卜、鳝鱼等。

（2）口干烦渴，可用鲜芦根60 g煎汤代茶，或用生地黄、玄参、花粉泡水代茶。亦可食用马乳，每次50 mL，每日3次，有生津止渴的作用。

（3）若兼见神疲乏力、气短等，为气伤之象，可以生山药250 g煎水代茶；或以山药100 g、粳米100 g，加水1 000～1 500 mL，小火熬成粥食用，以益气养阴。

（4）保持大便通畅，必要时予大黄、玄参泡服。

2.胃热炽盛证

（1）饮食宜用瘦肉、蛋类、猪肝、乳制品等高蛋白食物，以加强营养，补充消耗量。

（2）多饮番茄汤、石斛汤、萝卜汤，或予地骨皮50 g煎水代茶，以清胃泻火，养阴增液。

3.肾阴亏虚证

（1）适当休息，节制房事。

（2）宜选用地黄粥、枸杞粥、桑葚汁等滋肾养阴之食物。可用老鸭一只宰洗干净，芡实适量置鸭腹中煲烂，适量服用，连用3～4周；或猪胰7具，切碎煮熟，加蜜糖500 g，熬如膏，每服15 g，每日2次，可滋阴固肾。

（3）枸杞子15 g，煎水代茶，以滋阴养肝肾阴液。

4.阴阳两虚证

（1）卧床休息，减少活动，禁房事，避风寒。

（2）饮食宜补益脾肾、益气养阴食物，如猪胰、猪肾、黄芪、黑豆等。可用猪胰1具、

1. 哮证与喘证如何鉴别？

2. 谈谈心悸的辨证要点。

3. 眩晕的辨证要点有哪些？

4. 中风病中经络与中脏腑如何鉴别？

5. 阐述水肿的辨证要点。

黄芪100 g,水煎服食,每日1剂,10 d为1疗程;或猪肾1对,杜仲(或核桃)30 g,炖服;或山药100 g、黄芪50 g,水煎服,每日1剂。

(3)中药汤剂宜文火久煎,温服,顿服。如加鹿茸,应先研细末,再用开水或煎剂冲服。病重时应随煎随服,每日可服2~3次。

(4)注意观察病情,防止浮肿的发生,及时发现阴虚阳浮或阴阳离决等所致的危重变证。

(三)健康指导

1.合理安排生活,做到起居有常、劳逸结合,适当运动以不感劳累为度。平时注意情志调养,避免精神内伤。控制饮食,忌肥甘厚味、辛辣刺激之品。节制性欲和生育,以固肾气。

2.注意个人卫生。保持全身和局部皮肤清洁,防止损伤,特别注意口腔、足部和外阴的防护,如有感染立即就医。

3.按医嘱服用降糖药,定期复查,随带治疗卡。根据患者具体情况选择运动方式,以不感到疲劳为宜。

(河南中医药大学　李　洹)

第八章

外科常见病证护理

第一节　白　疕

　　白疕是指在红斑性皮损上，反复出现多层而松散的银白色干燥鳞屑性的慢性炎症性皮肤病。因其"肤如疹疥，色白而痒，搔起白皮"而得名。其临床特征为：红斑上堆集较厚的银白色有闪光的鳞屑，鳞屑被刮除后，可露出淡红色半透明的薄膜及露水珠样的出血点。病程长，反复发作，较难根治。相当于西医学的银屑病。

　　　张某，男，34岁。患者皮疹多呈点滴状，发展迅速，颜色鲜红，层层银屑，瘙痒剧烈，抓之血露；伴口干舌燥，咽喉疼痛，心烦易怒，大便干燥，小便黄赤；舌质红，苔薄黄，脉弦滑或数。医生诊断为：寻常型白疕血热内蕴证。治疗原则为清热凉血，解毒消斑，拟用犀角地黄汤加减。
　　　问题：①医生的诊断有道理吗？请说出你的依据。②常见的寻常型白疕类型有哪些？各有什么特点？③白疕寻常型、脓疱型、关节型、红皮病型的临床特征各是什么？

【辨证要点】

　　本病初发或复发的早期，皮损颜色鲜红，是络脉充盈之象，辨证为血热；血热炽盛，生风化燥，局部皮肤失养则出现层层白屑；血热炽盛，迫血妄行则有点状出血现象。病程迁延，皮损顽固不退，变为暗红色，肥厚粗糙，其上鳞屑附着紧密，为血热煎熬津液，血液黏滞成瘀所致。病程日久，皮损变为淡红色，干燥脱屑，为血热久蕴，耗伤阴血，阴亏血燥，皮肤失养所致。

【护治原则】

　　本病进行期多以清热凉血解毒为基本护治原则，静止期多以养血滋阴润燥或活血化瘀、解毒通络为基本护治原则，对于特殊型则注重标本兼治。

【证治分类】

寻常型以中医辨证论治为主要治疗方法;脓疱型、关节型、红皮病型应以中西医结合治疗。

1. 血热内蕴证

症状:皮疹多呈点滴状,发展迅速,颜色鲜红,层层银屑,瘙痒剧烈,抓之血露;伴口干舌燥,咽喉疼痛,心烦易怒,大便干燥,小便黄赤;舌质红,苔薄黄,脉弦滑或数。

治法:清热凉血,解毒消斑。

方药:犀角地黄汤加减。常用药为犀牛角(水牛角代)、地黄、赤芍、丹皮板、蓝根、山豆根、玄参、金银花、连翘等。

2. 血虚风燥证

症状:病程较久,皮疹多呈斑片状,颜色淡红,鳞屑减少,干燥皲裂;自觉瘙痒,伴口咽干燥;舌质淡红,苔少,脉沉细。

治法:养血滋阴,润肤熄风。

方药:当归饮子加减。常用药为当归、生地黄、白芍、川芎、何首乌、荆芥、防风、白蒺藜、黄芪等。

3. 气血瘀滞证

症状:皮损反复不愈,皮疹多呈斑块状,鳞屑较厚,颜色暗红;舌质紫暗有瘀点、瘀斑,脉涩或细缓。

治法:活血化瘀,解毒通络。

症状:桃红四物汤加减。常用药物为桃仁、红花、熟地黄、当归、白芍、川芎等。

4. 湿毒蕴阻证

证候:皮损多发生在腋窝、腹股沟等皱褶部位,红斑糜烂,痂屑黏厚,瘙痒剧烈;或掌跖红斑、脓疱、脱皮;或伴关节酸痛、肿胀、下肢沉重;舌质红,苔黄腻,脉滑。

治法:清利湿热,解毒通络。

方药:萆薢渗湿汤加减。常用药为萆薢、薏苡仁、赤茯苓、黄柏、丹皮、泽泻、滑石、通草等。

5. 火毒炽盛证

症状:全身皮肤潮红、肿胀、灼热痒痛,大量脱皮,或有密集小脓疱;伴壮热、口渴、头痛、畏寒,大便干燥,小便黄赤;舌红绛,苔黄腻,脉弦滑数。

治法:清热泻火,凉血解毒。

方药:清瘟败毒饮加减。常用药为生地黄、黄连、黄芩、丹皮、石膏、栀子、甘草、竹叶、玄参、犀角、连翘、芍药、知母、桔梗。

【护理】

(一)护理评估

1. 根据病情与皮疹特点评估寻常型、脓疱型、关节病型和红皮病型四种类型。

2. 发病前有无感染、外伤、手术、妊娠等不良因素刺激。

3. 心理社会状况。

4. 辨证:血热内蕴证、血虚风燥证、气血瘀滞证、湿毒蕴阻证、火毒炽盛证。

（二）辨证施护

1．血热内蕴证

（1）此期病情发展较快，多数患者急躁、情绪紧张，向患者讲清本病的发生、发展和预后及中医的治疗、护理方法和措施，使其稳定情绪、积极地配合医疗护理措施的实施。

（2）食用具有清热作用的食物，如绿豆粥、苦瓜、芹菜、萝卜、白菜等，忌食辛辣刺激食物。

（3）小便短赤者，可用白茅根 60 g、车前子 30 g 当茶冲服；大便干结、皮损焮红者，可用地黄 30 g、牛蒡子 30 g 冲服；瘙痒甚者，可用扁蓄 30 g、地肤子 30 g、白鲜皮 20 g 冲服。

（4）局部及皮损处用药浓度宜低，性宜温和，以免激发红皮病。

2．血虚风燥证

（1）病情趋向稳定，嘱患者保持心情舒畅，切忌情绪波动。

（2）饮食宜清补，平补，如瘦肉、鸭蛋、百合、黑木耳、红枣、火腿，以增强抗病能力。

（3）皮肤干燥、苔藓样变者，用地黄 30 g、玄参 30 g、麦冬 20 g 冲服当茶；皮损肥厚浸润者，用桃仁、红花各 10 g 冲服；皮损皲裂、疼痛者，用白芍、甘草、百合各 30 g 冲服。

3．气血瘀滞证

（1）给予低脂膳食，忌鱼腥，海发食品，忌酸辣刺激性食物。

（2）瘀滞肌肤白，皮损肥厚者可按医嘱给 3% 黑豆馏油膏或黄连膏等外用。

4．湿毒蕴阻证

（1）进食低脂肪、高蛋白、高维生素饮食，禁食鱼腥，辛辣刺激性食物及酒类。

（2）关节疼痛患者注意休息，减少活动，协助其取舒适体位，用枕头支撑患部。

（3）应用免疫抑制剂者应密切观察其副作用及体温变化，做好口腔护理。

5．火毒炽盛证

（1）患者应卧床休息，做好基础及生活护理，满足患者的生活所需。

（2）加强支持疗法，注意水分、钾、钙的补充及维生素的补给，以利机体的恢复。

（3）饮食应给予易消化且营养丰富的食物，如新鲜水果、蔬菜含有大量维生素 C 及纤维素，能增加患者抗病能力。

（4）严密观察感染动向，以免感染扩散，护理人员身体健康，减少探视人群。

（5）给予口腔、眼部、会阴部的冲洗。用 2%～3% 硼酸或 1% 过氧化氢漱口。眼睛每日 3～4 次用 3% 硼酸水冲洗，点抗生素眼药膏或可的松眼膏。会阴每日可用苦参 20 g，煎水 200 mL，清洗患处。

（三）健康指导

1．解除思想顾虑，消除精神创伤。注意休息，避免过度劳累，戒烟酒。

2．保持居室环境的整洁、干燥、通风良好，避免潮湿；气候变化时，注意增减衣服，防止寒冷刺激。

3．因此病容易复发，故要定期复查，坚持长期治疗。

第二节　痔

痔是直肠末端黏膜下和肛管皮肤下的直肠静脉丛发生扩大、曲张所形成的柔软静脉团,或肛缘皮肤结缔组织增生或肛管皮下静脉曲张破裂形成的隆起物。根据发病部位不同,又可分为内痔、外痔、混合痔。发生在齿线以上的为内痔,发生在齿线以下的为外痔,两者同时发生的为混合痔。

案例

　　吕某,男,30 岁。患者喜应酬斗酒,痔病七八年,偶有便血,不以为患。就诊前日酒后登山,返时觉肛门坠痛,入夜加重,以温水坐浴不能减,彻夜难安,次日晨急诊,见口唇青,疼痛拒坐,冷汗淋淋,查肛口,见脱出痔核大如鹌卵,肿胀透明如囊水,其间青紫脉络隐约可见,舌红苔薄黄,脉弦紧。医生诊断为:内痔嵌顿气滞血瘀证。治疗原则为清热利湿,行气活血,拟用内服止痛如神汤加减,外敷清热止痛膏剂治疗。

　　问题:①医生的诊断有道理吗? 请说出你的依据。②内痔的分期及各期的特点是什么? ③该患者的辨证施护有哪些?

【辨证要点】

1. 辨气虚血虚　气虚者痔核脱出不纳,肛门有下坠感,气短懒言,食少乏力,舌质淡红,脉弱无力;血虚者痔核脱出,便血量多色清,头晕目眩,面色㿠白,心悸,唇舌色淡,脉细。

2. 辨虚实

(1)实证　腹胀满疼痛,拒按,口干,嗳气,心烦,下血鲜红,或便前便后,或量多量少,或如射如滴;湿热下注者,其血色污浊,苔黄或腻,脉弦滑。

(2)虚证　腹胀满喜按,头晕眼花,心悸汗出,咽干,唇白,下血色淡而清,或晦而不鲜,舌质淡,脉细或弱。

【护治原则】

明确痔的本质,无症状的则无须治疗;护治的标准是消除症状。保守治疗或非手术治疗无效或严重内痔周围支持组织被广泛破坏后才考虑手术;手术的目的是去除病灶,消除症状,保护可保留的正常组织;严格掌握手术适应证,手术中不可任意扩大手术范围,应尽可能地保存肛垫组织。

【证治分类】

1. 风热肠燥证

症状:大便带血,滴血或喷射状出血,血色鲜红,大便秘结或有肛门瘙痒,舌质红,苔薄黄,脉数。

治法:清热凉血祛风。

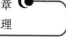

方药:凉血地黄汤加减。常用药为黄芩、荆芥、黄柏、知母、川芎、黄连、柴胡 1.5 g、升麻、防风、生地黄、甘草等。

2.湿热下注证

症状:便血色鲜,量较多,肛内肿物外脱,可自行回纳,肛门灼热,重坠不适,苔黄腻,脉弦数。

治法:清热利湿止血。

方药:脏连丸加减。常用药为黄连、黄芩、地黄、赤芍、当归、槐角、槐花、地榆炭、仙鹤草等。

3.气滞血瘀证

症状:肛内肿物脱出,甚或嵌顿,肛管紧缩,坠胀疼痛,甚则内有血栓形成,肛缘水肿,触痛明显,舌质红,苔白,脉弦细涩。

治法:清热利湿,行气活血。

方药:止痛如神汤加减。常用药为秦艽、桃仁、皂角子、苍术、防风、黄柏、当归、泽泻、槟榔、大黄等。

4.脾虚气陷证

症状:肛门松弛,内痔脱出不能自行回纳,需用手法还纳。便血色鲜或淡,伴头晕、气短、面色少华、神疲自汗、纳少、便溏等,舌淡,苔薄白,脉细弱。

治法:补中益气,升阳举陷。

方药:补中益气汤加减。常用药为黄芪、白术、陈皮、升麻、柴胡、人参、甘草、当归、白芍、川芎等。

5.外治　适用于各期内痔及内痔嵌顿肿痛等。

(1)熏洗法　以药物加水煮沸,先熏后洗,或用毛巾蘸药液作湿热敷,具有活血止痛、收敛消肿等作用,常用五倍子汤、苦参汤等。

(2)外敷法　将药物敷于患处,具有消肿止痛、收敛止血、祛腐生肌等作用。应根据不同症状选用油膏、散剂,如消痔膏、五倍子散。

(3)塞药法　将药物制成栓剂,塞入肛内,具有消肿、止痛、止血等作用,如痔疮栓。

(4)枯痔法　即以药物如枯痔散、灰皂散敷于Ⅱ、Ⅲ期能脱出肛外的内痔痔核的表面,具有强度腐蚀作用,能使痔核干枯坏死,达到痔核脱落痊愈的目的。此法目前已少采用。

【护理】

(一)护理评估

1.患者的职业、饮食、排泄习惯及诱发因素。

2.排便有无疼痛、便血,便后有无肿块脱出等。

3.直肠检查结果。

4.心理社会状况。

5.辨证:风热肠燥证、湿热下注证、气滞血瘀证、脾虚气陷证。

(二)辨证施护

1.风热肠燥证

笔记栏

（1）饮食宜清热凉血润肠，可选用生地黄粥、茅根粥、荸荠、豆浆、鸡冠花藕汁等饮食。鼓励患者多饮水，可饮冷蜜糖水、淡盐水等。

（2）当患者发生便秘时，可进食花生糊、芝麻糊、核桃等润肠通便之食物。

（3）中药汤剂不宜久煎，汤剂宜饭前温服。

（4）每天遵医嘱用中药外洗剂熏洗坐浴，或用金黄膏外敷。

2. 湿热下注证

（1）饮食以清热化湿止血的为宜。如食马齿苋粥、苦瓜饮、苦参红糖鸡蛋等。多饮开水，可多饮清凉饮料或用大黄、番泻叶泡水代茶服。

（2）痔核脱出要及时回纳，以防内痔嵌顿。回纳后要多做肛门按摩。坚持做提肛运动。

（3）中药汤剂宜饭前凉服。槐角有催生堕胎作用，故孕妇忌用。

（4）每天遵医嘱用中药外洗剂熏洗坐浴，或用金黄膏外敷。

3. 气滞血瘀证

（1）饮食宜活血祛瘀润肠通便的清淡饮食，可选用桃仁粥、木耳粥等，少食生冷、寒凉的食物。

（2）患者因坠胀疼痛明显，而致精神紧张，忧虑不安。应与患者说明因情志不畅可导致肝郁气滞，血行受阻，加重病情。

（3）每天遵医嘱用中药外洗剂熏洗坐浴，或用金黄膏外敷。

（4）中药汤剂不宜久煎。宜温服顿服，半空腹时服。

4. 脾虚气陷证

（1）患者体质虚弱，易受外邪入侵。故要慎起居，防寒保暖，以防感冒腹泻，患者应卧床休息。

（2）患者饮食宜健脾补中益气，进食以精细软为主，量宜少且清淡，如可食黄芪山药莲子粥、参枣米饭、桂圆莲子粥等。而产后体虚则可服食归参栗子鸡或蜂蜜芝麻糊。忌食生冷、油腻等不易消化食物。

（3）中药汤剂宜先浸泡15 min后再用文火煎煮，宜在午饭前空腹时服食。

（三）健康指导

1. 生活有规律，劳逸结合，保证睡眠充足。

2. 饮食有节制，多食高纤维食物，如新鲜蔬菜、水果、粗麦面粉，少食辛辣、刺激之品。

3. 养成每日排便的习惯，避免排便时间过长。勿久蹲、久坐、努责，保持肛周清洁，坚持每晚热水或中药液坐浴。如有肛门部不适、疼痛、坠胀感，应及时就医。

4. 每日做肛门括约肌的功能锻炼，如提肛运动，在排便后或睡前，取平卧位或坐们，或站立位。做深呼吸运动，有意识地向上提升肛门，然后放松，再收缩，每日2次，每次20下。如练习得当，常有腹部及肛门温热的感觉。

5. 积极防治血栓性外痔染毒等并发症，必要时遵医嘱外敷、内服中药，以免症状加重。

6. 发现排便困难者应及时到医院复诊。

第三节　湿疮

湿疮是一种过敏性炎症性皮肤病,具有对称分布,多形损害,剧烈瘙痒,倾向湿润,反复发作,易成慢性等特点。根据病程,可分为急性、亚急性、慢性三类。急性以丘疱疹为主,有渗出倾向;慢性以苔藓样变为主,易反复发作。本病男女老幼皆可发病,但以先天禀赋不耐者为多,无明显季节性,但冬季常复发。相当于西医的湿疹。

案例

曹某,男,58岁。患者自述:2年前因染发后出现头面部丘疱疹,其形似癣,成片,痒甚。搔抓破损后流黄水。无发热。曾多方求医,经大量抗菌消炎西药、清热解毒中药,多种外用药治疗皆无效。现证见皮损潮红,丘疹,瘙痒,可见鳞屑;伴纳少,腹胀便溏,易疲乏;舌淡胖,苔白腻,脉弦缓。医生诊断为:湿疮脾虚湿蕴证。治疗原则为健脾利湿止痒,拟用除湿胃苓汤或参苓白术散加减治疗。

问题:①医生的诊断有道理吗? 请说出你的依据。②特定部位的湿疮有哪些? 各有什么特点? ③该患者的辨证施护有哪些?

【辨证要点】

发病急,病程短。初起时皮肤潮红焮热,肿胀,丘疹、水疱成片,瘙痒不休,抓破流滋,糜烂,浸淫成片,结痂。伴有身热,口渴,心烦,小便短赤,大便秘结,舌苔黄腻质红,脉滑或数,发病时间长,病程久,可辨为实证。常反复多次发作,皮色灰淡或暗,有丘疹,水疱少,皮损肥厚,浸润,苔藓样改变,色素沉着,脱屑,剧烈瘙痒,受热加重。伴有口干少津,入夜尤甚,舌苔薄质瘦红,脉弦细,可辨为虚证。

【护治原则】

湿疮以清热利湿止痒为主要治法。急性者以清热利湿为主;慢性者以养血润肤为主。

【证治分类】

1.湿热蕴肤证

症状:发病快,病程短,皮损有潮红、丘疱疹,灼热瘙痒无休,抓破渗液流脂水;伴心烦口渴,身热不扬,大便干,小便短赤;舌红,苔薄白或黄,脉滑或数。

治法:清热利湿止痒。

方药:龙胆泻肝汤合萆薢渗湿汤加减。常用药为生地黄、赤茯苓、黄柏、黄芩、木通、薄荷、泽泻、甘草、地肤子、白鲜皮等。

2.脾虚湿蕴证

症状:发病较缓,皮损潮红,丘疹,或丘疱疹少,瘙痒,抓后糜烂渗出,可见鳞屑;伴纳少,腹胀便溏,易疲乏;舌淡胖,苔白腻,脉弦缓。

治法:健脾利湿止痒。

方药:除湿胃苓汤或参苓白术散加减。常用药为防风、苍术、白术、赤茯苓、陈皮、厚朴、猪苓、山栀子、木通、泽泻、滑石、甘草等。

3.血虚风燥证

症状:病程久,反复发作,皮损色暗或色素沉着,或皮损粗糙肥厚,剧痒难忍,遇热或肥皂水后瘙痒加重;伴有口干不欲饮,纳差,腹胀;舌淡,苔白,脉弦细。

治法:养血润肤,祛风止痒。

方药:当归饮子或四物消风饮加减。常用药为当归、生地黄、白芍、川芎、何首乌、荆芥、防风、白蒺藜、黄芪、甘草等。

【护理】

(一)护理评估

1.皮损表现,瘙痒程度。

2.生活方式、排便状况。

3.心理社会状况。

4.辨证:湿热浸淫证、脾虚湿蕴证、血虚风燥证。

(二)辨证施护

1.湿热浸淫证

(1)居住处应通风干燥;注意皮肤的清洁,勿用肥皂、避免热水烫洗、烈性药物刺激及搔抓。

(2)饮食宜清淡,忌肥甘,保持大便通畅。

(3)因湿疹瘙痒无休,指导患者避免烦躁,剧痒难以入寐时遵医嘱口服止痒药。

(4)若滋水较多时,可遵医嘱给予中药洗浴。

(5)可在睡前按摩太白穴以镇静安神止痒。

(6)急性湿疹或慢性湿疹急性发作期间,应暂缓注射和接种牛痘。

2.脾虚湿蕴证

(1)保持居住环境整洁、舒适,保护皮肤。

(2)饮食宜清淡、易消化,多食蔬菜和水果,忌食辛辣及发物等;注意发现能加重或诱发本病的食物,并避免再食用。

(3)让患者了解有关本病的有关知识,稳定患者的情绪,增强患者治疗疾病的信心。

(4)遵医嘱给予中药擦洗或涂抹,可以使用青鹏软膏涂抹患处。

3.血虚风燥证

(1)保持室内清洁,注意保持大便通畅。

(2)饮食宜清淡、易消化,多食蔬菜和水果,忌食辛辣及发物等。

(3)稳定患者情绪,树立康复信心。

(4)可选用各种软膏剂、乳剂外擦,或使用丹皮酚软膏涂抹皮肤。

(5)可用艾条熏患处止痒。

(三)健康指导

1.向患者讲解本病的预防知识。患病期间,暂缓预防注射。

2.居住条件要干爽、通风。穿棉质衣物,勤换勤洗衣服,加强个人卫生,保持皮肤干燥,洗浴次数不宜过多,不宜过多使用香皂、沐浴露,可经常使用滋润剂,不要用肥皂及过烫的水擦洗皮损,避免搔抓,越抓越痒就会形成恶性循环。

3.尽可能寻找原因,隔绝致敏原,避免再刺激。祛除病灶,治疗全身慢性疾患,如消化不良、肠寄生虫病、糖尿病、精神神经异常、小腿静脉曲张等。

4.一般湿疹患者应以宜消化素食为主,大便应日日通畅,忌食辛辣刺激、腥发动风的海产品如鱼、虾、牛奶、鸡蛋等食物。常用一些健脾祛湿的药膳,如冬瓜莲子汤、绿豆赤小豆汤等。河产品如莲子、藕、荷叶等。

5.溶血性链球菌感染是奔类病的诱发因素之一,尽可能避免感冒、扁桃腺炎、咽炎的发生。一旦发生应积极对症治疗,以免加重病情。

6.消除精神紧张因素,避免过于疲劳,注意休息,放松心态。

7.湿疹有渗液的部位尽量少洗,宜保持干燥,并避免或少接触化学洗涤用品。清洗患处时,动作要轻柔,不要强行削离皮屑,以免造成局部感染,影响治疗,使病程延误。

（河南中医药大学　李　洹）

1.简述乳癖的定义。

2.内痔的分度有哪些?

3.白庀有何特点?怎样诊断。

第九章 妇科常见病证护理

第一节　痛　经

凡在经期或行经前后，出现周期性小腹疼痛，或痛引腰骶，甚则剧痛昏厥者，称为"痛经"，亦称"经行腹痛"。若经前或经行初期仅感小腹或腰部轻微胀痛不适，这为经期常见的现象，不做病论。

痛经又分原发性痛经或继发性痛经，前者是指生殖道无器质性病变的痛经，后者系指盆腔器质性疾病如子宫内膜异位症、盆腔炎或宫颈狭窄引起的痛经。本病以青年女性为多。本节所述为原发性痛经。

案例

> 　　张某，女，25岁。因经期受寒着凉，痛经3个月余。每次经行小腹冷痛，经血紫黯夹有血块。曾到医院妇科就诊。诊断为痛经并给予消炎痛治疗，但效果欠佳。因本次月经来潮时腹痛加重，随来医院就诊。症见经行腹痛，喜暖喜按，经血暗红有血块，畏寒肢冷，面色㿠白，舌质暗红，苔白，脉沉弦紧。医生诊断为痛经寒凝血瘀证。治疗以温经散寒，祛瘀止痛，拟用温经汤加减。
>
> 　　问题：①医生的诊断有道理吗？请说出你的依据。②常见的痛经类型有哪些？各有什么特点？

【辨证要点】

痛经的辨证主要根据疼痛发生的时间、部位、性质，结合月经的期、量、色、质及兼症、舌脉、体质状况等以辨其寒热虚实。一般痛在经前、经期多属实，痛在经后多属虚；痛甚于胀，经血色黯夹血块多为血瘀；胀甚于痛，伴经血排出不畅多属气滞；绞痛、冷痛、得热痛减者为寒；灼痛得热痛增多为热；痛在少腹，兼有乳房胀痛者，病多在肝；痛连腰骶，伴头晕、耳鸣者多为肾虚。

【护治原则】

本病的护治原则，以调理冲任气血为主。还必须区别痛时与平时的治法不同，以及根据月经周期不同阶段,冲任气血变化的不同而调之。痛时缓急止痛以治标;平时审因辨证以治本;经前、经期冲任二脉气实血盛,易生阻滞,宜理气活血以行滞;经后血随经去,血海空虚,治多养血益气以补虚。

【证治分类】

1.气血虚弱证

症状:经后一两日或经期小腹隐隐作痛,或小腹及阴部空坠,喜揉按,月经量少色淡质薄,或神疲乏力,或面色不华,或纳少便溏。舌质淡,苔薄白,脉细弱。

治法:益气补血,和营止痛。

方药:圣愈汤加减。常用药为人参、黄芪、当归、川芎、地黄、白芍、香附、延胡索等。

2.气滞血瘀证

症状:经前或行经第一、两天,小腹胀痛,拒按,甚则小腹剧痛而恶心呕吐,伴胸胁作胀,或经量少,或经行不畅,经色紫黯有块,血块排出后痛减,经净疼痛消失,舌质紫黯或有瘀点,苔薄白,脉弦或弦滑。

治法:活血化瘀,行气止痛。

方药:膈下逐瘀汤加减。常用药为当归、川芎、赤芍、桃仁、红花、枳壳、延胡索、五灵脂、丹皮、乌药、香附、甘草等。

3.寒凝血瘀证

症状:经前或经期小腹冷痛拒按,得热则痛减,经血量少,色黯有块,畏寒肢冷,面色青白,舌黯,苔白,脉沉紧。

治法:温经散寒,祛瘀止痛。

方药:温经汤加减。常用药为吴茱萸、当归、芍药、川芎、人参、生姜、麦冬、半夏、牡丹皮、阿胶、甘草、桂枝等。

4.湿热蕴结证

症状:经前或经期小腹灼痛拒按,痛连腰骶,或平时小腹痛,至经前疼痛加剧,经量多或经期长,经色紫红,质稠或有血块,平素带下量多,黄稠臭秽,或伴低热,小便黄赤,舌红,苔黄腻,脉滑数或濡数。

治法:清热除湿,化瘀止痛。

方药:清热调血汤加减。常用药为牡丹皮、黄连、生地黄、当归、白芍、川芎、红花、桃仁、莪术、香附、延胡索、败酱草等。

5.肝肾亏损证

症状:经净后一两日内小腹绵绵作痛,腰部酸胀,经色黯淡,量少,质稀薄,或有潮热,或耳鸣,舌淡红,苔薄白或薄黄,脉细弱。

治法:补肾填精,养血止痛。

方药:调肝汤加减。常用药为当归、白芍、山茱萸、巴戟、甘草、山药、阿胶等。

【护理】

(一)护理评估

1.年龄,经行腹痛病史,痛经发生的时间、部位、性质及程度,有无伴随症状。

2.婚育史,妇科手术史,有无妇科慢性疾病。

3.起居环境,卫生习惯,心理社会影响及饮食嗜好。

4. 心理社会状况。

5. 辨证: 气血虚弱证、气滞血瘀证、寒凝血瘀证、湿热蕴结证、肝肾亏损证。

(二)辨证施护

1. 气血虚弱证

(1)平时应多吃有营养、易消化的食物,如精瘦肉、鸡蛋类等,可以配合一些补气生血的食物,如羊肉粥、海参、鸡肉、大枣、黑豆等一起食用,但不宜过量,应少食多餐,以免增加胃肠负担加重病情。

(2)注重体育锻炼,坚持每日锻炼身体,合理运动,劳逸结合,体育锻炼能促进气血流通,血脉通利。

(3)穴位按揉护理,选取合谷、阴陵泉、三阴交、足三里。

2. 气滞血瘀证

(1)注意保持心境平和,情绪稳定,精神舒畅,克服和避免情绪波动。聆听欢快音乐及外出散步,分散注意力,以保持情绪稳定。

(2)平素多食理气活血作用的水果和蔬菜,如白萝卜、荠菜、香菜、胡萝卜等。

(3)可用香附、川芎这两种药热敷神阙穴。

3. 寒凝血瘀证

(1)不吃生冷和刺激性食物,注意避寒。经期不要涉水、游泳,不要坐在阴湿寒凉地方。外出时要防止淋雨。经期可用热水袋外敷腰腹部。

(2)可用桂皮山楂加红糖煮水,于月经来潮前或当天温服。也可喝些姜糖水以驱寒气,防止受凉。

4. 湿热蕴结证

(1)嘱患者平时要注意卫生,特别是行经期间要勤换内衣裤,注意消毒,防止感染,可用适合自己的护理液每晚清洗。

(2)如果明确有其他合并感染的情况要及时用药控制感染,以免加重病情。

(3)清淡宜消化的食物为主,应尽量少食多餐,少食辛辣香燥之物,多吃一些具有清热、利下焦湿热功效的食物。如冬瓜、苦瓜、苦菜、扁豆、马齿苋、梨、薏苡仁等食物。

5. 肝肾亏损证

(1)日常生活注意劳逸结合,避免过度疲劳,加重病情。经期注意卫生,避免盆浴、游泳等。

(2)加强营养,多食用补益肝肾的食物,如羊肉、鸡肉、枸杞、甲鱼等炖服以补肝益肾。

(3)热敷、推拿及艾灸穴位三阴交、太冲、肝俞、肾俞、足三里治疗。

(三)健康指导

1. 劳逸结合,生活规律,睡眠充足,经期避免过度劳累及剧烈活动。

2. 行经时少食生冷瓜果,勿涉冷水,忌坐卧潮湿之地;注意下腹保暖,避免寒冷刺激。

3. 注意经期卫生,保持外阴、卫生垫、内裤等清洁,提倡淋浴。

4. 加强体育锻炼,增强体质和抗病能力。

第二节　崩　漏

月经非时而下,量多如注,或淋漓不净者称这"崩漏"。其突然大量出血,称为"崩中";日久淋漓不断称为"漏下"。两者虽出血状况不同,但其在疾病发生过程中可以互相转化,即崩证日久,气血耗伤,渐成漏下;久漏不止,病势日进,可转成崩证,所以临床上常称崩漏并称。

崩漏从月经初潮至绝经前后都可能发生,而且发作时经常出现经血暴下如注,致使气血俱虚,若治疗失时时,易致气厥脱,则病情危重。

西医学功能失调性子宫出血可参照本病治疗。

案例

王某,女,48岁。月经量少,每次经期流血多天,多与下次月经连接,几乎终月不干净,淋漓不尽,现已半年有余。此次月经量多,色鲜红,无血块,伴有心慌气短,神疲无力,畏寒怕冷,手足不温,腰酸腿软,大便溏薄。曾服补气养血处方无效,常服阿胶也未见止血。某医院诊断更年期功能性子宫出血。使用激素治疗效果亦不明显。查其舌象:舌质淡嫩红,边有齿痕。诊其脉见沉缓,尺脉弱不应指。医生诊断为:崩漏肾阳虚证。治疗以温肾固冲,止血调经,拟用右归丸加减。

问题:①医生的诊断有道理吗? 请说出你的依据。②常见的崩漏类型有哪些? 各有什么特点? ③崩漏的治疗原则是什么?

【辨证要点】

崩漏的主证为血证,故辨证当根据出血的量、色、质变化,参合全身症状、舌脉以及发病的久暂,辨其虚、实、寒、热。若经血非时暴下,量多势急,色淡质稀,多为气虚;暴下不止或淋漓不净,血色深红或紫红,质稠多属血热,若淋漓不止,色鲜红质稠多属虚热,若时来时止,时闭时崩,色黯有块,多属血瘀。崩漏虚证多而实证少,热者多而寒者少,但"即使是火,亦是虚火,非实火可比"。崩漏有以崩为主的,有以漏为主的,或崩与漏交替出现的,或停经日久而忽然血大下的。久崩多虚,久漏多瘀。"崩为漏之甚,漏为崩之渐",即崩可转漏,漏可成崩。临证时须根据其转化情况,审其轻重虚实。

发病年龄阶段的不同,也是崩漏辨证的重要参考。一般来说,青春期患者多属先天肾气不足,冲任未充;育龄期患者多属血热,冲任受损;绝经期患者多因肝肾亏损或脾气虚弱,冲任不固。

【护治原则】

由于崩漏发病缓急不同,出血的新久各异,护治崩漏尚须本着"急则治其标,缓则治其本"的原则,灵活掌握塞流、澄源、复旧三法。

1.塞流　即是止血,是治疗崩漏的紧急措施。暴崩之际,急当止血防脱。气为血

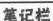

帅,血为气母,互相依存,失血过多,必致气虚,气虚不摄,必致新的出血,暴崩下血,气无所附,可导致血竭气脱的危重证候,故塞流是崩漏治疗的第一步。若出血势急量不减者,宜急症处理。

2.澄源　即正本清源,亦是辨证求因,审因论治,这是治疗崩漏的重要阶段。一般用各种止血药后,待出血量减少或停止时,根据不同的病因病机辨证论治,动用补肾、滋肾、益气、健脾、祛瘀等法。

3.复旧　即固本善后,血止后当以调理月经周期为治本之法。

护治崩漏三法不可截然分割,塞流需澄源,澄源当固本。治崩宜升提固涩,不宜辛温行血;治漏宜养血理气,不可偏于固涩。青春期患者,重在补益肾气,固摄冲任;育龄期才重在舒肝养肝,调理冲任;绝经前后期才重在滋肾扶脾,调摄冲任。

【证治分类】

1.肾阳虚证

症状:经来无期,出血量多或淋漓不尽,色淡质清,畏寒肢冷,面色晦暗,腰腿酸软,小便清长,舌质淡,苔薄白,脉沉细。

治法:温肾固冲,止血调经。

方药:右归丸加减。常用药为肉桂、附子、山药、枸杞、熟地黄、杜仲、山茱萸、鹿角胶、菟丝子、当归、黄芪、人参、覆盆子、赤石脂等。

2.肾阴虚证

症状:经乱无期,出血淋漓不尽或量多,色鲜红,质稍稠,头晕耳鸣,腰膝酸软,或手足心热,或有心烦,舌质偏红,苔少,脉细数。

治法:滋阴益肾,固冲止血。

方药:左归丸合二至丸加减。常用药为熟地黄、山药、枸杞、山茱萸、菟丝子、鹿角胶、龟板胶、川牛膝、旱莲草、女贞子。

3.血热证

症状:经血非时而下,量多如崩或淋漓不净,色深红或紫红,质黏稠,口渴烦热,或有发热,小便黄或大便干结,舌质红,苔黄或黄腻,脉洪数或滑数。

治法:清热凉血,止血调经。

方药:清热固经汤加减。常用药为黄芩、焦栀子、生地黄、地骨皮、地榆、阿胶、生藕节、炙龟板、牡蛎、甘草等。

4.脾虚证

症状:经血非时而至,崩中继而淋漓,血色淡而质薄,气短神疲,面色㿠白,或面浮肢肿,手足不温,或饮食不佳,舌质淡红,苔薄白,脉缓弱或沉弱。

治法:补气健脾,摄血固冲。

方药:固本止崩汤加减。常用药为人参、黄芪、白术、熟地黄、当归、黑姜、升麻、乌贼骨等。

5.血瘀证

症状:经血非时而下,时来时止,或淋漓不净,或停闭日久,又突然崩中下血,继而淋漓不断,色紫黯有块,小腹坠胀,舌质紫黯或有瘀斑,苔薄白,脉涩。

治法:活血化瘀,止血调经。

方药:逐瘀止血汤合失笑散加减。常用药为生地黄、大黄、赤芍、丹皮、当归尾、枳壳、桃仁、龟板、蒲黄、五灵脂等。

【护理】

(一)护理评估

1. 年龄、月经史、婚育史、避孕措施。

2. 环境起居、卫生习惯、心理社会影响及饮食嗜好。

3. 有无贫血、盆腔包块、肝病、血液病等慢性疾病。

4. 对疾病的认知程度及生活自理能力

5. 心理社会状况。

6. 辨证:肾阳虚证、肾阴虚证、血热证、脾虚证、血瘀证。

(二)辨证施护

1. 肾阳虚证

(1)可适当进食温补之品,待止血后,如患者脾胃健运可多食当归生姜羊肉汤、鹿茸炖鸡、狗肉、红枣等温肾补血之品。

(2)对于发育不良者,争取早治。可按医嘱配合人工周期促进发育,调整月经,并可配合食疗,用紫河车煲瘦肉或当归、党参炖母鸡,服食。

(3)特别注意保暖,尤其是夜间尿多者或大便稀溏者。

(4)可遵医嘱予艾灸百会、神阙、气海等穴。

(5)中药汤剂宜文火久煎,温热服。

2. 肾阴虚证

(1)加强营养,可选用红枣、山药、人参、党参、核桃、竹丝鸡、猪腰、水鱼、紫河车、牛腩、羊肉、猪肝等补肾养血之品。

(2)头晕耳鸣,出血量多时,应卧床休息,减少活动,起坐势缓,外出时需做好陪护,防止眩晕、跌仆。

(3)中药汤剂宜文火久煎,温热服。

3. 血热证

(1)可服食甘蔗汁、藕汁、生地黄汁、鲜旱莲草汁等以清热凉血止血,忌食辛辣煎炸助阳动火之品。多食鱼肉、鸡蛋、银耳及各种新鲜的蔬菜和水果。

(2)鼓励患者多饮开水,以补充水分,汗出时应及时擦干,以防着凉。

(3)中药汤剂宜饭后偏凉服。

4. 脾虚证

(1)病室宜温暖、向阳,忌当风直吹患者。切忌劳累耗气,以免加重病情。

(2)饮食宜富于营养,多摄入血肉有情的食品,如用龙眼、红枣煮瘦肉汤、鱼汤、鸡汤等。冬日可多食生姜羊肉汤以温运脾胃之阳;应尽量少食寒凉生冷之品,以免损伤脾阳。若脾胃运化功能欠佳者,不宜过于滋补。

(3)注意保暖,可用热敷、艾灸疗法,以助阳气恢复。

(4)中药汤剂宜用文火久煎,温热服。

5. 血瘀证

(1)向患者介绍本证的转归、预后情况和成功的病例,以增强战胜疾病的信心,勿忧思、悲观。

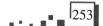

（2）少腹部疼痛拒按者,可予腹部热敷,以促使瘀血排出,减轻腹部疼痛。腹痛伴呕吐者,可遵医嘱针刺内关、合谷穴。

（3）饮食除加强营养外,平时可多食金橘饼或用橘皮、佛手泡茶以舒郁理气。忌食辛辣酸涩、有刺激性及壅阻气机之食品。经前、经期可服山楂红糖水或益母草膏,每日 3 次,每次 10 g。

（4）中药汤剂宜饭后温服,服药后观察出血量的变化。

（三）健康指导

1. 劳逸结合,勿过度劳累,损伤心脾。饮食有节,起居有常。

2. 对先天不足的少女,应及早治疗月经不调。调情志,尤其对更年期妇女,应避免不良因素的刺激。做好计划生育,避免房劳多产。

3. 可常灸足三里、肾俞穴,能健脾益肾,固摄冲任,生化气血,预防崩漏复发。

第三节　绝经前后诸证

妇女在绝经期前后的一段时期内,围绕月经紊乱或绝经出现烘热汗出、烦躁易怒、潮热面红、眩晕耳鸣,心悸失眠、腰背酸楚、目浮肢肿、皮肤蚁走样感、情志不宁等症状,称为"绝经前后诸证",亦称"经断前后诸证"。这些证候往往轻重不一,参差出现,持续时间或长或短,短者仅数月,长者迁延数年。

西医学围绕经期综合征、卵巢早衰、后术切除或理化因素操作双侧卵巢出现围绝经期症状者,可参照本病治疗。

案例

郭某,女,44 岁,工人。近 1 年,月经每两三月不潮,性情急躁,头晕耳鸣,心悸怔忡,面部阵阵烘热,颜红耳赤,继之汗出,汗后身冷,腹胀不适,眼睛干涩,有时关节疼痛,舌质红少苔,脉细数。医生诊断为:绝经前后诸证之肾阴虚证。治疗原则为滋养肾阴,佐以潜阳,拟用左归饮加减治疗。

问题:①医生的诊断有道理吗? 请说出你的依据。②常见的绝经前后诸证类型有哪些? 各有什么特点? ③该患者的辨证施护有哪些?

【辨证要点】

绝经前后诸证以肾虚为本,肾阴不足,阳失潜藏;肝肾同源,肾阴不足,则水不涵木,而阴虚阳亢;或肾阳虚弱,阴阳失调;元阳不足以温煦脾土,则痰湿、瘀血丛生。

【护治原则】

在护治上应注重平调肾中阴阳,清热不宜过于苦寒,祛寒不宜过于辛热,更不可妄用克伐,以名犯虚之戒。

【证治分类】

1. 肾阴虚证

症状:头目晕眩耳鸣,头部面颊阵发性烘热,汗出,五心烦热,腰膝酸疼,足跟疼痛。月经先期或先后不定,经色鲜红,量或多或少,或皮肤干燥、瘙痒,口干,大便干结,尿少色黄,舌质红少苔,脉细数。

治法:滋养肾阴,佐以潜阳。

方药:左归饮加减。常用药为熟地黄、山药、枸杞、山茱萸、茯苓、炙甘草、制首乌、龟板等。

2. 肾阳虚证

症状:面色晦暗,精神萎靡,形寒肢冷,腰膝酸冷,或经行量多,或崩中暴下,色淡或黯,有块,面浮肢肿,夜尿多或尿频失禁,或带下清稀,舌淡,或胖嫩,边有齿印,脉沉细无力。

治法:温肾扶阳。

方药:右归丸加减。常用药为肉桂、附子、山药、枸杞、熟地黄、杜仲、山茱萸、鹿角胶、菟丝子、当归、仙茅、仙灵脾、覆盆子等。

3. 肾阴阳俱虚证

症状:绝经前后,头晕耳鸣,健忘,乍寒乍热,颜面烘热,汗出恶风,腰背冷痛,舌淡,苔薄,脉沉弱。

治法:阴阳双补。

方药:二至丸合二仙汤加减。常用药为仙茅、仙灵脾、巴戟天、知母、黄柏、当归、制首乌、生龙骨、生牡蛎、旱莲草、女贞子等。

【护理】

(一)护理评估

1. 月经史,生育史。

2. 烘热、汗出、面色、情绪变化等症状。

3. 妇科检查结果。

4. 对疾病的认知程度及生活自理能力。

5. 心理社会状况。

6. 辨证:肾阴虚证、肾阳虚证、肾阴阳两虚证。

(二)辨证施护

1. 肾阴虚证

(1)病室宜凉爽、光线柔和。

(2)宜低盐饮食,忌食刺激性食品如酒、咖啡、浓茶、胡椒等。可佐以滋补肝肾之品,如枸杞子、何首乌等煲汤或煮粥食用。

(3)中药宜饭前温服,每日1次,观察服药后效果和反应。

2. 肾阳虚证

(1)病室宜阳光充足,注意保暖,勿受风寒。

(2)饮食宜选一些温补之食品,如牛肉、猪肝、猪肾。冬季宜食羊肉、狗肉、姜等,以温煦肾阳。浮肿者宜低盐饮食,并可选食冬瓜、赤小豆、鲤鱼汤,以利水消肿。可佐以温补肾阳之品,如羊肉、核桃、山药等。食欲不佳,厌油腻者可用红枣、龙眼加红糖做成红枣桂圆汤饮用。

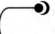

（3）中药汤剂宜饭前热服。

3.肾阴阳两虚证

（1）病室宜阳光充足，温凉适宜。

（2）多吃中性蛋白质，例如，牛奶、鸡蛋、鱼类、豆类、豆腐等。注意食物属性的搭配，食物要热性和凉性互相搭配。

（3）刺激督任两脉，是调节阴阳平衡的两条重要的经脉，位置分别在人体躯干的正面与背面的正中线。

（三）健康指导

1.保持心情愉快，更年期应乐观、开朗、心胸开阔，避免生气。

2.指导患者合理安排时间，坚持适当的体育锻炼。劳逸结合，长期紧张的脑力劳动者易患本病，应与朋友交流思想，调畅心情。增加户外活动，多晒太阳，练习太极拳或做保健操等。

3.定期体检，无病先防，有病早治。

第四节　带下病

带下病是指带下量增多，色质气味异常，伴全身或局部症状者。本病以带为名，是因带脉不能约束而致，有生理、病理之分。健康女子随着发育成熟，阴道内有少量无色无臭的带下分泌，以润泽阴道，此为生理性带下。若带下量多，色质气味异常，伴有局部乃至全身症状者，即为病理性带下。

西医学的阴道炎、宫颈炎等所致的白带增多，属于本病范畴。

🌀案例

　　李某，女，29岁，工人。近半年月经前期5～6 d，白带多，黏稠腥臭，缠绵不断，阴部瘙痒，有时糜烂，微肿而疼，大便干燥，小便短赤。阴道涂片检查：滴虫（＋）。舌赤，苔微黄腻，脉弦数。医生诊断为带下病湿热下注证，治疗以清热利湿止带，拟用止带方加减。

　　问题：①医生的诊断有道理吗？请说出你的依据。②常见的哮证类型有哪些？各有什么特点？③该患者的护理措施有哪些？

【辨证要点】

带下病辨证主要根据带下量、色、质、气味，其次根据伴随症状及舌脉辨其寒热虚实如带下量多色白或淡黄，质清稀，多属脾阳虚；色白质清稀如水，有冷感者属肾阳虚；量不甚多，色黄或赤白相兼，质稠或有臭气为阴虚挟湿；带下量多色黄，质黏稠，有臭气，或如泡沫状，或色自如豆渣状，为湿热下注；带下量多，色黄绿如脓，或浑浊如米泔，质稠，恶臭难闻，属湿毒重证。临证时尚需结合全身症状及病史等综合分析，方能做出正确的辨证。

【护治原则】

带下病的治疗原则以健脾、升阳、除湿为主,辅以舒肝固肾;但是湿浊可以从阳化热而成湿热,也可以从阴化寒而成寒湿,所以要佐以清热除湿、散寒除湿等法。

【证治分类】

1.脾虚湿困证

症状:带下量多,色白或淡黄,质稀薄,或如涕如唾,无臭,面色㿠白或萎黄,神疲乏力,纳少,腹胀便溏,肢肿,舌质胖,苔薄腻,脉缓弱。

治法:健脾益气,升阳除湿。

方药:完带汤加减。常用药为人参、白术、白芍、淮山药、苍术、陈皮、柴胡、黑荆芥、车前子、甘草等。

2.肾阳失固证

症状:带下量多,质清稀如水,日久不止,腰酸如折,小便清长,或夜尿增多,面色晦暗,小腹和背冷感,舌质淡,苔白,脉沉细。

治法:温肾固任,收涩止带。

方药:内补丸加减。常用药为鹿茸、菟丝子、沙蒺藜、紫菀茸、黄花、肉桂、桑螵蛸、肉苁蓉、附子、茯神、白蒺藜等。

3.阴虚夹湿证

症状:带下量少或多,色黄或赤白相兼,质稠,有气味,阴部干燥,有灼热感,或阴部瘙痒,头晕目眩,心烦易怒,口干内热,耳鸣心悸,或面部烘热,失眠腰酸,舌质红,苔少,脉细数或弦数。

治法:滋阴益肾,清热除湿。

方药:知柏地黄丸加减。常用药为熟地黄、山茱萸、山药、牡丹皮、茯苓、泽泻、知母、黄柏、芡实、金樱子等。

4.湿热下注证

症状:带下量多,色黄或呈脓性,质黏稠,有臭秽,或带下色白,呈豆渣样,外阴瘙痒,小便黄短,口苦口腻,胸闷纳呆,小腹作痛,舌苔黄腻,脉滑数。

治法:清热利湿止带。

方药:止带方加减。常用药为黄柏、茵陈、车前子、猪苓、泽泻、丹皮、赤芍、栀子、牛膝、蒲黄、五灵脂、败酱草等。

【护理】

(一)护理评估

1.月经史或孕产史,既往史。

2.白带增多,外阴瘙痒的时间及程度,有无伴随症状及诱发因素。

3.对疾病的认知程度及生活自理能力。

4.心理社会状况。

5.辨证:脾虚湿困证、肾阴亏虚证、肾阳亏虚证、湿热下注证。

(二)辨证施护

1.脾虚湿困证

(1)饮食有节,平时可煮食山药、扁豆、莲子、薏苡仁等食物,有补脾除湿固涩之功,每天用白果7枚壳打碎,豆浆1碗煮沸冲服。忌食生冷、寒、凉、油腻之品。

(2)中药汤剂宜文火久煎,饭前温热顿服。

2.肾阳失固证

(1)若小腹有冷感者,可用热敷或艾灸。

(2)饮食宜用温肾助阳,固涩止带之营养食物,如桂圆莲子红枣汤或羊肉、鹿茸、芡实、金樱子、狗肉类温性滋补之品。

(3)中药汤剂宜久煎温热服。

3.阴虚夹湿证

(1)饮食宜清淡,可食滋阴利湿之品,忌食滋腻湿热之品。

(2)中药汤剂宜偏凉服。

4.湿热下注证

(1)阴痒可按医嘱用化湿止痒之中药汤剂坐盆或外洗,每天1~2次。勿用热水烫洗外阴。

(2)饮食宜清淡利湿之品,可饮绿茶、鲜水果汁、绿豆薏苡仁汤等以清热利湿。忌食肥甘厚味,煎炸燥热之品。

(3)中药汤剂宜偏凉服。

(三)健康指导

1.慎起居,避寒湿,防劳累,节房事。注意经期卫生,保持外阴、卫生垫、内裤等清洁,提倡淋浴。

2.宣传计划生育政策及措施,减少人工流产,避免多产。

3.正确对待疾病,保持精神愉快。治疗原发疾病。如阴道炎者,连续复查三个月经周期,直至痊愈为止。

第五节　妊娠恶阻

妊娠早期,出现严重的恶心呕吐,头晕厌食,甚则食入即吐者,称为妊娠恶阻,又称妊娠呕吐、阻病等。

本病相当于西医学的妊娠剧吐。恶阻是妊娠早期常见的病证之一,治疗及时,护理得法,多数患者可迅速康复,预后大多良好。

案例

鲁某,女,26岁。患者停经3个月,见食即恶心呕吐,饮食不能进,口苦口干,胸脘闷胀,心烦易怒,头晕目眩,口苦咽干,渴喜冷饮,便秘溲赤,舌红,苔黄燥,脉弦滑数。医生诊断为妊娠恶阻肝胃不和证。治疗以清肝和胃,降逆止呕,拟用温胆汤加减。

问题:①医生的诊断有道理吗?请说出你的依据。②常见的妊娠恶阻类型有哪些?各有什么特点?③该患者的辨证施护有哪些?

【辨证要点】

本病主要以患者呕吐物的性状为辨证要点,结合全身症状、舌、脉进行综合分析,辨其寒、热、虚、实。如呕吐清水,神疲乏力,舌淡,苔白润,脉缓滑无力者,多为脾胃虚弱;呕吐痰涎,口淡脘闷,舌淡胖边有齿痕,脉滑,多为脾虚痰湿;呕吐酸水或苦水,心烦胁痛,舌淡红,苔薄黄,脉弦滑者,多为肝胃不和。

【护治原则】

护治以调气和中、降逆止呕为主,并应注意饮食和情志的调节,用药宜忌升散之品。

【证治分类】

1.脾胃虚弱证

症状:妊娠早期,恶心呕吐,吐出食物,甚则食入即吐,脘腹胀闷,不思饮食,头晕体倦,怠惰思睡,舌淡,苔白,脉缓滑无力。

治法:健胃和中,降逆止呕。

方药:香砂六君子汤加减。常用药为人参、白术、茯苓、甘草、半夏、陈皮、木香、砂仁、生姜、大枣等。

2.肝胃不和证

症状:妊娠早期,呕吐酸水或苦水,胸胁满闷,嗳气叹息,头晕目眩,口苦咽干,渴喜冷饮,便秘溲赤,舌红,苔黄燥,脉弦滑数。

治法:清肝和胃,降逆止呕。

方药:加味温胆汤加减。常用药为陈皮、制半夏、茯苓、甘草、枳实、竹茹、黄芩、黄连、麦冬、芦根、生姜等。

3.痰湿阻滞证

症状:妊娠早期,呕吐痰涎,胸膈满闷,不思饮食,口中淡腻,头晕目眩,心悸气短,舌淡胖,苔白腻,脉滑。

治法:化痰除湿,降逆止呕。

方药:青竹茹汤加减。常用药为竹茹、橘皮、白茯苓、半夏、生姜等。

【护理】

(一)护理评估

1.停经史及对妊娠反应的心理承受能力。

2.恶心、呕吐、厌食的时间、频率及程度,有无诱发因素及伴随症状。

3.尿妊娠试验、妇科检查、B超检查结果。

4.对疾病的认知程度及生活自理能力。

5.心理社会状况。

6.辨证:脾胃虚弱证、肝胃不和证、痰湿阻滞证。

(二)辨证施护

1.脾胃虚弱证

(1)病室宜温暖,阳光充足,注意防寒。

(2)饮食宜热,宜软,定时定量,少食多餐。忌生冷瓜果,少食肥腻及不易消化之物。

(3)中药汤剂宜热服。

2.肝胃不和证

(1)病室温度略低,光线柔和,静心休养。

(2)饮食宜理气和胃之物,如萝卜、生姜等,并可多进食新鲜蔬菜水果。忌肥甘、油腻。

(3)中药汤剂宜少量频服,不宜热服,服药前可用生姜汁滴于舌面。

(4)营造轻松和谐气氛,可让患者听音乐、读书报以调畅情志,避免忧思恼怒。

3.痰湿阻滞证

(1)充分休息,注意防寒保暖,尤其是胃脘部、肺俞部。

(2)饮食宜细软、温热、清淡,以素食为主。忌生冷、油腻之品,戒烟酒。

(3)中药汤剂宜温服,少量频服。

(4)呕吐频繁者,用竹沥 30 mL、姜汁 3~5 滴,温开水调和频服。呕吐痰涎较多者,用陈皮 10 g、生姜 5 片,煎汤饮。

(三)健康指导

1.注意休息,慎房事,适起居,预防感冒发热,定期孕期检查。保持心情舒畅,聆听音乐,指导孕妇阅读与妊娠知识有关的书籍,做好孕期卫生。

2.注意饮食调理,不宜过饱。遵医嘱除必须服用安胎药物外,一般以调护为主,不宜乱服药物。恶阻治愈后,适当活动,有助于气血调和,增加食欲,有利于胎儿发育。

第六节 胎 漏

妊娠期阴道少量出血,时下时止,或淋漓不断,而无腰酸腹痛者,称为胎漏,亦称"胞漏"或"漏胎"等。

本病发生在妊娠早期,类似于西医学的先兆流产。

案例

张某,女,34 岁。停经 70 d,妊娠试验阳性,1 周来阴道出血,色淡,量不多,伴头晕、面色无华,夜寐不安,神疲乏力,不思饮食,腰脊酸痛,腹部坠胀感,舌淡,胎薄白,脉细滑。患者曾自然流产 1 次。医生诊断为胎漏气虚证。治疗以益气养血,固冲止血,拟用固下益气汤加减。

问题:①医生的诊断有道理吗?请说出你的依据。②常见的胎漏类型有哪些?各有什么特点?③该患者的辨证施护有哪些?

【辨证要点】

胎漏主要根据阴道下血的色质和全身症状进行辨证。若下血色淡质稀,兼见腰酸溲频者为肾气亏虚,兼见神疲肢倦者为中气不足;若下血色红质稠,烦热口渴者,则为血热所致。

【护治原则】

护治以调气血、固冲任为总则。但因导致气血不调、冲任不固的原因有别,所以具体护治方法也不尽相同。肾虚者当补肾固冲,气虚者应益气固冲,血热者宜凉血固冲。使气血调和,冲任得固,下血自止。为保胎孕无虞,治疗中又应顾护胎元。

【证治分类】

1.肾虚证

症状:妊娠期阴道少量下血,色淡质稀,头晕耳鸣,腰膝酸软,小便频数,舌淡,苔白,脉沉滑无力。

治法:补肾固冲,止血安胎。

方药:寿胎丸加减。常用药为菟丝子、桑寄生、续断、阿胶、艾叶炭等。

2.气虚证

症状:妊娠期阴道少量下血,色淡红,质稀薄,神疲肢倦,气短懒言,面色㿠白,舌淡,苔薄白,脉滑无力。

治法:益气养血,固冲止血。

方药:固下益气汤加减。常用药为人参、白术、熟地黄、阿胶、白芍、炙甘草、砂仁、艾叶炭等。

3.血热证

症状:妊娠期,阴道下血,色深红或鲜红,质稠,心烦少寐,口渴饮冷,溲黄便结,面红唇赤,舌红,苔黄,脉滑数。

治法:清热凉血,固冲止血。

方药:加味阿胶汤加减。常用药为阿胶、艾叶、生地黄、白芍、当归、杜仲、白术、黑栀子、侧柏叶、黄芩等。

【护理】

(一)护理评估

1.停经史,早孕反应及伴随症状,妊娠史,既往史。

2.阴道出血及腹痛情况,或有无胚胎组织排出物。

3.对疾病的认识程度及生活自理能力。

4.心理社会状况。

5.辨证:肾虚证、气虚证、血热证。

(二)辨证施护

1.肾虚证

(1)卧床休息,有滑胎史者,其休息时间宜长,一般应超过上次流产日期。例如,上次滑胎在妊娠4个月时,这次休息时间应在4个月以上。

(2)饮食以补肾虚为主,可多吃桑寄生红枣汤、蒸核桃肉、炖服阿胶等,以补肾益气。

(3)中药汤剂宜文火煎煮,热服,服药时如有恶心欲呕,可在液面滴姜汁少许,分次服下。

2.气虚证

(1)指导患者多食益气健脾养血之品。

(2)心悸、气短者,可予氧气吸入。

(3)中药汤剂宜文火久煎,热服。

3.血热证

(1)指导患者饮食,口干者饮用梨汁、藕汁、甘蔗汁等以清热生津。忌食温热、温补、伤津之食物。

(2)有发热者应密切观察体温的变化及阴道排出物的气味;注意观察是否有感冒。

(3)中药汤剂宜文火煎,偏凉服。

(三)健康指导

1.慎房事,早孕期及晚期妊娠禁房事。慎起居,生活规律,避免负重、攀高、防止跌仆。合理膳食,饮食宜富有营养,易于消化。

2.重胎教,睡眠充足,保持心情舒畅。衣服宜宽大、轻松、柔软,勿紧束胸腰,以免影响胎儿成长及乳房发育。定期产前检查。妊娠期穿平底软质鞋,忌烟酒,避免过劳。孕期出现阴道出血时,应卧床静养,及时就诊。

3.凡安胎失败者,应劝慰患者不要急于再次妊娠,加强身体锻炼,增强体质,消除紧张心态。

第七节　产后缺乳

产后哺乳期内,产妇乳汁甚少或全无,称为缺乳,亦称"产后乳汁不行",或"乳汁不足"。缺乳多发生在产后第2天至1周内,也可发生在整个哺乳期。

案例

赵某,女,31岁。产后1周,乳汁由量少到现在完全无乳。面色淡白,体形消瘦,双乳松软。伴头晕,神疲乏力,食欲不振,心烦胸闷,夜寐欠安,二便正常,舌淡,苔薄白,脉弱。因产后体虚,气血亏,生乳之源不足。宜益气补血,通络下乳。医生诊断为:产后缺乳气血虚弱证。治疗原则为补气养血,佐以通乳,拟用通乳丹加减治疗。

问题:①医生的诊断有道理吗?请说出你的依据。②常见的产后缺乳类型有哪些?各有什么特点?③该患者的辨证施护有哪些?

【辨证要点】

本病应根据乳汁稀或稠、乳房有无胀痛,结合舌脉及其他症状以辨虚实。如乳少清稀,乳房柔软,多为气血虚弱;若乳少汁稠,乳房胀硬疼痛,多为肝郁气滞;乳少,乳汁不稠,乳房下垂不胀满,形体肥胖,胸闷痰多,多为痰浊阻滞。

【护治原则】

通络下乳是缺乳的护治原则,应根据病证的虚实遣方用药。虚者应补气养血以通之,实者宜解郁化痰以通之。

【证治分类】

1.气血虚弱证

症状:产后乳少,甚或全无,乳汁清稀,乳房柔软,无胀满感,神倦食少,面色无华,舌淡,苔少,脉细弱。

治法:补气养血,佐以通乳。

方药:通乳丹加减。常用药为人参、生黄芪、当归、麦冬、木通、桔梗、猪蹄等。

2.肝郁气滞证

症状:产后乳汁涩少,浓稠,或乳汁不下,乳房胀硬疼痛,情志抑郁,胸胁胀闷,食欲不振,或身有微热,舌质正常,苔薄黄,脉弦细或弦数。

治法:疏肝解郁,活络通乳。

方药:下乳涌泉散加减。常用药为当归、川芎、天花粉、白芍药、生地黄、柴胡、青皮、漏芦、桔梗、通草、白芷、穿山甲(鳖甲代)、王不留行、甘草等。

3.痰浊阻滞证

症状:乳少,乳汁不稠,或无乳可下,乳房硕大,或下垂不胀痛,形体肥胖,胸闷痰多,纳少便溏,舌淡胖,苔腻,脉沉滑。

治法:健脾化痰,开窍通乳。

方药:苍附导痰丸合漏芦散加减。常用药为苍术、香附、枳壳、陈皮、茯苓、胆星、漏芦、瓜蒌、甘草等。

【护理】

(一)护理评估

1.体质及分娩情况;乳汁及伴随症状;乳房、乳汁、乳腺发育情况。

2.对疾病的认知程度及生活自理能力。

3.心理社会状况。

4.辨证:气血虚弱证、肝郁气滞证、痰浊阻滞证。

(二)辨证施护

1.气血虚弱证

(1)穴位按摩:选择足三里、气海、血海、少泽、涌泉,采用四指按揉法,每日1次,每次3 min。

(2)多食乳鸽、母鸡、猪肚、鳝鱼、羊肉、红枣、龙眼、花生等补养气血之品。饮食调护:乌鸡黄芪汤,乌鸡500 g,黄芪50 g,通草10 g,武火炖煮,吃肉喝汤。同时用红糖水、红枣枸杞汤代替日常饮品。

2.肝郁气滞证

(1)嘱患者家属注意产妇情绪变化,及时给予安慰和关心。护士主动与产妇交流,疏导其焦虑情绪,情绪过激时需告知主治医师进行相关干预治疗。

（2）穴位按摩：选择肝俞、乳中、乳根、中脘、足三里、少泽，采用四指按揉法，以每日1次，每次3 min。护士或家属使用双手掌自产妇乳房根部向乳头方向挤按，以皮肤泛红为度，每日2次。

（3）饮食调护：猪蹄汤，猪蹄500 g，通草10 g，文火炖煮；鲫鱼汤，鲫鱼500 g，通草10 g，穿山甲（鳖甲代）10 g，文火炖煮。

3.痰浊阻滞证

（1）穴位按摩：选择上巨虚、丰隆、膻中、脾腧、少泽、涌泉，采用四指按揉法，每日1次，每次3 min。

（2）饮食调护：鲫鱼双术汤，鲫鱼500 g，白术10 g，苍术10 g，通草10 g，文火炖煮。

（三）健康指导

1.适当活动，劳逸结合，使气血流通。做简单体操，逐渐增加运动强度。保持良好个人卫生习惯。产前检查如发现乳头凹陷者，应指导孕妇经常把乳头向外牵拉，并保持乳头清洁。

2.掌握正确的哺乳姿势。忌用肥皂和乙醇清洗乳头，以免引起局部皮肤干燥皲裂。每次喂奶前，按摩乳房，以利于刺激泌乳。哺乳后挤出少许乳汁涂于乳头上，以保护乳头。每次哺乳，吸空一侧乳房，再换另一侧。哺乳完后将剩余的乳汁挤空。

3.保持心情舒畅，忌烦恼及忧虑，注意休息，保证足够的睡眠。

（河南中医药大学　李　洹）

1.何谓治崩三法？试述其临床运用。

2.什么是闭经？

3.什么是带下病？它与正常带下有何区别？

4.什么是产后发热？

第十章

儿科常见病证护理

第一节 肺炎喘嗽

肺炎喘嗽是小儿时期常见的肺系疾病之一,以发热、咳嗽、痰壅、气急、鼻煽为主要症状,重者涕泪俱闭、面色苍白紫绀。一年四季均可发病,以冬春寒冷季节及气候骤变时较为多见。

西医学所称支气管肺炎、间质性肺炎、大叶性肺炎等,以发热、咳嗽、痰壅、气急、鼻煽为主要临床表现时,可参考本节辨证护治。

案例

> 杨某,男,4岁。发热、咳嗽3 d,微恶风寒,鼻塞,咳嗽,已服保赤散、琥珀抱龙丸无效。面赤咽红,唇干口渴,发热无汗,咳嗽痰鸣,呼吸喘促,烦躁不安,舌红苔白,指纹浮红,脉浮数。医生诊断为肺炎喘嗽风热闭肺证。治疗以辛凉宣肺,清热化痰,拟用银翘散合麻杏石甘汤加减。
>
> 问题:①医生的诊断有道理吗? 请说出你的依据。②常见的肺炎喘嗽类型有哪些? 各有什么特点?③该患儿的辨证施护有哪些?

【辨证要点】

1. 辨病邪 病初为感受风邪,要分风寒还是风热。寒重热轻则咳声不畅,痰白清稀,舌不红,苔多白,脉浮而紧;热重寒轻,则咳声响亮,痰黏或黄,舌边舌红苔多薄白或薄黄,脉浮数。

2. 辨痰热 痰热壅盛于肺时,要辨清痰重还湿热重。痰重者咳嗽剧烈,气促鼻煽,痰多喉鸣,甚至痰声辘辘,胸高气急等。舌红苔厚腻或黄腻,脉滑数;热重者高热稽留不退,面赤唇红,烦渴引饮,躁动不安,干咳无痰,大便秘结,舌红起刺,苔黄糙,脉洪大。

3. 要分清轻证、重证、变证:常见肺炎以咳嗽,鼻煽,发热为主。如出现呼吸困难,颜面青紫,均为重证之候。若见面色苍白,四肢不温,神志不清,精神萎靡或呼吸不整,有出血倾向等,均是危候。

【护治原则】

本病的护治,以宣肺平喘,清热化痰为主法。若痰多壅盛者,首先降气涤痰;喘憋严重者,治以平喘利气;气滞血瘀者,治以活血化瘀;病久气阴耗伤者,治以补气养阴,扶正达邪;出现变证者,随证施治。

【证治分类】

(一) 常证

1. 风寒闭肺证

症状:恶寒发热,无汗不渴,咳嗽气急,痰稀色白,舌淡红,苔薄白,脉浮紧。

治法:辛温开肺,化痰止咳。

方药:三拗汤合葱豉汤。常用药为麻黄、杏仁、甘草、荆芥、豆豉、桔梗、防风等。

2. 风热闭肺证

症状:发热恶风,微有汗出,口渴欲饮,咳嗽,痰稠色黄,呼吸急促,咽红,舌尖红,苔薄黄,脉浮数。

治法:辛凉宣肺,清热化痰。

方药:银翘散合麻杏石甘汤加减。常用药为麻黄、杏仁、生石膏、生甘草、金银花、连翘、薄荷、桔梗、牛蒡子等。

3. 痰热闭肺证

症状:壮热烦躁,喉间痰鸣,痰稠色黄,气促喘憋,鼻煽,或口唇青紫,舌红,苔黄腻,脉滑数。

治法:清热宣肺,涤痰定喘。

方药:五虎汤合葶苈大枣泻肺汤。常用药为麻黄、杏仁、生石膏、生甘草、桑白皮、葶苈子、苏子、前胡、黄芩、虎杖等。

4. 痰浊闭肺证

症状:咳嗽气喘,喉间痰鸣,咯吐痰涎,胸闷气促,食欲不振,舌淡苔白腻,脉滑。

治法:温肺平喘,涤痰开闭。

方药:二陈汤合三子养亲汤。常用药为法半夏、陈皮、莱菔子、苏子、白芥子、枳壳、前胡、杏仁等。

5. 阴虚肺热证

症状:低热不退,面色潮红,干咳无痰,舌质红而干,苔光剥,脉数。

治法:养阴清肺,润肺止咳。

方药:沙参麦冬汤加减。常用药为南沙参、麦冬、玉竹、天花粉、桑叶、款冬花、生扁豆、甘草等。

6. 肺脾气虚证

症状:病程迁延,低热起伏,气短多汗,咳嗽无力,纳差,便溏,面色苍白,神疲乏力,四肢欠温,舌质偏淡,苔薄白,脉细无力。

治法:健脾益气,肃肺化痰。

方药:人参五味子汤加减。常用药为人参、五味子、茯苓、白术、百部、橘红、甘草等。

（二）变证

1. 心阳虚衰证

症状：突然面色苍白，紫绀，呼吸困难加剧，汗出不温，四肢厥冷，神萎淡漠或烦躁不宁，右胁下肝脏增大、质坚，舌淡紫，苔薄白，脉微弱虚数。

治法：温补心阳，救逆固脱。

方药：参附龙牡救逆汤加减。常用药为人参、附子、龙骨、牡蛎、白芍、甘草等。

2. 内陷厥阴证

症状：壮热神昏，烦躁谵语，四肢抽搐，口噤项强，两目上视，咳嗽气促，痰声辘辘，舌质红绛，指纹青紫，达命关，或透关射甲，脉弦数。

治法：平肝熄风，清心开窍。

方药：羚角钩藤汤合牛黄清心丸加减。常用药为羚羊角（山羊角代）、钩藤平、茯神、白芍、甘草、生地黄等。

【护理】

（一）护理评估

1. 发热、咳嗽、精神等状况。

2. X 射线、血常规等检查。

3. 有无鼻煽、发绀、三凹征。

4. 辨证：风热闭肺证、风寒闭肺证、痰热闭肺证、痰浊闭肺证、阴虚肺热证、心阳虚衰证、内陷厥阴证。

（二）辨证施护

1. 风热闭肺证

（1）病邪在表时，药后取微汗，勿受凉，忌用凉水擦身及冰袋冷敷，汗出后用干毛巾试干。

（2）高热患儿给予新鲜水果汁或芦根 30～60 g，煎水代茶饮，以补充津液消耗。

（3）患儿体温超过 39 ℃时，应采用药物或其他降温措施，预防惊厥发生。可以冷敷前额，用温水或 30% 的乙醇擦浴。

2. 风寒闭肺证

（1）病室要温暖，温度在 20～22 ℃，相对湿度在 50%～60%，避免烟雾刺激，定时开窗通风。

（2）饮食宜清淡，易消化食物，忌生冷瓜果、腌菜及肥甘油腻之品。

（3）生姜红糖水温服，如果同时伴有咳嗽，可在生姜红糖水中再加 2～3 瓣大蒜。

3. 痰热闭肺证

（1）保持病房内勤通风，空气清新，保持适宜的温度及湿度。嘱患儿家属予患儿勤叩背翻身，衣物寒温适度。

（2）清淡饮食，尽量避免进食油腻，不易消化的食物。

（3）可用大黄粉：芒硝粉＝4∶1 制成贴剂，贴于双肺啰音明显处。每次贴敷 20 min，后予中药低频超声离子导入技术，将中药制剂经皮给药。

（4）喉间痰鸣，呼吸困难时，应加强祛痰措施，给萝卜汁、荸荠汁喂服，以助清热化痰。

 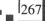

4.痰浊闭肺证

(1)病室内相对湿度宜偏低,注意休息,避免受凉,适时保暖。

(2)饮食宜清淡,忌生冷、油腻、糯米、甜食等滞脾碍胃之品,可配食薏米粥、山药粥、橘红糕等以助健脾化痰。

5.阴虚肺热证

(1)干咳者,用川贝蒸梨,或用百合、麦冬煎水频服。指导食百合红枣粥、百合粥,饮梨汁、橘汁、甘蔗汁等。

(2)病室温度略低,保持室内空气新鲜,衣被不宜太厚。

(3)加强生活护理:随时擦干汗液,汗湿衣服应及时更换,汗出不要当风着凉。

(4)肺部啰音久不消,可用拔火罐疗法。在双侧肩胛骨下部拔罐,以瘀血为度,避免起泡,每次 5~10 min,1 次/d,5 d 一个疗程。

6.肺脾气虚证

(1)脾虚大便稀溏时,用山药、芡实、薏苡仁、红枣、糯米各适量,煮成稀粥,少量多餐,以补养脾气。

(2)加强对症护理:咳甚者,遵医嘱用黄芪、紫菀、冬花煎水频服;自汗者,用黄芪、浮小麦煎水代茶饮。

7.心阳虚衰证

(1)加强生活护理,减少不良刺激,保证营养及充足睡眠。

(2)强呼吸道的管理,进行有效排痰,降低窒息发生率,在痰液形成咳嗽时应抱起采取左、右侧卧位等体位引流,由外向内以 100~120 次/min 的频率轻叩背部,时间 1~3 min,轻叩背部促痰排出。

(3)及时清除口鼻分泌物,喘憋痰多而又饥饿时,先吸氧 3~5 min,应在吸痰、清除鼻屎后进行哺喂,进食后拍背排气,头偏向一侧以防呛咳。

8.内陷厥阴证

(1)安排在安静、清洁、空气新鲜、阳光充足、温湿度适宜的病室。

(2)应密切观察病情变化,熟练掌握多参数监护仪的使用,为医师提供准确的病情信息,病情有恶化倾向或异常时立即向医师反映并准备抢救。

(三)健康指导

1.冬春季节少带儿童去公共场所,预防呼吸道疾病。

2.指导患儿在进行户外活动时所需注意的事项。

3.指导患儿养成良好卫生习惯,不偏食,保持大便通畅。

第二节　麻　疹

麻疹是由外感麻疹时邪引起的一种急性出疹性时行疾病。以发热,咳嗽,流涕,眼泪汪汪,全身布发红色斑丘疹及早期口腔两颊黏膜出现麻疹黏膜斑为特征。因其疹点如麻粒大,故名麻疹。

本病一年四季都有发生,但好发于冬、春二季,且常引起流行。发病年龄以 6 个月至 5 岁为多。本病发病过程中若治疗调护适当,出疹顺利,大多预后良好;反之,调护失宜,邪毒较重,正不胜邪,可引起逆证险证,危及生命。患病后一般可获终身免疫。

西医学亦称本病为麻疹。

案例

> 熊某,女,44岁。患者素有咳嗽气喘,时好时发。1周前因不慎感受风寒,咳喘复作,入夜加重,呼吸困难,难以平卧,发热(体温38.4℃)汗多,喉中痰鸣,吐白沫痰,舌苔白滑,脉浮紧。医生诊断为:哮证寒哮。治疗原则为温肺散寒,化痰平喘,拟用射干麻黄汤加减治疗。
>
> 问题:①医生的诊断有道理吗?请说出你的依据。②常见的哮证类型有哪些?各有什么特点?③该患者的辨证施护有哪些?

【辨证要点】

1. 辨顺证 顺证按麻疹发病的三个阶段进行辨证。疹前期:麻毒时邪侵袭肺卫,症见发热不高,咳嗽咽红,鼻塞流涕,目赤多泪等,病属在表,邪实为主。出疹期:麻毒壅盛,正邪相争,正气抗邪外出,麻毒由表出里,症见壮热神烦,口渴欲饮,皮疹透发,疹稠色暗,舌红苔黄,病属在里,属实证。恢复期:邪退正伤,症见低热久稽,咳嗽少痰,舌红苔少,脉细,为邪少虚多,属虚实夹杂证。

2. 辨逆证 见形期疹出不畅或疹出即没,或疹色紫暗,并见壮热咳剧,痰声辘辘,呼吸急促,甚则鼻煽胸高,口唇青紫,为并发肺炎咳嗽。若疹色紫黑,形成斑块,舌干绛起刺,为热毒窜入营分、血分。若神昏谵语,惊厥抽风,为热毒内陷心肝。若疹点色淡,面色青灰,四肢厥冷,脉微欲绝,为心阳虚衰。

【护治原则】

麻疹以透为顺,前人有"麻宜发表透为先,形出毒解便无忧"和"麻不厌透""麻喜清凉"之说。麻疹顺证的护治以透发、解毒、养阴为基本原则,根据不同阶段进行辨证护治。一般疹前期以透为主,见疹后以清为主,恢复期以养阴为主。但须注意透发防耗伤津液,清解勿过犯寒凉,养阴忌滋腻留邪。麻疹逆证总的护治原则为清热解毒。麻毒闭肺者,佐以宣肺化痰;热毒攻喉者,佐以利咽消肿;邪陷心肝者,佐以熄风开窍;出现心阳虚衰之险证时,当急予温阳扶正固脱。

【证治分类】

(一)顺证

1. 邪犯肺卫证(初热期)

症状:发热,微恶风寒,鼻塞流涕,喷嚏,咳嗽,两眼红赤,泪水汪汪,倦怠思睡,小便短赤,大便稀溏。发热第2~3天,口腔两颊黏膜红赤,贴近白齿处见微小灰白色麻疹黏膜斑,周围红晕,由少渐多。舌苔薄白或微黄,脉浮数。

治法:辛凉透表,清宣肺卫。

方药:宣毒发表汤加减。常用药为升麻、葛根、荆芥、防风、薄荷、连翘、前胡、牛蒡子、甘草、桔梗等。

2.邪入肺胃证(见形期)

症状:发热持续,起伏如潮,阵阵微汗,谓之"潮热",每潮一次,疹随外出。疹点先见于耳后发际,继而头面、颈部、胸腹、四肢,最后手心、足底、鼻准部都见疹点即为出齐。疹点初起细小而稀少,渐次加密,疹色先红后暗红,稍觉凸起,触之碍手。伴口渴引饮,目赤眵多,咳嗽加剧,烦躁或嗜睡,舌质红,舌苔黄,脉数。

治法:清凉解毒,佐以透发。

方药:清解透表汤加减。常用药为金银花、连翘、桑叶、菊花、西河柳、葛根、蝉蜕、牛蒡子、升麻等。

3.阴津耗伤证(收没期)

症状:疹点出齐后,发热渐退,咳嗽渐减,声音稍哑,疹点依次渐回,皮肤呈糠麸状脱屑,并有色素沉着,胃纳增加,精神好转,舌质红少津,苔薄净,脉细软或细数。

治法:养阴益气,清解余邪。

方药:沙参麦冬汤加减。常用药为沙参、麦冬、天花粉、玉竹滋、扁豆、甘草、桑叶。

(二)逆证

1.邪毒闭肺证

症状:高热烦躁,咳嗽气促,鼻煽,喉间痰鸣,疹点紫暗或隐没,甚则面色青灰,口唇紫绀,舌质红,苔黄腻,脉数。

治法:宣肺开闭,清热解毒。

方药:麻杏石甘汤加减。常用药:麻黄宣、石膏、杏仁、甘草等。咳剧痰多者,加浙贝母、竹沥、天竺黄清肺化痰;咳嗽气促者,加苏子、葶苈子降气平喘;口唇紫绀者,加丹参、红花活血化瘀;痰黄热盛者,加黄芩、鱼腥草、虎杖清肺解毒;大便干结,苔黄舌红起刺者,可加黄连、大黄、山栀,苦寒直降里热,泻火通腑,急下存阴。

2.邪毒攻喉证

症状:咽喉肿痛,声音嘶哑,咳声重浊,声如犬吠,喉间痰鸣,甚则吸气困难,胸高胁陷,面唇紫绀,烦躁不安,舌质红,苔黄腻,脉滑数。

治法:清热解毒,利咽消肿。

方药:清咽下痰汤加减。常用药为玄参、射干、甘草、桔梗、牛蒡子、金银花、板蓝根、葶苈子、全瓜蒌、浙贝母、马兜铃、荆芥疏等。

3.邪陷心肝证

症状:高热不退,烦躁谵妄,皮肤疹点密集成片,色泽紫暗,甚则神昏、抽搐,舌质红绛起刺,苔黄糙,脉数。

治法:平肝熄风,清营解毒。

方药:羚角钩藤汤加减。常用药为羚羊角粉(山羊角粉代)、钩藤、桑叶、菊花、茯神、竹茹、浙贝母、生地黄、白芍、甘草等。

【护理】

(一)护理评估

1.流行病学史。

2.热型,皮疹部位、特征,有无并发症,精神状态。

3.心理社会状况。

4.辨证:顺证(邪犯肺卫证、邪入肺胃证、阴津耗伤证)、逆证(邪毒闭肺证、邪毒攻喉证、邪陷心肝证)。

(二)辨证施护

1.邪犯肺卫证

(1)冬季用麻黄、浮萍、芫荽各15 g,加水适量室内煮沸,使室内空气温暖湿润,再用毛巾蘸热药液,热敷头面、胸、背部、手足心,助疹透发。夏季出疹时,卧室宜阴凉,防止感受暑热而致闭厥。

(2)饮食宜清淡素食,如胡萝卜粥等,忌食酸涩收敛食品,以免碍疹透发。应多饮水,可用鲜芦根60 g煎水代茶饮,也可用芫荽、黄豆、赤小豆煎汤频饮,以助汗透疹。

(3)中药汤剂宜温热服,药后盖被,取遍身微汗以助疹透发。

2.邪入肺胃证

(1)体温持续在39 ℃以上,全身无汗者,可用温水或芫荽煎水擦拭全身,温湿毛巾敷头部,使其微汗出,助疹透发。有微汗时不揭被,以防汗闭疹陷。若患儿身热而神志安详,热势和缓,不必急于退热。

(2)饮食宜清淡,多饮水。高热烦渴时,可用竹叶、鲜芦根各5 g,鲜茅根50 g,煎水代茶频饮,以解热止渴。疹出不畅时,可用淡豆豉15 g,芫荽15 g煎水代茶饮,以透疹解毒。疹出透时,可用鲜藕、芦根、萝卜煎汤作饮料,既能养阴生津,又可清解疹毒。

(3)中药汤剂宜偏凉服,服后不宜当风。

3.阴津耗伤证

(1)疹退脱屑,皮肤瘙痒时,可用炉甘石洗剂外涂。

(2)饮食宜富有营养,且易消化之食物,可食牛奶、鸡蛋、猪肝、瘦肉等,多食沙参粥、百合莲子粥及各种蔬菜、水果,但忌饮食过量,以防食复。口干、舌红少津者,可用梨子、甘蔗鲜藕等取汁,加开水饮用。忌食生冷、油腻、不易消化之食物,以保护脾胃。

(3)中药汤剂宜温服,服药期间可食梨、甘蔗、茅根汁等多汁滋润之品,以增加疗效。

4.邪毒闭肺证

(1)绝对卧床休息,忌直接吹风。

(2)观察体温、脉搏、呼吸、心率、面色等变化,注意肢端温度和肤色,做好护理记录。

(3)保持呼吸道通畅,随时清除口鼻腔分泌物和痰液。咳嗽时,用手掌在肺底从下至上轻拍其背部,以帮助排痰。

(4)若呼吸困难,发绀者,可垫高背部,即予氧气吸入,并及时报告医生做好抢救准备。

(5)多饮水,或用荸荠、鲜茅根煎水代茶,频频喂服。若痰稠难咯,可服竹沥水或白萝卜汁。忌食甜腻之品,以免助湿生痰。

(6)中药汤剂宜温服。

5.邪毒攻喉证

(1)病室保持一定的湿度,避免干燥及烟雾刺激,以免加重咳嗽。

(2)加强口腔护理。每日用金银花甘草液或生理盐水清洁口腔,有口腔溃疡者局部予喷消炎药。

（3）密切观察咳嗽及呼吸情况。若出现呼吸困难、烦躁不安、颜面口鼻青紫、肢厥等喉梗阻征象时，立即报告医生，配合一系列抢救措施，如吸氧、吸痰等，并做好气管切开术准备。

（4）饮食以流质为宜，如米汤等。多喂梨汁、藕汁、西瓜汁、果汁、茅根竹蔗水，以清热利咽。大便干结者，用生大黄3~9 g泡水代茶饮。忌食辛辣、煎炸及坚硬之品。

（5）中药汤剂宜温偏凉，少量多次喂服，慎防引起呛咳。

6. 邪陷心肝证

（1）病室保持安静，避免强光、噪音等的刺激，治疗和护理工作应集中进行。

（2）抽搐发作时应即予患儿平卧，头偏向一侧，松解衣领、裤带。注意安全，必要时加床栏。

（3）立即指压人中、合谷、百合、涌泉等穴，若按医嘱需要进行针刺穴位，手法宜强刺激，针刺中要注意观察患者反应。

（4）牙关紧闭时不可强行撬开，应用开口器将其缓缓撑开，用牙垫置于上下齿之间，并及时清除口腔分泌物，保持呼吸道通畅。

（5）即予氧气吸入，并按医嘱使用适量镇静剂。

（6）观察抽搐的程度、发作及持续时间，以及神志、面色、体温、呼吸、血压、脉象、汗出、二便等情况，做好护理记录。

（7）昏迷较深者，设专人守护。

（8）饮食以素流质为宜，如豆浆、米汤等，必要时给予鼻饲喂养。忌食肥甘厚味之品，以免生痰化热。

（9）中药汤剂宜凉服。不能吞咽的患儿，用鼻饲缓慢灌入，不得呛入气管，以免发生吸入性肺炎。

（三）健康指导

1. 患儿需要卧床休息至体温恢复正常，不要过早外出户外活动。

2. 患麻疹期间，多给予清热解毒类流质，或饮服甘蔗、荸荠、胡萝卜水等。脾胃功能好转后可增加营养食品，如高热量、高维生素饮食，并设法促进食欲，以增强机体抵抗力。麻疹流行期间，可用中药预防，如紫草、贯众、升麻、甘草煎水服。易感儿童不要去公共场所，以免感染。

3. 接触麻疹患儿的家长不应立即接触易感儿童，应在室外流动空气中走动20~30 min。8个月以下未患过麻疹的小儿，需接种麻疹减毒活疫苗预防，免疫期为4~6年，接种后，如仍然患麻疹可减轻症状。

第三节　水　痘

水痘是由外感时行邪毒（水痘病毒）而引起的一种急性发疹性传染病，全身症状较轻微，临床以发热，皮肤黏膜分批出现斑丘疹、疱疹、结痂为其特征。由于其形态如豆，浆液清澈如水，故名水痘。

一年四季均可发病，以冬春季多见，可通过接触传染及呼吸道飞沫传染。一切未患过水痘的人对水痘均有易感性，一般说婴幼儿和学龄儿童发病较多，1~4岁发病率最高。

本证西医学亦称为水痘,因感染水痘病毒致病,传染性强,容易引起流行。预后一般良好,愈后皮肤不留瘢痕。患病痊愈后可获终身免疫。

案例

> 张某,男,6岁。形寒发热2 d,咳嗽,鼻流清涕,疑为感冒未治。刻见面红耳赤,眼光如水,头面、四肢散见红疹,胸背多见。疹周红晕,中心有晶莹水疱如粟。腹痛便稀,烦躁不安,舌红,苔薄白,指纹浮红。医生诊断为水痘邪伤肺卫证。治以疏风清热,解毒利湿,拟用银翘散加减。
>
> 问题:①医生的诊断有道理吗? 请说出你的依据。②常见的水痘类型有哪些? 各有什么特点? ③该患者的辨证施护有哪些?

【辨证要点】

水痘病变主要在卫分及气分,重者也可侵及营血。疾病初起,邪郁肺卫,表现为外感风热夹湿征象,如发热、咳嗽、水痘布露等。疾病深入,少数重症患儿,表现为热毒夹湿征象,如高热、烦躁、口渴、痘疹稠密等。水痘的辨证要点在于分辨证候轻重。皮疹稀疏,疹色红润,疱浆清亮,伴轻度发热、流涕、咳嗽等症状,病在卫气,属水痘轻证;疱疹稠密,疹色紫暗,疱浆浑浊,伴壮热、烦渴等症状,病在气营,属水痘重证。

【护治原则】

本病护治,以清热解毒利湿为总的原则。轻证以肺卫受邪为主,以疏风清热解毒,佐以利湿;重证邪炽气营,以清热凉营,解毒渗湿。对邪毒闭肺,邪陷心肝之变证,当以开肺化痰,镇痉开窍,清热解毒等法。

【证治分类】

1. 邪伤肺卫

症状:发热轻微,或无发热,鼻塞流涕,伴有喷嚏及咳嗽,1~2 d 皮肤出疹,疹色红润,疱浆清亮,根盘红晕不明显,点粒稀疏,此起彼伏,以躯干为多,舌苔薄白,脉浮数。

治法:疏风清热,利湿解毒。

方药:银翘散加减。常用药为金银花、连翘、竹叶、薄荷、牛蒡子、桔梗、甘草、车前子、滑石等。

2. 毒炽气营

症状:壮热不退,烦躁不安,口渴欲饮,面红目赤,水痘分布较密,根盘红晕显著,疹色紫暗,疱浆浑浊,大便干结,小便黄赤。舌红或舌绛,苔黄糙而干,脉洪数。

治法:清热凉营,解毒渗湿。

方药:清胃解毒汤加减。常用药为升麻、石膏、黄芩、黄连、丹皮、生地黄、紫草、山栀、木通等。

【护理】

(一)护理评估

1. 流行病学史。

2.皮疹部位,形状、性质及伴随症状。

3.体温、精神、饮食等状况。

4.辨证:邪伤肺卫证、毒炽气营证。

(二)辨证施护

1.邪伤肺卫证

(1)保持室内空气新鲜,注意室内通风不宜直接对着患儿者,避免受凉。

(2)多让患儿饮开水,加速毒素排泄。多吃水果、蔬菜,保持大便通畅。

(3)做好心理疏导工作,大些的患儿可以给其介绍发应的原因、经过以及痘出结痂的过程,消除其焦虑、不安情绪。

2.毒炽气营证

(1)注意降温时不宜过快降至正常,要循序渐进,同时从汗而解时,注意汗出不能太过,同时要补充水分,防止虚脱。

(2)饮食宜清淡,富有营养,可食用山楂片以助消食开胃。多用水果。

(3)痘出后注盒观察有无细菌感染,及时查血常规,必要时联合应用抗生素。

(4)此期传染性很强,除注意勤晒衣被外,局部不可触抓,不能洗澡,以防感染。

(三)健康指导

水痘流行期间应做好预防工作;注意天气变化,预防感冒;饮食宜清淡、易消化,多饮水;避免皮肤因瘙痒抓破而导致感染。

第四节　疳　证

疳证是由于喂养不当,或因多种疾病的影响,导致脾胃受损,气液耗伤而形成的一种小儿慢性病证。临床以形体消瘦,面黄发枯,精神萎靡或烦躁,饮食异常,大便不调为特征。本病起病缓慢,病程较长,迁延难愈,严重影响小儿生长发育,甚至导致阴竭阳脱,猝然而亡,故而古人将其列为中医儿科四大要证之一。

"疳"有两种含义:一为"疳者甘也",谓其病由恣食肥甘厚腻所致;二为"疳者干也",是指病见气液干涸,形体干瘪消瘦的临床特征。前者言其病因,后者言其病机和症状。

本病相当于西医学营养不良。

🌸 **案例**

　　李某,女,4岁。患儿形体消瘦,面色萎黄无华,毛发稀疏,精神欠佳,易发脾气,食纳不佳,大便或溏或秘,舌淡、苔薄白黄,脉细。医生诊断为:疳气。治疗原则为和脾健运,拟用资生健脾丸加减。

　　问题:①医生的诊断有道理吗? 请说出你的依据。②常见的疳证类型有哪些? 各有什么特点? ③该患者的辨证施护有哪些?

【辨证要点】

疳证之初期,症见面黄发稀,易发脾气,多见厌食,形体消瘦,症情尚浅,虚象较轻;疳证发展,出现形体明显消瘦,并有肚腹膨胀,烦躁激动,嗜食异物等,症情较重,为本虚标实;若极度消瘦,皮肤干瘪,大肉已脱,甚至突然虚脱,为疳证后期,症情严重,虚极之证。疳证的兼证主要发生在于疳阶段,临床出现眼疳、口疳、疳肿胀等。皮肤出现紫癜为疳证恶候,提示气血皆干,络脉不固。疳证后期干疳阶段,若出现神萎面黄,杳不思纳,是阴竭阳脱的危候,将有阴阳离绝之变,须特别引起重视。

【护治原则】

疳证的护治原则总以顾护脾胃为本。临床根据疳证的不同阶段,采取不同的治法,疳气以和为主,疳积以消为主或消补兼施,干疳以补为主。出现兼证应当随证治之。

【证治分类】

(一)主证

1.疳气

症状:形体略较消瘦,面色萎黄少华,毛发稀疏,食欲不振,或能食善饥,大便干稀不调,精神欠佳,易发脾气,舌淡红,苔薄微腻,脉细。

治法:和脾健运。

方药:资生健脾丸加减。常用药为党参、白术、山药、茯苓、薏苡仁、泽泻、藿香、白蔻仁、山楂、神曲、麦芽等。

2.疳积

症状:形体明显消瘦,面色萎黄无华,肚腹膨胀,甚则青筋暴露,毛发稀疏如穗,精神不振或易烦躁激动,睡眠不宁,或伴揉眉挖鼻,咬指磨牙,动作异常,食欲不振或多食多便,舌淡,苔薄腻,脉沉细。

治法:消积理脾。

方药:消疳理脾汤加减。常用药为三棱、莪术、槟榔、使君子杀虫消积,青皮、陈皮、黄连、胡黄连、麦芽、神曲、甘草等。

3.干疳

症状:极度消瘦,呈老人貌,皮肤干瘪起皱,皮包骨头,精神萎靡,啼哭无力且无泪,毛发干枯,腹凹如舟,杳不思纳,大便稀溏或便秘,时有低热,口唇干燥,舌淡或光红少津,脉沉细弱。

治法:补益气血。

方药:八珍汤加减。常用药为党参、白术、茯苓、炙甘草、当归、熟地黄、白芍、川芎等。

(二)兼证

出现于疳积重证和干疳阶段,常见的有以下几种:

1.眼疳

症状:两目干涩,畏光羞明,时常眨眼,眼角赤烂,目睛失泽,甚则黑睛混浊,白睛生翳,夜晚视物不清等。

笔记栏

治法:养血柔肝,滋阴明目。

方药:石斛夜光丸加减。常用药为石斛、天冬、麦冬、生地黄、枸杞子、青葙子、菊花、黄连、牛膝、茯苓、川芎、枳壳等。

2.口疮

症状:口舌生疮,口腔糜烂,秽臭难闻,面赤唇红,烦躁哭闹,小便黄赤,或发热,舌红,苔薄黄,脉细数。

治法:清心泻火。

方药:泻心导赤汤加减。常用药为黄连、灯心草、茯苓、甘草、淡竹叶、连翘、生地黄、玄参、麦冬等。

3.疳肿胀

症状:足踝、目胞浮肿,甚则四肢浮肿,按之凹陷难起,小便短少,面色无华,全身乏力,舌质淡嫩,苔薄白。

治法:健脾温阳利水。

方药:防己黄芪汤合五苓散加减。常用药为黄芪、白术、甘草、桂枝、茯苓、猪苓、泽泻、防己、生姜、大枣等。

【护理】

(一)护理评估

1.喂养史、饮食习惯。

2.皮下脂肪减少程度。

3.患儿心理及生长发育状况。

4.辨证:疳气证、疳积证、干疳证、口疳、眼疳、疳肿胀。

(二)辨证施护

1.常证

(1)疳气 ①中药汤剂宜饭前温服,服药前不宜多饮水,以防泛恶,影响药力。药后宜休息片刻。②配合捏脊疗法。患儿取俯卧位,术者双手半握拳,拇指伸长,螺纹面对示指第二指间关节的桡侧,虎口向前。以双手拇、示指将患儿皮肤捏起,从尾端开始,沿脊柱由下而上,直到大椎穴为止,如此反复3~5次,1次/d。③用掌心或四指在腹部顺时针或逆时针方向抚摩,具有健脾和胃、理气消食的作用,患儿取仰卧位,术者用掌心或四指在腹部顺时针抚摩,1次/d。④揉足三里:用拇指指腹顺时针按摩足三里1次/d,15 min/次。

(2)疳积 ①中药汤剂宜在饭前半小时服用,服药后静卧片刻,以免引起呕吐。若伴有呕吐的患儿宜少量多次喂服,不宜过急,必要时在汤药中滴1~2滴生姜汁。②捏脊、摩腹、揉足三里同疳气。

(3)干疳 ①患儿极度衰弱,慎防外感。若病情允许,可适当进行户外活动,多晒太阳,以增强体质。②饮食宜选用健脾补益气血之品,如牛奶、瘦肉汁;或淮山药、芡实、瘦肉煮粥,或炒扁豆淮山粥等。③捏脊、摩腹、揉足三里同疳气。④注意口腔清洁。餐前后用生理盐水或中药液漱口,餐具定时消毒。⑤经常改变睡卧姿势,每天用红花、乙醇按摩皮肤骨突处,保持皮肤清洁,预防褥疮发生。

2.兼证

（1）口疮　①饮食宜清淡、营养丰富的流质或半流质食物。多食具有养阴之效的食物,如生地石膏粥、莲子心汤、竹蔗水等,不宜过烫、过咸,以免加重口舌生疮处疼痛、破溃。指导家长合理喂养,及时添加蔬菜水果等辅助食品。②经常用银连漱口液清洗口腔。已发生口疮者,可用鱼肝油或植物油涂以患处,或给予清热类药散喷于患处,如喉风散、西瓜霜等。

（2）眼疳　①病室保持安静,窗户挂有色窗帘,避免强光刺目。②饮食宜选富含维生素 A 的食物,如胡萝卜、豆制品等,或可用羊肝、鸡肝、猪肝捣烂煮粥喂服。③注意眼部清洁,遵医嘱定时滴药。滴药时用拇指搁在眼珠上缘,将眼睑轻轻向上提起,切不可压迫眼球,以防造成角膜穿孔。

（3）疳肿胀　①卧床休息,减少活动,注意保暖。②饮食应根据患儿营养不良程度、年龄、食欲及有无并发症而制订食谱,切忌骤然增加大量蛋白质,以免引起消化不良。限制水及食盐的摄入,并记录 24 小时出入液量。③中药汤剂宜早晚空腹温服,并注意观察用药后水肿消退情况及病情变化。④加强皮肤护理,预防褥疮。肿胀部位及骨突处须用棉卷或气垫加以保护,防止局部皮肤发生破溃。⑤密切注意观察体温、脉搏、血压、心率、面色、肿势、汗出及神志变化等情况,如有异常及时报告医生,并协助做好救治工作。

（三）健康指导

1. 家长如发现小儿体重不增或减轻,皮下脂肪减少,肌肉松弛,面色无华,应引起注意,及时到小儿生长发育专科咨询。

2. 宣传母乳喂养的好处,不要过早断乳。

3. 指导家长纠正患儿偏食、吃零食、饮食不合理的习惯。喂养定时定量,添加辅食要掌握先稀后干,先素后荤,先少后多的原则。注意饮食卫生,预防各种肠道传染病的发生。

4. 指导家长定期测量并记录小儿体重和身长,并按医生规定日期回院复查。

第五节　痄　腮

痄腮是因感受风温邪毒,以发热、耳下腮部漫肿疼痛为临床主要特征的时行疾病。中医称为痄腮,民间亦有称为"鸬鹚瘟""蛤蟆瘟"。本病一年四季都可发生,冬春易于流行。学龄儿童发病率高,能在儿童群体中流行。西医学称为流行性腮腺炎。

案例

　　李某,男孩,5岁。2015 年 2 月患腮腺炎,已四五日,发热恶寒,两腮于耳下赤肿疼痛。其母用臭灵丹叶捣烂外敷,效果不明显。初诊,患儿寒热未退,两腮仍肿痛,两侧耳下腮部漫肿疼痛,咀嚼不便,伴头痛,咽痛,纳少,舌红,苔薄白或淡黄,脉浮数。医生诊断为:痄腮邪犯少阳证。治疗原则为疏风清热,散结消肿,拟用银翘散加减治疗。

　　问题:①医生的诊断有道理吗? 请说出你的依据。②常见的痄腮类型有哪些? 各有什么特点? ③该患儿的辨证施护有哪些?

【辨证要点】

1. 辨寒热　温邪袭表,可见恶寒、发热;如热毒亢盛,正邪剧争于里,亦见寒战、高热;邪毒内陷,心肝受病,则见壮热、神昏、抽风。

2. 辨腮肿　腮肿不坚硬者,多见于风毒在表,则腮肿易散;腮肿坚硬者,多见于热毒在里甚或兼有痰癖,则腮肿难消。

3. 辨变证　风温邪毒炽盛,正气不足,逆传心包,见神昏、抽风、肢厥等危候;邪由手少阳胆经传至足厥阴肝经,邪毒引翠窜腹,见少腹剧痛、翠丸肿痛。

【护治原则】

外感风温时毒是引发痒腮病的主要因素,因而本病的护治,始终以清热解毒为总则,但在疾病的不同阶段,应根据病邪侵入的深浅轻重不同而灵活运用。归纳起来,早期要表,中期要清,后期要散。

【证治分类】

(一)常证

1. 邪犯少阳证

症状:轻微发热恶寒,一侧或两侧耳下腮部漫肿疼痛,咀嚼不便,或伴头痛,咽痛,纳少,舌红,苔薄白或淡黄,脉浮数。

治法:疏风清热,散结消肿。

方药:银翘散加减。常用药为牛蒡子、荆芥、桔梗、甘草、连翘、金银花、板蓝根、夏枯草、赤芍、僵蚕祛风等。

2. 热毒壅盛证

症状:高热不退,腮部肿胀疼痛,坚硬拒按,张口、咀嚼困难,烦躁不安,口渴引饮,或伴头痛、呕吐,咽部红肿,食欲不振,尿少黄赤,舌红苔黄,脉滑数。

治法:清热解毒,软坚散结。

方药:普济消毒饮加减。常用药为黄芩、黄连、连翘、板蓝根、升麻、柴胡、牛蒡子、马勃、玄参、桔梗、薄荷、甘草、陈皮、僵蚕。

(二)变证

1. 邪陷心肝证

症状:高热不退,神昏,嗜睡,项强,反复抽风,腮部肿胀疼痛,坚硬拒按,头痛,呕吐,舌红,苔黄,脉洪数。

治法:清热解毒,熄风开窍。

方药:凉营清气汤加减。常用药为山栀子、黄连、连翘、水牛角、生地黄、丹皮、赤芍、竹叶、玄参、芦根、薄荷等。

2. 毒窜睾腹证

症状:病至后期,腮部肿胀渐消,一侧或两侧睾丸肿胀疼痛,或伴少腹疼痛,痛甚者拒按,舌红,苔黄,脉数。

治法:清肝泻火,活血止痛。

方药:龙胆泻肝汤加减。常用药为龙胆草、山栀子、黄芩、黄连、柴胡、川楝子、延胡索、桃仁。

【护理】

(一)护理评估

1. 流行病学史。

2. 腮腺肿大程度、有无疼痛。

3. 有无脑炎、睾丸炎表现。

4. 辨证:邪犯少阳证、热毒壅盛证、邪陷心肝证、毒窜睾腹证。

(二)辨证施护

1. 邪犯少阳证

(1)饮食宜辛凉疏表之流质或半流质,如丝瓜紫菜汤、荆芥粥等。

(2)服用药物后,要嘱咐患儿休息,不要让其感染风寒,为其多盖一些衣服,使其发汗,及时帮其更换沾满汗液的衣服。

(3)咽喉肿痛、大便干结者服胖大海、淡竹叶水,或针刺双侧少商穴放血、针刺合谷用泻法。

(4)腮部肿痛者,外敷前先用普济消毒饮煎水熏洗 15 min 左右。

(5)高热者用物理降温,或十宣放血。

2. 热毒壅盛证

(1)病室宜通风,每天用紫外线进行空气消毒 1 次。

(2)中药汤剂宜温服,少量多次喂服。可遵医嘱用五福化毒丸,每次 1 丸,每日 2 次,开水送服。

(3)睾丸阴囊肿胀疼痛者局部间歇冷敷可减轻疼痛,用丁字带及棉垫托起阴囊;并用蒲公英、马齿苋等煎水熏洗患处。

(4)密切观察患儿病情变化,高热时,首先给予物理降温,可用水袋冷敷前额或用 50% 的温水乙醇擦拭腋下、腹股沟等大血管走行处,每次擦拭 20 min 左右。

(5)饮食宜性偏寒凉之品,如苦瓜汤、绿豆汤、山慈菇生石膏粥或生石膏粥。忌辛辣、鱼腥等食物。鼓励患儿多饮开水及清凉饮料,如梨汁、甘蔗汁、西瓜荸荠汁、菊花露,以泄热生津止渴。

3. 邪陷心肝证

(1)饮食宜食半流或全流质,如珍珠母菊花钩藤粥等。

(2)密切观察病情变化,注意抽搐部位、程度、发作及持续时间,以及神志、瞳孔等生命体征的变化;密切观察腹部的情况,注意有否急腹症的表现,做好记录,同时准备相关的抢救器械。

(3)抽搐者,应予平卧,头偏向一侧,及时按压或针刺人中、涌泉等穴,及时报告医生,做相应的处理。

(4)壮热不退者,可遵医嘱进行药物或物理降温,并可配合使用紫雪丹、至宝丹以清热镇惊,息风开窍,或针刺十宣放血。

4. 毒窜睾腹证

(1)睾丸肿胀坠痛者,可用"丁"字带及棉垫将肿胀的阴囊托起,并用败酱草、马齿苋、蒲公英等中药煎水熏洗,以减轻肿痛。若局部用冷敷方法时,应严格掌握好温度,

笔记栏

1. 简述小儿肺炎喘嗽辨证要点及护治原则。

2. 疳的含义有哪些？疳证的治疗原则是什么？如何预防疳病的发生？

3. 水痘皮疹的特征有哪些？

4. 麻疹在发病过程中如何判断病情的顺逆？

切勿直接使用冰敷，以免睾丸萎缩。

（2）饮食宜食半流或全流质。

（三）健康指导

1. 流行性腮腺炎是疫苗可预防性疾病，接种疫苗是预防流行性腮腺炎最有效的方法，儿童应按时完成预防接种，1.5岁接种一针，6岁接种一针。15岁以下儿童均可接种。

2. 在呼吸道疾病流行期间，尽量减少到人员拥挤的公共场所；出门时，应戴口罩，尤其在公交车上。

3. 一旦发现孩子患疑似流行性腮腺炎，有发热或出现上呼吸道症状时，应及时到医院就诊，有利于早期诊治。

4. 养成良好的个人卫生习惯，做到“四勤一多”：勤洗手、勤通风、勤晒衣被、勤锻炼身体、多喝水。

（河南中医药大学　李　洹）

第十一章 中医急危重症护理

第一节 高 热

高热是指机体在内外病因作用下,造成脏腑气机紊乱,阳气亢盛而引发的以体温升高为主症的常见急症,包括外感高热与内伤高热。本病无年龄、性别与季节差异,但不同原因的发热差异较大。

西医学的感染性发热与非感染性发热可参考本节辨证护治。

🌸 案例

> 相某,男,43岁,发热4 d,入院时体温39.2 ℃。住院后经用多种抗生素及激素,体温一直不降。症见壮热烦渴,尿赤便秘,口苦口干,舌红苔厚,脉实而数。医生诊断为:高热里实证。治疗原则为清热解毒,拟用大柴胡汤加减治疗。
>
> 问题:①医生的诊断有道理吗? 请说出你的依据。②常见的高热类型有哪些? 各有什么特点? ③该病人的辨证施护有哪些?

【辨证要点】

高热急症证候繁多,病情复杂,但应抓住虚实,区别表里,审清标本,详察传变。

1. 抓住虚实　分清虚实是高热急症辨证的关键环节,临床上以实证多见,热势急迫,多持续不解,烦渴面赤,尿黄便干,舌红脉实;虚证多见热势缓进,多有波动,气短懒言,尿清便溏,脉象多虚。

2. 区别表里　表证多见恶寒发热,鼻塞流涕,苔薄脉浮数;里证则见烦渴便干,脉沉数,多伴脏腑见症。

3. 审清标本　即明确高热之病机。邪、毒、热与变,三者之主从顺逆,毒随邪入,热乃毒生,邪毒为本,发热是标;热毒内陷,耗气动血,症见吐衄发斑,则热毒为本,出血是标。

4.详察传变　尚热急症变化迅速,临床必须详察病情,随证治之、外感高热多六经、卫气营血传变,内伤高热则多按脏腑传变,然亦有越经传,合病,并病,正不束邪而肆意相传者。

【护治原则】

"热者寒之",发热以清热为治疗原则,根据病邪性质、病变脏腑、影响气血津液的不同,又有清热解毒、清热利湿、通腑泻下、清泻脏腑、养阴益气等治法,以达清除邪热、调和脏腑之目标。

【证治分类】

1.表实证

症状:恶寒发热,鼻塞流涕,喷嚏,咳嗽,周身酸楚不适,苔薄,脉浮。

治法:解表达邪。

方药:偏表寒者,选用麻黄汤,常用药为麻黄、桂枝,杏仁、甘草等。偏于热者,选用银翘散,常用药为金银花、连翘、桔梗、薄荷、牛蒡子、淡竹叶、荆芥穗、甘草等。

2.里实证

症状:壮热烦渴,尿赤便秘,口苦口干,舌红苔厚,脉实而数。

治法:清热解毒。

方药:大柴胡汤加减。常用药为大黄、柴胡、黄芩、赤芍、半夏、生姜、枳实、大枣等。

3.里虚证

症状:高热,倦怠乏力,食少纳呆,气短懒言,神情不振,舌淡脉虚。

治法:扶正补虚。

方药:当归补血汤加减。常用药为黄芪、当归等。

【护理】

(一)护理评估

1.高热的病因:分为外感、内伤两大类。

2.高热的病位:脏腑、气血阴阳。

3.高热的病程。

4.辨证:表实证、里实证、里虚证。

(二)辨证施护

1.表实证

(1)病邪在表者,严禁用物理降温的方法降温,以免引邪入里而致热入心包。

(2)如患者热已退,发散药即应停服,以免发散太过损伤津液。

(3)外感发热如恶寒重时可给生姜红糖水或苏叶水、葱白萝卜水。风热型高热可给金银花、板蓝根水,并多饮清凉饮料。

(4)用发散药时,汤药应热服,服药要加盖衣被,以微微汗出为宜,或进食少许热粥以培汗源,助邪外达;并观察患者服药后汗出的多少,如汗出过多,会引起津液损伤而致动风神昏。

(5)针刺:选取大椎、曲池、风池,毫针刺法,以泻为主。

2.里实证

（1）里热证患者病情较重,患者在高热时喜冷恶热,病室内要清爽。可酌情选用各种降温法降低体温。

（2）对可能出现热极生风的高热患者应密切观察,如发现四肢肌肉不时跳动,口角颤抖,两目呆滞,则是动风的征兆,应立即采取急救措施,并报告医师。

（3）发现患者有谵妄或神志模糊时,可能为邪入心包,应注意观察变化。

（4）患者口渴喜冷饮或大渴引饮,是热邪实炽盛,津液大伤的表现,宜多给清凉饮料或水果、果汁等。

（5）对热结阳明、大便秘结的患者,可用缓解泻药通便。

（6）里热炽盛,热入营血的患者,可能会出现斑疹、吐衄、便血等血证,应按血证进行护理。

（7）辨证选用中药汤剂进行高位保留灌肠。

3.里虚证

（1）忌用物理降温法,以防伤风助邪或继生外感,也忌各种发汗为主的退热药法,以防汗出过度而致伤阴亡阳。

（2）对阳虚患者,应防寒保暖,多给高热量饮食,忌滋腻寒湿之物,对阴虚患者,应防热保阴,多食升津养阴的食物,少用温燥辛辣之品,忌烟酒。

（3）对汗出较多的患者应勤换衣被,切忌汗出湿衣,以防外邪入侵,注意皮肤的护理。

（4）针刺:辨证选取大椎、足三里、阳陵泉、三阴交等穴位,用补法。

（三）健康指导

1.注意四时气候的变化,随时增减衣被,防寒保暖,避免外邪侵袭。

2.注意锻炼身体以增强体质,平素易于感冒者可进行耐寒锻炼,自夏天开始,坚持冷水浴,持之以恒,可收良效。

3.体质虚弱者,可打太极拳等,以增强体质,提高抗病能力。

4.积极治疗原发病。

第二节　神　昏

神昏指由多种病证引起心脑受邪,窍络不通,神明被蒙,以神识不清为特征的急危重症,轻者神志朦胧或恍惚,重者不省人事。中医文献中论述的"昏愦""昏蒙""昏冒""昏迷"等均属神昏范畴;神昏不是一个独立的疾病,是多种急慢性疾病危重阶段常见的症状之一。

现代急诊医学中的昏迷可参照本病进行辨证护治。

案例

> 魏某,女,18岁,初起微恶寒热,头痛面赤,口中烦渴,屡延医治,病情却日趋严重,病至1周,竟神昏抽搐,后经人介绍急来院诊治。刻诊:壮热无汗,暮夜尤甚,体温40.8 ℃,面目红赤,神识昏糊,烦躁不安,喉间痰鸣,手足抽搐,按之肌肤炽热干燥,肢端发凉,舌略红、苔见灰黄,脉沉深伏。医生诊断为:神昏邪毒内闭证。治疗原则为清热化痰,开闭醒神,拟用菖蒲郁金汤加减治疗。
>
> 问题:①医生的诊断有道理吗? 请说出你的依据。②该病人的辨证施护有哪些?

【辨证要点】

神昏之证,起病急骤,证型变化多端,较为复杂,易造成误治、失治。因此,辨证时要审明病因病机,详察神昏的特点,详辨虚实,审清标本,细察神志变化,与常见的痫证、厥证、脏躁加以鉴别。重视其兼证,临床辨证时不易造成误诊、误治。

【护治原则】

神昏属重危之候,一旦发生,当以开窍醒神为护治原则,属于闭证,以开闭通窍为主,阳闭用凉开法,阴闭用温开法,待神志清醒后再图治其本。

【证治分类】

1.邪毒内闭证

症状:神昏,高热或身热不扬,烦躁,或见谵语,二便闭结,舌红或绛,苔厚或腻或黄或白,脉沉实力。

治法:清热化痰,开闭醒神。

方药:菖蒲郁金汤加减。常用药为石菖蒲、炒栀子、鲜竹叶、丹皮、郁金、连翘、灯心草、竹沥等。

2.亡阴证(脱证)

症状:神志昏迷,皮肤干皱,口唇干燥无华,面色苍白,或面红身热,目陷睛迷,自汗肤冷,气息低微,舌淡或绛,少苔,脉芤或细数或结代。

治法:救阴敛阳,回阳固脱。

方药:冯氏全真一气汤加减。常用药为人参、麦冬、五味子、熟地黄、白术、附子、牛膝等。

3.亡阳证(脱证)

症状:昏愦不语,面色苍白,口唇青紫,呼吸微弱,冷汗淋漓,四肢厥逆,二便失禁,唇舌淡润,脉微细欲绝。

治法:回阳固脱。

方药:陶氏回阳急救汤加减。常用药为附子,肉桂、人参、麦冬、陈皮、干姜、白术、五味子、麝香、炙甘草等。

笔记栏

【护理】

（一）护理评估

1. 生命体征、神志、瞳孔等变化。

2. 既往史、现病史和服药史。

3. 生活方式、排泄状况。

4. 辨证：邪毒内闭证、亡阴证（脱证）、亡阳证（脱证）。

（二）辨证施护

1. 邪毒内闭证

（1）针灸：针刺内关、人中、百会、涌泉、大椎，用泻法，十宣穴点刺放血。

（2）搐鼻取嚏法：用通关散少许，以苇茎或纸筒吹鼻取嚏。

（3）淬醋熏法：以食醋一碗，入烧红铁器，淬起醋烟，熏患者口鼻。

（4）喉中痰鸣、喘促痰厥者，及时吸痰，遵医嘱立即吸氧。

2. 亡阴证（脱证）

（1）针灸：针刺人中、关元、涌泉、神阙、绝骨，可用灸法。

（2）鼻饲生脉液，生脉注射液 20～40 mL 加入 5% 葡萄糖注射液 60 mL 静脉注射，15 min 一次，血压回升后改静脉滴注。

3. 亡阳证（脱证）

（1）针灸：人中雀啄泻法，关元、神阙重灸，涌泉、足三里用烧山火手法。

（2）四肢不湿，汗出者，可予四肢放置热水袋等保暖，遵医嘱如给予参附汤或艾灸。

（3）参附注射液 60～100 mL 加入 10% 葡萄糖注射液 250 mL 中静脉滴注，每天 1 次。

（三）健康指导

1. 保持情绪稳定乐观，避免各种诱发因素。平素起居有常，作息定时，避免过劳。注意饮食调摄，做到饮食有节，进食清淡、营养丰富、易消化之食物，忌食肥甘、油腻、生冷、烟酒之品。保持大便通畅。

2. 积极防治有关的感染性疾病；加强原发病如高血压、动脉粥样硬化症、糖尿病等的治疗；避免药物中毒，预防中暑、烫伤等意外。根据自身的具体情况，采取适当的体育锻炼。

3. 简易治疗措施　遇到神昏患者切勿惊慌失措，应采取一些简易治疗方法应急处理，以利于患者复苏，争取时间送往医院救治。

（1）患者口中有痰者，使患者头部偏向一侧，利于痰液流出，保持呼吸道通畅，防止窒息死亡。

（2）呼吸停止者，立即进行人工呼吸。

（3）心脏骤停者，双手掌重叠放在患者胸骨下 1/3 处，借用身体重力向下按压，每分钟 100 次。

（4）针刺或指掐人中、内关或灸百会、神阙等穴。

1. 高热的护治原则是什么？

2. 神昏的辨证要点？

（河南中医药大学　李　洹）

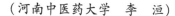

第十二章

中医护理评价

第一节　中医护理评价的意义及指标体系的建立

一、中医护理评价的意义

评价是有计划地、系统地将患者的健康状况与预期护理目标进行比较的活动。中医护理评价是在中医理论指导下,将实施辨证施护后患者的健康状况与预期护理目标进行逐一对照,并根据评价指标对护理质量、效果做出评定的活动。这一过程并非仅仅在患者出院时进行,而且在患者住院的全过程中也进行。

护理工作是医疗卫生事业的重要组成部分。护理工作质量直接关系到医疗质量和医疗安全,关系到人民群众的健康利益和生命安全,关系到社会对医疗卫生服务的满意程度。护理评价是护理质量调控的重要方法。护理人员通过对护理工作的自我评价、接受同行和患者的评价,不断改进护理服务内容和方法,以达到提高护理质量的目的。护理评价可以了解护理诊断是否正确,预期目标是否可行,护理措施执行情况及各种护理措施的优缺点等,护理人员通过对护理评价的记录,可积累护理经验,为护理研究和发展护理理论提供资料。通过护理评价,还可以检查护理人员工作中实际缺少的知识和技能,为护士继续教育提供方向和内容。

实施护理评价贯彻了以人为本和"以患者为中心"的服务理念,有助于推进护理工作贴近患者、贴近临床、贴近社会,为患者提供安全、有效、方便、满意的护理服务,增进了医患和谐。护理人员通过护理评价,可以了解患者目前的健康状态,以及生理、心理和行为表现是否朝向有利于健康的方向发展。通过护理评价,可以了解实施各项护理措施后,患者的需要是否满足,未满足的原因及其影响的因素,健康问题是否解决,预期目标是否达到。

中医历来高度重视护理,"三分治疗、七分护理"的理念,突出强调了护理在治疗疾病和维护健康中的重要作用。护理是中医药学的重要组成部分,在中医药理论指导下,已经形成了独具特色的技术方法和服务流程。中医护理工作,是中医医院工作的重要内容,是体现中医特色优势的重要方面。因此,实施中医护理评价对于推动中医护理工作扎实开展,提高中医医院中医护理科学管理水平和服务水平,促进中医护理工作健康、稳定、可持续发展具有十分重要的意义。

二、中医护理评价指标体系的建立

(一)护理质量评价的原则及评价指标的含义

1.护理质量评价的原则

(1)评价应是实事求是的,评价应建立在事实的基础上,将实际执行情况与原定的标准和要求进行比较。这些标准必须是评价对象能够接受的,并是在实际工作中能够衡量的。

(2)对比要在双方的水平、等级相同的人员中进行,就是所定标准应适当,不可过高或过低。过高的标准不是所有的护士都能达到的。

2.护理质量评价指标　指标是把各个个体的特征加总起来的综合结果,是进行护理质量管理的指数、规格、标准。医院临床护理工作直接服务于患者,广大护士在协助诊疗、促进康复、减轻痛苦以及构建和谐医患关系方面担负着重要责任。护理质量评价指标对医院护理工作起着重要的导向作用。护理质量评价指标将医院护理工作中的某些现象以数值的形式表现出来。一个护理质量评价指标只能反映护理工作中的某一个方面,当不同的指标来自于各个方面有序地聚集在一起时就形成了护理质量评价指标体系。只有护理质量评价指标体系才能对护理质量发挥整体的、全面的评价作用。

1989年11月29日,卫生部颁布了《综合医院分级管理标准(试行草案)》(卫医字(89)第25号)。它是中国医院实现标准化管理的客观依据。其中各级医院基本标准中涉及的护理质量评价指标是我国最早的全国性统一的护理质量评价指标。指标主要包括:护理技术操作合格率、昏迷、瘫痪患者褥疮发生次数,一人一针管执行率,护理表格书写合格、基础护理合格率,特护、一级护理合格率,常规器械消毒合格率,卫生技术人员"三基"考核合格率等。这一护理质量评价指标是在传统的生物医学模式下提出的,只关注了患者的功能障碍。随着医学模式向生物-心理-社会医学模式转变后,人们对疾病的认识发生了变化。认为疾病是各种社会因素和心理因素共同作用于人体后,机体产生一系列复杂变化后的一种整体表现。为了适应医学模式的转变,持续改进医疗质量,2008年5月13日,卫生部颁布了《医院管理评价指南(2008版)》(卫医发〔2008〕27号)。其中"护理质量管理与持续改进"的内容涉及护理管理组织、护理人力资源管理、临床护理管理、危重症患者护理管理等,体现了"以患者为中心"的理念,对科学、客观、准确地评价医院护理质量,强化医院内涵建设具有重要意义。

中医护理工作,是体现中医特色优势的重要方面。为推动中医医院中医护理工作扎实开展,提高中医医院中医护理科学管理水平和服务水平,促进中医护理工作健康、可持续发展,在卫生部要求的常规性、西医护理的内容以外,国家中医药管理局医政司组织编写了《中医医院中医护理工作指南(试行)》,并于2010年7月21日印发。适用于各级中医医院,围绕突出中医特点,加强中医护理工作提出要求。主要针对做好中医护理工作的关键环节,从管理体系与职责、人员管理、临床护理实施、质量评价四个方面,在总结全国中医医院经验基础并广泛征求意见基础上,结合中医护理工作的基本要求而制定。在各级卫生行政部门和医院的共同努力下,临床护理逐步从简单的以完成医嘱为中心的功能制护理,转变为以注重人文关怀为核心的整体护理。责任护士不仅要协助医院完成患者的治疗性工作,而且更加注重运用专业技术知识,全面担负起对患者的专业照顾、病情观察、心理支持、健康教育和康复指导等各项护理任务,为患者提供安全、优质、满意的护理服务。随着工作的不断深入和护理模式的转变,整体护理的理念日益深化,护理实践的内涵不断丰富。

(二)护理质量评价指标设置的原则

护理质量评价指标的设立是一项复杂的系统工程,要紧紧围绕进行护理质量评价的目的来设置。一项护理质量指标就是一项原则、标准,是反映护理工作质量特性的科学概念。因此,每一项指标的设置都应建立在科学充分的论证和调研,以及对收集的数据进行准确统计分析的基础上,指标的设置除了遵循科学性原则外,还应遵循以下原则:

1. 实用性和可操作性原则　即确定的指标应当能准确反映护理质量的核心,能合理解释护理质量现象,同时应考虑到质量管理的成本因素。指标的概念和原理要便于理解,指标的计算公式运算过程也要简单实用。

2. 代表性和独立性原则　即选择能反映目标完成程度的指标,能较好地反映服务水平、技术水平和管理水平,具有一定的代表性。指标还应具有独立的信息,互相不能替代。

3. 确定性和灵敏性原则　即指标必须客观、确定、容易判断,不会受检查人员的主观因素影响。某些需要现场检查判定结果的指标,如基础护理合格率、病区管理合格率、护理文书合格率,由于评价结果容易受检查人员主观因素的影响,故确定性较差,必须通过合理设计调查和正确的统计学处理以提高其确定性。对于需要通过患者发放调查问卷才能取得数据的指标,如患者满意度,只有经过严格设计的调查方式和统计方法取得的数值才具有说服力。指标还应有一定的波动范围,以区别质量的变化,如抢救物品完好率多为100%,其灵敏度较差,达不到比较评价的作用。

(三)护理评价的组织机构及方法

建立完善的质量控制组织是护理质量管理中至关重要的问题。医院护理指挥系统也是医院的护理质量控制系统。根据医院规模的大小,选派具有丰富临床经验的护士长组成质控小组,经常深入基层,直接获取护理工作信息,向护理部反馈。所采用的控制方法主要有以下两类:

1. 垂直控制与横向控制相结合的方法　护理部主任对护士长、护士长对护士,自上而下层层把关,环环控制,即为垂直控制。如逐级进行定期或不定期的检查、考核,护理部坚持日夜查岗制度、节假日查房制度、各类质量检查制度等;科护士长负责所属科内病区的护理质量及病区管理质量控制;及对每个护理人员工作质量控制,把好医嘱关、查对关、交接关、特殊检查诊疗关等。由于护理工作质量受人际之间、部门之间、科室之间的协调关系等多种因素的制约,横向关系因素的质量控制如医护之间的质量控制、病房与药房、化验室等医技部门和后勤部门的质量控制,均对护理质量控制有较大的影响,所以只有做到垂直质量控制与横向质量控制紧密结合,才能使质量控制完善而有效。

2. 预防性控制与反馈控制相结合的方法　预防性控制又称事先控制、前馈控制,是面向未来的控制,是防止发生问题的控制,是管理人员在差错发生之前即运用行动手段对可能发生的差错采取措施进行纠正,如有计划地进行各层次护理人员的业务培训、职业道德教育、技术操作培训,制订护理差错事故防范措施、护理文件书写标准、消毒隔离措施等,均为预防性质量控制。

反馈控制又称回顾性质量控制。这类控制主要是分析工作的执行结果,并与控制标准相比较,针对已经出现或即将出现的问题,分析其原因和对未来的可能影响,及时纠正,防止同类问题再度发生。例如,护理质量控制中的褥疮发生率、护理严重差错发生次数等统计指标,即属此类控制指标。反馈控制有一个不断提高的过程,它把重点放在执行结果的考评上,目的在于避免已经发生的不良后果继续发展,或防止再度发生。

(四)护理质量评定的程序

质量评定是一个复杂的活动过程,也是一个不断循环和逐步提高的过程。可按以下程序进行评价:

1.产生标准 评价标准的产生是关键的步骤。评价标准一般由评价人员根据评价的目的制订。在护理工作中,评价标准多以计划目标和护理工作质量标准为衡量标准。理想的标准应该是详细说明要求的行为情况或看得见的成果。就是:①数量、程度、状况简明具体;②具备的条件适当;③有客观评价方法,可以测量;④明确易懂;⑤反映患者需求与护理实践。

2.鉴别与收集信息 确定所要评价的内容后,要收集能够反映此项工作状况的信息和数据,如从护理病例中查找护理程序执行的信息,从现场检查实物或观察护理技能中查找有关基础质量的信息,通过观察护士操作过程获得过程质量或护士行为的信息。明确信息及来源之后,即可确定收集信息的工具,例如,评价表,要列出评价项目、要求等,对所选信息应具有可集性,要便于操作。

3.信息与标准比较 将收集到详细资料与标准对比,完成多少、未完成多少、结果怎样。

4.判断分析 实施结果与标准比较后,要对实际工作结果做出判断,可以用完成指标的百分值来表示,也可以用不同的等级来描述。对评价结果进行分析衡量,不仅要对评价所需数据进行阐述,对评价结果分析要客观,而且还要对一些影响因素予以说明,以便在今后评价工作中确立标准时加以注意。

5.适当反馈 评价的目的是改进工作,提高护理工作质量。因此,应充分利用评价结果,不应是形式主义的无效评价。应提供适当的反馈,对评价结果进行分析与交流,以利于激励护理人员,提出纠正措施和改进方案,推进护理工作的进行。

(五)护理质量评价结果的分析

护理质量评价的结果表现为各种数据,这些数据必须经过统计分析之后才能对护理质量进行评价。护理质量评价结果分析方法比较多,常用的方法有定性分析法和定量分析法。定性分析法包括调查表法、分层法、水平对比法、流程图法、因果分析图法、树图法、对策图法等。定性分析法包括排列图法、直方图法、散点图的相关分析等。

1.调查表法 是用于系统地收集、整理分析数据的统计表。通常有检查表、数据表和统计分析表等。

2.因果图法　是分析和表示某一结果（或现象）与其原因之间关系的一种工具。通过分层次列出各种可能的原因,帮助人们识别与某种结果有关的真正原因,特别是关键原因,进而寻找解决问题的措施。因果图因其形状像鱼刺,故又称鱼骨图,包括"原因"和"结果"两个部分,原因有根据对质量问题造成影响的大小分为大原因、中原因、小原因。

3.排列图法　又称主次因素分析法、帕罗特图法。是找出影响产品质量主要因素的一种简单而有效的图表方法。排列图是根据"关键的少数和次要的多数"的原理而制作的,也就是将影响产品质量的众多影响因素按其对质量影响的程度的大小,用直方图形顺序排列,从而找出主要因素。

4.直方图法　直方图是用来整理数据,将质量管理中收集的一大部类数据,按照一定要求进行处理,逐一构成一个直方图,然后对其排列,从中找出质量变化规律,直方图是预测质量好坏的一种常用的质量统计方法。

5.控制图法　控制图又称管理图,是一种带有控制界限的图表,用于区分质量波动是由于偶然因素还是系统因素引起的统计工具。

6.分层法　又称数据分层法、分类法、分组法、层别法。就是把性质相同的问题点,在同一条件下收集的数据归纳在一起,以便进行比较分析。因为在实际生产过程中影响质量变动的因素很多,如果不把这些因素区别开来就难以得出变化的规律。数据分层可根据实际情况按多种方式进行。例如,按不同时间、按检查手段、使用条件进行分层,按不同缺陷项目进行分层等。

（六）护理质量标准的形式

根据使用范围分为临床护理质量标准、护理管理质量标准、护理技术操作质量标准、护理质量控制标准。

1.临床护理质量标准

（1）基础护理质量

评价标准:①患者头发、指（趾）甲清洁整齐;②患者口腔、皮肤清洁,床铺干燥整洁;③患者无褥疮、烫伤、坠床和其他护理并发症;④卧位正确舒适,各种管道固定良好通畅,符合护理常规要求。病情观察及时,处理正确。

评价方法:①头发清洁梳理整齐;指（趾）甲短无污垢;胡须短/清洁、整齐。督促并协助患者洗头、洗脚、剪指甲、理发（剃须）;新入院患者及时处理。②口腔、皮肤、床铺做到三清洁。口腔清洁无并发症,口唇及口腔溃疡及时处理。口腔护理每日1～2次。皮肤清洁无污垢、无排泄物污染,定时翻身。患者床铺每天湿扫1～2次,床单污染后随时更换,一般情况下每周更换1次。保持床单位平整干燥、清洁柔软、无碎屑。床角规范、床上无杂物,无自带被褥及枕头等床单位用物。③无褥疮、烫伤（灼伤）、坠床及其他护理并发症。④定时进行晨、晚间护理,认真执行分级护理制度,按时巡视病房。⑤做好患者的出入院护理。热情接待患者,介绍科主任、护士长、主管医师、主管护士、病房环境、住院规则及有关制度。患者出院时做好出院指导,及时处理床单位并进行终末消毒。

（2）重危患者护理质量

评价标准:①患者头发、指（趾）甲清洁整齐;②患者口腔、皮肤清洁,床铺干燥平整;③患者无褥疮、烫（灼）伤、坠床和其他护理并发症;④卧位正确舒适,各种管道固定良好通畅,符合护理常规要求。病情观察及时,处理正确。

评价方法:①同基础护理质量1、2、4、5项。②适时为患者洗头、洗脚、剪指(趾)甲,保持患者清洁。③经常巡视患者(特护患者要有专人护理),及时发现病情变化、及时报告医师并处理,准确记录。④卧位正确舒适,各种管道通畅、固定牢固无扭曲,符合疾病及护理常规要求。⑤危重患者及长期卧床患者无褥疮发生。病情危重、全身高度水肿、低蛋白血症、恶病质、休克及多发性创伤等致患者处于强迫卧位,或由于翻身搬动患者后即可危及生命者除外(不包括膝关节以下部位),但须每2~4 h翻身1次,按摩受压部位皮肤并采用相应护理措施,认真记录。⑥每班进行床头交接病情、治疗、护理和皮肤等情况。⑦遵医嘱正确用药,各种治疗、护理及时准确,安排合理。⑧护士掌握患者的病情、心理状况和急救仪器的使用。

附:

1. 管道护理要求

(1)各种管道位置正确,固定良好、通畅无阻,无受压、扭曲、折叠现象。

(2)胸、腹腔引流管每1~2 h挤压1次,防止堵塞。观察引流液的性质和量并认真记录。

(3)引流管、引流袋更换符合要求。

A. 一次性引流袋5~7 d更换1次;非一次性引流袋24 h更换1次;胸腔引流瓶每天更换。

B. 橡胶鼻饲胃管每周更换1次,硅胶胃管21~30 d更换1次。

C. 连接管和集尿袋每周更换1次,尿道内导尿管每周更换1次,蕈形尿管每2周更换1次。

D. 原则上,鼻导管每日更换2次,鼻塞每24 h更换;更换鼻导管、鼻塞的同时更换鼻孔,双侧鼻孔交替,及时清除鼻腔分泌物。双腔鼻导管每天清洗,每周更换1次。

E. 湿化瓶每天更换并消毒,患者出院后进行终末消毒;除备用与应急抢救患者使用外,其余湿化瓶干燥保存。

(4)输液患者挂巡视卡,原则上每30~40 min巡视1次,并记录。

(5)吸氧患者有吸氧记录(记录开始与停止吸氧时间)。

2. 患者常用卧位要求

(1)去枕平卧位

A. 硬膜外麻醉患者(去枕平卧4~6 h)。

B. 昏迷及全麻患者(术后取去枕平卧位,头偏向一侧至清醒,生命体征正常)。

C. 休克患者(取中凹卧位,头偏向一侧)。

(2)平卧位

A. 昏迷患者(平卧位,头偏向一侧)。

B. 胸、腰椎手术后。

C. 疝修补术后。

D. 下肢静脉曲张术后患者(平卧位,患肢抬高30°~40°)。

(3)头高位 脑出血、神经外科患者手术后(头抬高15~30 cm)。

(4)半坐卧位

A. 心肺疾患患者出现呼吸困难。

B. 腹腔、盆腔手术后或有炎症的患者。

C. 口腔、面部、颈及胸腹部手术后患者。

D. 急性左心衰。

(5)端坐卧位　急性肺水肿、心包积液及支气管哮喘发作的患者。

(3)整体护理质量

评价标准:①护士具有以患者为中心的护理理念,能运用护理程序开展工作;②健康教育覆盖率100%;③患者对健康教育的知晓率达到90%以上。

评价方法:①有专科疾病标准护理计划;②有专科疾病标准健康教育计划;③健康教育登记表记录完整、清楚、整齐、准确;④有健康教育效果评价:从患者住院须知(包括科室主任、护士长、主管医生、责任护士、病房环境及住院探视制度)、疾病知识、用药知识、饮食知识、出院指导、特殊检查注意事项六个方面进行评价。

(4)病房消毒隔离工作质量

评价标准:①治疗室、换药室分区明确;无菌物品、清洁物品、外用消毒剂存放符合要求;②各类环境、物体表面细菌培养结果符合要求;③医护人员手清洁、消毒符合要求;④为患者进行注射时做到一人一针一管一带,湿式扫床一床一巾,擦拭床旁桌一桌一巾,执行率100%;⑤无菌物品、消毒剂等使用符合要求;⑥各种护理用品(含一次性物品)的使用和用后初步处理符合规定;⑦工作人员按要求着装,衣帽整齐,遵守无菌技术操作原则。

评价方法:①各室分区明确,无菌物品、清洁物品、外用消毒剂分柜存放。无过期诊疗物品及自备包。②治疗室、换药室、注射室、产房、母婴室、新生儿病房、ICU、CCU、NICU、EICU、手术室、消毒(中心)供应室、婴儿洗澡间、血液病房等每日进行空气消毒,每月进行空气细菌培养,细菌菌落数符合卫生学标准。③操作前后流动水规范洗手;集体注射、输液时每个患者之间用快速手消毒剂消毒双手。④注射时做到一人一针一管一带,执行率100%。⑤湿式扫床一床一巾,执行率100%。⑥擦拭床旁桌一桌一巾,执行率100%。⑦治疗室、换药室等使用的无菌镊或持物钳原则上采用无菌干缸保存,有效使用时间4 h;手术室每台手术更换,如手术时间超过6 h应按6 h更换1次,必须注明启用时间。采用消毒液浸泡消毒的要按规定每周2次更换容器及消毒液。⑧使用后的一次性注射器、输液器、针头等医疗废物按卫生部《医疗机构医疗废物管理办法》分类放置,专人收集运送至医疗废物暂存处。⑨氧气湿化瓶、连接管等一般患者使用后用500 mg/L、感染性疾病患者用1 000 mg/L的含氯消毒剂浸泡30 min后,清水冲净、晾干保存。⑩抽出的药液、开启的静脉输入无菌液体须注明时间,超过2 h后不得使用;启封抽吸的各种溶媒超过24 h不得使用。⑪盛放碘酒、乙醇等皮肤消毒剂的容器每周更换2次,同时更换消毒液,并注明启用时间。⑫常用无菌敷料罐应每天更换并灭菌;置于无菌储槽中的灭菌物品(棉球、纱布等)一经打开,使用时间不超过24 h,注明开启时间(提倡使用小包装)。⑬体温计用75%乙醇(或其他消毒剂)浸泡消毒,并及时更换消毒液,确保有效浓度。⑭工作人员衣帽整齐,无菌技术操作时须戴口罩。

2. 护理管理质量标准

(1)病区管理质量

评价标准：①病区医疗环境清洁、整齐、安静、安全，做到五不准；②病区办公用品、仪器等放置有序；③病房内床旁桌、床旁椅、病床要各成一条线，摆放整齐；④病房内清洁整齐，物品放置有序；⑤患者着装符合要求，遵守医院的规章制度。

评价方法：①病区秩序有专人管理，做到五不准。不准在病区吸烟，不准在上班时间聊天、会客，不准在上班时间做私事、看小说，不准在上班时间吃零食，不准在工作场所及冰箱内存放私人物品。②病区肃静，做到四轻，走路轻、说话轻、开关门窗轻、操作轻。③病区陈设做到四固定、三条线、三不放。一切物品、办公用具、仪器，固定房间、固定位置、固定数量、定人管理。床旁桌一条线、床旁椅一条线、病床一条线。床头、床下、窗台上不放杂物。④病区卫生做到四无、三分开、二定期。地面无痰迹、果皮、纸屑；病区无吸烟；卫生间无臭味、堵塞、漏水；墙壁无蜘蛛网、灰尘。治疗室、换药室、卫生间、病房的拖把及抹布分开使用。走廊及病房，非一次使用大小便器定期消毒、清洁。⑤病区安全做到三专管、二有：水、火、电专人管理；毒、麻、限、剧药品专人管理并加锁；贵重仪器专人管理。有突发事件的应急处理预案；有危重患者抢救护理预案。⑥患者做到二遵守、一整齐：遵守住院规则、探视陪护制度；住院患者应着患者服。⑦护理人员着装整齐、仪表端庄，佩戴胸牌。

（2）护理文书书写质量

评价标准：各种记录字迹工整，页面清洁整齐；内容客观真实、准确，及时完整。正确使用医学术语。护理记录单重点突出，层次清楚。

1）体温表单

评价方法：项目填写齐全、准确。页面清洁、整齐，无刀刮、涂改及错别字。绘制美观，点圆叉正、点叉大小一致（1～2 mm），连线粗细均匀、线直。时间、数值及连线绘制准确，加测次数符合常规要求。实施降温措施后、脉搏短绌、使用呼吸机等时，体温、脉搏、呼吸绘制方法正确。

2）护理记录单（含一般患者护理记录单和危重患者护理记录单）

评价方法：①护理记录单书写应字体工整，字迹清晰，书写过程出现错字时应当用双线画在错字上，不得采用刮、涂、粘等方法掩盖或去除原来的字迹。项目填写齐全，无漏项。②表述准确、语句通顺，记录内容客观、真实、准确、及时、完整，使用医学术语及通用的外文缩写，体现专科特点。③使用黑钢笔或蓝黑钢笔书写，每次记录后签全名。实习学生或未注册护士书写的护理记录要有注册护士或护士长签名，护士长定期检查并签名，签名方法正确。④根据护理级别，按规定时间记录，病情变化时随时记录；手术患者按手术护理常规记录。一级护理患者1～2 d记录1次；二级护理患者3～4 d记录1次；三级护理患者5～6 d记录1次。⑤一般患者护理记录是指护士根据医嘱和病情对一般患者住院期间护理过程的客观记录。内容包括患者姓名、科别、住院病历号（或病案号）、床位号、页码、记录日期和时间、病情变化情况、护理措施和效果、护士签名等。⑥危重患者护理记录是指护士根据医嘱和病情对危重患者住院期间护理过程的客观记录。危重患者护理记录应当根据相应专科的护理特点书写。内容包括患者姓名、科别、住院病历号（或病案号）、床位号、页码、记录日期和时间、出入液量、体温、脉搏、呼吸、血压等病情变化、护理措施和效果、护士签名等。记录时间应当具体到分钟。⑦新入院患者首次记录应包括：患者的入院方式、时间、生命体征、主诉、症状等主要病情，以及护理级别、饮食、主要治疗原则和处置情况。⑧出入水量记录:摄入量包括每日饮水量、食物含水量、输入的液体量等,凡是固体的食物除须记录固体单位量,须换算成食物的含水量。排出量包括尿量、大便量、呕吐量、咯血量、痰量、胃肠减压量、腹腔抽出液量、各种引流液量及各种伤口渗出量等,除大便记录次数外,液体以毫升为单位记录。⑨出院、转科记录应包括:患者在住院期间经治疗护理后,疾病的转归及小结。

3)手术护理记录

评价方法:①项目填写完整、字迹工整、准确无漏项。②记录内容符合要求,能反映巡回护士对手术患者术中护理情况及所用器械敷料等,语句通顺,术语正确,无错别字。记录重点:患者姓名、性别、年龄、住院病历号(或病案号)、药物过敏史、手术名称、手术时间、术前意识、手术时的体位、术中输液输血情况、尿量、引流管放置情况、生命体征、皮肤及出手术室时的意识情况等。③手术所用各种敷料、器械数量的清点、核对、记录准确无误,巡回和器械护士签全名。④手术结束后,手术护理记录单及时归入病历。

(3)急救物品完好率

质量标准:①急救药品的种类、数量符合规定,用后及时补充,无过期药品;②急救设备、药品、物品专人管理、定位放置、定期检查、保养维修,处于功能状态;③急诊科及临床科室常用抢救包配置齐全、适用。

评价方法:①急救药品、设备、物品完好、清洁,处于功能状态;②急救药品设备定量、定点放置、定人管理,急救设备定期消毒;③急救药品和器材及时补充、维修、保养;④急救药品、急救设备定期检查并登记签字,每周不少于2次。

附:物品配备标准

1.一般抢救物品包括 抢救药品(可根据专科特点配备)、氧气(含流量表、湿化瓶等)、吸痰器、输液架,皮肤消毒液、无菌棉签、输液器、注射器、吸痰管、氧气管、开口器、舌钳、压舌板、消毒止血带、瓶套、砂轮及胶布。乳胶手套、血压计、听诊器、手电筒抢救车(车内常用抢救药品、抢救物品齐全)、按压板(硬板床者可免配)。

2.特殊抢救物品 气管切开包必备科室:急诊科、神经内科、神经外科、心外科、胸外科、耳鼻喉科、重症监护室、手术室、产房。急诊科需另备:腹穿包、胸穿包、腰穿包、导尿包、深静脉穿刺包/留置针、清创缝合包、接生包、抢救包(内有开口器、舌钳、压舌板)、除颤仪、心电监护仪、洗胃机、呼吸机(含气管插管全套物品)。

(4)各种登记本书写质量

评价标准:登记及时、准确、完整、不漏项,字迹清晰,页面清洁,登记内容符合要求。

评价方法:查对登记本、空气消毒登记本、物品交接本、患者意见本、工休座谈会记录本、护士长手册、差错事故登记本、业务学习登记本、护理查房记录本。

(5)基本护理规章制度执行情况

评价标准:护理人员了解制度内容,并能自觉执行。

评价方法:①各级各班护理人员职责;②护理交接班制度;③护理查对制度;④给药制度;⑤护理查房制度;⑥分级护理制度;⑦治疗室管理制度;⑧护理质量管理制度;⑨护理差错登记报告制度;⑩护理安全管理制度;⑪病房管理制度;⑫抢救工作制度;⑬消毒隔离制度;⑭护理会诊制度;⑮业务学习制度;⑯护理人员着装规定;⑰住院患

者健康教育制度。

（6）护士长工作质量评价标准　①有年、季、月工作计划及周工作安排。②护士长工作手册填写规范,项目齐全。③每日进行护理查房,检查护理工作情况,记录齐全。④严格执行护理质量检查制度,每月按时进行检查,并对质量缺陷进行原因分析、制订改进措施,进行跟踪检查,实现护理质量的持续改进。按要求填写报表并报护理部。⑤按时参加护士长例会,及时向全体护士传达会议精神。⑥随时巡视病房,了解并掌握危重及一级护理患者的情况,参与危重患者的抢救护理工作。⑦及时组织对危重和复杂、疑难护理患者的讨论,指导责任护士制订护理计划并检查落实情况。⑧每月组织病区护士业务学习 2 次,有记录(记录内容包括日期、时间、学习内容、主讲人、参加人员签到),保留业务学习讲稿。⑨严格遵守和履行各项规章制度、岗位职责和操作规程,定时检查各项护理质量核心制度的落实情况。⑩随时监控护理质量、护理安全重点项目的落实情况,如基础(危重、一级护理患者)护理、消毒隔离措施、护理安全管理制度、无菌技术操作、基础护理和专科护理技术操作,急救物品、药品的完好状态等。⑪随时征询患者对护理工作的意见及建议,每月至少召开一次工休座谈会,有记录。有对意见和建议的落实、改进情况,并及时向患者反馈。⑫适时组织对发生的差错进行讨论,并进行原因分析、定性,制订防范措施,提出处理意见。⑬及时检查进修、实习护士的工作和带教情况,按计划组织业务学习。按时进行出科考试和书写进修、实习鉴定。⑭督促检查配餐员、保洁员和护工工作。⑮按时填写各种报表,及时上报护理部。

（7）科护士长工作质量评价标准　①有年、月工作计划,周有工作安排,并及时对工作计划完成情况进行评价。②经常深入病房,每月对本科病区护士长工作进行检查,发现问题及时进行或协助解决并给予具体指导。重大事件及时报告护理部。③每月按计划检查病区护理工作质量,如危重患者的护理、基础护理、专科护理技术操作、护理文书书写、消毒隔离、药品管理、病室管理等,及时组织对护理差错进行讨论。做到检查有记录、有评价、有缺陷原因分析、改进措施和跟踪监控记录。④按时巡视病房,掌握本科急危重症和抢救患者的病情和护理工作质量,并进行具体的指导。需要时参与危重患者的抢救工作。⑤适时征求患者对护理工作的意见及建议,并详细记录。对具体问题有改进措施和处理意见,并跟踪检查落实、改进情况。⑥参加各病区的护理查房,督促并检查对实习、进修护士的临床带教工作和教学大纲的完成情况。⑦每月组织一次全科业务学习,记录完整,并保留讲稿。⑧认真填写护士长手册,做到项目齐全、记录内容符合工作实际,对持续改进护理工作质量有参考价值。⑨严格遵守和履行各项规章制度、岗位职责和操作规程,定时检查各项护理质量核心制度的落实情况。

（8）护理部主任(副主任)工作质量评价标准　①有全面的护理工作计划,做到年有计划、月有安排,半年和全年有对计划完成情况的总结和评价。定期召开全院护士大会,进行工作总结。②每周召开并主持护理部例会,及时传达医院办公会和有关会议精神,对每周工作进行总结和安排。③每月组织全院护理工作质量检查,定期召开护理质量、护理安全评估分析会,对护理工作质量缺陷原因进行分析,制订改进措施,跟踪检查落实情况,及时向全院护士长反馈检查及评价结果,实现护理质量的持续改进。④适时组织全院护理人员专业理论知识和护理技术操作技能培训,落实护理人员继续教育和毕业后的规范化培训。⑤每月组织全院护理查房一次,掌握临床各科室危重及一级护理患者情况,工作指导到位。⑥及时研究处理和解决临床护理工作中发现的各种问题和患者的投诉,做到有记录、有反馈,重大事件及时向主管院长汇报。⑦负责进修护士和护理专业(含助产)实习学生的工作、安排,做到有计划、定期检查并指导临床教学任务完成情况和效果评价。⑧按时召开全院护士长会议。⑨严格遵守和履行各项规章制度、岗位职责和操作规程,督查各项护理质量核心制度的落实情况,做到制度完善、定期检查。⑩按时召开护理差错分析会,做到有原因分析、防范措施、并有定性和处理意见,严重差错及时向主管院长汇报。

3. 护理技术操作质量标准

评价标准:①严格执行三查七对制度,确保患者安全;②关心体贴患者,做到以患者为中心,提供积极、主动的护理服务;③护理技术操作正确、熟练,符合操作规范;④操作过程符合省时、省力、省物的原则;⑤无菌操作符合无菌技术操作原则。

评价方法:①三查七对制度;②执行操作规程及无菌原则(操作规程执行卫生部、省卫生厅统一标准);③操作前向患者进行规范的告知,操作过程体现以患者为中心;④每项操作原则上从以下三个方面评价:操作前准备质量标准:包括患者、工作人员、物品及环境的准备。

操作流程质量标准:符合操作规程,操作熟练、规范。

终末质量标准:按各项护理技术操作终末质量标准要求。

4. 护理质量控制标准

(1)护理差错发生率　差错事故认定标准以卫生部《医疗事故分级标准》《医疗事故纠纷的防范与处理》为依据。发生差错后,病区护士长应组织全体护士讨论,进行原因分析及定性,制订防范措施,提出处理意见,填写报表上报护理部,护理部质控组每半年对全院的差错进行讨论。如发生严重差错或护理事故应及时上报护理部,并采取及时的补救措施,严密观察患者的病情变化(发生率按年度进行计算)。

(2)褥疮发生率　在检查基础护理的同时,检查褥疮发生情况,并要求各科室发生褥疮时,及时填写报表上报护理部。褥疮发生率按年度控制,凡发生褥疮者该项不得分。隐瞒不报者发现后加倍扣分。

说明:①特殊患者系指病情危重、全身水肿、恶病质、休克或多发性严重创伤等而致患者处于强迫卧位,或由于搬动患者后即可危及生命者(患者膝关节以下部位除外)。凡有以上情况需有科室及时组织会诊确定,会诊结果详细记录并上报护理部,同时须制订出相应的护理计划及措施。②凡未及时会诊且无皮肤护理计划及措施,发生褥疮后才进行会诊的视为发生褥疮。

(3)无菌注射感染率

认定标准:凡注射中违反无菌技术操作原则造成注射局部红、肿、热、痛,经局部处理未好转,引起局部化脓甚至出现全身症状,经讨论分析确认为注射感染。

检查及评价方法:科室发生注射感染者,应及时组织讨论处理,填写报表上报护理部,发生一例该项不得分,隐瞒不报者加倍扣分。

第二节　护理质量评价的分类和内容

护理质量是指护理人员为患者提供护理技术和生活服务的过程和效果,以及满足患者需要的程度。护理质量不是以物质形态反映其效果和程度,而是通过在护理服务的实际过程和结果中表现出来的。传统护理质量是在护理被定位在简单劳动和技术操作的基础上时,主要指临床护理工作质量,如特级护理、一级护理质量、操作技术合格率、医嘱能否及时准确地执行;护理文书书写是否准确、清晰;生活护理是否到位;规章制度是否落实;有无护理差错等。随着医学模式的转变,人们的物质文化生活水平的提高,对护理服务的期望值随之提高。因此,赋予了护理质量更深层次的内涵。护理服务从维护健康发展到促进健康,从单纯的临床护理工作发展到心理、精神、社会、文化等方面,帮助人们提高健康水平和生活质量。因此要求护理工作模式要随之更新;护理观念要发生变革;护理工作的效果要体现在患者对护理服务的满意度、护理工作的效率和效益上。

护理质量评价是管理护理质量的重要手段。通过护理质量评价可以明确出现问题的原因,反映护理质量的高低,进行持续改进,提高护理质量。评价的主体是内部评价和外部评价,评价的客体是结构质量(也称要素质量)、过程质量(也称环节质量)、效果质量(也称终末质量)。根据评价内容分为综合性和目标性专题评价;根据评价时间分为定期评价和不定期评价;根据评价主体分为自我评价、统计评价、上级评价、患者评价、医院外部评价。

一、结构质量

结构质量也叫要素质量,是对构成护理服务要素质量基本内容的各个方面进行的评价。结构评价重点评价护理环境对护理质量的影响,理想的护理环境和组织特点如完善的设备和高素质的工作人员,是结构评价的标准。评价方法可通过现场检查、考核、问卷调查、查阅资料来完成。

(一)结构质量的内容

具体内容包括对环境、管理组织方式、规章制度、设备供应、护理人员的配备、病房结构等方面的评价。这些都是护理服务要素方面的标准,良好的管理方式、丰厚的经济支持、足够的护理人员、先进的资源设备仪器等是提供高质量护理的重要保证。

1.基本结构　根据中医医院的不同规模,护理组织管理体系主要有两种结构形态。三级结构实行护理部、科护士长、护士长三级结构。二级结构实行护理部(总护士长)、护士长二级结构。

2.环境　如患者单元是否整洁、安静、安全、舒适。

3.护理人员的配备　护理人员是医院人力资源的重要组成部分,护理人员编配、开放床位与临床护士比、各级护理人员资质、职称聘任相关规定合理,是保证护理质量的前提条件。

4.知识与技术　反应医院业务功能与水平,如优质护理病房达标率、考试合格

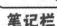

率等。

5.仪器设备 设备是否处于正常的工作状态,急救设备等是否能保证护理程序的实施。如氧气瓶内压力、备用消毒物品使用期限、药品及物质基数等。

6.病房结构,表格记录,规章制度的制订情况 病房布局是否合理,患者床位的安排合适与否以及护理文件的书写制度是否明确等。

(二)医院分级结构质量评价的标准

1.一级医院

(1)护理管理体系 ①医院护理工作实行院长领导下的总护士长或护士长负责制。②医院实行总护士长、护士长二级管理或护士长一级管理,并保证其行使职权。③总护士长由院长聘任,护士长由总护士长提名院长聘任。④总护士长应具有一级医院护理业务水平和管理能力,具有护师以上技术职称,应选拔熟悉护理理论及技术,有一定临床护理经验和组织管理能力,德才兼备的护士长担任。⑤护士长应选拔具有一定的临床护理经验和熟练掌握护理技术,有管理能力的护师或高年资护士担任。

(2)人员编制各级护理人员结构比例 ①全院护理人员应占卫生技术人员总数的38%;医师(士)与护理人员之比为1:1。②护师以上占护理人员总数≥10%;护理员占护理人员总数≤33%。③未经中等以上护理专业毕业人员从事护士工作,必须经过专业培训并经卫生主管部门考试、考核合格批准后方可上岗。

(3)规章制度 ①各级护理人员岗位责任制;②护理工作制度;③查对制度;④值班、交接班制度;⑤分级护理制度;⑥执行医嘱制度;⑦消毒隔离制度;⑧护理文件书写制度;⑨护理差错、事故登记报告制度;⑩物品、药品、器械管理制度;⑪卫生宣教制度;⑫饮食管理制度;⑬病房管理制度;⑭有条件的应包括门诊、急诊室、手术室、供应室管理制度;⑮有相应的疾病护理常规和护理技术操作规程,并认真执行。

(4)质量管理 有护理质量管理兼职人员。有明确的质量管理目标和切实可行的达标措施。有质量标准及质控办法,定期检查、考核和评价。严格执行消毒隔离及消毒灭菌效果监测制度,确保患者安全。有安全管理制度及措施,防止护理差错、事故的发生。

(5)护理单位包括 病房、门诊(注射室、换药室)、急诊室、手术室、供应室等。其管理均应达到:布局合理,清洁与污染物品严格分开放置。基本设备齐全、适用;环境整洁、安静、舒适、安全,工作有序。病房要求做到两无一有,即无自带被褥,无虱子和臭虫,手术患者有患者服。

(6)护理管理目标 ①有护理人员培训、进修计划,年培训率≥5%;②有护理人员考核制度和技术档案,年考核合格率≥85%;③有护理质量考评制度,定期组织考评;④定期组织护理业务学习,有条件的医院组织护理查房;⑤有护理工作例会制度;⑥有护理差错、事故登记报告制度,定期分析讨论;⑦做好护理资料的登记、统计工作;⑧医院护理管理达到各省、自治区、直辖市卫生厅(局)的标准要求。

2.二级医院

(1)护理管理体系 ①医院护理工作实行院长领导下的护理部主任(总护士长)负责制,根据需要设副主任(副总护士长)和护理干事。300张床位以上医院要逐步创造条件设专职护理副院长兼护理部主任。②医院实行护理部主任、科护士长、护士长三级管理或护理部主任(总护士长)、护士长二级管理,并保证其行使职权。③护理部主任(总护士长)由院长聘任,副主任(副总护士长)由主任提名、院长聘任;科护士长、护士长由护理部主任(总护士长)聘任。④护理部主任(总护士长)应具有二级医院护理业务水平和管理能力,具有主管护师以上技术职称,应选拔熟悉护理理论及技术,有丰富的临床、管理、教学经验和组织领导能力,勇于开拓创新,德才兼备,年富力强的科护士长或护士长担任。⑤100张床位或三个护理单元以上的大科,设科护士长,科护士长应具有主管护师以上技术职称,应选拔具有相应专科护理理论及技术,有一定教学和组织管理能力的护士长担任。⑥病房护理管理实行护士长负责制。护士长应选拔具有专科护理业务知识,护理技术熟练,有管理、教学能力的护师担任。⑦护理部、内、外科或重点专科应配备副主任护师,各科室均应根据需要配备主管护师或护师。

(2)人员编制各级护理人员结构比例 ①全院护理人员应占卫生技术人员总数的50%,医师与护理人员之比为1:2。病房床位与病房护理人员之比不少于1:0.4,300张床位以下的医院不少于1:0.3。②护师以上占护理人员总数≥20%,护理员占护理人员总数≥25%。

(3)规章制度 认真执行各科疾病护理常规及各项护理技术操作规程;建立各级护理人员继续教育制度,有分级培养目标,培训计划,并组织实施。

(4)质量管理 有护理质量管理组织或专职人员;有明确的质量管理目标,有切实可行的达标措施;有质量标准及质控办法,定期检查、考核与评价;严格执行消毒隔离及消毒灭菌效果监测制度,确保患者安全;有安全管理制度及措施,防止护理差错、事故的发生。

(5)护理单位 包括病房、门诊、急诊(科室)、手术室、供应室、产房、婴儿室及ICU、CCU等,其管理均应达到布局合理,严格区分清洁与污染区域,基本设备齐全、适用;环境整洁、安静、舒适、安全、工作有序;管理要求执行卫生部及各省、自治区、直辖市卫生厅(局)颁发的有关标准。

(6)护理管理目标 有护理人员培训、进修计划,年培训率≥10%;有护理人员考核制度和技术档案,年考核合格率≥90%;有护理质量检查考评制度,定期组织考评;定期组织护理业务学习,开展护理查房;有护士长例会制度,组织护士长夜查房;有护理差错、事故登记报告制度,定期分析、讨论;医院护理管理达到各省、自治区、直辖市卫生厅(局)的标准要求;护理部协调好与科主任、医技、后勤等部门的关系;做好护理信息资料统计工作,定期分析、评价与利用。

3.三级医院

(1)护理管理体系 ①医院护理工作实行院长领导下的护理部主任负责制。根据需要设护理部副主任2名和护理干事1~2名。并创造条件设专职护理副院长兼护理部主任。②医院实行护理部主任、科护士长、护士长三级管理或护理部主任、护士长二级管理,并保证其行使职权。③护理部主任由院长聘任;副主任由主任提名院长聘任,科护士长、护士长由护理部主任聘任。④护理部主任应具有三级医院护理业水平和管理能力,具有副主任护师以上技术职称,应选拔精通护理专业理论和技术,有丰富的护理管理经验,德才兼备,年富力强的科护士长或护士长担任。⑤100张床位或三个护理单元以上的大科,以及任务繁重的手术室、急诊科、门诊部设科护士长,科护士长应具有主管护师以上技术职称,应选拔具有相应的专科护理理论和技术,有一定教学和组织管理能力的护士长担任。⑥病房护理管理实行护士长负责制。护士长应选拔具备专科护理业务知识,护理技术熟练,有一定教学、管理能力,有临床护理经验的护师担任。⑦护理部、内、外、妇、儿科、重点科、急诊科、手术室应配备副主任护师以上人员。各科室均应根据需要配备主管护师和护师。

(2)护理人员编制 各级护理人员结构比例:全院护理人员占卫生技术人员总数的50%,医师与护理人员之比为1:2;病房床位与病房护理人员之比为1:0.4,护理员占护理人员总数≤20%;护师以上占护理人员总数≥30%。

(3)规章制度 认真执行各科疾病护理常规及各项护理技术操作规程;建立各级护理人员继续教育制度,有分级培养目标、培养计划,并组织实施。

(4)质量管理 有护理质量管理组织;有明确的质量管理目标,有切实可行的达标措施;有质量标准及质控办法,定期检查考核与评价;严格执行消毒隔离及消毒灭菌效果监测制度,确保患者安全;有安全管理制度及措施,防止护理差错、事故的发生。

(5)护理单位 包括病房、门诊、急诊科(室)、手术室、供应室、产房、婴儿室及ICU、CCU等,其管理均应达到:布局合格,严格区分清洁与污染区域,基本设备齐全、适用;环境整洁、安静、舒适、安全,工作有序;管理要求执行卫生部或各省、自治区、直辖市卫生厅(局)颁发的有关标准。

(6)护理管理目标 ①有护理人员培训进修计划,年培训率≥15%;②有护理人员考核制度和技术档案,年考核合格率≥95%;③有护理质量检查考评制度,定期组织考评;④定期组织护理业务学习,开展护理查房;⑤有护士长例会制度,组织护士长夜查房;⑥有护理差错、事故登记报告制度,定期分析讨论;⑦医院护理管理达到各省、自治区、直辖市卫生厅(局)的标准要求;⑧护理部协调好与科主任、医技、后勤等部门的关系;⑨做好护理资料统计工作,进行动态分析与评价,并逐步创造条件达到信息计算机管理。

二、过程质量

过程质量也叫环节质量,是指对护理人员为满足患者的需要进行的一系列活动的评价,即对临床护理实施的评价。过程评价主要关注如何提供护理,护理是否满足了患者的需要。过程评价的标准是护士运用护理程序的规范行为,如给药前患者的身份查对;胸部评估(包括听诊)每班一次等。评价时的重点是衡量护士的工作方法是否符合护理程序的标准,护士在实施护理程序每一步骤中的行为正确性,是否按护理程序对患者进行护理。护士进行的护理评估是否正确、全面,护理诊断是否正确,措施是否得当。评价的方法可通过与患者会谈、审查护理病历、观察护理活动等来完成。

(一)过程质量的内容

具体内容包括对执行医嘱情况,病情观察及治疗结果反应观测,患者管理,各种文书书写情况,与后勤、医技部门的协作关系,应用护理程序步骤和技巧,心理护理,健康教育开展的数量和质量等方面的评价。

1.病情观察及治疗结果的观测 如体温、脉搏、呼吸的测量时间、病情记录,危重患者观察项目、观察时间及各种疾病特殊观察要求等。

2.对患者的管理 如生活护理、饮食及晨晚间护理、医院内感染管理及消毒隔离。

3.对参与护理的其他医技部门人员的交往与管理 如患者 X 射线透视预约,各种标本管理,对卫生员及配膳员的管理等。

4.护理报告及各种文件书写质量。

5.应用和贯彻护理程序的步骤和技巧　包括评价贯彻落实护理程序每个步骤的质量并应对护理病历做出评价。

6.心理护理和健康教育的情况　如术前、术后、出院患者的教育,服药知识,卫生习惯,饮食营养的指导等。

7.专科护理　主要包括疾病护理、症状(体征)护理等。

(二)评价要点

1.临床护理　是否符合患者疾病证型的护理要求,同时根据患者病情变化及时调整。

2.饮食护理　特别是对患者膳食的具体指导是否加强与医师和营养师的沟通。

3.中药用药护理　是否正确执行给药方法、时间、剂量,指导患者正确使用药物,密切观察用药反应,发现不良反是否及时报告,保证患者用药安全。

4.情志护理　是否注意与患者家人的密切配合,注重多种方法的综合应用。

5.专科护理　是否注重解决某种(类)疾病、症状(体征)在临床护理中的突出问题。

6.临床护理　是否遵循医嘱积极开展拔罐、刮痧、耳穴压豆、灸法、熨法等中医护理技术操作。

(三)医院分级过程质量评价的标准

1.一级医院

(1)护理人员三基水平平均达标≥70分。

(2)具有与一级医院医疗水平相适应的护理技术水平。

(3)熟悉各科常见病、多发病的护理理论和护理常规。

(4)掌握常用的护理急救技术、有效的徒手心肺复苏术和急救药品及器械的使用。

(5)掌握消毒灭菌知识和消毒隔离原则及技术操作。

(6)能承担初级护理人员的临床教学,带教任务由护士以上人员担任。

(7)每年有一篇护理工作总结。

2.二级医院

(1)护理人员三基水平,平均达标≥75分。

(2)具有与二级医院医疗水平相适应的护理技术水平。

(3)掌握常用护理急救技术,熟悉抢救程序、抢救药品和抢救仪器的使用。

(4)掌握消毒灭菌知识、消毒隔离原则及技术操作。

(5)熟悉掌握昏迷、瘫痪、疑难病症及监护患者的护理。对重点专科及监护病房的护理人员应经过专科培训,达到与医疗水平相适当的专科护理技术水平。

(6)能承担中等护理专业的临床教学,带教任务由护师以上人员担任。

(7)能指导下级医院的护理业务,能承担下级医院护理人员的进修和培训。

(8)具有总结、撰写护理论文的学术水平。每年在地(市)以上学术会议或刊物上交流、发表论文≥2篇。

（9）具有开展护理新业务、新技术的能力。每年完成本院护理新业务、新技术≥2项。

3. 三级医院

（1）护理人员三基水平平均达标≥80分。

（2）具有与三级医院医疗水平相适应的护理技术水平。

（3）熟练掌握护理急救技术，熟悉抢救程序、抢救药品和抢救仪器的使用。

（4）熟悉掌握消毒灭菌知识、消毒隔离原则及技术操作。

（5）重点科室及监护病房的护理人员应经专科培训，达到与医疗水平相适应的专科护理技术水平。

（6）能担任中、高等医学院校护理专业的临床教学。带教中专护生应由护师以上人员担任。带教大专能上能下护生应由主管护师人员担任。

（7）能承担专科进修护士的教学和专科护理学习班讲学。

（8）具有指、培训二级医院护理人员的业务水平。

（9）具有撰写护理论文的学术水平。每年在省以上学术会议或刊物上交流、发表论文3篇。

（10）具有开展护理科研能力，每年护理科研或革新的项目≥2项。

三、效果质量

效果质量也叫终末质量，是运用一系列的质量评价方法并以质量指标体系为标准，对护士提供的护理服务进行效果评价，是指患者最终得到的护理效果质量。效果评价的核心是患者行为和健康状况的改善情况。评价中应寻找出由护理措施的实施而使患者健康改善的证据。例如，心脏术后患者，护理诊断为"不能有效清除呼吸道，与手术、疼痛有关"，责任护士遵照医嘱给予止痛针，教患者进行有效咳嗽，帮助患者起床活动，进行每2 h拍背。通过上述护理措施，使患者呼吸功能改善。

（一）护理效果评价的分类

可分为同步性评价和回顾性评价。同步性评价发生在患者住院期间。回顾性评价指患者出院以后，使用医院的质量控制标准评审患者的病历，即出院病历评价。包括治愈好转率、死亡率、院内感染率、入院诊断与出院诊断符合率、危重患者急救抢救成功率等。

（二）护理效果评价的方法

收集患者目前健康状况及有关资料，将收集到的资料与目标比较，判断患者健康状况向目标转化的进展情况。如，目标是能有效清理呼吸道，收集的资料为患者经雾化后咳出痰液，说明经过护理措施的实施，患者情况已接近预期目标。

（三）效果质量的内容

效果质量的具体内容包括对年褥疮发生率、护理严重差错发生率、抢救成功率、护理工作满意度、不良事件发生率、症状和体征、身体的外观及功能、心理、情感和社会方面的资料收集、发病及健康知识等方面的评价。

（四）医院分级效果质量评价的标准

1. 一级医院

（1）具有良好的护士素质,仪表端庄,言行规范。患者对护理工作、服务态度的满意度≥80%。

（2）有护理管理目标,年计划目标达标率≥85%。有护理工作年计划、季安排、月重点及年工作总结。

（3）护理质量评价指标:护理技术操作合格率≥85%;基础护理合格率≥80%;一级护理合理率≥80%;护理表格书写合格率≥85%;急救物品完好率100%;常规器械消毒灭菌合格率100%;年褥疮发生次数0;年严重护理差错事故发生数≤1;年护理事故发生次数0;一人一针一管执行率100%。

2.二级医院

（1）具有良好的护士素质,仪表端庄,言行规范。患者对护理工作、服务态度的满意度≥80%。

（2）有护理管理目标、年计划目标率≥90%。有护理工作发展规划、年工作计划、季安排、月重点及年工作总结。

（3）护理质量评价指标:护理技术操作合格率≥90%;基础护理合格率≥85%;特护、一级护理合格率≥85%;护理表格书写合格率≥90%;责任制护理开展病房数≥10%;急救物品完好率100%;常规器械消毒灭菌合格率100%;年褥疮发生次数0;每百张床年护理严重差错发生次数≤0.5;年护理事故发生次数0;陪护率≤8%。

3.三级医院

（1）具有良好的护士素质,仪表端庄,言行规范。患者对护理工作、服务态度满意度≥80%。

（2）有护理管理目标,年计划目标达标率≥95%。有护理工作发展规划、年工作计划、季安排、月重点及年工作总结。

（3）护理质量评价指标:护理技术操作合格率≥95%;基础护理合格率≥90%;特护、一级护理合格率≥90%;护理表格书写合格率≥95%;责任制护理开展病房数≥20%;急救物品完好率100%;常规器械消毒灭菌合格率100%;年褥疮发生数0;每百张床年护理严重差错发生次数≤0.5;年护理事故发生次数0;陪护率≤5%。

（河南理工大学　王荣荣）

1. 简述护理质量评定的程序。

2. 简述护理质量评价的分类。

3. 什么是效果质量? 简述护理效果评价的分类。

第十三章

中医护理文件书写

第一节 中医护理病历内容

病历是指医务人员在医疗活动过程中形成的文字、符号、图表、影像、切片等资料的总和,包括门(急)诊病历和住院病历。中医病历书写是指医务人员通过望、闻、问、切及查体、辅助检查、诊断、治疗、护理等医疗活动获得有关资料,并进行归纳、分析、整理形成医疗活动记录的行为。

中医整体护理病历是在现代护理观的指导下,采用中西医结合的护理方法,对患者实行辨证施护全过程的完整记录。是临床中医护士必须掌握的一项基本技能,是反映护理工作质量的依据之一。护理病历以蓝钢笔书写,字迹清楚,页面整洁,各项填写齐全,不任意用符号代替文字,符合护理文件书写的一般规则。

一、中医护理病历基本要求

1. 病历书写应当客观、真实、准确、及时、完整、规范。

2. 病历书写应当使用蓝黑墨水、碳素墨水,需复写的病历资料可以使用蓝或黑色油水的圆珠笔。计算机打印的病历应当符合病历保存的要求。

3. 病历书写应当使用中文,通用的外文缩写和医学术语,无正式中文译名的症状、体征、疾病名称等可以使用外文,中医术语的使用依照有关标准。

4. 病历书写应规范使用医学术语,中医术语的使用依照相关标准、规范执行。要求文字工整,字迹清晰,表述准确,语句通顺,标点正确。

5. 病历书写过程中出现错字时,应当用双线画在错字上,保留原记录清楚、可辨,并注明修改时间,修改人签名。不得采用刮、粘、涂等方法掩盖或去除原来的字迹。

6. 上级医务人员有审查修改下级医务人员书写的病历的责任。

7. 病历应当按照规定的内容书写,并由相应护理人员签名。实习护士、试用期护士书写的病历,应当经过本医疗机构注册的护理人员审阅、修改并签名,注明日期。具有执业资格的进修护士由接收进修的医疗机构根据其胜任本专业工作实际情况认定后可书写护理病历。

8. 护士长或上一级护师定期检查护理病历书写情况,修改时使用蓝黑笔,签全名,注明修改日期,保持原记录清晰可辨。

9.患者护理分级记录表按照标准要求记录,结合患者病情确立分级护理级别并采取相应的护理措施。

10.病历书写一律使用阿拉伯数字书写日期和时间,采用24 h制记录。

11.病历书写中涉及的诊断,包括中医诊断和西医诊断,其中中医诊断包括疾病诊断与证候诊断。

12.中医治疗应当遵循辨证论治的原则。

13.患者出院、转院、死亡,护士应及时完成所有护理记录。护理病历应妥善保管,并随病历存档。

14.护士长对出院患者的护理病历必须全面进行审阅,按要求做好相关记录并签全名。

15.对需取得患者书面同意方可进行的医疗活动,应当由患者本人签署知情同意书。患者不具备完全民事行为能力时,应当由其法定代理人签字;患者因病无法签字时,应当由其授权的人员签字;为抢救患者,在法定代理人或被授权人无法及时签字的情况下,可由医疗机构负责人或者授权的负责人签字。因实施保护性医疗措施不宜向患者说明情况的,应当将有关情况告知患者近亲属,由患者近亲属签署知情同意书,并及时记录。患者无近亲属的或者患者近亲属无法签署同意书的,由患者的法定代理人或者关系人签署同意书。

二、入院评估表

1.眉栏

(1)职业 如"护士"不能写"医务",工人应写"纺织工人""煤炭工人"等。

(2)婚否 按患者实际情况填写"否""已""离""再""丧偶"。

(3)入院方式 按患者实际情况填"步入""扶行""平车""轮椅"等。

(4)发病节气 在揭其发病或节气前后3 d发病者可填某节气如"冬至""立夏"等,也可填发病季节"夏季""秋季"等。

(5)入院诊断 中西医诊断可选填各主要诊断1~2个。

2.主诉及简要病情

(1)主诉 简明扼要地用一两句话叙述患者最主要的症状(或体征)及持续时间。如头痛1周;下腹部疼痛1月,加重1 d;右下腹疼痛伴呕吐发热12 h等。

(2)简要病情 另起一行。注意与护理关系密切的内容相对详细些,有利于辨证分析及提出护理问题。主要内容如下:①本次发病的原因(诱因),如情志刺激、饮食不节。②主要症状,要特别着重此次就诊时的临床表现,以及西医检查重要的阳性指标。如头痛、纳呆、恶心、呕吐等。③诊疗过程,重点是病情变化及曾用过的关键性中、西药物,各种检查的重点阳性指标。④舌苔脉象。

举例:

中医诊断:胃脘痛(脾胃虚寒型)。

西医诊断:十二指肠球部溃疡,消化道出血。

主诉:胃脘部疼痛、呕吐7 d,便血1 d。

简要病情:患者有胃脘痛史6年。平素常感胃脘部隐隐作痛,时有泛酸、嗳气,每遇寒冷或饮食不当、劳累太过而诱发或加重,经服药和休息后可缓解。经胃镜检查确诊为十二指肠球部溃疡。1周前因劳累而发作,感胃脘部隐痛不适,喜按,喜暖,得食痛减,泛吐清水,腹胀,嗳气,食欲不振,大便溏薄。1 d前疼痛加重,呕吐少量紫黑血块,大便呈柏油样,便检潜血阳性(+++)而入院。舌淡苔白,脉沉细。

3.既往史　包括诊断、时间、是否治愈。

4.过敏史　包括食物和药物,如过敏原为花粉。

5.护理检查

(1)生命体征及体重　应填写入院时数据,因病重体重不能测量者,可填"卧床"或"免测"。

(2)四诊　在望、闻、问、切的理论知识指导下,全面了解患者整体情况。特别要详细了解与主证有关的情况,以利于辨证分析和提出护理诊断。各项内容,可选择打钩。若无合适的选择,请在其他栏内描述清楚,所写内容尽量用中医术语描述,只写阳性结果和有意义的阴性结果。

(3)心理社会评估　指引起疾病、影响患者健康的心理因素、社会因素及家庭因素。包括患者的情志、思维、适应能力、自理能力、经济状况、婚姻家庭状态等(可在所列项目内选择打钩)。

6.辨证

(1)通过简要病史、四诊及检查,确定其病因、病位、病性(可在所列项目内选择打钩)。

(2)辨证分析　根据患者健康资料加以归纳进行辨证分型。

举例:

患者因工作繁忙,休息和饮食不规律,且有烟酒嗜好,日久伤及脾胃,致使脾胃阳气虚弱,运化失司,胃络失于温养,故隐隐作痛,虚则喜按,寒则喜暖。胃络借饮食之暖以温通血脉,故得食痛减。脾阳不能达于四肢,故四肢欠温。阳虚鼓动脉道无力,故脉沉细。脾运迟缓,水饮内停,故舌淡苔白。胃虚和降无权,故时呕清水,纳少乏力神疲,大便溏薄。脾虚摄血无力,故呕血、便血。综上分析为脾胃虚寒型。

三、住院评估表

为了掌握患者在住院期间的病情,必须及时正确地进行评估。以利提出新的护理问题,及时采取相应的护理措施。具体要求如下:

1.记录时间　对于危重患者,ICU、CCU的患者必须每班进行评估,但有特护记录单的请注明,不需重复记录此表。新患者及术后患者连续评估记录3 d。一级护理患者每周评估2~3次,二级护理患者每周评估1次。

2.记录方法　只要求描述有问题的症状和阳性体征,如神志淡漠、面色萎黄。正常的项目可用"/"表示。呼吸、脉象不记次数,只描述形态,如呼吸困难、脉弦等。

3.记录内容　呼吸、舌象、脉象、神志、面色、情志、体位、睡眠、皮肤、二便。

4.专病主证一栏可根据各种病种不同自行填写专科内容,如外科可填写伤口、T管引流、末梢血运等内容。

5.当病情有变化时,随时评估记录,如患者体温突然超过39 ℃,可在其他栏内填上生命体征变化,并在护理记录单上提出,P:体温过高;I:采取冰袋冷敷降温。

四、护理诊断/问题项目表

根据患者入院评估和住院评估记录,参照标准护理计划,按先后、主次顺序,将患者的护理诊断/问题,列于"护理诊断/问题项目表"上,并签名。

(一)护理诊断(护理问题)

1. 护理诊断的概念　是指在全面了解患者有关情况(全身心的健康资料)的基础上,以整体观念和辨证分析的理论作指导,归纳出需要通过护理手段来解决或部分解决患者身心存在的和潜在的健康问题。

2. 护理诊断的步骤　根据被评估者的资料做出护理诊断,一般需要四个步骤:收集资料、整理资料、分析资料、选择并确定护理诊断。

(1)收集资料　收集资料是做出护理诊断的基础,资料是否全面、正确直接影响护理诊断的准确性。会谈、身体评估是常用和最基本的收集资料的方法。

(2)整理资料　将资料进行分类,核实主观资料,澄清含糊不清的资料。

(3)分析资料　①找出异常。将已经收集到的资料与正常值进行比较,找出异常。在这个过程中,要求护士有基础、专业及社会各方面的知识,熟练掌握各种正常范围并且要注意到个体的差异性。②确定哪些是现存的健康问题,哪些是潜在的健康问题,并找出相关因素和危险因素。指导护士准确制定护理措施。

(4)选择并确定护理诊断　将异常资料与护理诊断的诊断依据进行比较,相符合者即可做出护理诊断。即当被评估者的资料出现异常时,首先考虑这项异常可能属于哪一形态,可能是哪一个或哪几个护理诊断,然后对应着诊断依据选出正确的护理诊断。

3. 护理诊断的排序　当患者出现多个护理诊断时需要对这些护理诊断(包括合作性问题)进行排序,确定解决问题的优先顺序,以便根据问题的轻、重、缓、急安排工作。

4. 护理诊断的书写

(1)护理诊断的顺序,可按马斯洛基本需要层次论进行排列,优先解决生理需要,以后随着病情变化随时提出的新的护理问题,均应记录于此表内。

(2)不要随意创造护理诊断,以免因名称不统一而带来混乱,妨碍评估者之间的交流和沟通。个别情况下没有恰当的护理诊断来表达,如瘙痒、腹胀,因此允许护士以护理问题的形式提出并予以解决,但需慎重。

(3)E(相关因素)的陈述应使用"与……有关"的方式。

(4)护理计划中制订的护理措施,有很多是针对相关因素的,相关因素应是导致护理诊断出现的最直接原因,因此为每一个护理诊断找出明确的相关因素是非常重要的。另外,同一护理诊断可因相关因素不同而采取不同的护理措施。如清理呼吸道无效:与术后伤口疼痛有关。清理呼吸道无效:与痰液黏稠有关。虽然护理诊断提出的是同一个问题,但前者的护理措施是如何帮助患者在保护好伤口不加重疼痛的前提下将痰咳出,后者是如何使痰液稀释容易咳出,由此可见,相关因素越是具体和直接、护理措施才会越有效。

(5)护理诊断应表达完善准确,说明诊断的依据、原因等相关因素。如饮食调养

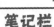

的需要:与发热、纳差有关;自理能力低下:与年老气虚,喘息不得卧有关;咳痰困难:与肺热壅盛,痰黄黏稠有关。潜在并发症:静脉炎。

(6)"知识缺乏"护理诊断在陈述上有其特殊性,其陈述方式是"知识缺乏:缺乏方面的知识"。如知识缺乏:缺乏吸烟健康危害方面的知识;知识缺乏:缺乏哺乳新生儿的知识。

(7)陈述护理诊断时,应避免将临床表现误认为是相关因素。如"舒适的改变,胸痛:与心绞痛有关"应改成"舒适的改变,胸痛:与心肌缺血有关"。有时相关因素从已有的资料中无法分析、确定,可以写成"与未知因素有关",需进一步收集资料,明确相关因素。

(8)护理诊断应有充分的主、客观资料作为诊断依据,而且都应反映在护理病历中。如营养失调:低于机体需要量。要有身高、体重、摄入量及其他生理心理情况的记录。

(9)护理诊断是为了帮助服务对象而不是批评服务对象,应避免做出带有价值判断的护理诊断。如社交障碍:与退休和丧偶有关,而不应写成社交障碍:与道德欠佳和人缘不好有关。

(10)在书写原因时,不能有易引起法律纠纷的陈述。如皮肤完整性受损:与护士未及时翻身,组织受压有关。应改为皮肤完整性受损:与强迫体位,不允许定时翻身有关。

(11)护理诊断要有针对性,注意患者个体差异,掌握"同病异护""异病同护""因人、因时、因地制宜"的原则。一个护理诊断只针对一个健康问题。

(12)护理诊断应贯彻整体观、系统论,对服务对象的生理、心理和社会各个方面做出全面的诊断。要体现动态性、阶段性,当病情转归时要及时制订新的护理诊断。

(二)护理评价

护理评价是护理程序的最后一个步骤,是一种有计划、有目的和不断进行的活动。护理评价按预期目标所规定的时间,将护理后服务对象的健康状况与预期目标进行比较并做出评定和修改。

1. 护理评价的目的及意义

(1)了解服务对象对健康问题的反应 护理的主要功能是帮助服务对象处理对健康问题的反应。护士通过护理评价,可以了解服务对象目前的健康状态,以及生理、心理和行为表现是否朝向有利于健康的方向发展。

(2)验证护理效果 通过护理评价,可以了解实施各项护理措施后,服务对象的需要是否满足,健康问题是否解决,预期目标是否达到。

(3)调控护理质量 护理评价是护理质量调控的重要方法。护士通过对护理工作的自我评价、接受同行和护士长或护理部主任的评价等,不断改进护理服务内容和方法,以达到提高护理质量的目的。

(4)积累护理经验 护理评价可以了解护理诊断是否正确,预期目标是否可行,护理措施执行情况及各种护理措施的优缺点等,护士通过对护理评价的记录,可积累护理经验,为护理研究和发展护理理论提供资料。

2. 护理评价的过程

(1)建立评价标准 计划阶段所确定的预期目标可作为护理效果评价的标准。

预期目标对评价的作用有以下两个方面:①确定评价阶段所需收集资料的类型;②提供判断服务对象健康资料的标准。

(2)收集资料　为评价预期目标是否达到,护士应收集服务对象的相关主客观资料。所收集资料应简明、准确地记录,以备与计划中的预期目标进行比较。资料的主要内容包括以下几点。①身体的外观及功能:通过直接观察和检查病历等来了解患者外观和功能的变化情况,并推断这些变化与护理措施的关系。②症状与体征:在护理计划中,缓解或消除基本影响患者健康状况的症状和体征常常作为护理目标之一,这些目标达到与否,可以通过直接观察、与患者交谈及检查病历来评价。③知识方面:护理确定了患者在通过健康教育后应获得的特殊知识。评价知识获得情况的内容包括:患者对疾病的知识、对症状体征自我控制的知识、药物知识、饮食知识、活动和锻炼知识、寻求支持的知识、潜在并发症的知识、应及时报告医务人员的症状体征的知识、预防疾病复发的知识等。与知识有关的护理目标可通过与患者交谈或笔试等方法来评价。④操作技能:这一评价常通过直接观察来完成,护士可将所观察到的患者操作情况与目标中描述的行为相比较。要注意的是对于住院患者来说,在教学和评价中所运用的设备必须是患者在家中所能运用的。⑤心理和情感方面:情感和心理是主观的,通常难以测量。一般是通过患者的行为来间接反映患者的心理和情感。护士通过非正式的交谈、病历讨论、交接班报告、阅读各种观察记录以及直接观察患者的表情、体位、声调、语言信息等,同时要注意其他医护人员提供的资料。

(3)评价预期目标是否实现　评价预期目标是否实现,即评价通过实施护理措施后,原定计划中的预期目标是否已经达到。评价分两步进行:首先,列出实施护理措施后服务对象实际行为的变化。然后,将服务对象的反应与预期目标比较,了解目标是否实现。预期目标实现的程度可分为三种:①预期目标完全实现;②预期目标部分实现;③预期目标未实现。为了方便护士之间的合作与交流,护士在对预期目标实现与否做出评价后,应记录结论。记录内容为结论及支持资料,然后签名并注明评价的时间。结论即预期目标达到的情况,支持资料是支持评价结论的服务对象的反应。

(4)重审护理计划　①在评价的基础上,对目标部分实现或未实现的原因进行分析,找出问题之所在。可询问的问题包括:所收集的基础资料是否欠准确,护理诊断是否正确,预期目标是否合适,护理措施是否适当,是否得到了有效落实,服务对象的态度是否积极,配合良好,病情是否已经改变或有新的问题发生,原定计划是否失去了有效性。②对健康问题重新估计后,做出全面决定。一般有以下四种可能。继续:问题仍然存在,目标与措施恰当,计划继续进行;停止:问题已经解决,停止采取措施;确认或排除:对可能的问题,通过进一步的收集资料,给予确认或排除;修订:对诊断、目标、措施中不适当之处加以修改。

护理评价虽然是护理程序的最后步骤,但是并不代表必须到护理的最终阶段才能评价。实际上,从收集资料开始评价就不停地进行。评价可按时间分为以下几类。①及时评价:护士实施护理程序的每一个步骤或每一项护理措施后,根据患者的反应及病情变化进行评价;②阶段评价:主管护士进行了一个阶段的工作之后进行的评价,如同级护士互评、护士长的定期查房等;③最终评价:患者出院、转科或死亡后的总体评价。由此可见,评价过程贯穿于护理程序的始终。

3.护理评价的书写

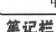

（1）对每个护理诊断/问题实施相应的护理措施后,其结果和评价请按括号内标准(A.已解决,稳定;B. 基本解决,有明显的改善和进步;C. 变化不明显,稍有缓解;D. 无进展,未解决;E. 恶化),选择相应的符号,填在表中的"评价"栏内。

（2）护理评价的记录,必须是此护理诊断基本解决或出院前最后一次的评价结果,如护理诊断:体温过高(39 ℃),在住院期间可反复出现多次,其"评价"只记录最后正常的日期或出院前的体温。

五、护理记录单

护理记录是患者在住院期间,责任护士按照护理程序对患者实施护理措施,进行整体护理全过程的、真实的、动态的护理记录,亦是评价是否为患者解决了问题的记录。其格式目前采用 PIO 记录方式,P:诊断(问题),I:措施,O:结果。

(一)内容

1.一般项目　姓名、住院号、记录日期、时间、责任护士,记录后签全名。

2.PIO 记录力求简明扼要,省时省力　如 1P 表明在护理问题项目表中第一个护理诊断。第一次记录时,应写诊断名称,不写相关因素,如腹痛拒按。第二次重复记录时,只写序号,不必写诊断名称。1 I 表明第一个护理诊断所采取的护理措施(已实施的,不是计划中的)。如半坐卧位,遵医嘱针刺足三里、天枢穴,留针半小时,并记录护理措施后的效果,即"IO"。如 IO:患者诉体位舒适,疼痛缓解、当天有效果者可当天记录。几天后有效果者,等效果出现后再记。

(二)书写要求

1.记录内容要及时、准确、具体,运用中西医医学术语描述。

2.记录简明扼要,实质性内容重点突出。要有系统地进行动态记录,应根据病情变化四诊所得资料有新的辨证,提出新的护理诊断,制订新的护理措施,体现出辨证施护特点。

3.护理措施的内容必须具体,切实可行,真正落实到患者身上,不要有虚设的护理措施。

4.护理措施要体现"急则护标,缓则护本或标本兼护"以及"因时因地因人制宜"的护理原则,突出中医辨证施护的特点。

5.记录应具有连贯性,能体现病情的动态变化,及护理工作的连续性,实施的护理措施,应在记录中体现其效果。如原有口腔局部溃疡,经几次口腔护理后疼痛减轻或溃疡面愈合。

6.记录时间、间隔次数根据病情变化而定。重危患者设特护记录者请记在危重病护理记录单内。一级护理患者每周记录 2~3 次,二级护理患者每周记录 1 次,遇有特殊病情变化随时记录。

六、健康教育单

1.内容　健康教育单是指责任护士对所负责的患者进行健康教育的记录,其内容包括入院须知、病区环境、医护人员情况、所患疾病的病因、各种检查、治疗、手术前后目的。注意事项、自我保健、饮食及出院指导等。

2. 要求

（1）宣教要及时，内容要符合患者和家属的需要，具有针对性、科学性和可行性。

（2）采用通俗易懂的语言反复多次地将具有中医特色的颐养知识，向患者及家属进行耐心宣教，要反复多次进行健康教育，每次宣教后请记录日期，并在相应的宣教栏目内打钩。

（3）护士长或组长要定期询问患者掌握知识的情况，能否复述，作为考核护士宣教的效果。

七、出院评估表

（一）出院评估

出院评估是患者在住院期间，护士按中医护理程序对患者实施整体（全身心）护理全过程的总结，也是对护理全过程实施护理计划的效果评价和护理经验教训的总结。

1. 内容

（1）评估住院期间共提出护理诊断（问题）几个，有效解决几个，现存护理问题是什么。

（2）评估患者目前心理状态：稳定、焦虑、压抑等。

（3）评估自理能力的程度。

（4）评估患者对宣教理解的程度。

2. 要求　①应在出院后 24 h 内完成书写，由护长审阅后签名；②内容叙述要简明扼要，力求全面、具体、真实无虚假。

（二）出院指导

1. 内容　出院指导是患者在住院期间护士对患者实施整体护理中最后的一项护理工作内容。患者即将出院时，按照患者身心状况及有关的医学知识，对患者进行健康宣教，教会患者自我调养及自我保健的方法。指导时必须遵循中医"三因制宜"的原则，针对每个患者的不同特点，主要从以下内容出发：①预防病因、发病诱因；②出院带药的用药方法及注意事项；③饮食起居；④情志调节；⑤身体锻炼，养身保健；⑥定期复查及信息反馈等。简明扼要地指导内容，便于记录并积累资料，为护理科研和教学提供了素材（详细指导内容需建立养生指导卡，在出院前交给患者）。

2. 要求

（1）出院指导内容要具体，在患者出院前必须直接与患者和家属见面，便于患者掌握出院后的自我保健常识和用药方法。

（2）指导内容要有针对性，分条目记录。

（3）根据患者情况，必要的指导内容不应遗漏，如消化系疾病的患者有关饮食调养，饮食禁忌的指导内容不可遗漏。

（4）写明出院日期。

八、中医护理病历书写注意事项

1. 实施整体护理书写的护理病历，必须经上级护师或护士长审阅并检查其内容是否准确完整,护理措施是否切实可行,应用红钢笔进行修改。

2.每季上交的护理病历应选住院时间超过1周的患者。一般应挑选本科的辨证施护病种来书写。

3.入院评估表:①注意认真检查是否填写齐全,避免漏项。②主诉及病情要用中医术语或中西医术语描述。③患者入院后48 h内交给护长审阅。

4.护理诊断:①要从入院评估表记录的病情资料进行辨证分析,寻找护理问题;②提出护理问题要及时,问题的表达方式按规范格式书写;③提护理问题应抓住主要矛盾,按重轻急缓顺序提出,必要的护理问题不能少;④提护理问题要有针对性,要体现动态性、阶段性,随病情转归及时修改;⑤提出的护理问题必须有可行性,与护理措施相对应,通过护理措施可以解决的;⑥护理措施要有针对性(即要针对提出的问题及问题依据来制订),而且内容要具体落实到患者身上,要突出中医辨证施护特点,必要措施不能遗漏;⑦护理措施不能用医嘱或护理常规来代替;⑧手术当天应简单记录手术情况:包括送手术时间、地点、麻醉方式、手术名称、术后回病房时间、术后与术中特殊情况、术后患者一般情况。

5.健康教育单:①健康教育应及时、有针对性,向患者或者家属进行健康教育后要及时记录;②每项指导内容应重复向患者和家属重复讲述(如患者某天有新用开药,应及时做用药指导);③患者出院前应做必要的指导,并且要记录齐全。

6.出院评估表:①应在出院后24 h内完成书写,由护士长审阅后签名;②内容要简明扼要、全面、具体、无虚设;③出院指导内容要有针对性,要具体,不能以提纲式记录,必要的指导不能遗漏;④特殊指导应针对该病做注意事项的指导,并记录指导患者复诊或就诊时间。

7.要求:①新进院的3年内护士每两月写一份;三年以上护士每季度一份。②选定病例开始书写的同时填写"辨证施护病历书写登记本",一般情况下不能更改以选定病例,不能两人同时选一个患者,如确因特殊而更改时,要注明原因。③科室护士长应对病历评阅并签名。

第二节　中医护理文件书写评价

一、体温单

体温单为表格式,用于记录患者体温、脉搏、呼吸及其他情况,以护士填写为主。体温单排列在病历最前面。

(一)内容

体温单内容包括患者姓名、性别、年龄、科室、床号、入院日期、住院病历号(或病案号)、日期、手术后天数、体温、脉搏、呼吸、血压、大便次数、出入液量、体重、身高、住院周数、页码等。

(二)填写说明

按照体温单项目分为楣栏、一般项目栏、生命体征绘制栏、特殊项目栏。填写说明如下：

1. 楣栏、一般项目栏、特殊项目栏均使用蓝色、蓝黑色或黑色水笔书写；数字除特殊说明外，均使用阿拉伯数字表述，不书写计量单位。

2. 楣栏项目包括姓名、年龄、性别、科别、床号、入院日期、住院病历号，均使用正楷字体书写。

3. 一般项目栏包括日期、住院天数、手术后天数等。

（1）日期　住院日期首页第 1 日及跨年度第 1 日需填写年–月–日（如 2010–03–26）。每页体温单的第 1 日及跨月的第 1 日需填写月–日（如 03–26），其余只填写日期。

（2）住院天数　自入院当日开始计数为第 1 日，直至出院。

（3）手术后天数　手术或分娩当日用红笔在相应时间内填写"手术"或"分娩"，手术或分娩次日为第 1 日，填写"1"，依次填写至第 14 日。在手术或分娩当日手术日期栏相应时间内 40～42 ℃之间用红色墨水笔纵行顶格填写"手术"或"分娩"，字迹清晰。若在 14 d 内患者做第二次手术，应在手术当日填写"手术 2"，将第 1 次手术日数作为分母，第 2 次手术日数作为分子填写，依此类推。例：第 1 次手术 1 d 又做第二次手术即写 1（2），1/2，2/3，3/4……14/15，连续写至末次手术的第 14 日。体温单已填写"手术"，却因故暂停手术者，可在"手术"下画一竖线（占两格）下面用红笔填"停"即可。

（4）体温、脉搏描记栏　包括体温、脉搏描记及呼吸记录区。

1）体温　①40～42 ℃之间的记录：应当用红色笔在 40～42 ℃之间纵向填写患者入院、转入、手术、分娩、出院、死亡等。除手术不写具体时间外，其余均按 24 h 制，精确到分。转入时间由转入科室填写，死亡时间应当以"死亡于×时×分"的方式表述。请假说明：护士应在体温单 14 时格内填写"请假"，请假前、返院后所测的体温、脉搏不必连线。连续请假者，需要每日在 14 时处填写"请假"字样。未请假离院或拒绝测体温时，则相应的体温不描述，做空项处理，前后所测的体温不连线，当日测温护士应当在护理记录单上记录。②体温符号：口温以蓝"●"表示，腋温以蓝"×"表示，肛温以蓝"○"表示。③每小格为 0.2 ℃，按实际测量度数，用蓝色笔绘制于体温单 35～42 ℃之间，相邻温度用蓝线相连。④体温低于 35 ℃（含 35 ℃）时，为体温不升，在 35 ℃横线下测量时间点顶格用蓝黑墨水笔纵行填写"不升"，不再与前次和下次测得体温相连。⑤物理降温 30 min 后测量的体温以红圈"○"表示，画在物理降温前温度的同一纵格内，以红虚线与降温前温度相连。⑥如患者高热经多次采取降温措施后仍持续不降，受体温单记录空间的限制，需将体温单变化情况记录在体温记录本中。⑦体温骤然上升（≥1.5 ℃）或突然下降（≥2.0 ℃）者要进行复试，在体温右上角用红笔画复试标号"√"。⑧常规体温每日 15：00 测试 1 次。当日手术患者 7：00、19：00 各加试 1 次；手术后 3 d 内每天常规测试 2 次（7：00、15：00），新入院患者，即时测量体温 1 次，记录在相应的时间栏内。⑨发热患者（体温≥37.5 ℃）每 4 h 测试 1 次，如患者体温在 38 ℃以下者，23：00 和 3：00 酌情免试。体温正常后连测 3 次，再改常规测试。

2）脉搏　①脉搏符号：以红点"●"表示，每小格为 4 次/min，相邻的脉搏以红直线相连。心率用红"○"表示，两次心率之间也用红直线相连。②脉搏与体温重叠时，先画体温符号，再用红色笔在体温符号外划"○"。如"⊕""⊙""◎"。③脉搏短绌时,心率以红圈"○"表示,脉搏以红点"●"表示,相邻脉搏与心率以红线分别相连,两连线的空白区,以红笔画直线填满。

3)呼吸 ①用红色笔以阿拉伯数字表述每分呼吸次数;②如每日记录呼吸 2 次以上,应当在相应的栏目内上下交错记录,第 1 次呼吸应当记录在上方;③使用呼吸机患者的呼吸以"R"表示,在体温单相应时间内呼吸 30 次横线下顶格用黑笔画"Ⓡ";④呼吸与脉搏重叠时,在呼吸符号外画红圈。

4)其他 患者因做特殊检查或因其他原因而未测量体温、脉搏、呼吸时,应补试并填写体温的相应栏内。患者如特殊情况必须外出者,须经医生批准书写医嘱并记录在交班报告上(或护理记录单上),其外出期间,护士不测试和绘制体温、脉搏、呼吸,返院后的体温、脉搏、与外出前不相连。

(5)特殊项目栏 包括血压、入量、出量、大便、体重、身高等需观察和记录的内容。

1)血压 ①记录频次:血压应当按医嘱或者护理常规测量并记录,每周至少 1 次。新入院患者当日应当测量并记录血压,手术当日应在术前常规测试血压 1 次,并记录与体温相应栏内。1 d 内测量血压 2 次,则上午血压写在前半格,下午血压写在后半格。如为下肢血压应当标注。每天 1 次、每天 2 次测量的血压填写在相应日期栏内,每日测量 3 次以上的血压须记录在护理记录单上。5 岁以下的一般患儿血压可以不测量。②记录方式:收缩压/舒张压(150/80)。③单位:毫米汞柱(mmHg)。

2)入量 包括食物含水量、鼻饲量、饮水量、输液量和输血量等。①记录频次:应当将前 1 d 24 h 总入量记录在相应日期栏内,每隔 24 h 填写 1 次。②单位:毫升(mL)。

3)出量 包括大便量、尿量、痰量、呕吐量、引流量及其他排出物的总量。①记录频次:应当将前 1 d 24 h 总出量记录在相应日期栏内,每隔 24 h 填写 1 次;②单位:毫升(mL)。

说明:首次记录的出入量应按实际小时数记录:如 1000(12 h)并自医嘱开立日开始记录。

4)大便 ①记录频次:应当将前 1 d 24 h 大便次数记录在相应日期栏内,每隔 24 h 填写 1 次。入院当日也要记录。②特殊情况:患者无大便,以"0"表示;灌肠以"E"表示,灌肠后排便以"E"作为分母,排便次数作为分子。如:1/E 表示灌肠后大便 1 次;0/E 表示灌肠后无排便;11/E 表示自行排便 1 次灌肠后又排便 1 次;"4/2E"表示灌肠 2 次后大便 4 次。中药保留灌肠后排便不用"E"表示。"※"表示大便失禁,"☆"表示人工肛门。若记录大便量时,以斜线区分,斜线上表示大便次数,斜线下表示大便量。③单位:次/d。

5)体重 ①记录频次:新入院患者当日应当测量体重并记录于当日格内,根据患者病情及医嘱测量并记录。没有特殊要求每周测量 1 次并记录。②特殊情况:不能测量的患者应注明"轮椅"或"平车"。病情危重或卧床的患者,在体重栏内填写"卧床"。肢体缺如患者可写"免测"字样。③单位:公斤(kg)。

6)身高 ①记录频次:新入院患者当日应当测量身高并记录。②单位:厘米(cm)。

(6)药物过敏栏 填写患者过敏药物名称,两种以上(含两种)药物过敏应记录"多种药物"。住院期间发生的药物过敏,须填写在当日日期栏内。

(7)空格栏 根据需要用蓝笔填写,如呕吐量、各种引流量、痰量、腹围、皮试等项目。如"某药阳性""某药阴性"。可作为需观察增加内容和项目,如记录管路情况等。

笔记栏

使用 HIS 系统等医院,可在系统中建立可供选择项,在相应空格栏中予以体现。

(三)体温单考核细则

体温单考核细则举例见表13-1。

表 13-1　体温单考核细则

项目	质量标准	应得分	扣分标准
眉栏	用蓝色、蓝黑色或黑色水笔填写姓名、性别、科室、床号等,填写清晰,无漏项	5	漏项或错填一处扣0.5分
书写质量	1.住院日期:每页第1日及跨年度第1日须填写年-月-日(如跨月应填写月-日),其余6日只填写日期	4	一次不符合要求扣0.5分
	2.住院日数用阿拉伯数字填写,自住院日期为"1"连续书写至出院	2	一次不符合要求扣0.5分
	3.手术次日为术后第1日,依次填写至第14日。如在14日内进行第2次手术,在2次手术后第1天写成1(2),括号内的"2"表示第2次手术	8	一次不符合要求扣0.5分
	4.在40～42℃之间的相应时间栏内,用红笔纵写入院、手术、转入、分娩、出院、死亡等时间。均按24h制,用中文大写数字书写××时××分,手术应写在患者离开病房如手术室相应时间栏内,转科患者由转入科室填写转入时间	8	一次不符合要求扣1分,时间为记录至具体××分扣0.5分
	5.新入院患者测体温2次/d,连测3d,如体温正常改为1次/d,直至出院。体温在37.5～38.4℃之间测4次/d至体温正常后3d改为1次/d。脉搏、呼吸测量次数一般同体温测量次数。特殊情况遵医嘱执行	8	与医嘱不符扣1分,少测或少绘制1次扣1分
	6.患者临时外出2h内一律补测体温,体温<35℃者,则于34～35℃之间用蓝笔写"不升"	5	不符合要求扣1分
绘制要求	1.体温:①口温以蓝"●"表示,腋温以蓝"×"表示,肛温以蓝"○"表示,相邻两次体温用蓝线相连。②行物理降温后体温用红"○"表示,并用红虚线与降温前的体温相连,下次体温与物理降温前的体温相连	8	标识错误1处扣1分,降温后未绘制扣2分,脉搏短绌未绘制扣2分,绘制不规范扣0.5分
	2.①脉搏以红"●"表示,心率以红"○"表示,相邻两次脉搏或心率以红线相连。②脉搏短绌时应分别测量心率和脉搏并记录,各以红线相连,在两线之间用红笔填上直线	8	
	3.呼吸:以红色数字表示	6	1处不符合要求扣0.5分
	4.脉搏与体温重叠时,先画体温符号,再用红笔在体温符号外画"○"	3	

续表 13-1

项目	质量标准	应得分	扣分标准
特殊项目栏	1. 血压:用数字表示,新入院当日和每周测1次血压并记录,特殊情况遵医嘱或护理常规测量,记录方式:收缩压/舒张压	5	
	2. 出入量:记录24 h出入量,填入前1 d栏内	5	
	3. 大小便:记录前1 d下午至下午24 h的大小便次数或量,填入相应日期内,导尿符合用"C"表示,灌肠符合用"E"表示,连续3 d为大便者应采取措施(特殊情况例外),大便失禁用"※"表示	5	1处不符合要求扣0.5分
	4. 体重:新入院当日或每周侧1次体重并记录,因病情等原因不能测者,在此栏内按患者情况记录"平车"或"卧床"	5	
终末质量	1. 书面整洁,字迹工整,无刮、涂、黏、贴等现象	4	书面不整洁,字迹潦草,涂改,1处扣1分,数据不准确1次扣2分。
	2. 测量和绘制数据准确,与患者情况相符	8	
	3. 电圆线直、点线分明,连线到位,粗细均匀	3	

二、医嘱单

医嘱是医生在医疗活动中下达的医学指令。医嘱的内容主要包括:护理常规、护理级别、饮食、体位、活动范围、隔离种类、各种检查、治疗以及药物名称、剂量、用法等。医嘱内容及起始、停止时间应当由有资质的医师书写在医嘱单上,医师下达医嘱时"时间"要具体到分,并在"医师签名栏"签名。医嘱内容应当准确、清楚,每项医嘱只包含一个内容。医嘱不得涂改,需要取消时,应当使用红色墨水标注"取消"字样并签名。护士须及时、准确地执行医嘱。对有疑问的医嘱,护士应与主管医师联系,确认无误后方可执行。

医嘱分为长期医嘱和临时医嘱。长期医嘱包括长期医嘱与长期备用医嘱(PRN),前者是医师根据患者病情需要开具的、按时间反复执行的书面医嘱,有效期一般在24 h以上,如果未停止,则一直有效,医师注明停止时间后失效。后者指医嘱有效时间在24 h以上,必要时用,医师注明停止时间后失效。长期医嘱停止时,护士根据医嘱内容将医嘱注销后,在"护士签名"栏签名。临时医嘱包括临时医嘱与临时备用医嘱(SOS),前者是指医师根据患者病情需要开立的、有效时间在24 h之内、在短时间内或立即执行,限定执行时间的医嘱。应在限定时间内执行,一般仅执行1次。后者指医嘱在12 h内有效、必要时用、只执行1次,过期未执行则失效。临时医嘱先执行后签字,护士执行后及时在"执行时间""执行者签名"栏内签上执行时间和全名,以对执行医嘱的正确性与及时性负责。需要即刻执行的医嘱(在医嘱后标明"即刻"或"st"字样),护士应当首先执行。

一般情况下,护士不得执行口头医嘱。因抢救危急患者需要执行口头医嘱时,护士应当复诵1遍,经医生核实后执行。抢救结束后,医师应当即刻据实补记医嘱。补记时,"日期""时间"栏内要有补记的日期、时间,"医嘱"栏内要有"补记医嘱"的字样,补记的医嘱要按原下达日期、时间逐条填写在"日期""时间"和"医嘱"栏内,护士应当据实补记实际执行时间,并在"执行者签名"栏签名。

处理医嘱原则:先急后缓、先执行后转录。即先执行临时医嘱,再执行长期医嘱。

（一）内容

1. 长期医嘱单　长期医嘱单内容包括患者姓名、科别、床号、住院病历号(或病案号)、开始日期和时间、长期医嘱内容、停止日期和时间、医师签名、执行时间、执行护士签名、页码。其中,由医师填写开始日期和时间、长期医嘱内容、停止日期和时间。护士每天执行长期医嘱的给药单、输液单、治疗单等,由执行护士签名,不归入病历。

2. 临时医嘱单　临时医嘱单内容包括患者姓名、科别、床号、住院病历号(或病案号)、日期和时间、临时医嘱内容、医师签名、执行护士签名、执行时间、页码。其中,由医师填写医嘱时间、临时医嘱内容;由执行临时医嘱的护士填写执行时间并签名。

（二）书写要求

1. 长期医嘱由医师下达后,将医嘱内容分别记录在相应治疗单上,并在长期医嘱单上签全名。

2. 医师下达停止医嘱,护士应在相应治疗单上注销,并在长期医嘱单停止时间栏签全名。

3. 手术、转科、分娩的医嘱应在原长期医嘱下面画一条红线,表示红线以上的医嘱自行停止,在医嘱栏内红线下正中用红墨水笔写明"术后医嘱""转入医嘱""分娩后医嘱",然后在其下方开写新医嘱。

4. 凡长期医嘱调整项目较多时需重整医嘱。重整医嘱由医师执行,在原长期医嘱下面画一条红线,在红线下正中用红墨水笔写"重整医嘱",在日期时间栏内注明当天日期、时间,再用蓝黑或黑墨水笔将红线以上有效的长期医嘱转抄,护理常规、护理级别、饮食、病危等医嘱重整在前,其他按原日期、时间的排列顺序转抄。抄录完毕核对无误后,由重整医嘱的医师和核对护士共同签全名。

5. 患者出院、死亡医嘱,在长期医嘱单的最后一项医嘱下画一红线,表示红线以上的医嘱自行停止。

6. 长期备用医嘱每执行1次,在临时医嘱单及护理记录单上做好记录。

7. 输血及血液制品需要两人核对后方可执行,执行人与核对人均应在"执行人"栏内进行双签名(核对人/执行人)。

8. 同一时间内执行的医嘱可在上下两栏内签名及执行时间,中间用竖线相连。不同执行时间之间的医嘱,不得用竖线相连。

9. "今晚、明晨禁食"等医嘱由转抄护士或负责护士通知患者并签字,执行时间为通知患者的时间。

10. 各种药物过敏试验,如青霉素、链霉素等过敏试验,由医师开具某种药物皮试医嘱,其后标注一个括号,由执行护士将皮试结果填入括号内。阳性结果用红墨水记录为"(+)",阴性结果用蓝黑墨水笔记录为"(-)",其执行时间栏内注明做皮试的时间。执行护士双签字制度,执行者在下,核对者在上,用斜线隔开(/)。

11.医师下达临时医嘱后,执行护士在相应栏签名,记录执行时间。

12.要求立即执行的"st"医嘱,需在 15 min 内执行。

13.临时备用医嘱,仅在 12 h 内有效。若在 12 h 内未执行,则由护士用红墨水在执行栏内写明"未用"或"未执行",并在签名栏内签名。

14.临时医嘱单写错或特殊原因需取消时,不得涂改,应由医生用红笔在医嘱的起始与结尾处用红笔标注"取消"字样并签全名。

15.因故(如缺药、拒绝执行时等)未执行的医嘱,应在执行时间栏内用红墨水标明"未执行"或"未用",并用蓝黑墨水笔在签字栏内签名,其原因应在护理记录中注明。

16.要求医嘱每日核对(每日 16:00 时前完成),每周五医嘱大核对,要求护士长参与并签字(核对内容:医嘱、医嘱执行卡、医嘱核对本)。

(三)长期医嘱单样式

长期医嘱单样式见表13-2。

表13-2　长期医嘱单

姓名　　　　　科别　　　　　　　　床号　　　　　　住院病历号

开　始					停　止			
日期	时间	医　嘱	医师签名	护士签名	日期	时间	医师签名	护士签名

第　　页

(四)临时医嘱单样式

临时医嘱单样式见表13-3。

表 13-3　临时医嘱单

姓名　　　　　　科别　　　　　　床号　　　　　　住院病历号

日期	时间	医嘱	医师签名	执行护士签名	执行时间

第　　页

笔记栏

（五）医嘱单考核细则

医嘱单考核细则举例见表13-4。

表13-4　医嘱单考核细则

项目	质量标准	应得分	扣分标准
眉栏	眉栏项目及页码填写齐全、准确	5	1处不符合要求扣0.5分，漏填写1处扣0.5分
医嘱内容	医嘱内容及起始、停止时间应由医师直接书写在医嘱单上并签字	5	医嘱未执行，执行错误，执行后未签时间、姓名，执行不及时有1处扣1分
	医嘱处理正确，处理执行时间及时、准确、签全名，即刻执行医嘱执行时间不超过15 min	15	
	若有数条医嘱，签名者只需在起始时间和最后一行签名，中间以"…"填充	5	
	药物过敏试验医嘱，皮试结果阳性用红笔"+"表示，阴性用蓝笔"-"表示，并注明药物批号	15	漏/错记皮试结果不得分，未注明批号扣5分
	对有疑问的医嘱，及时询问主管医师，确认后方可执行，避免猜测	15	执行不规范、不明确医嘱1次扣2分，不及时汇报盲目执行错误医嘱，造成不良反应者扣10分
	护士发现医嘱违反法律、法规、规章或诊疗技术规范应及时向开具医嘱的医师提出，必要时应向科主任、护士长或相关职能科室的管理人员报告	20	
	不具备护士执业资格者不可单独处理医嘱		发现一例扣10分
终末质量	正确签署时间及姓名	5	一处不符合要求扣0.5分，涂改一处扣1分，医嘱执行错误一处扣5分
	字迹清晰工整，无涂改	5	
	执行医嘱正确	10	

三、手术清点记录

　　手术清点记录是指巡回护士对手术患者术中所用血液、器械、敷料等的记录，应当在手术结束后即时完成，文字工整、清晰、无错别字，各项目填写完整、准确、无漏项，未使用的手术器械和敷料空格内用对角线斜杠表示。由手术器械护士和巡回护士签名，签名清晰可辨，不得代签名。

　　（一）内容

　　手术清点记录内容包括患者科别、姓名、性别、年龄、住院病历号（或病案号）、手术日期、手术名称、输血情况、术中所用各种器械和辅料数量的清点核对、手术器械护士和巡回护士签名等。

（二）书写要求

1. 眉栏部分应当逐一填写，不得空格。

2. 手术名称，原则上按"手术通知单"中的名称记录，如胃大部分切除术等，但探查术或手术过程中改变了原有手术方式者，则应根据实际施行的手术填写。

3. 手术日期，应当具体填写手术的年-月-日（2016年11月5日）。

4. 手术间，填写阿拉伯数字，如1、2、3等，不需要写"号"。

5. 手术用物核对情况

（1）指巡回护士和器械护士在术前、关体腔前、关体腔后清点核对各种器械和敷料等物品的数量和完整性，并做好记录。清点的数量以阿拉伯数字表示，填写在相应栏目内。

（2）如果手术中需增加器械或敷料时，可在"核对情况"中相应栏目内填写增加数目，用"原有数量+添加数量"表示，如纱布块原来数量为9，添加数量为6，则记录为纱布块"9+6"。如记录单中没有出现相应的用物名称，可在空格中重新填写。

（3）使用外来医疗器械时需登记器械的总件数；凡使用人体植入器械必须详细填写植入物名称、数量，并及时将植入物器械包外化学指示物粘贴于备注栏内。

（4）手术中需交接班时，器械护士、巡回护士要共同交接患者手术进展、术中护理及该台手术所用器械、敷料清点等，并如实记录。

（5）手术结束前，器械护士和巡回护士共同清点台上、台下的器械、敷料，确认数量无误后告之医师，如发现器械、敷料的数量与术前不符，护士应及时与手术医师共同查找，经科主任签字后方可进行下一步操作。

6. 无菌包监测合格情况经器械护士、巡回护士检查、核对后签名，并将器械包灭菌标识粘贴在手术护理记录单背面。

7. 书写清晰可辨，不得用"√"表示。数字书写错误时应由当事人即时重新书写，不得修改或采用刮、粘、涂等方法掩盖或去除原来字迹。

8. 记录完毕，巡回护士和手术器械护士应当分别签全名。

9. 术毕，巡回护士将手术清点记录放入患者住院病历中，一同送回病房随病历保存。

(三)手术清点记录单样式

手术清点记录单样式见表13-5。

表13-5 手术清点记录

科别　　姓名　　　性别　　　　年龄　　　　住院病历号

手术日期　　　年　月　日　手术名称

输血:血型　　血液成分名称　　　　血量　　　　mL

器械名称	术前清点	术中加数	关体腔前	关体腔后	器械名称	术前清点	术中加数	关体腔前	关体腔后	
卵圆钳					咬骨钳					
巾钳					骨刀、凿					
持针钳					拉钩					
组织钳					刮匙					
大弯血管钳					脊柱牵开器					
弯血管钳					腹腔牵开器					
直血管钳					胸腔牵开器					
蚊式钳					有齿镊					
直角钳					无齿镊					
扁桃腺钳					刀柄					
柯克钳					手术剪					
胃钳					吸引头					
肠钳					电烧(头)					
取石钳					大纱垫					
胆石刮					小纱垫					
胆道探子					纱布					
肾蒂钳					纱条					
输尿管钳					棉片					
沙式钳					棉签					
持瓣钳					阻断带					
阻断钳					花生米					
肺叶钳					缝针					
心房钳					注射器					
心耳钳					针头					
哈巴狗					棉球					
气管钳										
剥离子										
髓核钳										

手术器械护士签名　　　　　　　巡回护士签名

体内植入物条形码粘贴处:

填表说明:①表格内的清点数必须用数字说明,不得用"√"表示;②空格处可以填写其他手术物品;③表格内的清点数目必须清晰,不得采用刮、粘、涂等方法涂改;④本表为参考表,由于不能涵盖所有手术器械,建议医院根据实际设定器械名称

（四）手术清点记录考核细则

手术清点记录考核细则举例见表13-6。

表13-6　手术清点记录考核细则

项目	质量标准	应得分	扣分标准
眉栏	眉栏项目填写准确、完整、清晰	6	漏项或填写不清晰、不正确1处扣1分
书写内容及要求	手术开始前,器械护士和巡回护士清点,核对手术包中各种器械及敷料的名称、数量,并逐项准确填写	10	核对不准确扣3分
	确认手术所用无菌包器械干燥、洁净、包内化学指示物合格后方可使用,同时将包外标识留存,粘贴或将6项内容准确填写于手术清点记录单的背面	10 10	无菌包外标识粘贴/填写不规范1处扣0.5分,未粘贴/填写不得分
	若有数条医嘱,签名者只需在起始时间和最后一行签名,中间以"…"填充	5	植入物标识粘贴不完整扣1分,未粘贴不得分
	手术中追加的器械、敷料应及时记录	6	
	手术中需交接班时,器械护士、巡回护士要共同交接该台手术所用器械、敷料清点情况,并有巡回护士如实记录,交接班护士分别签名	10	漏记、错记1处扣2分交接记录漏项或填写不正确1处扣2分,未记录不得分
	关体腔前、关体腔后、器械护士和巡回护士共同清点台上、台下的器械、敷料,确认数量核对无误,准确记录	10	漏项或填写不正确1处扣2分
	清点时,如发现器械、敷料的数量与术前不相符时,护士应当及时要求手术医师共同查找,如手术医师拒绝,应报告上级医师处理。护士应在清点记录单"备注"栏内注明,并由手术医师签名	5	未记录不得分,记录不客观、不准确扣2分
	记录单中术前清点物品的空白项目应有右上至左下画一斜线	3	不符合要求1次扣0.2分
	"备注"栏内记录术中出现的特殊问题及处理情况,需医师签字的项目要请医师确认后签全名	5	未记录不得分,记录不客观、不准确扣1分
	手术清点记录应当在手术结束后即时完成,器械护士、巡回护士在清点记录单上签全名,签名要清晰可辨	5	未及时完成扣2分,未签名扣2分
	术毕,巡回护士将手术清点记录单放于患者病历中,一同送回病房,并与病房护士共同交接患者,交接记录完整、准确。双方签字	10	交接内容不全面、记录不规范扣3分,未签名扣2分
终末质量	填写准确、完整、清晰、不漏项	5	1项不符合要求扣1分,使用过期灭菌包扣10分
	清点数目必须用数字清晰填写,不得用打"√"表示	4	
	不得采用刮、粘、涂等方法涂改	6	

四、病重(病危)患者护理记录

护理记录单分为:护理记录首页、一般护理记录单、重症护理记录和手术护理记录。护理记录首页适用于新入院、转入患者的首次记录,必须在患者入院后8 h内完成。一般护理记录单是继"护理记录首页"之后,对患者病情观察和护理过程所进行的连续性记录,各种记录内容和时间相对应,能反应护理过程及护理效果,描述重点突出、简明扼要。手术护理记录单是指手术室巡回护士对手术患者术中护理情况及所用器械、敷料的记录,应在手术结束后即时完成。

病重(病危)患者护理记录是指护士根据医嘱和病情对病重(病危)患者住院期间护理过程的客观记录。适用于所有病重、病危患者,以及病情发生变化、需要监护的患者。护理记录单记录着患者住院期间的病情变化及各项护理活动等客观资料,记录原则为病情变化随时记录,采取中医护理措施应当体现辨证施护。

(一)内容

病重(病危)患者的护理记录以护理记录单的形式记录,内容包括患者科别、姓名、年龄、性别、床号、住院病历号(或病案号)、入院日期、诊断、记录日期和时间、出入液量、体温、脉搏、呼吸、血压、血氧饱和度、病情观察、护理措施和效果、护士签名、页码等。

(二)书写要求

1. 护理记录应当根据相应专科的护理特点设计并书写,以简化、实用为原则。

2. 病重(病危)患者护理记录内容应客观、准确、及时、简洁,避免套话。应当以日期顺序,根据医嘱、疾病护理常规和病情变化动态地进行记录,体现病情的动态变化和连续性及完整性。突出中医护理特色,体现中医辨证施护内容。

3. "日期/时间"栏第一格应记录年、月、日,以下只写月、日,跨年的应加记年份。每页第一次记录填写日期和时间,其后只写具体时间,连续记录时如上页未写完,更换页面可不写日期。记录"时间"应当具体到分。

4. 生命体征记录只写数字,不用写单位。

5. 意识:根据患者的状态,选择记录清醒、嗜睡、意识模糊、昏睡、浅昏迷、深昏迷、谵妄状态。

6. 瞳孔大小和对光反射情况:大小用数字表示,两侧瞳孔是否等大,光反(灵敏、迟钝、消失)情况等记录。

7. 血氧饱和度:根据实际填写数值。

8. 吸氧,单位为升/分(L/min),可根据实际情况在相应栏内填入数值,不需要填写数据单位,并记录吸氧方式,如鼻导管、面罩等。

9. 出入量记录:入量(单位为 mL)项目包括使用静脉输注的各种药物、口服的各种食物和饮料以及经鼻胃管、肠管输注的营养液等,出量(单位为 mL)项目包括尿、便、呕吐物、引流物等。写明项目名称、颜色、性状等。出入量总结,记录注明××小时总结(日间小结7:00~19:00,24 h总结7:00~次日7:00),并将总结量记录在体温单的相应栏内。首次记录的出入量总结应书写实际小时数,如7 h。

10. 皮肤情况:记录皮肤是否完整、有无出血点、水肿、破损、褥疮等,并记录部位、

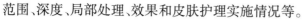
范围、深度、局部处理、效果和皮肤护理实施情况等。

11.管路护理:根据患者置管情况填写,如静脉置管、导尿管、引流管等。

12.患者输血应记录输血前用药、血型、血液种类、血量及输血过程观察结果等。

13."病情观察及措施"内容描述应当简明扼要、突出重点,能反映病情动态变化,不同证型采取相应的辨证护理措施,采用的治疗、护理措施要有效果评价。手术患者记录术前术后状态,如外科手术患者应重点记录麻醉方式、手术名称、返回病室时间、意识情况、置管情况、伤口情况与引流情况等。危重患者的抢救应与医师积极配合,协调一致。抢救记录按抢救时间顺序准确记录患者生命体征、病情变化、抢救护理措施等,并于抢救结束后6 h内据实补记。患者死亡应重点叙述抢救时间、抢救过程、死亡时间。

14.危重患者、大手术患者,存在或潜在褥疮、诊断未明或护理效果不佳的患者,以及存在隐患的患者,经护理部主任检查或科护士长护理查房后,由责任护士将查房记录于护理记录单的"病情观察、护理措施及效果"栏内。重点记录查房者辨证施护内容及处理意见,体现上级护师的指导情况,并表明"护理部主任查房"或"科护士长查房"或"上级护师查房"等字样。

15.每次记录均需护士签全名。一次记录多行时在最后一行签名。

16.每班就患者的病情、治疗、护理、总入/出量做一次小结,24 h或必要时做一次总结,并记录在体温单的相应栏内。在小结或总结的最后一行下方用笔画一横线,横线下分别填写总入量、总出量,或依据病情分类计算总结。

17.记录频次原则上遵医嘱或随病情变化及时记录。日间至少2 h记录1次,夜间至少4 h记录1次。病危患者至少每班1次,病重患者至少每日1次,所有患者病情发生变化或意外情况随时记录。生命体征记录常规每4 h测量1次,其中体温至少每日测量4次。

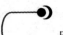

(三)病重(病危)患者护理记录单样式

病重(病危)患者护理记录单样式见表13-7。

表13-7 病重(病危)患者护理记录单

科别　　姓名　　年龄　　性别　　床号　　住院病历号　　入院日期　　诊断

日期 时间	意识	体温 ℃	脉搏 次/min	呼吸 次/min	血压 mmHg	血氧饱和度 %	吸氧 L/min	入量 名称	入量 mL	出量 名称	出量 mL	出量 颜色性状	皮肤情况	管路护理	病情观察及措施	护士签名

第　　页

本表为参考表,医院应当根据本院各专科特点设定记录项

(四)病重(病危)患者护理记录考核细则

病重(病危)患者护理记录考核细则举例见表13-8。

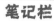

笔记栏

表 13-8 病重(病危)患者护理记录考核细则

项目	质量标准	应得分	扣分标准
眉栏	眉栏部分记录齐全,日间、夜间均用蓝黑、碳素墨水记录	5	眉栏项目缺一处扣0.2分,错一处扣0.2分
书写内容及要求	每次记录均须写明日期、时间,签全名	5	缺1处扣0.5分,错1处扣0.5分,不签全名扣0.5分
	记录及时准确,字迹清晰,医学术语正确,不得涂改,修改处须签名,并保持原记录清晰可见	10	字迹不清1处扣0.2分,医学术语不当扣0.5分,每页修改超过2处扣0.5分,有粘、刮、涂等现象1处扣5分
	出入量记录要准确,药品写明剂量及实入量,各种饮食要记录含水量,大便要记录克数	15	药品无剂量一处扣0.2分,饮食无含水量扣0.2分,大便未记录克数扣0.2分
	记录生命体征要具体到分钟,一般4 h记录1次,记录后签全名,如医嘱有具体时间要求按医嘱执行	15	生命体征漏记1次扣0.5分,未具体到分钟扣0.5分,不签全名扣0.5分
	病情变化栏内应客观记录患者24 h病情变化情况、护理措施、效果评价。手术患者应记录麻醉方式、手术名称、患者返回病房状况、伤口情况、引流情况等。记录要体现专科护理特点	20	病情变化记录欠及时扣0.5分,无护理措施及效果评价扣0.5分,手术患者每漏记1项扣0.5分,未体现专科护理特点扣0.5分
	每班小结出入量,同时对本班患者病情、治疗、护理进行简明扼要的小结,大夜班护士每24 h总结1次出入量,并记录在体温单相应栏内	20	未记录出入量扣0.5分,24 h未总结出入量扣0.5分,出入量未填写在体温单扣0.5分,病情小结漏1项扣0.2分,出入量未分类记录扣0.5分
	各班小结和24 h总结的出入量需用双红线标识,护士签全名	5	未用红双线标识扣0.2分,护士未签名扣0.5分
	死亡患者抢救记录要详细、具体,所用药物要写明剂量,死亡时间应具体到分钟。	5	记录欠详细扣0.5分,药物未写明剂量扣0.5分,死亡时间未具体到分扣0.5分

补充说明:

1. 存放在住院病历内的护理文书:体温单,医嘱单,护理记录单,手术清点记录单,手术安全核查记录,手术护理记录单,入、出院护理评估单,各种风险评估表及记录表,

笔记栏

处置告知书。

2. 不存放在住院病历内的护理文书按有关规定保存。

3. 出院病历排列顺序：①住院病历首页；②入院记录；③一般病历；④病程记录；⑤出院记录（死亡记录及死亡讨论）；⑥手术记录单；⑦手术护理记录单；⑧麻醉记录单；⑨手术预定单；⑩麻醉协议书；⑪各种物理检查单；⑫化验报告单；⑬特殊检查报告单（病理、活检单）；⑭其他责任性文件（入院知情书，入、出院评估单，处置告知书，护理风险评估单及记录等）；⑮危重患者护理记录单；⑯一般患者护理记录单；⑰长期医嘱；⑱临时医嘱；⑲体温；⑳病历质量评分标准。

4. 住院病历排列顺序：①体温单（按日期倒排）；②临时医嘱（按日期倒排）；③长期医嘱（按日期倒排）；④入院记录；⑤一般病历；⑥病程记录（包括各种记录、按时间顺序排列）；⑦手术记录单；⑧麻醉记录单；⑨手术预定单；⑩各种物理检查单；⑪常规化验报告单；⑫特殊检查报告单（病理、活检单）；⑬其他责任性文件（入院知情书，入、出院评估单，处置告知书，护理风险评估单及记录等）；⑭危重患者护理记录单；⑮一般患者护理记录单；⑯住院通知单；⑰住院病历首页；⑱门诊病历或急诊病历。

（河南理工大学　王荣荣）

1. 简述护理文件的内容。

2. 简述护理文件书写的重要意义。

3. 简述护理记录单的书写要求。

4. 何谓临时医嘱？

附 录

一、常用病情描述

(一)望

1.神志 精神不振、意识模糊、反应迟钝、神志不清、昏迷不醒、精神恍惚、哭笑无常、失眠多梦、心神不宁、神志清醒、神昏谵语、精神萎靡、嗜睡。

2.形态 少气懒言、言语错乱、言语低微、烦躁不安、手足躁动、循衣摸床、撮空理线、手撒尿遗、颈项强直、角弓反张、身重嗜睡、蜷卧、倦怠无力、仰面伸足、半身不遂、口眼㖞斜。

3.头面 方颅、囟门突起、囟门凹陷、囟门迟闭、面肿、腮肿、痛苦面容、表情呆滞、表情淡漠、面色无华、面色潮红、两颧如妆、面色晦暗、面色萎黄、面黄虚浮、面色苍白、面色㿠白、满面通红、面红目赤、面色淡青、两颧潮红、面黑而淡、面黑而干、面色黧黑。

4.五官 目赤肿痛、白睛发黄、眼睑淡白、目胞浮肿、眼窝凹陷、瞳仁缩小、瞳仁散大、昏睡露睛、耳轮淡白、耳轮红肿、唇色淡白、唇色深红而干、口唇青紫、口唇糜烂、口唇干裂、口角流涎、牙关紧闭、目闭口开、牙齿光燥如石、牙齿燥如枯骨、龈色淡白、牙龈红肿、牙龈出血。

5.皮肤 苍白、发红、发绀、黄如烟熏、萎黄、黄黑晦暗、黧黑、虚浮肿胀、干瘪枯槁、肌肤甲错。

6舌 淡白舌、红舌、绛舌、青舌、紫舌、胖大舌、瘦薄舌、裂纹舌、齿痕舌、芒刺舌、痿软舌、强硬舌、颤动舌、短缩舌、歪斜舌、吐舌、弄舌、薄白苔、白厚苔、白腻苔、苔白如积粉、薄黄苔、黄厚苔、深黄苔、焦黄苔、黄腻苔、灰苔、黑苔、润苔、燥苔、糙苔、腐苔、剥苔、类剥苔、镜面舌、地图舌、鸡心苔。

7.小儿指纹 透关射甲、指纹浮显、指纹沉隐、色鲜红、色紫红、色青紫、色紫黑、色淡而细、色浓而粗大。

8.水肿 眼睑浮肿、头面浮肿、遍身浮肿、下肢浮肿、腰以上肿、腰以下肿。

(二)闻

1.声音 语声高亢有力、语声低微无力、声音断续、声重、音哑、金实不鸣、金破不鸣、子暗、失音、失语、鼻鼾、呻吟、惊呼、喷嚏、太息、呃逆。

2.语言 语无伦次、语言重复、时断时续、语声低微模糊、自言自语、喃喃不休、语言错乱、语后自知言错、狂叫骂詈、言语不避亲疏、吐字困难、吐字不清。

3.呼吸　呼吸气粗、呼吸气微、呼吸急促、呼吸困难、鼻煽、张口抬肩、呼吸短浅、吸微声低、少气、气短不足以息、哮喘、动则气喘、鼻塞声重、鼻流清涕、鼻流浊涕。

4.咳嗽与痰　呛咳、顿咳、干咳、咳声重浊、咳声低微无力、咳声如犬吠、痰黄黏稠、痰少难出、痰白清稀、痰中带血、喉中痰鸣、痰涎壅盛。

(三)问

1.寒热　恶寒、畏寒、恶风、发热、恶寒发热、但寒不热、但热不寒、寒热往来、形寒肢冷、手足欠温、手足冰凉、四肢厥冷、手足心热、五心烦热、日晡潮热、湿温潮热、阴虚潮热、低热、壮热、身热不扬。

2.汗　自汗、盗汗、脱汗、冷汗、热汗、黄汗、汗出如油、汗出如珠、动则汗出、大汗淋漓、虚汗、无汗、战汗、头汗、心胸汗、手足心汗、半身汗。

3.疼痛　胀痛、刺痛、窜痛、冷痛、灼痛、重痛、闷痛、绞痛、掣痛、酸痛、隐痛、空痛、头痛隐隐、头重如裹、头刺痛、头空痛、头胀痛、头巅顶痛、偏头痛、眉棱骨痛、前额痛、颈项强痛、胸痛憋闷、胸部隐痛、胸部刺痛、胸痛彻背、背痛彻胸、疼如锥刺、胸胁胀痛、胸胁灼痛、胸胁咳唾引痛、胃脘冷痛、胃脘灼痛、胃脘胀痛、胃脘隐痛、胃脘刺痛、大腹隐痛、小腹胀痛、腹痛喜按、腹痛拒按、小腹刺痛、少腹冷痛、绕脐痛、腹痛得食痛减、腹痛而喜冷、腹痛得热痛减、腹痛得食痛甚、脊痛不可俯仰、背痛连项、肩背疼痛、背冷痛、腰痛绵绵、腰冷痛、腰刺痛、腰脊疼痛连及下肢、腰痛连腹、腰痛酸重、腰酸背痛、四肢关节窜痛、四肢关节冷痛、四肢关节红肿热痛、四肢关节重着而痛、足跟或胫膝隐痛。

4.头身胸腹其他不适　头晕昏沉、头晕而胀、头晕胀痛、头晕目眩、头晕耳鸣、头重足轻、目羞明多眵、目痒、目昏、目涩、雀目、耳鸣、耳聋、重听、胸闷、心悸、怔忡、胁胀、腹胀、腹胀喜按、腹胀拒按、嗳腐吞酸、恶心、呕吐、嘈杂不已、腰膝酸软、关节屈伸不利、四肢不收、四肢不用、四肢不举、手足拘挛、身重困倦、头面麻木、肢体麻木。

5.饮食口味　口不渴饮、口干微渴、烦渴、口渴引饮、渴喜热饮、渴喜冷饮、口渴不欲饮、渴不多饮、口干但欲漱水不欲咽、食少纳呆、食欲不振、纳少厌油食、厌食、消谷善饥、饥不欲食、偏嗜、食后即吐、朝食暮吐、暮食朝吐、除中、口淡乏味、口甜、口苦、口中泛酸、口咸、口涩、口黏腻。

6.大便　秘结、泻下清稀、便溏、五更泻、泄泻、下利清谷、完谷不化、溏结不调、下利赤白、里急后重、便血、肛门灼热、排便不爽、滑泻失禁、肛门气坠、泄泻暴作、泻下臭秽、腹痛作泻、泻后痛减。

7.小便　尿量增多、尿量减少、小便清长、小便短黄、小便频数、小便短赤而急迫、尿中带血、尿中有砂石、小便浑浊如米泔、余沥不尽、癃闭、点滴不爽、尿痛、尿频、尿急、小便失禁、遗尿。

8.经带　月经先期、月经后期、月经先后不定期、月经过多、月经过少、崩漏、闭经、经行腹痛、经色淡红质稀、经色深红质稠、经色紫暗、白带、黄带、赤白带。

(四)切

1.脉诊　浮脉、洪脉、濡脉、散脉、芤脉、革脉、沉脉、伏脉、弱脉、牢脉、迟脉、缓脉、涩脉、结脉、数脉、疾脉、促脉、动脉、虚脉、细脉、微脉、代脉、短脉、实脉、滑脉、弦脉、紧脉、长脉、浮紧脉、浮缓脉、浮数脉、浮滑脉、沉迟脉、弦数脉、滑数脉、洪数脉、沉弦脉、沉涩脉、弦细脉、沉缓脉、沉细脉、弦滑数脉、沉细数脉、弦紧脉。

2.按诊 喜按、拒按、肌肤润滑、肌肤干燥、肌肤甲错、皮肤绷紧、手足俱冷、手足俱热、水肿、气肿、有无压痛及包块、按之有形、按之无形。

二、常用中医证候用语

(一)气血津液辨证

气虚证、气陷证、气脱证、气滞证、气逆证、气闭证、血虚证、血虚津亏证、血瘀证、血热证、血寒证、血脱证、气血两虚证、气不摄血证、气随血脱证、气滞血瘀证、血瘀证、气虚湿阻证、津液亏虚证、水湿内停证、气滞痰凝证、气滞湿阻证、血瘀水停证。

(二)阴阳辨证

阴虚证、阳虚证、阴阳两虚证、亡阴证、亡阳证、虚阳浮越证、阴虚阳亢证、阴虚火旺证、阴寒内盛证。

(三)表里辨证

表证、里证、表寒证、表热证、表虚证、表实证、里寒证、里热证、半表半里证。

(四)寒热辨证

寒证、热证、虚寒证、虚热证、实寒证、实热证、上寒下热证、上热下寒证、表寒里热证、表热里寒证、真寒假热证、真热假寒证。

(五)脏腑辨证

1.肺与大肠病辨证 肺气虚证、肺阴虚证、风寒束肺证、风热犯肺证、肺热炽盛证、燥邪犯肺证、痰热壅肺证、寒痰阻肺证、痰浊阻肺证、风水相搏证、大肠实热证、大肠湿热证、大肠津亏证、热结肠道证、血虚肠燥证。

2.心与小肠病辨证 心阳虚证、心气虚证、心阳暴脱证、心阴虚证、心血虚证、心火亢盛证、心火上炎证、心血瘀阻证、痰火扰心证、痰迷心窍证、热入心包证、小肠虚寒证、小肠实热证。

3.脾与胃病辨证 脾气亏虚证、中气下陷证、脾阳虚证、脾不统血证、脾虚湿困证、湿热蕴脾证、寒湿困脾证、胃气虚证、胃阳虚证、胃阴虚证、胃火炽盛证、寒邪犯胃证、寒饮停胃证、胃气上逆证、胃肠气滞证。

4.肝与胆病辨证 肝阴虚证、肝血虚证、肝阳上亢证、肝气郁结证、肝郁血虚证、肝郁化火证、肝火上炎证、肝火炽盛证、肝经风热证、肝风内动证、肝阳化风证、肝热动风证、肝血虚生风证、肝阴虚动风证、寒滞肝脉证、肝胆火旺证、肝胆湿热证、胆郁痰扰证、胆气虚证。

5.肾与膀胱病辨证 肾气虚证、肾气不固证、肾虚水泛证、肾阴虚证、肾阳虚证、肾阴虚火旺证、肾精亏虚证、膀胱湿热证。

(六)脏腑兼病辨证

心肾不交证、心肾阳虚证、水气凌心证、心肺气虚证、心脾两虚证、心肝火旺证、心肝血虚证、肝肾阴虚证、肝脾气血两虚证、肝旺脾虚证、肝胃不和证、肝火犯胃证、肝胃气滞证、肝火犯肺证、脾肺两虚证、脾肾阳虚证、肺肾阴虚证、肺肾气虚证、湿热中阻证、脾胃虚寒证、湿困脾胃证、胃肠实热证、食滞胃肠证。

笔记栏

三、中医护理计划样式

中医护理计划样式以中风为例见附表1。

附表1　中风护理计划

护理诊断	预期目标	护理措施	护理评价
(一)半身不遂:与肝阳上亢,风火上扰有关	1. 保持关节活动度 2. 维持肌肉的长度及肌张力 3. 改善局部血液循环	1. 针刺手三里、肩髃、肩井、肩贞、曲池、外关、合谷、劳宫、环跳、风市、阳陵泉、足三里、绝骨、三阴交、内庭穴 2. 用摩法、揉法、捶拍法、拿捏法、摇法、拔伸法,对上下肢、手足、肩背、臀腿等部位施术 3. 大椎、肺俞、肝俞、脾俞、肾俞、腰阳关穴位拔罐 4. 采用分级功能训练法,根据患者不同肌力分级情况,指导协助患者进行相应的肢体功能锻炼,保持肢体的功能位 5. 鼓励恢复期患者在活动耐力范围内,从事运动和生活自理活动,增强患者的自我价值感 6. 将患者常用物品放在易取之处	1. 患者关节活动度、肌肉的长度及肌张力保持情况如何 2. 患者局部血液循环是否得到改善
(二)语言不利:与风火上扰,气血壅滞,脉络闭阻有关	1. 患者能运用非语言方式来表达意愿 2. 患者语言功能改善	1. 针刺廉泉、哑门、承浆、大椎穴,用泻法 2. 耐心与患者沟通交流,了解患者的需求。鼓励患者多与他人交谈 3. 根据患者的个体情况制订语言训练计划,指导患者练习鼓腮、噘嘴等动作,逐步由简入难,切忌急躁 4. 指导患者利用手势、唇语表达意愿 5. 观察患者语言功能恢复情况,随时给予指导和鼓励	1. 患者能否按照计划进行语言训练 2. 患者语言功能改善情况如何 3. 患者与人交流沟通的需要是否得到满足

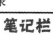

续附表1

护理诊断	预期目标	护理措施	护理评价
(三)便秘:与热结肠腑,血虚津亏,肠道失润及卧床、活动量减少有关	1.患者及家属掌握预防便秘的措施 2.患者保持大便通畅	1.向患者及家属解释预防和处理便秘的措施。指导患者养成按时排便的好习惯,排便时切忌努挣,以防病情复发或加重 2.指导患者合理饮食,多食蔬菜水果等高纤维食物,适当饮水。忌食肥甘厚味及辛辣温热之物,禁烟酒、浓茶、咖啡、辣椒、葱等刺激品 3.针刺天枢、大横等穴位;腹部顺时针按摩 4.遵医嘱予大黄泡水饮;番泻叶代茶饮;必要时使用开塞露塞肛、肥皂水灌肠 5.在病情允许的情况下,指导患者适当活动	1.患者及家属对便秘预防及护理措施的掌握程度 2.患者能否保持大便通畅
(四)焦虑、恐惧:与突然发病、缺乏疾病相关知识及针刺疼痛有关	1.患者焦虑、恐惧减轻,情绪稳定 2.患者能正确认识疾病,配合治疗 3.患者针刺时能放松心情,积极配合	1.病室环境安静整洁,光线柔和,温湿度适宜 2.了解患者的心理状态,关心患者,多与之交流,保持情绪稳定,避免不良刺激,增强战胜疾病的信心 3.经常巡视病房,了解患者需要,及时为患者解决问题 4.耐心向患者解释病情,讲解疾病的相关知识 5.指导患者针刺时,使用放松技术,使肌肉放松,提高针刺疗效	1.患者焦虑、恐惧心理减轻程度如何,患者情绪是否稳定 2.患者能否正确认识疾病,能否积极配合治疗及护理

笔记栏

续附表1

护理诊断	预期目标	护理措施	护理评价
(五)有皮肤完整性受损的危险:与久病卧床,营养缺乏,气血亏虚及肢体受压部位气血运行受阻,气滞血瘀有关	1.患者卧床期间未出现皮肤受损的情况 2.患者及家属掌握皮肤受损的预防及护理方法	1.协助长期卧床患者定时更换体位,每2 h翻身1次,骨突部位垫棉圈或气垫、气圈,有条件可使用气垫床 2.定期更换衣服及床单,保持床铺平整干燥,无渣屑 3.保持皮肤清洁干燥,定期温水擦浴,骨突处可涂凡士林软膏,以保护、润滑皮肤 4.定时为患者按摩受压部位。用红花酒按摩,以改善局部血液循环,促进静脉回流 5.防止摩擦力损伤皮肤。为患者更换床单、内衣及使用便器时,抬高患者躯体避免拖、拉、拽等动作 6.改善患者的全身情况和增强抵抗力。补充体液和能量,注意水、电解质和酸碱平衡。保证患者每日进食量,宜食补益气血的食物,必要时用鼻饲饮食	1.患者卧床期间是否出现皮肤受损的情况 2.患者及家属对皮肤受损的预防及护理方法的掌握情况
(六)潜在并发症:脑疝	患者无脑疝发生	1.密切观察有无脑疝的先兆表现:剧烈的头痛、喷射状呕吐、躁动不安、血压升高、脉搏减慢、呼吸不规则、一侧瞳孔散大、意识障碍加重等表现。加强巡视病房,发现先兆表现及时通知医生 2.及时准备好抢救药品及器材 3.如患者发生脑疝,积极配合医生抢救。遵医嘱使用各种药物,保证各项治疗准确及时	1.患者及家属对治疗、护理措施的理解与配合程度 2.患者生命体征、神志、瞳孔的变化情况 3.患者是否发生了脑疝

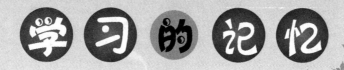

小事拾遗：..

....

....

....

....

....

....

....

学习感想：..

....

....

....

....

....

....

　　学习的过程是知识积累的过程，也是提升能力、稳步成长的阶梯，大家的注释、理解汇集成无限的缘分、友情和牵挂，请简单手记这一过程中的某些"小事"，再回首时定会有所发现、有所感悟！

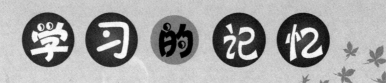

姓名：_____

本人于20____年____月至20____年____月参加了本课程的学习

此处粘贴照片

任课老师：_____ _____   班主任：_____

班长或学生干部：_____ _____ _____

我的教室（请手写同学的名字，标记我的座位以及前后左右相邻同学的座位）